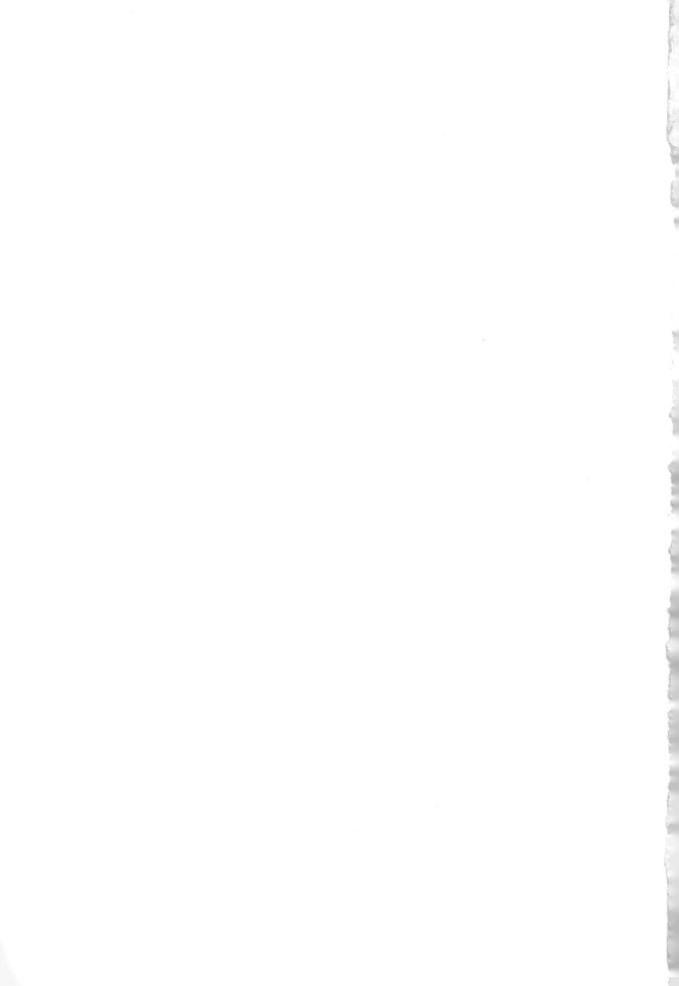

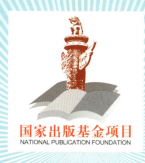

"十三五"国家重点出版物出版规划项目

线粒体生物医学：
靶向线粒体防治人体重大疾病的研究

丛书总主编 刘健康
丛书副总主编 龙建纲

"十三五"国家重点出版物出版规划项目

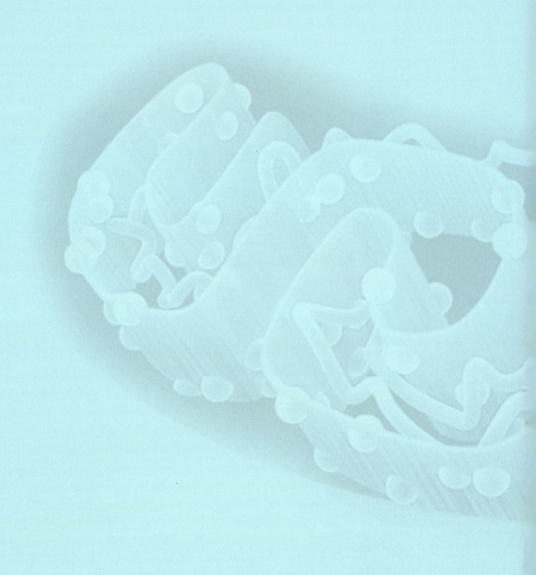

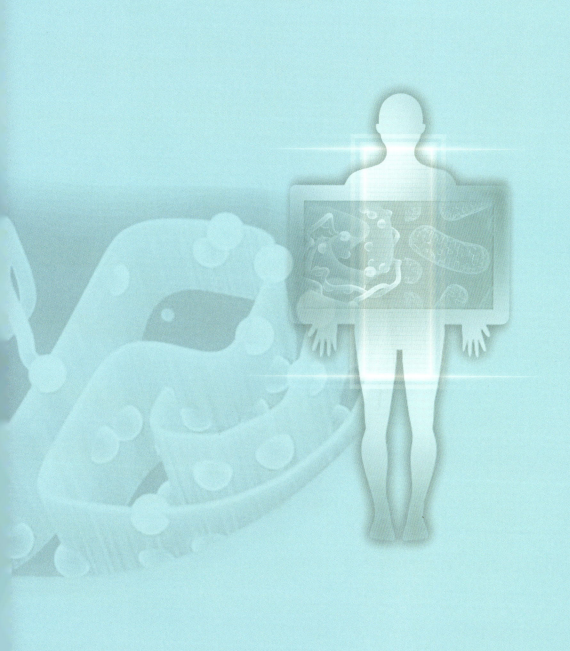

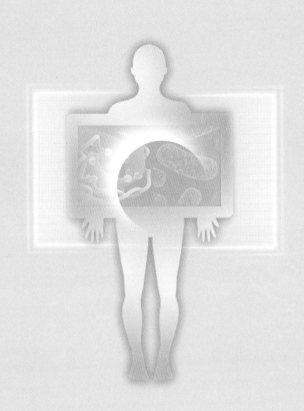

"十三五"
国家重点
出版物出版
规划项目

线粒体生物医学：
靶向线粒体防治人体重大疾病的研究

丛书总主编　刘健康
丛书副总主编　龙建纲

线粒体研究方法学

主　编　刘华东　施冬云
副主编　刘　坚　赵　琳

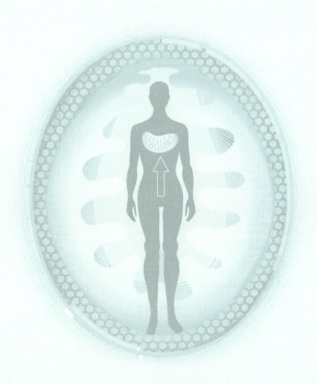

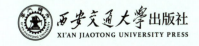
西安交通大学出版社
XI'AN JIAOTONG UNIVERSITY PRESS

图书在版编目(CIP)数据

线粒体研究方法学/刘华东，施冬云主编. —西安：西安交通大学出版社，2024.6

(线粒体生物医学：靶向线粒体防治人体重大疾病的研究)

ISBN 978-7-5693-2021-3

Ⅰ.①线… Ⅱ.①刘… ②施… Ⅲ.①线粒体—医学—研究方法 Ⅳ.①R329.2

中国国家版本馆CIP数据核字(2024)第102726号

XIANLITI YANJIU FANGFAXUE

书　　名	线粒体研究方法学
主　　编	刘华东　施冬云
责任编辑	赵文娟　李　晶
责任校对	郭泉泉
责任印制	张春荣　刘　攀
装帧设计	程文卫　伍　胜　任加盟

出版发行	西安交通大学出版社 (西安市兴庆南路1号　邮政编码 710048)
网　　址	http://www.xjtupress.com
电　　话	(029)82668357　82667874(市场营销中心) (029)82668315(总编办)
传　　真	(029)82668280
印　　刷	西安五星印刷有限公司
开　　本	787 mm×1092 mm　1/16　印张　20.75　字数　438千字
版次印次	2024年6月第1版　　2024年6月第1次印刷
书　　号	ISBN 978-7-5693-2021-3
定　　价	328.00元

如发现印装质量问题，请与本社市场营销中心联系。

订购热线：(029)82665248　(029)82667874

投稿热线：(029)82668803

版权所有　侵权必究

线粒体生物医学：靶向线粒体防治人体重大疾病的研究

编撰委员会

顾　问
林其谁　程和平　宁　光　郭爱克　陈志南　郭子建　王学敏
赵保路　陈　佺　管敏鑫　Douglas C. Wallace　Bruce N. Ames

主任委员
刘健康

副主任委员
刘树森　杨铁林　冯智辉　龙建纲　王昌河　高　峰　郑　铭
沈伟利　邢金良　药立波　张　勇　赵　琳　刘华东　施冬云

丛书总主编
刘健康

丛书副总主编
龙建纲

丛书总审
林其谁　程和平　宁　光　郭子建
王学敏　赵保路　陈　佺　管敏鑫
Douglas C. Wallace　Bruce N. Ames

丛书秘书
崔　莉

编委会成员

（按姓氏拼音排序）

鲍登克　薄　海　曹　可　曹雯丽　常珂玮　车佳行　陈　洋
陈厚早　程　序　程丹雨　崔玉婷　丁　虎　董珊珊　杜冬玥
段媛媛　樊　璠　范　强　封　琳　冯　红　冯梦雅　冯智辉
付　炎　高　丹　高　峰　高　晶　高　静　高佩佩　谷习文
顾禹豪　郭　旭　郭　燕　韩　笑　韩戍君　侯　晨　侯占武
胡绍琴　胡亚冲　黄高建　黄启超　霍靖骁　贾　石　姜　宁
焦凯琳　鞠振宇　康家豪　康新江　李　华　李　嘉　李国华
李积彬　李子阳　林文娟　刘　甲　刘　坚　刘　静　刘　洋
刘　泳　刘华东　刘健康　刘树森　刘中博　柳絮云　龙建纲
楼　静　鲁卓阳　吕　斌　吕伟强　庞文陶　裴育芳　彭韵桦
戚　瑛　秦兴华　曲　璇　权　磊　任婷婷　申　童　申亮亮
沈　岚　沈伟利　施冬云　时　乐　宋　茜　宋默识　苏　田
孙　琼　唐小强　同　婕　王　莉　王　谦　王　严　王　钊
王　珍　王　震　王变变　王昌河　王乃宁　王显花　王雪强
韦安琪　吴　晋　吴美玲　吴轩昂　武丽涛　谢文俊　邢金良
邢文娟　徐　杰　徐春玲　徐华栋　许　洁　薛意冰　闫文俊
闫星辰　杨　飞　杨铁林　药立波　曾孟琦　张　蕾　张　星
张　伊　张　勇　张富洋　张观飞　张海锋　张爽曦　张田田
张子怡　赵　斐　赵　琳　赵保路　赵黛娜　赵云罡　郑　铭
周嘉恒　周幸春　朱剑军　朱栩栋

《线粒体研究方法学》

编委会

主　　编　刘华东　施冬云
副 主 编　刘　坚　赵　琳
编　　委　（按姓氏笔画排序）
　　　　　　王　震　康复大学
　　　　　　付　炎　康复大学
　　　　　　刘　坚　苏州大学
　　　　　　刘华东　康复大学
　　　　　　苏　田　西安交通大学
　　　　　　李子阳　西安交通大学
　　　　　　杨　飞　西安交通大学
　　　　　　张　星　空军军医大学
　　　　　　赵　琳　西安交通大学
　　　　　　侯占武　西安交通大学
　　　　　　施冬云　复旦大学
　　　　　　高　静　西安交通大学
　　　　　　韩　笑　西安交通大学
　　　　　　鲁卓阳　西安交通大学
秘　　书　侯占武

线粒体生物医学：靶向线粒体防治人体重大疾病的研究

编辑委员会

丛书总编辑
李 晶　张永利　赵文娟

丛书编辑
李 晶　张永利　赵文娟　张沛烨
秦金霞　郭泉泉　肖 眉　张家源

序 一

在生命科学界，线粒体研究是一个历久弥新的前沿方向和热点领域。线粒体作为真核细胞特有的细胞器，不仅为人体生命活动提供能量，而且作为细胞死亡调控中心和活性氧生成中心的地位也得到了证实。从微观尺度看，单细胞内线粒体数以千计，它们运动和迁移、分裂和融合、增殖和降解，形成动态网络；又有线粒体基因组，它与核基因组相互调控，构成人类的双遗传系统。在宏观尺度上，生命活动的最基础、最核心问题——生长、发育、生殖、遗传、代谢、衰老、死亡，无一不与线粒体生物学密切相关。人类已知的与线粒体损伤和功能紊乱相关的疾病已涵盖了诸如神经-肌肉疾病、记忆-视力-听力丧失、出生缺陷、心血管疾病、肥胖、糖尿病、胃肠病、酒精中毒、神经退行性疾病、肿瘤等各大门类。也正因如此，线粒体研究具有引人入胜的魅力，为基础突破提供深刻而丰富的命题，为医学发展指引新的方向，靶向线粒体的药物研发也方兴未艾。

自线粒体研究兴起以来，我国科学家在线粒体领域的贡献不可忽视。近年来，随着青年科学家队伍的壮大，研究成果日益丰硕，但尚未见到系统的相关研究著作。由刘健康作为总主编、龙建纲作为副总主编，联合国内外近 20 所著名大学和研究所编撰的"线粒体生物医学：靶向线粒体防治人体重大疾病的研究"丛书正是为了系统展示我国在线粒体研究领域的成果和贡献而编写的。该丛书共分为 10 卷，内容涵盖了线粒体生物医学导论、线粒体遗传病、线粒体与衰老、线粒体与心血管疾病、线粒体与神经退行性疾病、线粒体与代谢、线粒体与肿瘤、线粒体与运动、线粒体与营养、线粒体研究方法学等方面的研究成果。

该丛书力求瞄准线粒体生物学与医学研究的前沿热点，系统地汇总和梳理了线粒体功能障碍与重大疾病关系的研究，反映了国内外线粒体医学研究领域的重大原创成果与未来动向。同时，丛书的作者阵容汇集了我国在线粒体领域一流的专家和学者，他们在该领域具有深厚的学术造诣和丰富的实践经验，既涉及线粒体生物学的基础理论，又可纵览线粒体相关疾病的诊断和治疗。

我相信，该丛书的出版可填补国内在该领域系统性研究的空白，为我国线粒体领域的发展注入新的动力。恭逢科教兴国大时代，衷心祝愿该丛书能助力我国科学家在线粒体研究领域不断取得重大原创突破，并产出切实的应用成果，为人类生命健康事业做出应有的贡献。

中国科学院院士
北京大学国家生物医学成像科学中心主任
北京大学分子医学南京转化研究院院长
2023 年 12 月

序 二

　　线粒体是真核生物中极为重要的细胞器，被称为"细胞能量代谢的工厂"。线粒体中有复杂的能量代谢网络，可产生细胞活动所需的高能磷酸化合物 ATP。线粒体还涉及氨基酸、脂肪酸、血红素等重要化合物的合成，以及活性氧自由基的生成。它在真核生物多种细胞活动中起着核心作用，对细胞的生存与死亡起到了重要的调控作用，可调控细胞凋亡、坏死、焦亡、铁坏死，还起到了信号转导中心的作用。线粒体有自身的转录机器，即线粒体 RNA 聚合酶体系；线粒体有自身的翻译机器，即线粒体核糖体。线粒体基因组（mtDNA）可转录、切割生成 22 个线粒体 tRNA，2 个线粒体 rRNA，以及 13 个 mRNA。线粒体内膜上行使氧化磷酸化功能的 5 个大复合物中大部分蛋白质组分是核编码的，转录后出核翻译成蛋白质进入线粒体，有 13 个蛋白质组分是线粒体基因组编码的。线粒体是高度动态的，当线粒体遭受代谢或环境应激时，为保持其良好的功能，线粒体可以融合、分裂或通过线粒体特殊的自噬——线粒体自噬清除损坏的线粒体。线粒体功能障碍将引起天然免疫系统的激活，以及非细菌性的慢性炎症，从而导致各种疾病，如神经退行性疾病、2 型糖尿病、心脑血管病、肿瘤等。这些疾病的发生、发展都受到遗传与表观遗传的调控。

　　高等真核生物有两套染色体 DNA 基因组，即核基因组及线粒体基因组。尽管这两个基因组中的 DNA 都会发生突变，但与年龄相关的退行性疾病与生活方式、运动、营养、睡眠、环境有密切关系，所以表观遗传调控起了关键作用。核基因组的表观遗传调控包括染色体 DNA 甲基化、组蛋白修饰、染色体重塑、非编码 RNA 调控，人类虽对其已研究多年，但线粒体基因组的表观遗传调控（包括线粒体 DNA 甲基化、线粒体中各类 RNA 的修饰，以及线粒体中的非编码 RNA 调控）机制还远不清楚，这一点非常值得关注。核基因组及线粒体基因组通过代谢物可以互作。

　　"线粒体生物医学：靶向线粒体防治人体重大疾病的研究"丛书内容涵盖了线粒体发生、发展与生命起源，线粒体结构、形态学、网络与动态，线粒体质量控制，线粒体遗传学，线粒体的生理学功能，线粒体与能量代谢，线粒体与衰老，以及线粒体功能缺失与各类型疾病，包括神经退行性疾病、心血管疾病、代谢性疾病、肿瘤等的病理学机制。丛书内容丰富、数据详实，既包含基础理论，又介绍了该领域的国际前沿。

　　该套丛书的作者大多为我国在线粒体研究领域长期辛勤耕耘且取得重要成就的科学家，其中一些人甚至是我国在该领域的开创者和引领者。

我相信，这套丛书的出版可为科技工作者，特别是年轻的大学生、研究生提供难得的优秀的教科书及参考书，也必将推动我国在线粒体生物学与医学领域的研究走向国际前沿，助力健康中国的国家重大战略需求。

中国科学院院士 施蕴渝

2024 年 3 月

总　序

　　线粒体是包括人类在内所有真核生物细胞质中特别重要的细胞器，对它的研究已经经历了两个多世纪。从1774年发现氧及其与生命呼吸功能开始，到1858年在显微镜下观察到肌肉细胞内的线粒体，并一直持续到21世纪的两百多年间，全球近百家著名实验室和数以万计的研究人员对线粒体学的基础研究做出了大量历史性的重要贡献。1978年，诺贝尔化学奖获得者Peter D. Mitchell的"化学渗透偶联学说"；1997年，Paul D. Boyer与John E. Walker共同分享诺贝尔化学奖F_1-ATP酶的"亚基结合旋转变化机制"及其酶晶体结构的成功验证。线粒体研究一直以呼吸链氧化磷酸化ATP合成为中心并以生物能力学为主旋律在不断深入和持续发展。但到了20世纪90年代，越来越多的研究发现，线粒体除为人体生命活动提供能量外，其作为细胞死亡调控中心和活性氧生成中心的地位被证实，在细胞代谢网络和细胞信号网络中的主导和调控作用也被广泛认同。线粒体结构的动态性，使它在细胞中不断分裂和融合、增殖和降解，在生物发生的双遗传系统控制时，密切联系着细胞多种功能以适应机体的不同需要，构成了线粒体学与生物的生长、发育、生殖、遗传、代谢、衰老、死亡及人体线粒体疾病的相互关系。线粒体疾病过去主要指病变发生在人体各种器官和组织的细胞线粒体内，是线粒体DNA和/或核DNA编码的线粒体蛋白基因变异引起的线粒体结构和呼吸链氧化磷酸化功能损伤的遗传性疾病。然而，目前所说的线粒体疾病包括与线粒体损伤相关的各种疾病，如神经-肌肉疾病，记忆、视力、听力丧失和体力下降，以及出生缺陷、心血管疾病、肥胖、糖尿病、胃肠病、酒精中毒、神经退行性疾病、肿瘤等几乎所有疾病。因而，线粒体已成为21世纪细胞生物学的研究中心，是生命科学和基础分子医学中的新前沿，涉及生命科学的所有基本问题。目前，线粒体相关研究已成为全球生命科学研究领域的一个热点，特别是近10年来，发表的相关论文数量每年超过1万篇，并以约10%的速率持续增长，重大科学发现在该领域不断涌现。

　　线粒体生物医学在国内外研究的快速发展，国外线粒体医学的相关研究著作虽不少，但尚未见到系统的相关研究著作，也不适合国内线粒体医学研究领域的传播。国内出版带有"线粒体"关键词的书罕见，且经典的生物化学、细胞生物学和基础医学等教科书中的有关内容早已远远不能反映当前线粒体研究进展的全貌，满足不了国内线粒体医学研究领域快速发展和专业领域读者的需求。我们2012年出版了《线粒体医学与健康》一书，受到了众多从事线粒体生物医学研究的专家和学者的广泛欢迎。近年来，我们紧追国内外线粒体领域的研究动向，与众多团队和专家学者交流、沟通，于2013年提出"线粒体生物医学：靶向线粒体防治人体重大疾病的研究"丛书（以下简称"丛书"）出版计划，并于2016年被列入"十三五"国家重点出版物出版规划项目。

　　在编写过程中，我们本着符合"牢牢把握高质量发展要求，着力打造代表国家水平的优秀出版项目"的指导思想，符合自然科学与工程领域"反映自然科学各领域具有国际领先水平或国内一流水平的研究成果，对强化基础理论研究、前瞻性基础研究、引领性原创研究具有重要意义的出版项目"的基本要求，符合"坚持正确导向，代表国家水平，体现创新创造"的相关要求，我们又将丛书分别申报了"陕西出版资金资助项目"和"国家出版基金项目"，并先后于2019年和2020年成功获得两项基金的资助。

丛书力求瞄准线粒体生物学与医学研究的前沿热点，于是我们组织了国内外线粒体医学研究领域内优秀的专家学者，同时聘请了多位该领域的国际权威专家担任顾问、主审或分卷主编。丛书分别从线粒体生物医学导论、线粒体遗传病、线粒体与衰老、线粒体与心血管疾病、线粒体与神经退行性疾病、线粒体与代谢、线粒体与肿瘤、线粒体与运动、线粒体与营养、线粒体研究方法学等方面展示了国内外多个知名团队的研究成果，围绕线粒体生物学与医学的基础和临床研究，系统地汇总和梳理了线粒体功能障碍与重大疾病关系的研究，追踪了国际上最新的线粒体医学研究热点和方向，揭示了线粒体在生成、代谢、退变、降解等方面的最新科学发现以及线粒体与人体衰老和重大疾病等发生、发展的相关机制。

丛书可作为我国生命科学及医学方面的本科生、研究生，以及有志于与人类疾病和健康相关领域的基础和临床科技工作者认识、了解线粒体基本知识及其与人类健康关系的参考资料，并可促进线粒体生物医学研究队伍在我国的发展和壮大，也将有利于在国内对线粒体疾病相关知识的普及，对推进我国卫生健康领域某些重大疾病的预防、诊断和早期治疗具有重要的理论意义和实践意义。希望丛书的出版，能为打造我国线粒体研究的学科高地、提升我国在线粒体生物学与医学领域的学术研究水平提供重要支撑。

值此丛书即将出版之际，我们非常激动和感慨，但更多的是发自心底的感谢：衷心地感谢各卷的主编、副主编和所有的编委；衷心感谢丛书参编单位的大力支持，包括西安交通大学、空军军医大学、海军军医大学、浙江大学、中国科学院昆明动物研究所、中国科学院动物研究所、中国科学院生物物理研究所、中国科学院上海生物化学与细胞生物学研究所、华东师范大学、北京大学、清华大学、复旦大学、天津体育学院、上海交通大学、康复大学、加利福尼亚大学伯克利分校、南加利福尼亚大学、宾夕法尼亚大学等。我们更要把最特殊的感谢给予西安交通大学出版社医学分社的各位编辑老师，是他们十多年的精心策划，使丛书先后入选"十三五"国家重点出版物出版规划项目、"陕西出版资金资助项目"和"国家出版基金项目"并获得资助，也是他们经过五年多的辛勤耕耘，使得丛书能够顺利编审完成并出版。

最后，但也是最深切地感谢五年来关心和支持丛书编写的线粒体领域的同仁和朋友们，没有你们的支持和鼓励，就不会有丛书的出版和问世！再次说声："谢谢您！"

刘健康　龙建纲
2023年12月

前　言

自 1898 年德国解剖与病理学家卡尔·本达用结晶紫染色发现并命名线粒体以来，生物技术日新月异，从发现调控线粒体活性的小分子，到表征线粒体结构与功能的方法，乃至靶向性改造线粒体，科学家们在多种层面、各个尺度取得了长足的进展。我们希望在本卷中为读者提供广泛覆盖的线粒体研究方法，着重综述实验方法的原理，列举其在解决具体科学问题中的应用。同时，对于相对成熟的方法，重点介绍实验细节和注意事项。我们期待在满足初学者理解线粒体研究方法的同时，与有经验的研究者探讨线粒体研究方法的前沿，共同丰富线粒体研究方法资源库。

在本书中，我们总结了传统的线粒体研究基础，如线粒体分离、提取，以及呼吸功能、膜电位、通透性和钙离子浓度测定等研究方法；增加了近期开发的线粒体研究方法，如线粒体三维结构观测、靶向调控线粒体代谢、ATP 成像分析、线粒体基因编辑等新方法；并综述了组学研究技术在线粒体代谢组、基因组、蛋白质组及线粒体与其他细胞互作组研究中的应用，为初入领域的研究者提供实验方案设计上的帮助。随着科学的发展，我们对线粒体的结构与功能的认识不断加深，基于线粒体的研究必将能够助力揭示生命的奥秘，在药物开发及疾病诊疗中发挥重要作用。

经过过去两百多年的积累，生命科学的发展进入快车道。因此，我们在感谢包括丛书其他卷参编人员在内的老师贡献自己的实验室现存方法的同时，也深知有很多非常好的线粒体研究方法可能由于编写人员的局限性或适用广度等原因并未被收录在册，在此表示歉意。

编者

2023.12

目　录

第 1 章　线粒体分离纯化及置换 ··· 1
1.1　线粒体分离提取 ··· 1
1.1.1　破碎细胞提取线粒体 ··· 1
1.1.2　动物肝脏组织线粒体的分离提取 ···························· 3
1.1.3　动物肌肉组织线粒体的分离提取 ···························· 3
1.1.4　从植物组织中分离和纯化线粒体 ···························· 4
1.1.5　线粒体分离提取的新方法 ···································· 4
1.1.6　提取线粒体的定量方法 ······································· 5
1.1.7　线粒体蛋白提取 ··· 6
1.1.8　线粒体提取过程中存在的问题 ······························· 6
1.2　线粒体缺失 ··· 7
1.2.1　自然状态下的线粒体缺失 ···································· 7
1.2.2　人工制备线粒体缺失细胞系的方法 ························· 7
1.3　线粒体置换 ··· 8
1.3.1　PNT 技术 ··· 9
1.3.2　MST 技术 ·· 9
1.3.3　GVT 技术 ·· 9
1.3.4　PBT 技术 ··· 10
1.4　线粒体移植 ··· 10

第 2 章　线粒体的物理表征 ·· 11
2.1　线粒体成像 ··· 11
2.1.1　线粒体形态变化 ··· 11
2.1.2　线粒体运动 ·· 12
2.1.3　线粒体分裂融合 ··· 13
2.1.4　线粒体自噬 ·· 15
2.1.5　细胞中线粒体蛋白复合物的单分子追踪和定位 ··········· 15
2.1.6　线粒体形态及线粒体内蛋白的高分辨率成像和分析 ······ 19
2.1.7　线粒体超微结构形态的成像观察 ···························· 20
2.1.8　以电子断层成像方法分析线粒体蛋白质分子 ·············· 23
2.1.9　光电联用技术 ·· 24
2.1.10　图像处理和分析 ·· 27

2.2 原位结构分析 ·· 30
2.2.1 线粒体肿胀 ·· 30
2.2.2 线粒体表面蛋白 ·· 35
2.2.3 荧光成像检测线粒体蛋白 ···································· 40
2.3 三维成像 ·· 43
2.3.1 冷冻软 X 射线断层成像 ······································ 43
2.3.2 共聚焦显微镜 3D 建模 ······································ 44
2.3.3 共聚焦显微镜 3D 成像 ······································ 46

第 3 章 线粒体呼吸功能测定 ·· 48
3.1 耗氧检测方法 ·· 49
3.2 线粒体呼吸干扰剂 ·· 49
3.3 Seahorse XF 生物能量分析仪 ···································· 51
3.4 复合物酶活性检测方法 ·· 52
3.5 三羧酸循环酶活性检测方法 ······································ 53
3.6 β氧化酶活性检测方法 ·· 55
3.7 间接量热检测方法 ·· 57

第 4 章 线粒体膜电位研究方法 ·· 58
4.1 线粒体膜电位 ·· 58
4.2 线粒体膜电位检测 ·· 58
4.2.1 嗜脂磷酸盐 TPMP 和 tetraPP ································ 59
4.2.2 $DiOC_6(3)$ ·· 60
4.2.3 罗丹明 123 ·· 61
4.2.4 TMRE 和 TMRM ·· 62
4.2.5 JC-1 ·· 63
4.2.6 线粒体膜电位检测试剂盒 ···································· 64
4.3 荧光染色与检测方法的结合 ······································ 64
4.3.1 染色与流式细胞结合 ·· 64
4.3.2 毛细管电泳对单个线粒体膜电位和电泳移动性的同步测量 ········ 64
4.3.3 b-血红素氧化状态 ·· 65
4.3.4 微流体设备中的片上微电极对线粒体膜潜力的评估 ·············· 66
4.3.5 DASPEI 方法 ·· 67
4.3.6 单个线粒体膜电位 ·· 68

第 5 章 线粒体通透性转换研究 ·· 69
5.1 线粒体通透性转换 ·· 69
5.2 线粒体通透性转换孔组成研究 ···································· 69
5.3 线粒体通透性转换测试 ·· 71
5.3.1 线粒体肿胀 ·· 71

  5.3.2 线粒体钙吸收检测 ... 72
  5.3.3 线粒体通透性转换孔检测试剂盒 ... 72
 5.4 抑制通透性转换 ... 73
  5.4.1 CsA ... 74
  5.4.2 高通量筛选策略筛选PTP抑制剂 ... 74

第6章 线粒体氧化还原平衡 ... 77
 6.1 线粒体氧化还原的产生原因与检测方法 ... 77
 6.2 $NADH/NAD^+$的测定 ... 78
 6.3 辅酶Q和复合物Ⅲ ... 79
 6.4 细胞色素c ... 80
 6.5 $NADPH/NADP^+$的测定 ... 81
 6.6 GSH/GSSG的测定 ... 82
 6.7 ROS的测量 ... 83

第7章 线粒体细胞器互作 ... 85
 7.1 内质网 ... 86
  7.1.1 线粒体与内质网是细胞内联系最紧密的细胞器之一 ... 86
  7.1.2 线粒体与内质网结构观察 ... 86
  7.1.3 线粒体、内质网与Ca^{2+}转运 ... 89
  7.1.4 线粒体与内质网的分离纯化 ... 91
  7.1.5 线粒体与内质网的组学研究 ... 91
 7.2 溶酶体 ... 93
  7.2.1 线粒体与溶酶体共同维持细胞内稳态 ... 93
  7.2.2 线粒体与溶酶体结构的观察 ... 94
  7.2.3 生化方法鉴定线粒体与溶酶体的动态调节 ... 95
 7.3 过氧化物酶体 ... 96
  7.3.1 线粒体与过氧化物酶体的动态调节 ... 96
  7.3.2 线粒体与过氧化物酶体组学研究 ... 97
  7.3.3 邻近标记与线粒体过氧化物酶体互作 ... 100
 7.4 细胞核 ... 101
  7.4.1 线粒体与细胞核的正向与反向调节 ... 101
  7.4.2 细胞核与线粒体的生成、维持和清除 ... 104

第8章 线粒体营养素研究方法 ... 107
 8.1 简介 ... 107
  8.1.1 线粒体与线粒体营养素 ... 107
  8.1.2 线粒体营养素理论简介 ... 108
 8.2 线粒体功能失调模型 ... 112
  8.2.1 动物模型 ... 113

8.2.2　细胞模型 ………………………………………………………………… 116
　　8.2.3　衰老人群 ………………………………………………………………… 117
8.3　线粒体营养素干预方法 ………………………………………………………… 118
　　8.3.1　α-硫辛酸 ………………………………………………………………… 118
　　8.3.2　羟基酪醇 ………………………………………………………………… 122
　　8.3.3　安石榴苷 ………………………………………………………………… 125
　　8.3.4　乙酰左旋肉碱 …………………………………………………………… 126
　　8.3.5　B族维生素 ……………………………………………………………… 129
　　8.3.6　白藜芦醇 ………………………………………………………………… 130
　　8.3.7　氢 ………………………………………………………………………… 133
8.4　线粒体营养素的应用 …………………………………………………………… 134
　　8.4.1　线粒体营养素与衰老 …………………………………………………… 134
　　8.4.2　线粒体营养素与2型糖尿病 …………………………………………… 135
　　8.4.3　线粒体营养素与肥胖 …………………………………………………… 136

第9章　线粒体靶向策略及分析方法 …………………………………………………… 138
9.1　线粒体靶向分子作用的基本原理 ……………………………………………… 140
　　9.1.1　线粒体靶向分子 ………………………………………………………… 140
　　9.1.2　线粒体靶向肽 …………………………………………………………… 145
9.2　线粒体靶向给药系统的设计与构建 …………………………………………… 150
　　9.2.1　无机纳米颗粒 …………………………………………………………… 151
　　9.2.2　高分子聚合物纳米颗粒 ………………………………………………… 154
　　9.2.3　脂质体和脂质纳米颗粒 ………………………………………………… 155
9.3　线粒体自噬诱导 ………………………………………………………………… 156
9.4　线粒体靶向分析方法 …………………………………………………………… 158
　　9.4.1　细胞水平分析方法 ……………………………………………………… 158
　　9.4.2　线粒体分离后分析 ……………………………………………………… 166

第10章　ATP实时成像技术 …………………………………………………………… 172
10.1　直接ATP实时成像技术 ……………………………………………………… 172
　　10.1.1　基于荧光素-荧光素酶反应的ATP实时成像技术 ………………… 172
　　10.1.2　基于新型荧光探针的ATP实时成像技术 …………………………… 175
10.2　间接ATP实时成像技术 ……………………………………………………… 178
　　10.2.1　基于镁绿素探针的成像技术 ………………………………………… 178
　　10.2.2　NADH和$FADH_2$自发荧光 ………………………………………… 179
10.3　小　结 …………………………………………………………………………… 181

第11章　线粒体基因组测序方法 ……………………………………………………… 182
11.1　线粒体基因组 …………………………………………………………………… 182
　　11.1.1　线粒体基因组的特点 ………………………………………………… 182

11.1.2 线粒体基因组的遗传 ………………………………………………… 183
11.2 线粒体基因组测序 ……………………………………………………… 184
　　11.2.1 Sanger 测序 ……………………………………………………… 184
　　11.2.2 PCR 扩增产物直接测序 ………………………………………… 185
　　11.2.3 应用高通量测序技术检测 mtDNA ……………………………… 187
　　11.2.4 从其他高通量数据间接获取 mtDNA 信息 ……………………… 190
　　11.2.5 纳米孔单分子测序 ……………………………………………… 192
11.3 讨论 ……………………………………………………………………… 193

第 12 章　线粒体基因的编辑方法 …………………………………………… 195
12.1 靶向性甲基化 mtDNA ………………………………………………… 195
12.2 剔除突变型 mtDNA …………………………………………………… 197
　　12.2.1 ZFN 法剔除突变型 mtDNA …………………………………… 197
　　12.2.2 TALEN 法剔除突变型 mtDNA ………………………………… 199
　　12.2.3 在动物模型中剔除突变型 mtDNA ……………………………… 200
12.3 靶向性突变 mtDNA …………………………………………………… 202
　　12.3.1 mtDNA 靶向性突变的难题 ……………………………………… 202
　　12.3.2 脱氨酶样毒素的 DNA 编辑能力 ………………………………… 202
　　12.3.3 拆分 DddA$_{tox}$ 蛋白制备的基因编辑工具 ………………………… 203
　　12.3.4 基于 DddA$_{tox}$ 的无 RNA 基因编辑系统 ………………………… 204
　　12.3.5 TALE - DddA$_{tox}$ 法编辑 mtDNA ……………………………… 205
　　12.3.6 DdCBE 的脱靶编辑 ……………………………………………… 206
12.4 小结 ……………………………………………………………………… 207

第 13 章　蛋白质组学在线粒体研究中的应用 ……………………………… 208
13.1 线粒体蛋白质组表达分析 ……………………………………………… 209
　　13.1.1 二维凝胶电泳 …………………………………………………… 209
　　13.1.2 质谱技术 ………………………………………………………… 213
　　13.1.3 其他研究方法 …………………………………………………… 217
13.2 线粒体蛋白质翻译后修饰分析 ………………………………………… 222
　　13.2.1 磷酸化修饰研究方法 …………………………………………… 223
　　13.2.2 乙酰化修饰的研究方法 ………………………………………… 226
　　13.2.3 泛素化修饰研究方法 …………………………………………… 226
13.3 展望 ……………………………………………………………………… 228

第 14 章　代谢组学在线粒体研究中的应用 ………………………………… 229
14.1 线粒体代谢物与疾病 …………………………………………………… 229
14.2 线粒体代谢物样品的采集与制备 ……………………………………… 229
　　14.2.1 非纯化线粒体代谢组研究 ……………………………………… 230
　　14.2.2 纯化线粒体检测代谢组 ………………………………………… 230

14.3 代谢物分离和富集技术 ………………………………………………………………… 231
　　14.3.1 线粒体代谢物富集 ………………………………………………………… 231
　　14.3.2 代谢组分离技术 …………………………………………………………… 231
14.4 质谱分析技术 …………………………………………………………………………… 234
　　14.4.1 质谱分析技术的原理 ……………………………………………………… 235
　　14.4.2 质谱的离子源 ……………………………………………………………… 235
　　14.4.3 质量分析器 ………………………………………………………………… 237
　　14.4.4 质谱的作用 ………………………………………………………………… 239
14.5 核磁共振技术 …………………………………………………………………………… 247
　　14.5.1 核磁共振技术的原理 ……………………………………………………… 247
　　14.5.2 核磁共振技术在线粒体代谢组研究中的应用 …………………………… 248
　　14.5.3 核磁共振的优点 …………………………………………………………… 250
14.6 核磁共振与质谱联用 …………………………………………………………………… 250
14.7 代谢组学数据预处理 …………………………………………………………………… 251
　　14.7.1 质谱数据处理 ……………………………………………………………… 251
　　14.7.2 NMR 数据处理 ……………………………………………………………… 252

参考文献 ………………………………………………………………………………………… 255
索　引 …………………………………………………………………………………………… 303

第1章
线粒体分离纯化及置换

线粒体通过氧化磷酸化产生三磷酸腺苷(adenosine triphosphate，ATP)，为细胞的生命活动提供能量，并且线粒体是钙离子的关键调节者，参与了细胞衰老和凋亡过程中的信号转导，在机体新陈代谢和细胞稳态的维持中发挥着关键作用。线粒体功能改变与衰老和疾病的发展密切相关。因此，对活性线粒体进行分离、富集和有针对性的研究将有助于揭示线粒体功能变化的分子机制。因为其为研究线粒体结构与功能的基础且方法相对成熟，所以与其他章节不同，本章中我们将在覆盖不同线粒体分离方法的同时，尽可能多地包含实验细节。

1.1 线粒体分离提取

1.1.1 破碎细胞提取线粒体

线粒体分离提取的关键是利用外力破坏细胞膜和细胞壁的完整性，使细胞器得以释放出来。不同的细胞破碎方法会影响所提取线粒体的得率和纯度，常用的细胞破碎方法有机械法(如超声波破碎法)、物理法(如冻融和渗透压冲击破碎法)和化学法(如用酸、碱、表面活性剂和酶等溶解细胞，或采用去垢剂形成包含体)等。细胞破碎后，通过差速/密度梯度离心、免疫捕获或电泳等方法可去除细胞碎片和较大的细胞器，实现线粒体的分离和富集，其中差速离心和密度梯度离心是最常用的线粒体分离方法。我们以HepG2细胞为例，简要介绍各种从细胞内提取线粒体的方法。

蔗糖密度梯度离心法主要是利用离心形成不同的蔗糖密度梯度，而不同密度的细胞器会停留在相应的浓度梯度处。如线粒体的密度为 1.18 g/cm^3，比溶酶体的密度大，比过氧化物酶体的密度小，会处在蔗糖密度梯度的不同分层。常见的方法之一是将细胞用 2 mmol/L HEPES(4-羟乙基哌嗪乙磺酸)[pH=7.4，含 0.22 mol/L 甘露醇，70 mmol/L 蔗糖，0.1 mmol/L EDTA(乙二胺四乙酸)，1%无脂肪酸的BSA(牛血清白蛋白)]匀浆，之后于 4 ℃，800 g[①] 离心 10 min，将上清液继续在 4 ℃ 条件下，11000 g 离心 15 min，得到的沉淀即为线粒体。离心分离后的线粒体以免疫沉淀（immunoprecipitation，IP)裂解液(含 1/100 蛋白酶抑制剂)溶解，则可以得到未变性的线粒体蛋白。离心分离后的线粒体用放射免疫沉淀分析(radio immunoprecipitation assay，RIPA)缓冲液[含 25 mg/L 蛋白酶抑制剂和 0.5 mmol/L 苯甲基磺酰氟(PMSF)]洗涤并重悬，放于冰上 15 min，于 4 ℃，10000 g 离心 10 min，收集上清液，即为线粒体蛋白。

差速离心法则是利用不同细胞器的沉降系数不同，通过控制离心机转速及离心时间，使细胞器逐级形成沉淀。常见的方法之一是将破碎后的细胞样品以 1000 g 离心 10 min，以除去完整的细胞和碎片，收集上清液，然后以 20000 g 离心 25 min。保存其沉淀，用新鲜的分离缓冲液(0.25 mol/L 蔗糖和 10 mmol/L HEPES；pH＝7.5)洗涤一次，然后以 20000 g 离心 25 min，得到线粒体[1]。

目前市场上存在各种线粒体分离富集试剂盒，各有优劣，但其在原理上基本与上述方法类似。在此以 Abcam 公司 cell fractionation kit(ab109719)为例进行介绍。传代培养的 HepG2 细胞(2×10^7)用 1×buffer(缓冲液)A 洗 3 次，300 g 常温离心 5 min，将细胞悬于 1×buffer A 制成悬液(6.6×10^6/mL)，加入等量的 buffer B，常温旋转孵育 10 min。然后在 4 ℃，5000 g 离心 1 min，取上清液，再在 4 ℃，10000 g 离心 1 min；最后的上清部分为细胞液，沉淀部分为线粒体。用初始同样体积的 1×buffer A 悬液，加入等量的 buffer C。在常温下旋转孵育 7 min，然后于 4 ℃ 下 5000 g 离心 1 min，取上清液，再于 4 ℃，10000 g 离心 1 min；最后的上清部分即为线粒体组分。

新鲜分离的线粒体应在 2 h 内使用，以确保外膜的完整性。如需冻存，可将线粒体分装后，-80 ℃ 冻存备用[2]。P. Azimzadeh 等[3] 首次在人肝细胞系 HepG2 中比较了差速离心分离法和两种市售试剂盒 Qproteome(Qiagen)与 MITOISO2(Sigma-Aldrich)对线粒体的分离效果，通过检测所得线粒体的蛋白浓度、线粒体 DNA(mtDNA)拷贝数、线粒体膜电位和活性氧(reactive oxygen species，ROS)的生成，发现用 Qproteome 试剂盒分离所得的线粒体内膜完整性和线粒体活性更高，但线粒体得率最低。差速离心分离法的线粒体得率均显著高于试剂盒 Qproteome 和 MITOISO2 的方法，但线粒体膜完整性最低。三种方法的分离效率、成本、所需设备及所得线粒体的质量和数量不同，但均可得到一定比例的完整、有活性的线粒体，用于后续线粒体移

---

① g 是一个考虑了加速度的单位，它更直接地与物体所受的力量和加速度相关联。它告诉我们物体受到的加速度是地球重力加速度的多少倍。当物体受到加速度时，转速可能不足以描述情况。当物体在旋转过程中加速或减速时，使用 g 可以更准确地描述这种情况。如果我们考虑到一个物体围绕固定半径旋转，并且我们知道物体上的离心加速度，可估计出与该加速度相对应的转速，使用下面的公式来计算：$n = \sqrt{\dfrac{a \times 60^2}{4\pi^2 \times r}}$。其中，$n$ 是转速(以 r/min 为单位)。a 是离心加速度(以 g 为单位)。r 是物体的半径(以 m 为单位)。

植和蛋白质组学分析等，在实际应用中可根据不同的标准及其对线粒体的要求，权衡不同方法的优势和不足，选择最适合的线粒体分离方法。

1.1.2　动物肝脏组织线粒体的分离提取

对小鼠实施安乐死后解剖，将胆管和胆囊与肝脏分开，以避免胆汁污染，切除肝叶[如发生血液污染，需在冰冷的 PBS(磷酸盐缓冲液)中清洗肝脏]，立即转移至装有 15 mL 冰冷 PBS 的 50 mL 锥形管中，将肝脏转移到放在冰上的干净培养皿中，并沥干多余的 PBS。将肝脏切碎，直到形成均匀的糊状物，将一半肝糊转移到装有 10 mL 海藻糖分离缓冲液(trehalose isolation buffer，TIB：200 mmol/L 海藻糖，68 mmol/L 蔗糖，10 mmol/L HEPES-KOH，pH=7.4、10 mmol/L KCl，1 mmol/L EDTA，1 mmol/L EGTA，0.1% BSA，蛋白酶抑制剂)的预冷的匀浆器(Dounce)中，将杵插入均浆器中，然后轻轻向下推(在初次杵时，有抵抗力很常见，对肝脏样本不应施加过大的力)，收回杵，以重悬肝脏样品，然后再次轻轻向下推，慢慢重复此动作 5 次，直到所有材料都能够通过杵而没有强大的阻力(要求所有试剂均为 4 ℃ 且全程冰浴进行，以最大限度地减少蛋白酶和磷脂酶的活化)，将肝糊转移到预冷的 15 mL 锥形管中，并在冰上储存，4 ℃，600 g 离心 10 min，将上清液转移到干净的预冷的 15 mL 锥形管中，再于 4 ℃，3500 g 离心 10 min，弃上清液，将沉淀重悬于 10 mL TIB 中，4 ℃，1500 g 离心 5 min，将上清液转移到干净的预冷的 15 mL 锥形管中，4 ℃，5500 g 离心 10 min，弃上清液，将沉淀重悬于 10 mL TIB 中，重复离心洗涤一次，将最终的线粒体沉淀按需要重悬在适当体积的 TIB 中。

1.1.3　动物肌肉组织线粒体的分离提取

将所需试剂、耗材放置于冰上预冷，对实验动物实施安乐死后解剖，快速分离 250～500 mg 骨骼肌，用 10 mL 预冷 PBS 洗涤后，转移到 10 mL 含 10 mmol/L EDTA 的 PBS 中洗涤，再转移至 3 mL 分离缓冲液 1(isolation buffer 1，IB1：加入 200 μL 的 500 mmol/L EDTA，终浓度为 10 mmol/L；0.392 g 的 D-甘露醇，终浓度为 215 mmol/L；1.25 mL 的 8× 线粒体缓冲液，调 pH 值至 7.4 后，用蒸馏水定容至 10 mL)，将组织剪碎并转移至匀浆器(Potter-Elvehjem)中冰浴均质 10 次，将匀浆转移至预冷的 2 mL 微量离心管中，并在 4 ℃，700 g 离心 10 min，将上清液转移至新的预冷的微量离心管中，在 4 ℃，10500 g 离心 10 min，将沉淀重悬于 500 μL 分离缓冲液 2(isolation buffer2，IB2：加入 60 μL 的 500 mmol/L EGTA，终浓度为 3 mmol/L；0.392 g 的 D-甘露醇，终浓度为 215 mmol/L；1.25 mL 的 8× 线粒体缓冲液，调 pH 值至 7.4 后加水定容到 10 mL)，在 4 ℃，10500 g 离心 10 min，将最终的线粒体沉淀物悬浮在 100 μL 的 IB2 中。将最终的线粒体悬浮液重新在微型离心机中离心几秒钟。如果有沉淀，将上清液转移至新的预冷的微量离心管中并丢弃沉淀。为提高肌肉组织的线粒体得率，可将用 PBS 洗涤后的肌肉置于 5 mL PBS/10 mmol/L EDTA/0.01% 胰蛋白酶中切碎，冰浴消化 30 min 后替换成 3 mL IB1，再完成后续操作，注意避免肌肉量过多影响线粒体得率[4]。

1.1.4 从植物组织中分离和纯化线粒体

收集植物叶片，用蒸馏水冲洗后，立即用于线粒体分离。将叶片中央部分切成 2 mm 厚的条，取 40 g 叶片加入 200 mL 冰冷的研磨液[300 mmol/L 山梨醇，50 mmol/L HEPES-KOH(pH=7.4)，0.1%(w/v)牛血清白蛋白，1%(w/v)聚乙烯吡咯烷酮(Sigma-Aldrich-PVP40)，2 mmol/L EDTA-KOH(pH=7.4)，1 mmol/L 二硫苏糖醇(DTT)，1 mmol/L $MgCl_2 \cdot 6H_2O$，1 μmol/L 亮抑蛋白酶肽(leupeptin)，0.2%(v/v)蛋白酶抑制剂（PIC，539133 Set Ⅵ），以及 1 μmol/L E-64]，用 Polytron 匀浆器研磨 30 s 以破碎细胞，使细胞器释放出来，经 4 层无菌聚酯人造纤维滤布 Miracloth(孔径 22～25 μm)过滤后，于 4 ℃，1500 g 离心 10 min，将上清液转移到新的离心管中，于 4 ℃，10500 g 离心 20 min，将沉淀重悬于 10 mL 洗涤缓冲液[300 mmol/L 山梨糖醇，300 mmol/L 蔗糖，5 mmol/L EDTA-KOH(pH=7.4)，50 mmol/L HEPES-KOH(pH=7.4)]中，于 4 ℃，500 g 离心 5 min；将上清液重悬于 10 mL 洗涤缓冲液中，于 4 ℃，18000 g 离心 20 min 以收集线粒体，将线粒体沉淀重悬于 2 mL 洗涤缓冲液中，并通过 13%、21%和 45%的 Percoll 密度梯度离心纯化线粒体：先在离心管底部加入 10 mL 45% Percoll 梯度缓冲液[采用 50 mmol/L HEPES-KOH(pH=7.4)，0.1%(w/v)DTT，1 mmol/L $MgCl_2 \cdot 6H_2O$，2 mmol/L EDTA-KOH(pH=7.4)和 300 mmol/L 蔗糖配制]，然后采用蠕动泵在 45% Percoll 上部相继加入 10 mL 21%和 13%的 Percoll 梯度缓冲液分层，将 2 mL 线粒体悬液加到装有 Percoll 梯度溶液的试管顶部，于 4 ℃，21000 g 离心 45 min，线粒体经纯化，被富集在试管下半部分的白色带中，采用玻璃移液管吸出线粒体，重悬于 20 mL 洗涤缓冲液中，于 4 ℃，12000 g 离心 20 min，收集线粒体沉淀，除去上清液，并重复洗涤，得到结构完整并具有生理功能的线粒体[5]。

1.1.5 线粒体分离提取的新方法

1.1.5.1 以微流控技术分离线粒体

微流控是指使用尺寸为数微米到数百微米的微管道处理或操纵微小流体的技术。微流控系统具有分离生物颗粒速度快、分离样本纯度高、节省样本和集成度高等独特优势。近年来，微流控技术作为一种新颖而简便的线粒体分离方法，其通过离心的差异迁移，可从数量有限的珍贵生物样本中按不同细胞组分的惯性差异分选得到纯净的功能性线粒体。已有研究证明，采用微流控技术可从少于 100 个细胞的粗细胞裂解物中实现线粒体与细胞核及细胞碎片的有效分离，有助于阐明疾病发生、发展过程中的线粒体相关机制，具有良好的临床应用及推广价值[6]。

1.1.5.2 磁性纳米粒子分离方法

常规的线粒体分离方法主要依赖于线粒体的物理和化学性质。科学家提出了一种快速可靠的新分离方法。单胺氧化酶 A(MAO-A)在人线粒体的外膜中表达并且位于膜的细胞质侧，该方法基于磁性纳米颗粒与线粒体中表达的 MAO-A 结合，利用磁场有效地分离线粒体。相比于差速离心法和密度梯度离心法，通过磁性纳米粒子结合分离的线粒体产量更高，线粒体纯度和活性更高，且重现性良好[7]。

最近，通过标签蛋白亲和纯化的方法在细胞、小鼠、拟南芥和线虫中实现了线粒体的快速精准提取且线粒体结构保留完整[8-9]。其原理为将标签蛋白(如 HA、Strep 等)与线粒体定位信号(如 Tomm20)融合表达，收集细胞后轻柔匀浆，随后用磁珠亲和富集获得纯净及完整的线粒体。线粒体靶向抗原表位标签可以在不需要细胞分选的情况下，从复杂组织中的特定细胞类型中快速分离线粒体，从而提高工作流程的速度，减少线粒体代谢产物的丢失。但该过程涉及基因修饰，可能会影响后续实验结果，需根据实验目的判断是否可行并合理设计。

1.1.6 提取线粒体的定量方法

分离的线粒体的数量可以通过评估总蛋白含量和 mtDNA 拷贝数来确定。有研究将提取的线粒体重悬于适当体积的线粒体分离介质中，取 5 μL 线粒体悬液，加入 995 μL 分离介质稀释 200 倍后，用分光光度计测量 OD_{520}，OD_{520} 值为 0.25，约相当于 20 μg/μL 蛋白质[2]。

线粒体定量还常采用考马斯亮蓝法(Bradford 蛋白测定方法)。该方法是 Bradford 于 1976 年根据蛋白质与染料相结合的原理建立的，即考马斯亮蓝 G-250 染料在酸性溶液中可与蛋白质中的碱性氨基酸和芳香族氨基酸相结合，使染料的最大吸收峰位置由 465 nm 处变为 595 nm 处，表现为溶液颜色由棕黑色变为蓝色。595 nm 处的吸光值与蛋白浓度成正比。该方法快速、简便、干扰物质少，是目前灵敏度最高的蛋白测定方法之一，可检测到含量低至 5 ng/mL 的蛋白质，但由于不同蛋白质的碱性氨基酸和芳香族氨基酸含量不同，因此该方法用于不同蛋白质测定时会有较大的偏差，需要采用标准蛋白质(通常选用 g-球蛋白)做标准曲线以减小偏差。

Folin-酚试剂法(Lowry 法)也是较灵敏的蛋白测定方法之一。其原理是碱性条件下蛋白质中的肽键和铜发生双缩脲反应，生成蓝色复合物，接着加入福林酚试剂(Folin-phenol reagent)，其中的磷钼酸盐-磷钨酸盐被蛋白质中的酪氨酸和苯丙氨酸残基还原，使得蓝色变为深蓝色，增加了显色量，进而提高了检测蛋白的敏感性，在一定条件下，蓝色深度与蛋白量成正比。该方法耗时较长，需要精确控制反应时间，干扰物质较多，专一性较差。

双缩脲法(Biuret 法)的原理是在强碱性溶液中，双缩脲与 $CuSO_4$ 形成紫色络合物，其紫色深浅与蛋白质浓度成正比，常用于临床测试等需要快速，但并不需要十分精确的蛋白质含量测定。

二喹啉甲酸法即 BCA 测定法，是 Lowry 法的一种干扰物质更少的改进方法。BCA 是一种由两个羧基喹啉环组成的弱酸，与铜离子和肽键之间的复合物产物(Cu^+)反应，生成在 562 nm 处强吸收的紫色最终产物。通过测量吸收光谱，并与已知浓度的蛋白质溶液进行比较，可以量化溶液中蛋白质的含量。BCA测定法的优点是试剂在碱性条件下相当稳定，应用更加灵活，而且相对于Lowry法的两步操作，它只需一步过程，操作更为简单。

NanoDrop A_{280} 法基于一种样品保持系统，该系统利用表面张力在两个光学基座之间保持和测量微体积样品，而不使用比色管或毛细血管。根据朗伯比尔定律，通过测量蛋白质中含有共轭双键的酪氨酸和色氨酸在280 nm处吸光值来估测蛋白质的含量。NanoDrop A_{280} 法能快速、轻松地测量 $0.5\sim2~\mu L$ 的蛋白质浓度，提供广泛的蛋白质浓度测量范围，不需要稀释，操作简单、迅速。但该方法会受到在280 nm处有吸光值物质的影响，如一些离子、核酸和乙醇等，多用于纯化的蛋白质的微量测定。

1.1.7 线粒体蛋白提取

分离纯化所得的线粒体应尽快用于蛋白提取，以防蛋白降解损失。将线粒体转移到50 mL离心管中，加入10 mL蛋白提取缓冲液[0.5 mol/L Tris-HCl(pH=7.5), 0.7 mol/L 蔗糖, 50 mmol/L EDTA, 0.1 mmol/L KCl, 2%(v/v)β-巯基乙醇水溶液，1%蛋白酶抑制剂混合物，1 μmol/L 亮抑蛋白酶肽(leupeptin), 1 μmol/L E-64]，涡旋振荡30 s后4 ℃孵育10 min，然后加入10 mL Tris-饱和苯酚(pH=7.9)，涡旋振荡30 s后4 ℃温育30 min，每10 min翻转样品一次，然后将样品在4 ℃，3650 g离心30 min，将上层苯酚相转移到新的50 mL离心管(Falcon)中，并加入等体积的新鲜蛋白质提取物，涡旋振荡30 min后4 ℃孵育30 min，每10 min翻转一次样品，再次将样品在4 ℃，3650 g离心30 min，再次将每个样品的上层苯酚相移至新的50 mL离心管(Falcon)中，加入5倍体积-20 ℃预冷的甲醇乙酸铵(0.1 mol/L乙酸铵溶解在甲醇中)，将样品于-20 ℃静置3 h，其间每10 min翻转一次样品，于4 ℃，3650 g离心30 min，弃上清液，加入5 mL -20 ℃预冷的甲醇洗涤蛋白质沉淀，将样品涡旋振荡30 s，-20 ℃静置1 h，其间每10 min翻转一次样品，于4 ℃，3650 g离心30 min，弃上清液，将湿沉淀转移至2 mL离心管中，用-20 ℃预冷的丙酮离心洗涤3次（方法与甲醇洗涤相同），将丙酮洗涤后的湿润沉淀物在1000 g，4 ℃下离心10 min，然后再用丙酮水溶液（丙酮：水=4:1）洗涤两次，然后冷却至-20 ℃。将最终的沉淀物在敞口管中干燥。

注意：一定要控制干燥时间，不可以完全干燥，沉淀物内应该仍然含有溶剂，完全干燥的白色沉淀物将难以再溶解。

1.1.8 线粒体提取过程中存在的问题

线粒体在提取过程中容易被细胞核、细胞膜、细胞质、溶酶体和过氧化物酶体等污染，尤其是溶酶体和过氧化物酶体对分离线粒体的污染特别频繁。此外，在某些均质条件下，线粒体的特殊双层结构和酶系统可能会被破坏。线粒体形态与线粒体呼吸能力、活性氧生成、线粒体通透性转换孔敏感度、线粒体膜电位、线粒体动力学和代谢调控途径等密切相关。线粒体在体内原本呈复杂的三维网络排列，与肌浆网、脂滴和细胞骨架等相互作用，而在线粒体分离过程中，组织均质化往往导致线粒体膜的瞬时破坏和重新封闭，使隔离得到的孤立线粒体呈相对均一的球状，其与肌浆网、脂滴和细胞骨架等的相互作用也受到破坏。该过程还会造成均质介质进入线粒体，以及线粒体内可溶性基质酶的逸出，进而损伤线粒体功能[10]。总之，线粒体提取的困难和挑战一直制约着对线粒体功能的深入研究。因此，有必要揭示线粒体分离过程本身对其功能的影响。只有严格评估现有研究方法，才能更好地利用当前方法，积极开发新方法，尽可能减少分离过程对线粒体形态和功能的破坏，以增进我们对线粒体如何参与健康、衰老和疾病的理解。

1.2 线粒体缺失

1.2.1 自然状态下的线粒体缺失

研究发现，在胎儿网织红细胞分化成熟过程中，细胞主要通过 Ulk1 依赖的自噬过程清除线粒体[11]。线粒体缺失的哺乳动物细胞由于缺少功能性的电子传递链，无法从线粒体生成 ATP，且细胞对防御氧化应激的需求降低，表现为谷胱甘肽还原酶活性降低、还原型谷胱甘肽含量减少，以及具有抗氧化酶活性的组织特异性改变，从而维持细胞的氧化还原平衡[12]。

1.2.2 人工制备线粒体缺失细胞系的方法

线粒体具有自己的基因组，线粒体 DNA（mtDNA）编码 2 个核糖体 RNA、22 个转移 RNA 和 13 个在氧化磷酸化中起作用的多肽。mtDNA 的稳定性对细胞的存活至关重要，mtDNA 突变导致氧化磷酸化功能障碍、细胞死亡和/或细胞活性受损。但在适当条件下，mtDNA 缺失的细胞系可作为研究 mtDNA 突变的有效工具，用于研究线粒体疾病发生、发展过程中 mtDNA 突变的发生机制，以及线粒体基因组与核基因组之间的相互作用。

目前，科学家已经用多个物种的组织建立了 mtDNA 缺失的细胞系，又被称为 RHO⁰ 细胞系。因为其没有线粒体功能，所以这类细胞在研究线粒体遗传、疾病、损伤、寿命等多个领域有广泛的应用。将 mtDNA 缺失细胞与去核细胞融合来产生杂交细胞的技术，已经在人和小鼠细胞中成功用于线粒体疾病的研究[13]。缺乏 mtDNA 的人类细胞最初是通过长期暴露于 DNA 嵌入染料溴化乙锭的方法从人类细胞系 143B.TK⁻ 获得[14]。溴化乙锭可以与 mtDNA 的双链较牢固结合，抑制细胞分裂时 mtDNA 的复制，使细胞分裂和线粒体复制分裂后 mtDNA 数量减少一半，当分裂次数足够多时，细胞线粒体内即没有有效的 mtDNA 了。K. Inoue 及其同事也已通过将小鼠细胞暴露于抗肿瘤双嵌入剂地特铵（ditercalinium，DC），成功分离了 mtDNA 缺失的小鼠细胞系[15]。其机制是利用低剂量的可嵌入 DNA 的分子，在不影响核基因组 DNA 复制的同时，阻止线粒体基因组 DNA 的复制，使 mtDNA 经过多轮复制后最终消失，子代细胞中仅保留了核基因组 DNA。然而，由于有多于 1000 种的线粒体蛋白是由核基因组编码的，mtDNA 缺失的细胞仍保留了部分线粒体结构。由于 mtDNA 缺失细胞没有正常的线粒体呼吸链功能，使得细胞质内产生的原来通过细胞质-线粒体穿梭系统的还原型烟酰胺腺嘌呤二核苷酸（还原型辅酶Ⅰ，NADH）的氧化受到抑制，而完全依赖葡萄糖发酵来进行 ATP 合成，且嘧啶的生物合成不足，为维持 mtDNA 缺失细胞的生存必须向培养基中添加高浓度的葡萄糖、尿苷和丙酮酸[14]，即通过烟酰胺腺嘌呤二核苷酸（氧化型辅酶Ⅰ，NAD，也写为 NAD$^+$）关联的乳酸脱氢酶作用，由丙酮酸到乳酸的还原来氧化细胞质内过多的 NADH，并在 EtBr 或 DC 存在下培养至少 1 个月，才可得到 mtDNA 缺失的稳定细胞系。一旦 mtDNA 完全丢失，培养基中就不再需要 EtBr。目前有多种细胞都可以培养成 RHO^0 细胞，除了上文提到的 143B 外，还有 HeLa、A549、GM701 等细胞系或其亚型。

此外，A. Kuka[16] 及其同事还开发了另一种无须暴露于化学处理即可产生 mtDNA 缺失细胞的方法。鉴于人、小鼠和大鼠的 mtDNA 存在多个不同数量的 *EcoR*Ⅰ敏感位点，通过将限制性核酸内切酶 *EcoR*Ⅰ靶向人、小鼠和大鼠细胞系中的线粒体，将 mtDNA 切割成不能有效复制的短线性片段，得到的 mtDNA 缺失细胞系也具有良好的增殖率、葡萄糖消耗率、乳酸产生率，以及线粒体形态和网状结构。

M. Jazayeri[17] 等人利用含有编码无活性 DNA 多聚酶 - gama 的质粒转染 HEK293 细胞，诱导表达后也可以使细胞内线粒体 DNA 迅速减少，并且在 3 周内可以将母代细胞转变为 RHO^0 细胞，为 mtDNA 缺失细胞系的构建提供了新的方法。EtBr 和 DC 在诱导过程中容易出现耐药性、非特异性，并且对核 DNA 造成一定的损伤，从而导致 mtDNA 发生表型改变的翻译错误。在选择培养方法时，需要考虑上述方法的局限性。

1.3 线粒体置换

临床研究表明，当机体发生中枢神经系统创伤或局部缺血再灌注损伤时，往往伴随着线粒体功能障碍导致的细胞死亡。通过线粒体移植，用具有正常呼吸功能的外源线粒体代替受损线粒体可促进受伤组织生理功能的恢复[18]。通过转基因用荧光标记线粒体，可对移植的线粒体进行实时跟踪和原位成像。

mtDNA 呈环状，与核 DNA 相比，其自我保护能力和修复能力差。随着年龄增长，mtDNA 的高突变率会引起线粒体结构和功能缺陷，最终导致多种遗传性且通常为致命性的疾病。线粒体疾病导致多种细胞、组织和器官的功能障碍，尤其是有氧代谢旺盛的组织器官，其症状存在巨大差异，且误诊率高，目前尚无治愈方法，只能防止遗传。随着现代分子生物学和辅助生殖技术的发展，通过将有风险的受精卵和卵母细胞的核转移到捐赠的未患病且去核的卵或受精卵，即线粒体替代疗法，为早期主动干预线粒体疾病，在生命起始阶段去除突变的 mtDNA，从而有效预防线粒体疾病提供了新路径。

线粒体置换技术(mitochondrial replacement technique，MRT)目前主要有原核移植(pronuclear transfer，PNT)和减数分裂中期纺锤体移植(metaphase Ⅱ spindle transfer，MST)两种线粒体移植技术[19]。此外，还有其衍生出的生发泡移植(germinal vesicle transfer，GVT)和极体移植(polar body transfer，PBT)等新技术。

1.3.1 PNT 技术

PNT 是指在卵母细胞受精后的原核期将雌性和雄性原核共同取出，移植到去核的无病供体细胞质中。1983 年，J. McGrath 等人首次在不同品系小鼠的胚胎间完成了 PNT，并成功获得了子代[20]。2005 年，A. Sato 等人在小鼠模型中首次证实 PNT 可有效预防致病线粒体 DNA 向子代转移[21]。2010 年，L. Craven 等人报道了人类 PNT 过程中异质性线粒体的存在情况，PNT 研究正式从哺乳动物模型转向了临床应用[22]。PNT 操作方便，已在多个物种中开展了广泛、充分的基础研究。随着 PNT 方法的持续改进，优化后的 PNT 技术可增强胚泡期重构胚胎的发育潜能，而不会导致囊胚非整倍体率增加和线粒体编码基因的表达异常，具有短期内实现临床转化的潜在可能，但使用已经受精的合子作为细胞质供体面临的伦理争议较大。

1.3.2 MST 技术

MST 是指将 M 期卵母细胞的纺锤体-染色体复合物移植到另一个去除了遗传物质的供体卵母细胞中，然后进行正常受精的技术。由于其操作对象是减数分裂中期的成熟卵母细胞，避免了卵母细胞体外成熟过程中染色体非整倍性的发生。2013 年，M. Tachibana[23] 和 O. Paull[24] 等人先后证实 MST 技术所得的胚胎具有正常的发育潜能，且异质性线粒体携带率极低，具有良好的安全性和可行性，但纺锤体组装对机械刺激比较敏感，自身缺乏核膜包绕，操作过程可能会损伤纺锤体，并且由于纺锤体体积很小，其操作过程需要借助 DNA 染色或特殊仪器观察，以免损伤纺锤体[25]，还需要保证供体和受体卵母细胞核、质发育的同步性，避免细胞冷冻造成的染色体异常、纺锤体损伤和基因印记改变等[26]。同时，MST 也可能将成熟卵母细胞细胞核周围密集分布的线粒体带入受体细胞而造成线粒体污染[27]。此外，新鲜卵母细胞的使用也可能涉及一定的伦理问题。

1.3.3 GVT 技术

GVT 是在卵母细胞成熟前的生发泡期将卵母细胞的生发泡(GV)移植到另一个去核的 GV 期卵母细胞的技术。GVT 曾广泛应用于哺乳动物卵母细胞成熟过程细胞核和细胞质相互作用的研究[28]。其优势在于易于观察、操作简单、对卵母细胞创伤小，但 GVT 前需将卵母细胞周围卵丘细胞(对于卵母细胞胞质成熟及后续胚胎发育至关重要)去除[29]，且 GVT 后涉及的体外成熟效率显著低于体内成熟过程[30]，会影响卵母细胞的发育潜能。由于 GV 期卵母细胞 GV 核周围有大量线粒体分布[31]，因此 GVT 还可能将 GV 核周围的线粒体带入受体细胞，造成供体线粒体污染。卵母细胞减数分裂过程中排出的极体所含核遗传物质与卵母细胞的核遗传物质相同，而细胞质尤其是线粒体含量极低，容易辨认和操作，且伦理争议较小。

1.3.4 PBT 技术

PBT 技术是一种遗传学测试方法，用于筛查受精卵或早期胚胎的染色体异常或遗传疾病。这项技术通常在体外受精（IVF）过程中应用，以帮助患有某种遗传疾病风险的夫妇选择健康的胚胎进行植入。PBT 在线粒体疾病的临床治疗中已展现出较大优势，但其违背了自然选择过程，其远期影响目前尚不可知。此外，极体在体外培养过程中会出现退化和凋亡现象，如何确定其最佳移植时间仍需要进一步探索。总之，不同的线粒体置换方法都有其各自的优势和不足，仍需要深入研究，探索改善措施，同时开展子代远期风险评估，以保证其临床应用的安全性和有效性。

1.4 线粒体移植

已有大量的体外和体内试验证明，线粒体可在细胞间相互传递，该自然转移过程可替代或修复受损的线粒体，从而减少细胞死亡率并恢复其正常功能。1982 年，研究人员在受体细胞与外源线粒体之间的共孵育过程中开拓性地引入了人工线粒体移植（AMT/T）模型，模拟线粒体的自然转移过程，重新编程细胞代谢并诱导增殖，首次证明了供体细胞的 mtDNA 可以整合到受体细胞中，并随后传递遗传特征、诱导功能改变，阐明了线粒体作为活性治疗剂的可能用途[32]。F. Cabrera 等人采用紫外线照射外周血单核细胞的研究证明，通过人工线粒体移植将来自不同供体的线粒体混合物与受体细胞在 4 ℃下一起离心，然后在 37 ℃正常培养条件下共同孵育，诱导线粒体转移，可修复紫外线导致的线粒体损伤，促进细胞存活[33]。

线粒体移植可采用体外共孵育（将 10 g 线粒体与 2 mL 新鲜的完全培养基混合并加入 35 mm 培养皿与 80% 的纯 PC-12 细胞融合，孵育 2 h）、体内直接注射、联合培养的细胞递送法及细胞间转移等方法。优化线粒体分离方法，在保证线粒体得率的同时，尽可能提高线粒体纯度是获取结构、功能良好且易于识别的线粒体的关键。此外，由于有研究报道，外源线粒体可整合到宿主体内的多种细胞，线粒体的原位定向导入也是线粒体移植面临的重要技术问题[18]。在线粒体移植的过程中，环境温度和氧化磷酸化底物是影响线粒体呼吸功能的重要因素。研究表明，加入适量底物（如 5 mmol/L 丙酮酸/苹果酸和 10 mmol/L 琥珀酸）和保持低温有助于维持线粒体的呼吸。还有研究表明，外源线粒体进入细胞受细胞内吞特性的影响，阻止松弛素聚合的细胞松弛素 D 会抑制线粒体的摄取。此外，巨胞饮作用也是线粒体摄入所必要的[18]。

（张锭沂　雷盼盼　高　静）

第 2 章
线粒体的物理表征

2.1 线粒体成像

线粒体是高度动态变化的细胞器，在细胞内会发生持续的融合和分裂过程[34]。该过程与细胞正常功能的行使有密切的关系，其缺陷则会引起包括神经退行性疾病在内的多种疾病。因此，实时动态观察线粒体在细胞内的动态变化及其调控过程十分重要。常用的光学显微镜成像方法（如荧光显微镜和激光共聚焦显微镜）使用线粒体膜电位敏感染色剂（如 TMRE、mitoGFP 等）对线粒体进行标记，通过激光激发使被标记位置发射荧光，从而使得线粒体可被追踪成像及形态学定量分析[35]。依赖于不断开发的新型染色剂，可以实现线粒体不同位置、功能状态及更高的定位分辨能力。随着超分辨显微镜的发展，免疫细胞化学技术再次成为亚细胞结构观察成像的有力工具[36]。通过标记特定的蛋白质分子，超分辨显微镜可确定该分子是否与线粒体共定位，或者与某个已知的线粒体蛋白分子形成亚复合物。单分子荧光成像技术则可以对单个蛋白质进行定位和追踪。本节将对以上线粒体相关的荧光成像方法及线粒体领域相关的应用进行介绍。

2.1.1 线粒体形态变化

线粒体的名称（mitochondrion）来源于希腊词语的"线"（mitos）和"粒"（khondros），从名字可以看出，线粒体是拥有多种多样形状的细胞器。线粒体可以是球状、棒状、分枝状和高度互连状，形成网状结构。线粒体会持续地进行融合和分裂，融合和分裂的平衡对细胞的健康至关重要。融合和分裂的失衡会引起包括阿尔茨海默病等神经退行性疾病在内的多种疾病[37-40]。线粒体的形状是受到融合/分裂过程影响和精确调控的，并会对代谢、细胞周期、凋亡等细胞信号的改变做出响应[41-43]。例如，在哺乳动物细胞凋亡过程中，线粒体会发生碎片化的分裂[43]。

线粒体的形态成像使用激光共聚焦荧光显微镜等即可实现。其荧光标记方法根据标记的原理不同可分为以下三种：线粒体膜电位敏感染料（如 JC-1、MitoTracker、罗丹明 123 等）、线粒体蛋白抗体（如 cytochrome oxidase、Tom20）加上荧光二抗，以及线粒体靶向荧光蛋白（如 GFP 或 mRFP）。

线粒体膜电位敏感染料在线粒体上的聚集需要线粒体具有膜电位，因此只能对有活性的线粒体进行染色，但这一特性也使这类染料可以用来检测线粒体膜电位的动态变化。线粒体荧光染料需要根据所要观察的样品类型的不同进行选择，如细胞系和组织类型等。例如，TMRE对胚胎线粒体具有特异性，而MitoTracker Red CMXRos则对肌肉细胞线粒体有特异性[44-45]。线粒体染料的标记过程通常是将染料加入培养基中即可。需要注意的是，线粒体染料的浓度和染色时间两个关键参数需要在实验过程中进行优化，因为染色浓度和时间不足时荧光强度会较弱，而高浓度和过长时间的染色对线粒体是有毒性的[46]。除了活细胞，多聚甲醛固定的细胞的线粒体也可以用荧光染料（例如多种阳离子染料）标记成像。活细胞染色的优点是可以观察线粒体的功能和结构动态变化，而固定的细胞则在培养基自发荧光与荧光染料发射光波长重叠时更加适用。

常用于标记线粒体的荧光蛋白有GFP、YFP、CFP等，这些蛋白主要用来靶向标记线粒体基质[47-48]，也有靶向线粒体外膜的荧光标记蛋白，如TOM70∷YFP[47]。除了自身发射荧光的蛋白，还有光激活的荧光蛋白（PAmitoGFP）等[48]。

线粒体形态的分析分为定性分析和定量分析。定性分析将线粒体形态进行形态学分类（如碎片化线粒体、管状线粒体和高度伸长线粒体等）。为了保证分析的结果没有主观偏倚，同一组数据应有两个不同的研究者进行独立分析，并且分析结果应保持一致。定量分析则更为精确和客观，通常使用ImageJ等图像处理软件进行参数的量取。对于线粒体的形态特征来说，线粒体长度是最直接和重要的参数。其他参数包括圆度或形状因子（从0到1，0表示完全的线形，1表示标准的圆形）可以表征线粒体的碎片化程度；平均面积周长比可表征线粒体相互连接的程度[49]。图2.1显示常见的线粒体荧光显微镜图像。

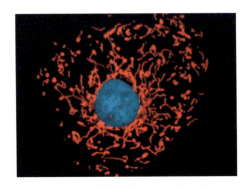

图2.1 MitoTracker Red CMXRos染色的恒河猴肾脏上皮细胞（LLC‐MK2）荧光显微镜图片

细胞核DNA采用Hoechst 33258染色，其中可见线粒体呈现从圆点状到线条状等多种无规则形态。

2.1.2 线粒体运动

线粒体在细胞内会发生持续的位置变化，精确的线粒体转运调控对所有细胞均有关键的影响。其中，对于神经元等具有极性的细胞，线粒体在胞体内合成后需要被转运至细胞远端，在人的一些运动神经元中，运输距离甚至高达1 m。同时，部分受损的和功能异常的线粒体需要转运回胞体内进行降解和清除。在健康的神经元中,有30%~40%的线粒体在时刻发生着运动[50-51]。使用静态的成像方法研究线粒体的转运是不足以得到诸如线粒体是如何重新分布、线粒体异常分布是如何影响细胞功能等信息的,必须采用线粒体活体实时成像技术。

与静态荧光成像类似,线粒体实时动态成像(图2.2)需要将细胞培养在包被盖玻片上,但成像过程需要维持细胞存活,因此需要处在37 ℃正常的生长环境中(如使用活体细胞工作站等组件)。使用Lipofectamine 2000等瞬转带有线粒体靶向序列的荧光蛋白(如红色荧光的mitoDsRed)来标记活线粒体。为了同时对细胞形态或其他细胞器的形态进行成像,可以共转染其他波长的荧光蛋白作为标记物[52-53]。病毒转染等转染方式因为效果过于密集,会影响单个细胞在图像上的分辨。线粒体特异的荧光染料也可用于活体成像,但同样会使染色过于致密,可能阻碍单个线粒体运动的观察。

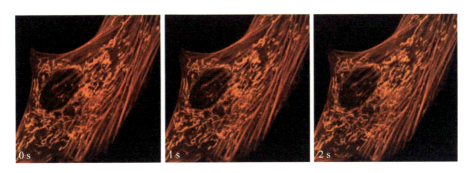

图2.2 线粒体动态荧光成像

灰狐肺成纤维细胞(FoLu)转染了融合了mKusabira橙色荧光蛋白(mKO)并靶向人线粒体细胞色素c亚基Ⅷ的多肽,以及融合了人β-actin的红色mCherry荧光蛋白。可见在2 s时间内橙色线粒体形态和位置发生的变化。

成像方面,如采用激光共聚焦显微镜,激光功率需要设置得尽可能小(如1%~10%),减少激光损伤;针孔则选择最大,以增加图像的景深。过大的激光强度密度会引起线粒体迅速断裂和收缩,造成结果假象。成像完成后,使用ImageJ等软件对连续动态图片进行处理,可获得如下信息:①单个线粒体的瞬时和平均速度;②多个线粒体的平均速度;③单个线粒体处在运动和静止状态的时长比例;④停止运动的频率;⑤转向(向相反方向运动)的频率。

2.1.3 线粒体分裂融合

线粒体是几乎存在于所有类型的真核细胞中持续发生分裂和融合的动态细胞器。这些动态过程控制着线粒体的大小、数量和形状,进而控制了其功能,分布和周转率[54-62]。线粒体分裂和融合是由三种与动力相关的鸟苷三磷酸酶(GTPase)介导的。动力相关蛋白1(Drp1)介导线粒体分裂,而视神经萎缩蛋白1(OPA1)和丝裂霉素1/2介导线粒体融合。除了这些蛋白质外,最近还证实了另一种动力蛋白超家族蛋白dynamin-2与Drp1一起介导线粒体分裂。Drp1是一种可溶性蛋白,通过与线粒体外膜必不可少的多种受体蛋白相互作用而被募集到线粒体中。这些受体蛋白似乎在结构上有所不同，并可能以不同的方式调节 Drp1。与 Drp1 不同，OPA1 和丝裂霉素 1/2 具有跨膜结构域，分别插入内膜和外膜。OPA1 主要作用于内膜融合，而丝裂霉素主要作用于外膜融合。这三个 GTPase 和 Drp1 受体 Mff 均在人类疾病中发生了突变，这表明线粒体分裂和融合对人类健康的重要性[63]。Drp1 的突变会引起神经发育和退行性疾病以及肌张力低下[40,64-65]，而 Mff 的突变与早发的基底神经节疾病和癫痫性脑病有关[66-67]。丝裂霉素 2 在夏科特玛丽齿型 2A 中发生突变，而 OPA1 在显性视神经萎缩中发生突变[68-69]。除了这些遗传疾病外，线粒体分裂和融合的病理变化还与其他疾病（如神经退行性疾病、心血管疾病和代谢相关疾病）和正常衰老过程有关。

如图 2.3，线粒体的融合与分裂对其功能十分重要，同时也对细胞产生了很多有益的作用。例如，分裂的增加或融合的减少将导致以短小管或小球形式出现的线粒体更小、更多（图 2.3A），这样的平衡控制着线粒体的大小、数量和形状；在神经元中，小线粒体到神经末梢的运输可能比长线粒体的运输更有效（图 2.3B）；分裂与融合还可以促进线粒体之间膜和内含物的混合，使得线粒体群体的均质化（图

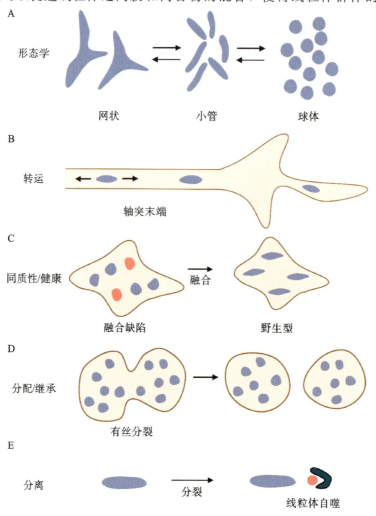

图 2.3　分裂与融合的益处[71]

2.3C);在细胞周期中,线粒体形态发生明显的变化,可能有助于线粒体在子细胞中均匀分布(图 2.3D);对于功能异常的线粒体,其发生分裂并产生适当大小的线粒体片段,更容易发生自噬(图 2.3E)。

2.1.4 线粒体自噬

线粒体自噬是细胞通过自吞噬作用,降解与清除受损线粒体或者多余线粒体的过程,对维持整个线粒体网络的功能完整性和能量供需平衡具有重要作用。线粒体自噬需要将线粒体运输至囊泡(vacuole)所在位置,形成包含线粒体的自噬体。线粒体自噬的异常可能在线粒体自噬体形成、线粒体自噬体运输至囊泡,以及囊泡降解等环节出现异常。因此,采用荧光成像的方法可以阐明线粒体自噬的哪一个阶段出现了问题。

首先为了实现对线粒体和囊泡位置的追踪,需要分别用荧光蛋白(如线粒体靶向信号融合的 GFP)标记线粒体,并用囊泡 ATP 水解酶融合的 mCherry 荧光染料标记囊泡。当线粒体自噬发生时,一部分线粒体被运输至囊泡附近并被囊泡水解酶迅速降解,而 GFP 不会被降解。在荧光显微镜下,当 GFP 和 mCherry 信号重合时,表明线粒体发生了降解。若两种荧光信号的重合很少或没有,则说明线粒体自噬体的形成或线粒体到囊泡的运输发生了缺陷。此外,如果 GFP 信号呈现点状分布,并且与 mCherry 共定位,则说明囊泡的降解过程出现了缺损。

2.1.5 细胞中线粒体蛋白复合物的单分子追踪和定位

超分辨荧光成像是 21 世纪显微光学成像领域最重要的突破之一,被授予了 2014 年诺贝尔化学奖。超分辨定位成像是其中一种代表性的超分辨荧光成像技术。该技术在全内反射荧光显微镜(TIRF)的基础上,将单分子成像与高精度分子定位算法相结合,实现了 20~30 nm 的超高空间分辨率,为生物医学研究提供了前所未有的机会。单个分子的追踪和定位相比细胞整体的成像在时空分辨率方面均有更高的要求,但是通过制样方法,如对蛋白分子添加标签、改进特殊的功能化荧光标记染料等,以及成像方法和图像分析方法的改进,可实现对细胞内单个原位线粒体膜蛋白的追踪和定位[73]。但是追踪和定位的效果还与蛋白质分子的实际情况(如运动速度、周围环境等)密切相关。例如,膜蛋白相比可溶性蛋白往往运动速度更低,因而更利于被追踪和定位。线粒体内膜上蛋白质分子密度高,具有线粒体内膜(包括嵴膜和线粒体内边界膜两部分)的复杂结构,因此对单分子蛋白定位也增加了难度。

单分子追踪(SMT)是指涉及作为时间函数的单个分子或粒子实体的直接空间观察的一类非侵入性技术。尽管精确的实验方法可能会根据不同应用的需求而有所不同,但 SMT 通常依赖于稳定附着在目标生物分子上的纳米级报告探针分子的高分辨率成像。与整合技术[如光脱色荧光恢复技术(FRAP)]不同,SMT 可以用来探测纳米级异质性和动态过程,这些动态过程可能会被随时间推移从许多分子进行多次测量得到的平均数据掩盖。自从 20 世纪 90 年代中期有机染料报告分子的开发及超分辨率成像系统的不断发展以来，SMT 的生物物理应用已得到广泛扩展。由于其高分辨率和实时观察能力，SMT 已被证明对于观察生物过程的时空动态特别有价值[74-77]。

　　SMT 这种实验方法非常适合膜性物质的非侵入性研究。在 SMT 实验中，单个荧光标记的蛋白质或脂质探针在膜内移动时会受到光学追踪。如果探针的运动不受阻碍，则分子的空间轨迹将遵循二维布朗运动。如果探针遇到以某种方式阻碍其运动的结构，则探针的轨迹将偏离布朗运动。即使某种类型的脂质或蛋白质可能会被分配到一个环境中，但每种脂质或蛋白质都可能会在不利的环境中度过其生命的周期。因为 SMT 会跟随单个探针在大面积(约 10 $\mu m \times$ 10 μm)上的运动[78]，可以通过监测每种蛋白质或脂质的路径直接观察环境之间的过渡。另外，由于多个分子永久地驻留在不同状态中而导致的异质性可以与在不同状态之间转换的单个分子种群区分开。通过适当的选择标记，使标记的蛋白质或脂质的运动不受标记本身的影响，并且通过对每种膜环境使用具有不同亲和力的探针，SMT 测量原则上可以揭示质膜的结构。线粒体是大多数非绿色真核细胞的发电厂，只有了解其蛋白质的时空动态，才能了解它们的功能和调控。线粒体膜蛋白具有多种功能，例如蛋白质输入、细胞呼吸、代谢产物运输和线粒体形态，它们在膜内是可移动的。发展能实时检测单个蛋白质分子在线粒体中随时空变化的单分子探测和追踪技术，可以加深人们对这些交互过程的理解，研究线粒体生命过程的分子机制。

　　不容忽视的是，全内反射荧光技术(TIRF)和单分子追踪(SMT)这两种方法在原理上有一个技术限制。由于倏逝波是呈指数衰减的，只有极靠近全反射面的样本区域会被激发。因此，对于活细胞研究而言，其通常只适用于观测细胞表面(通常 100 nm 左右深度，不超过 200 nm)的单分子动态行为。

　　在硬件方面，带有 TIRF 聚光镜、TIRF 物镜、足够功率(100～200 mW)的二极管泵浦固体激光器，以及对单分子敏感快速相机(如 EMCCD)的商业化全内反射荧光显微镜就能满足单分子追踪和定位的要求。为了提高活细胞内线粒体蛋白单分子信号的信噪比，还需要引入射角光学薄层照明成像(highly inclined and laminated optical sheet，HILO)进行激发[79]。因此，激光入射角应选择在 TIRF 模式的临界角以下附近，荧光标记的样品通过物镜进行激发。对于激发四甲基罗丹明等荧光标记分子，需要将二极管泵浦固体激光器与单模式光纤进行耦合，并连接到 TIRF 显微镜的电动集成式照明合成器。这样的配置可在显微镜内耦合多束不同波长的激光，并且可以对每束激光的照明路径进行单独配置，在落射光和全内反射光之间进行选择。商业化的显微镜也有相应软件进行简单精确的控制和选择合适的物镜，以达到最佳的照明角度及激发光的穿透深度。高倍的物镜(如 150× 油镜)可以获得更小的像素尺寸，达到衍射极限成像所需满足的 Nyquist - Shannon 采样定理要求[80-81]。高的放大倍数和数值孔径则是在焦平面获得高激光功率密度所必需的(高达 1～2 kW/cm^2)。对于单分子追踪而言，功率密度适宜调整到最大值的十分之一左右(如 100 W/cm^2)，以减少光漂白和闪烁，从而延长光照时间，获得更长的分子运动轨迹。

通过记录一段时间内蛋白质在不同时间点的空间位置，可以得到蛋白质分子的运动轨迹图。由于蛋白质分子在一定时间内的运动范围受到由功能和结构进行区分的微观结构（如膜微区室）的限制，单分子追踪得到的大量蛋白质分子轨迹图也可以间接反映和表征出线粒体内部存在的微观结构。例如，可以用Tom20对线粒体外膜的形态进行表征，用ATP合酶标记线粒体内膜或嵴的形态[73]。相比传统荧光显微镜和激光共聚焦显微镜等荧光成像方法，用这个方法对微区室进行荧光成像所需的荧光分子数要少得多。因此，对生物样品荧光标记的依赖程度会更低，可以减少对生物样品的光毒性，允许更长时间的活细胞成像，还更利于低表达水平蛋白质的成像观察。

在样品制备方面，为了能够在图像上分辨出某种特定的蛋白质分子，需要通过基因融合的方式对目标蛋白添加一个分子标签，该标签蛋白进一步与带有荧光染料分子的配体蛋白相结合，从而达到荧光标记目标蛋白分子的目的。以HaloTag®蛋白为例，HaloTag®蛋白[82]可以与带有荧光染料分子的底物（HaloTag®蛋白配体）进行共价反应。制样时，将需要观察的细胞进行转染，表达出感兴趣的带标签的蛋白质分子，该蛋白质分子通过翻译后标记的方式与带有荧光染料分子的HaloTag®配体蛋白发生反应，完成标记过程。目前已经有多种荧光染料可以用来标记HaloTag®蛋白，但对于细胞内标记，染料需具有膜穿透性（如四甲基罗丹明）。为了验证标记是否正确，还可以同时用MitoTracker® Deep Red FM、MitoTracker® Green等荧光染料进行共染色。在目的蛋白质分子丰度低时，HaloTag®标签更加利于进行化学计量标记。光稳定、亮度高的染料（如四甲基罗丹明等）则使得单分子标记和定位的计算精度达到20 nm以下，可追踪单个蛋白分子的轨迹。

在数据处理方面，单分子定位和追踪的实现需要依靠成像的后处理操作才能显示出不受光衍射极限所限制的蛋白质分子的定位和动态变化过程。基于位置的处理方法克服了光学衍射极限的障碍[83]，但是单分子信号周围邻近的荧光分子仍应当满足瑞利判据R才能被视为单分子信号。R是指邻近单分子荧光颗粒之间的最小距离。

$$R = \frac{0.61\lambda}{NA}$$

其中，λ是荧光团的发射波长，NA是物镜的数值孔径。对于单个发光物体的定位，一般采用修正的二维高斯掩膜进行估计[81,83-84]，确定细胞背景中的单个点扩散函数峰值的位置。定位数据再进行汤普森模糊（Thompson blurring）处理用于图像的呈现[85]。每个定位信号的定位精度σ_{xy}^2可用下列公式进行计算：

$$\sigma_{xy}^2 = \frac{s^2 + q^2/12}{N} + \frac{8\pi s^4 b^2}{q^2 N^2}$$

其中，s是点扩散函数的标准差，N是记录到的光子信号的数目，q是EMCCD相机芯片的像素尺寸除以总的放大倍数，b是照明区域每个像素的背景噪声。为了定位荧光信号，需要将像素转换系数传递给相应的软件。像素转换系数与相机的EM

增益相关。

单个荧光发射体的位置可通过以下数据处理方法达到亚像素点的精度[73]。首先，进行像素级别的假阳性统计学检测，将初始的发光体密度的错误的检出率限制在每像素 10^{-6} 以下。发光点的尺寸通过显微镜的点扩散函数进行多项式拟合。此外，还可以借助蛋白质分子会沿着生物结构运动的特征进行辅助追踪。所以，对样品合适的标记程度和曝光时间至关重要。在追踪运动轨迹之前，首先要对单荧光信号进行定位。从定位的数据，采用多目标追踪算法进行单颗粒追踪[86]。多目标追踪算法的运行需要对多个参数进行设置，如曝光时间、图像的像素尺寸 q、物镜的数值孔径 NA、荧光团的发射波长、最大扩散系数等。而其中某些参数的最佳设置需要反复进行尝试，因此需要有一定的经验。例如，最大扩散系数需要设置得尽可能小，并根据发光体的聚集程度进行调整，以避免将不同的发光点错误地连接为一个发光点。最大扩散系数指的是所有水平方向移动的最大步长，而不是蛋白质分子轨迹的平均扩散系数。大多数线粒体蛋白的最大扩散系数在 $0.2\sim0.3~\mu m^2/s$。但也有些蛋白质分子运动得更快，需要设置更高的最大扩散系数值。最终，步长的分布通过单个分子的轨迹获得，平均扩散常数由均方位移的斜率获得。获得分子运动轨迹后，需要检查轨迹的正确性，发现无意义的轨迹，如跨过邻近线粒体的轨迹，并最终调整相关设置进行优化。

Timo Appelhans 提供了一种称为跟踪和定位显微镜（TALM）的超高分辨率荧光显微镜技术，该技术可用于在细胞培养物中原位的线粒体膜蛋白的定位和扩散分析。这种非侵入性成像技术是揭示活细胞中不同线粒体膜区室中蛋白质组分的有力工具。感兴趣的蛋白质用 HaloTag® 标记并用功能性罗丹明染料专门标记。该方法得益于蛋白质含量低的优势，因此可以更好地与亚化学计量 HaloTag® 标记的蛋白质一起使用。尤其是使用光稳定的亮罗丹明染料可以对单个分子进行特定标记和定位，并在 20 nm 以下计算出精确度，并记录单个轨迹[87]。

Tom40 是线粒体外膜不可或缺的蛋白质，它是外膜转座酶（TOM）复合体的中心成分，构成了蛋白质导入的通道。Anton Kuzmenko 课题组通过使用单分子追踪荧光显微镜，对完整分离的酵母线粒体中的单个 Tom40 分子成像，证明了 Tom40 在线粒体外膜中的运动是高度动态的，但本质上是有限的，这表明 TOM 复合物整体上是锚定的[88]。同时，他们的工作也证明，在完整、分离和固定的酵母线粒体中进行超分辨率成像和单分子追踪在技术上是可行的。酵母线粒体是用于器官的有前途的模型系统。由于酵母具有高度的遗传适应性，易于生产，并且其线粒体的背景荧光很低，因此对线粒体蛋白转运系统进行了单分子研究。这项原理验证研究定量描述了 Tom40 的扩散特性，为更详细地研究单分子水平线粒体中的大分子运输铺平了道路。他们的工作为体外研究线粒体输入单分子水平提供了一个体外平台。

图 2.4 为光学装置示意图。

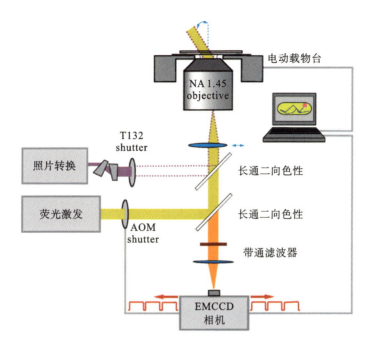

objective—物镜，是显微镜中位于物镜架上的镜片，用于放大和对焦样品，是显微镜成像的关键部件之一；shutter—快门，是相机或显微镜中用于控制光线进入的装置，通常用于控制曝光时间或实现快速拍摄。

图 2.4　光学装置示意图[89]

2.1.6　线粒体形态及线粒体内蛋白的高分辨率成像和分析

电子显微镜（简称电镜）因为采用电子束作为照明光源，波长相比可见光更短，理论分辨率（0.1～0.5 nm）远高于光学显微镜的分辨率（约 200 nm，超分辨显微镜为 10～30 nm），在分析细胞和亚细胞层次的超微结构以及细胞器内精确定位蛋白分子等方面有广泛的应用。电子显微镜根据电子束和电子检测方式的不同主要分为扫描电镜、透射电镜和扫描透射电子显微镜三种，分别可以用来获取物体表面细节信息、内部结构信息，以及空间和物理化学属性等信息。扫描电镜成像所用的电子是与样品表面相互作用以后产生的背散射和二次电子，因此主要收集的是样品表面的信息[90]。透射电镜的电子则可穿透薄样品，透过的电子携带了样品的结构和成分等信息，通过 CCD（电荷耦合器件）相机或 DED（直接电子探测器）相机进行收集，生成被照射样品的投影图像。扫描透射电镜则通过精确控制电子束的位置，以扫描的方式对样品进行照射，同样收集穿透样品或被样品反射的电子进行成像。在成像基础上，通过对样品进行倾转，透射电镜和扫描透射电镜还可以实现对同一个样品区域不同角度进行连续的成像，获得一个倾转投影图像序列，通过反投影等算法可以将倾转图像还原（重构）为三维的结构数据，分析三维超微结构，被称为电子断层成像技术[91]。常用的样品制备方法，可以分为化学固定和树脂包埋、冷冻切片和免疫染色，以及快速投入式冷冻等，本节根据不同的研究目的对各类电镜观察和样品制备方法分别进行介绍。

2.1.7 线粒体超微结构形态的成像观察

电镜观察线粒体形态可用多种不同的样品制备方法实现[92]，合适的方法取决于研究的目的、可用的电镜设备的类型、具备的相关技能和个人偏好等。传统的电镜观察线粒体等亚细胞结构的历史已经有几十年，与光学显微镜不同，电镜样品是处在镜筒的真空环境下进行观察的。因此冷冻电镜出现之前，生物样品基本需要将内部的水分去除，同时需要保证样品处理前后的结构不发生变化，就要对样品进行固定、脱水、包埋等过程。因为电镜成像的衬度与物体组成的化学元素的原子序数有关，而生物样品类有机物所含的主要元素为碳、氢、氧等，原子序数很接近，从本质上会造成电镜图像的信噪比较低，所以通常制样过程中会加入重金属盐类物质（如四氧化锇、乙酸双氧铀等）对样品进行"染色"，以利于后续电镜成像观察。电子束对样品的穿透能力很弱，厚的样品同样会降低图像的信噪比和衬度。需要对样品进行超薄切片，一般切片厚度在几十到几百纳米。传统电镜样品的制备过程复杂，但实验步骤比较成熟，一般由专业的电镜样品制备人员批量完成。

免疫电镜是利用抗原抗体的结合，并用可被电镜识别的重金属纳米颗粒等标记样品中特定蛋白，对目标蛋白的位置进行定位的样品制备技术。相比前述的传统电镜样品制备方法，免疫电镜没有标准的样品制备步骤，主要是因为每个抗原对固定的敏感度显著不同。最佳的固定条件需要根据每个抗原的特点积累相应的经验。最佳的条件是让抗原被固定，以阻止其在样品内的运动和扩散，同时又保留其抗原性和原有的超微结构，在二者之间，需找到一个平衡和折中点。免疫电镜最常用的固定剂为有机溶剂（如甲醇、丙酮和醛类）。与前述步骤不同的是，免疫电镜需要将样品采用琼脂糖等包埋后，在含水的状态下，进行免疫孵育和标记。标记物一般为带有抗体的纳米金颗粒、铁蛋白和免疫酶等，还需要进行冷冻超薄切片。

在样品制备完成之后，就到了电镜观察阶段。电镜的操作与其他光学显微镜的操作有相似之处，经过简短的培训，用户即可自主上机操作，用户自己寻找感兴趣的区域进行图像的收集工作。电镜根据成像原理的不同，主要分为扫描电镜和透射电镜两大类。扫描电镜主要是以扫描的方式对样品的表面进行成像，也能反映较浅深度的样品信息。因此，如果用户对样品较浅深度及表面的结构信息感兴趣，可以选择扫描电镜作为观察手段。而透射电镜是电子束穿透样品后得到的图像，实际是包含三维物体内部信息的一个二维投影（或叠加）。所以要求样品不能太厚，一方面因为电子束的穿透能力弱，另一方面因为太多的信息叠加在一起也会影响结构的辨识。近年来，连续切片等技术的出现，使得厚样品的结构研究有了新的方法。例如，可以采用连续超薄切片加连续图像采集的方式对大的组织块进行三维数据的采集，这涉及切片设备和扫描电镜的衔接改造及软件对不同切片的对齐等操作，技术难度较高。聚焦离子束双束扫描电镜则采用离子束进行样品的"切片"减薄，通过反复切片和成像的方式，获得不同高度的样品图像，最终通过图像对齐的方式获得三维数据。这些新兴的获得三维结构的方式正在快速发展，随着自动化水平的改进和提高，这些方法的逐渐普及会使更多的用户从中受益。

电子断层成像（electron tomography，ET）是电镜获取目标物体三维的结构的一种数据采集及图像处理的方法，可用于三维重构的生物样品，包括细胞、细胞器及生物大分子。随着电镜技术的发展，包括直接电子检测相机、三维重构算法及冷冻样品制备技术等，电子断层成像的分辨率有了的提升，并且可以在线粒体内直接观察 ATP 合酶、核糖体等生物大分子的分布和结构信息。电子断层成像的原理是透射电子显微镜通过被观测样品连续角度的倾转，对同一个样品区域进行连续图像采集，从而获得一系列倾转图像。这些不同角度的投影图像包含了被拍摄物体内部结构在不同角度进行投影的信息。通过相应的反投影算法如包含加权和迭代优化等，可以将这些信息重构为三维图像[94-97]。电子断层成像可以认为与医用成像的 X 线、CT（机算机断层扫描）有类似的原理，只是产生的三维结构的图像分辨率在纳米级别。三维数据能提供相比二维电镜照片更多的视角和信息，可以更好地对细胞内部结构和变化进行深入的了解。

高质量的电子断层数据采集和重构需要使用者具备一定的电镜相关知识和操作技能，通常由受过训练的科研人员完成。随着显微镜自动化控制软件和数据处理软件的发展，流程逐渐更加友好，在相关专业人员的指导下也更易学习和上手。电子断层重构最终的质量首先取决于所采集的图像的质量，其次取决于每一步数据处理的质量，因此需要根据样品的特点，小心确定每一步处理所应选择的方式和参数，以最大限度地保留原有图像中的结构信息。从重要性来说，最需要注意的步骤如下。

（1）样品制备：包括冰层厚度、样品自身的厚度、样品的分布、金颗粒等标记物的添加等。

（2）倾转序列图像的采集：包含所有成像参数的选取。

（3）图像处理：包含每一步处理的"强度"和根据各类方法的限制选择最合适的方法。

其他步骤包括三维数据的后处理，如三维图像的分割、测量，三维结果的呈现，以及动画的制作等。所有后处理的效果都要以获得高质量的数据为前提，而获得高质量数据的前提则是样品制备的最佳状态。

电子断层成像需要将样品进行单轴或双轴的倾转，在倾转至高角度时，电子束穿透样品的距离会增加，而电子的穿透能力很弱，因此会在高角度时所得的倾转图像信噪比降低，图像衬度和质量降低，所以样品的厚度最好控制在 500 nm 以下。对于提取出来的线粒体来说，线粒体的厚度大概在 300～500 nm 范围内，可以用电镜直接观察。如果采用溶液冷冻制样的方式，需要对液体层或冷冻后冰层的厚度在冷冻样品时进行控制和优化。而对于固定包埋的干燥样品，无论是提取的线粒体还是组织块或细胞样品，都需要将切片的厚度控制在这个范围内，以达到最佳的图像质量。对于大块的组织样品，还需要用到高压冷冻技术，以避免大组织块传热慢导致的冷冻过程中产生的结构假象。另外，如果需要观察到高分辨的原位结构，如线粒体核糖体、ATP合酶等，就只能采用冷冻电镜的制样方法，也就是线粒体溶液快速冷冻方法或聚焦离子束双束扫描电子显微镜（FIB-SEM）对组织或细胞样品进行切片。

在获得合适的电镜样品后，进行电镜的倾转图像数据采集。需要注意的是，生物样品对电子辐照的耐受力较弱，大剂量的电子辐照会引起样品形变和结构破坏。因为电子断层重构是对同一个样品区域进行连续照相，电子剂量是累加的，因此应当控制采集所有倾转图像的总剂量在一定范围内，一般为 $100 \sim 200 \ e^-/Å^2$。电子剂量越大，单张图像的衬度越高，但是对样品的损伤会严重影响后面图像的衬度，甚至会使衬度消失、样品严重形变、冰层内产生大量气泡等，对后续重构产生严重影响。用户应在衬度足以分辨目标结构的前提下尽可能降低辐照剂量，采取合适的图像收集策略，如倾转的起始角度选择、根据倾转角度给每张图像分配不同的电子剂量等，需要用户进行优化。一般而言，包埋染色样品或干燥样品比含水冷冻样品耐辐照能力高。

在获得一系列的倾转图像后，就可以进行图像的对齐和三维重构。目前最普遍的图像对齐方式是金颗粒标记对齐，这就要求在前一步样品制备过程中对样品进行添加金纳米颗粒。对包埋和切片的样品来说，后续将金纳米颗粒溶液与样品进行接触，金纳米颗粒会附着在片层的上下表面。而溶液样品（如线粒体溶液）与金纳米颗粒溶液混合后，金纳米颗粒均匀分散在溶液中。对于已经用金纳米颗粒进行免疫标记蛋白的样品，这些金纳米颗粒也可以作为标记进行图像对齐。无论采取哪种方式，都应保证纳米颗粒在图像中的密度适中，分布均匀，才有利于后续对齐。因此，也需要在制样过程中进行优化和摸索。目前常用的图像对齐和三维重构的软件是IMOD。无标记图像对齐也是一个图像处理的一个发展方向，已经有多种软件和算法出现，未来深度学习等也会使图像对齐更加简便和精确。

在三维重构之间，需要对所有图像进行衬度传递函数（contrast transfer function，CTF）校正。CTF是电子束在传递过程中产生的对电子相位和衬度的调制，与图像的欠焦量等有关。如果不进行CTF校正，图像中部分频率的信号的相位是错误的，会严重影响最终三维重构的质量。一般而言，可以选择只对相位进行校正，或相位校正和振幅校正。电子断层图像与单颗粒分析等的图像不同的是，电子断层图像除0角度外，均是倾转图像。在与倾转轴平行的方向上，图像的不同位置的欠焦量是连续变化的，这就需要对每个位置单独赋予一个欠焦量的值进行校正。通常会选取一个较小宽度的图像条带，近似认为是处在同一个样品高度，采用同样的欠焦值来做CTF校正。选取的图像条带的宽度则需要根据校正的效果进行评估和选取。常用的CTF校正软件有tomoCTF和Gctf等。

三维重构一般有加权背投影（weighted back projection，WBP）和同步迭代重构技术（simultaneous iterative reconstruction technique，SIRT）等算法。需要用户根据研究的目的，如获得更高的三维图像衬度，或者后续进行电子断层平均获取蛋白质分子原位结构等的不同，选择合适的重构算法和参数。在获得三维重构数据之后，可进行一些滤波,以达到增加目标结构辨识度等目的,如高斯低通滤波去除噪点,让结构更平滑;非线性各向异性扩散滤波(nonlinear anisotropic diffusion,NAD)可以增大低频结构,如线粒体膜的衬度,让图像更易辨识。最后,还可以对三维结构进行分割和渲染,分别显示不同结构(如线粒体内外膜),选取不同的颜色等,会在后面的内容详细进行介绍。

2.1.8 以电子断层成像方法分析线粒体蛋白质分子

在细胞环境中对蛋白质大分子及其复合物的直接成像是一个结构细胞生物学领域的重要目标之一。直接成像可以提供生物大分子在原生环境中的空间分布、组织形式、相互作用等重要信息。超分辨光学显微镜通过荧光标记的方法可以对分子的位置进行追踪,属于间接成像,无法对蛋白质分子本身进行成像。而透射电子显微镜的电子断层成像技术可以对单个细胞或线粒体进行三维重构,获得其内部蛋白质的结构信息,并且随着软件、硬件和随之带来的分辨率的提升,电子断层成像是目前最具有潜力的细胞原位蛋白质分子结构研究方法之一。

通过电子断层成像获得的不同角度倾转图像,经过三维重构后所得的电子密度图(tomogram)实际是被观察物体(如线粒体)的"三维图像"。该三维图像类似一个细胞内部蛋白质组所有分子结构和空间相互作用信息的集合。然而,由于冷冻电镜图像的信噪比较低,并且细胞本质上内部的大分子是密集聚集(molecular crowding)的状态,使得通过肉眼判断的方式从这个整体的三维图像中获取蛋白质分子的信息几乎是不可能的。对线粒体来说,只有部分核糖体、ATP合酶等大尺度分子量巨大的蛋白质分子因为具有结构和分布的特殊性,在三维电子密度图中是可以直接肉眼分辨的[98-99]。因此,自动的分子识别方法是进行细胞内原位蛋白质分子研究的关键。目前,比较成熟的方法是基于已有的高分辨率或中分辨率蛋白质结构,将已有结构作为模板,对重构的三维电子密度图进行系统的搜寻。在三维电子密度图中匹配到相似的结构特征后,采用多变量统计学分析的方法对结果进行判定。搜寻的过程可以自动完成,不需要人为进行干预,因此提高了可重复性和客观性。搜寻过程是对整个电子密度图进行遍历搜寻,因此可以检测到目标结构的所有拷贝。

模板匹配的主要算法是基于归一化互相关函数对模板和重构的电子密度图数据进行匹配,再与多变量统计分析等方法结合,提高检出的可靠性。互相关函数主要是测量两个结构之间的相似性,而多变量统计分析是判断两个目标物体的绝对差异。模板的建立可以采用已有的晶体结构、电镜结构等。首先需要将模板的像素尺寸调整为与三维重构电子密度图的像素尺寸一致,并将原子结构转换为体素的灰度值。体素灰度值通过将在该体素内的所有原子的原子序数的进行加和获得。其原理是在一个体素内有大量的(约30个)原子,并且电子散射的振幅值与原子序数线性相关。最后,模板的建立还要考虑电镜成像的状态,如电镜的传递函数等。

搜寻的方式可分为实空间搜寻和傅里叶空间搜寻两种。实空间搜寻采用目标结构大小的模板对重构的电子密度图进行搜寻,傅里叶空间搜寻则将模板进行傅里叶变换后转换成重构的电子密度图大小的模板对其进行搜寻。傅里叶空间搜寻的速度要大大超过实空间搜寻的速度，并且可以采用并行计算来加快搜寻速度。

影响模板匹配结果的主要因素是电子断层重构的分辨率和搜寻模板的质量。理想状况下，模板应该与要搜寻的三维数据中的目标结构尽可能相似，因此应将影响三维重构内部结构的所有因素考虑进来，如衬度传递函数导致的数据采集不完整和信息的丢失等，然而实际过程中很难建立一个完美的模板。另外，生物大分子的柔性结构和构象变化也会在一定程度上降低模板与目标结构的相似性，降低搜寻结果的可靠性。因此，有必要采用不同的算法和软件对搜寻结果进行验证。目前拥有多种软件可以实现模板匹配，如 PyTom、TOM 软件包等，并且新的软件也在不断出现[101-102]。

2.1.9 光电联用技术

电子显微镜是目前成像方法中分辨率最高的，可以观察非常细微的生物结构。但样品需要固定，同时伴随着高分辨率，电镜样品的观察视野非常小。荧光显微镜则与之互补，可以提供大视野范围内的活细胞动态信息，而分辨率相比电子显微镜更低。因此二者在成像方面有明显的互补关系。当需要定位观察大范围内的样品，从中定位感兴趣区，进而又需要观察高分辨率细节时，光电联用就显现出巨大的优势。光电联用的概念早在 20 世纪 60 年代就已经出现。但直到近些年，随着荧光显微镜向超分辨领域的发展，才填补了光学显微镜和电子显微镜在分辨率范围之间的空档。因此，光学显微镜的图像数据也可以和电子显微镜数据进行精确和直接的比较，光电联用技术才得到了根本性的发展。而硬件方面的整合，使样品观察的难度更低，分析的成功率和通量得到了很大的提高[103]。将光学显微镜和电子显微镜联合使用，不仅可以将空间和结构细节信息结合起来，对样品有更加深入的理解，而且可以使不同尺度观察到的现象精确地联系起来，消除以往通过不同观察手段产生的结果差异[104]。

光电联用的"光"和"电"都可以根据样品本身的特性和所需要获得的信息的类型进行选择。

超分辨荧光技术（super-resolution fluorescence microscopy）是一种高级显微镜技术，允许科学家观察微观结构并获取比传统荧光显微镜更高分辨率的图像。传统的荧光显微镜受到狄拉克分辨率极限的限制，约为 200 nm，而超分辨率荧光技术可以将图像分辨率提高到几十纳米甚至更小的尺度。

结构光照明显微镜（structured illumination microscopy，SIM）是一种超分辨显微镜技术，利用结构化的光来提高成像分辨率。它通过在样品上投射具有特殊模式的光束，通常是格子状或正弦波状的光，来实现成像。在这种光照明下，样品中的结构会发生交替的亮暗区域，这些信息被记录下来并用于重建高分辨率图像。

随机光学重建显微镜（stochastic optical reconstruction microscopy，STORM）利用特殊的荧光标记和成像条件，通过在不同时间点激发、照明和检测单个分子的方法来实现超分辨成像。通过控制荧光标记物的发光和熄灭过程，STORM 可以获得纳米级别的空间分辨率。

光激活定位显微成像（photo activation localization microscopy imaging，PALM）是一种基于单个分子的超分辨显微镜技术，类似于 STORM。PALM 使用光激活可切换的荧光标记物，通过将分子逐个激活和成像，最终重建出高分辨率的图像。

受激发射耗尽（stimulated emission depletion，STED）技术利用两束激光，一束激发荧光标记物，另一束在空间上局部抑制其发射。通过在激发光束周围施加一个耗尽光束，STED 可以抑制荧光信号的传播，从而实现超分辨率成像。

电子显微镜技术则可以选择扫描电镜、透射电镜及电子断层技术。

不同的技术对样品和采集方式有着不同的限制。样品方面首先应当考虑的是样品的尺寸、空间位置、时间分布和生化组成。其次考虑所需的分子标签类型和固定标签的方法。

光学显微镜可以直接观察活样品，但电镜要求样品在真空环境中进行观察，并且电子束属于高能粒子束，生物样品对电子束的辐照极为敏感和脆弱，极低的电子剂量就会引起有机分子链的断裂，使蛋白等生物大分子失去活性[105-106]；并且在电镜操作过程中往往需要对同一个样品区域多次照射，样品需要快速冷冻或化学交联和标记。在过去几十年的光电联用技术发展早期，一般样品采用亲和探针标记超薄切片来对样品特定成分进行定位检测[107-108]。常用的标记方式是联合亲和标记，这种标记方式可以特异性与样品某个部位或某类分子相结合，并且可以同时被光镜和电镜检测到[109-112]。到目前为止，最常用的联合亲和标记是荧光纳米金和量子点。二者的共同特点是都有一个外层可以发射荧光的荧光基团，可用于荧光显微镜检测，以及内部的一个重元素组成的核，可以被电镜识别。这类标记物的主要限制是尺寸过大，需要对细胞进行处理来增加细胞的通透性[110,113]，以及可能存在的细胞毒性。因此，需要观察特定的高分辨超微结构或者活细胞时，这类标记不是最佳选择。

荧光显微镜对活细胞进行成像主要使用的是绿色荧光蛋白 GFP 及其衍生物，实现了不同的光波长和更长的寿命[114]。GFP 的优势是作为一个遗传标记，具有很好的特异性，并且由于荧光基团不与自由水接触，降低了被电解质淬灭的概率，在水环境中具有天然的维持荧光强度的能力[115]。与其他蛋白一样，GFP 不能被电镜所识别，因此还需要添加电镜的标志物，从而与 GFP 及其衍生物一起实现光电联用。通常会采用免疫标记的方式来靶向标记 GFP，如在光镜下结束成像后添加 GFP 抗体及携带胶体金颗粒的二抗[114-115]，或与二氨基联苯胺（diaminobenzidine，DAB）等显色剂的反应进行化学光转化增强[116]。化学增强的原理是 GFP 与 DAB 结合后会发生光漂白，之后 GFP 生成的氧自由基会造成 DAB 在 GFP 周围聚合物样成簇的聚集，因而可被电镜识别[116]。其他的活细胞光电联用荧光标记有 Tetracysteine biarsenical、MiniSOG 等。

在光镜下观察和成像之后，将样品再次在电镜下成像，就需要对样品进行固定。固定方法可以是化学固定，也可以是物理的快速冷冻固定。电镜样品的化学固定和包埋技术已经非常成熟，光电联用技术常用的方法是从普通电镜样品固定方法中优化而来，一般是醛类有机交联试剂和树脂包埋。包埋可以在荧光标记之前或之后进行。在包埋之前的标记需要加少量固定剂，以增强细胞的稳定性，防止在荧光标记穿透进入细胞的时候使细胞发生塌陷。戊二醛是最常用的交联固定剂之一，与细胞内的蛋白质等大分子形成共价键[118-119]。交联过程有助于将细胞结构固定，但过程本身也会影响细胞结构。戊二醛还有较弱的荧光，在0.4%浓度下就会产生荧光背景。研究发现，选用其他的固定剂，如甲醛、丙酮、甲醇等，浓度保持在0.1%，可以很好地对结构进行固定，并且不会产生荧光背景干扰[117,120]。接下来进行树脂包埋进一步增强固定效果，一般采用环氧树脂或丙烯酸盐类树脂。环氧树脂容易切片，其缺点是会导致高度的交联，破坏抗原性，不利于包埋后的免疫标记[121]。丙烯酸盐类树脂则可以很好地保留抗原性[122-124]。这些树脂都有的一个缺点是具有高度挥发性和毒性[125-126]。

为了更好地保存细胞结构，甚至是蛋白质大分子的结构，就需要用到冷冻固定。冷冻固定分为投入式冷冻和高压冷冻[127-128]，可在光镜成像之后立即进行，是目前最可靠的结构保存技术。小尺寸细胞和提取的细胞器、蛋白质溶液等均适合采用投入式冷冻，更大尺寸（几微米）的样品（如大尺寸细胞和组织）就需要用到高压冷冻。冷冻固定可以实现在活体细胞荧光观察之后，细胞还未发生明显变化，立即保存细胞的结构，使电镜分析与光镜分析实现时空间信息的对应匹配。因为常用的铜载网的铜对细胞有毒性，所以通常带有荧光标记的细胞培养在电镜金载网上，进行活体细胞光镜成像。载网可以选择带有位置标记的类型，便于在切换显微镜后的再次定位[129-130]。光镜观察成像结束后，应尽快进行冷冻，因为活体样品在不断进行动态变化，即使间隔时间很短，仍会有结构发生改变。如荧光显微镜有冷台附件，还可以在冷冻后再次进行荧光观察[129,131-133]，以获得更好的结构关联信息。高压冷冻时，样品被加压超过200 MPa，并被置入液氮中，以减少冰晶的生长[127-128]。高压冷冻也可以在活体细胞荧光成像完成后立即进行，因为电镜无法观察厚样品，需要对样本进行冷冻切片，再次在冷冻荧光显微镜下检查，最后在冷冻电镜中成像。冷冻切片也可以改为树脂包埋和树脂块切片[126,128,134]。

固定完成后，最后的一步就是采用电镜采集高分辨的图像并且与之前采集的光镜图像进行关联。电镜采集图像有不同的方式，获得的系列图像也不同，例如将透射电镜样品连续切片后分别进行透射电镜图像采集和三维重构[135]，针对非切片样品进行透射电镜电子断层成像三维重构[136-137]，扫描电镜对块体样品连续切片并进行表面扫描和重构等[138]。连续电镜图像可以根据样品中的电镜标记进行对齐，然后与荧光样品中的结构进行匹配关联，以最终获得相比荧光图像具有更高分辨率的图像。

2.1.10 图像处理和分析

2.1.10.1 ImageJ 分析二维图像的线粒体形状

线粒体在细胞内会发生持续的融合/分裂过程，线粒体的形状也因此随之发生变化，并且影响着线粒体功能的方方面面。线粒体形态相关的研究与日俱增，然而多数研究在表征线粒体形态时仍然采用主观描述和粗略分类等方式，如正常线粒体、碎片化线粒体、长形线粒体及各种线粒体的占比等。这种方法缺乏严谨性，并且无法可靠地进行定量化比较。主观的形态描述和分类难免会引入个人偏倚，降低实验的重复性和区分差异的敏感性，使得分析方法的实际作用降低，并且有可能导致错误的结论。因此，需要用严格且可行的形态学方法对线粒体进行定量分析。

线粒体形态表征最常用的方法是荧光标记随后进行光学成像，所得的数据基本是二维彩色或灰度图像数据。因此，图像的定量化处理是定量化表征线粒体形态的关键。ImageJ 是一个开源的跨平台的图像分析应用程序，拥有大量由用户开发的功能强大的插件，在其发布版本 Fiji 中已经绑定了多种插件，在生物学领域有广泛的应用[139]。ImageJ 软件在多个功能方面都超过了同类的商业软件，在数据分析方面极大提升了工作效率。

从图像中测量线粒体形态的第一步，也是最关键的一步，是将灰度图或 RGB 彩色图转换为二值化的黑白图片，目的是定义线粒体的形状，与背景进行区分。这一步骤的实现需要基于图像亮度的某一个值，作为图像分割的阈值，以此定义线粒体的边界。由于所得的图像的亮度变化是连续的，并且由于背景亮度的不同、噪声信号的干扰等，使得不同图像的阈值的选取存在差异，导致同一个实验分组内不同图像的线粒体形态定量数据的差异增大，降低测量的精确度，因此需要采用图像前处理（滤波）的方式对图像进行优化。ImageJ 提供了多种滤波程序，包括降低噪声、扣掉背景、对比度和特征增强等。扣掉背景（subtract background）可以去除背景中连续光滑的不均匀背景亮度变化；去除杂点（despeckle）可以去掉图像中颗粒状的噪点，在相机选择高增益时会很有效；局部衬度增强（enhance local contrast）则对线粒体染色不均有很好的纠正效果，可以将荧光亮度强弱不同的图像区域单独进行衬度增强，使衬度更一致，避免单一阈值导致分割后部分线粒体丢失的问题；带通滤波（bandpass filter）通过对图像的快速傅里叶变换，进行功率谱中特定频率的高斯滤波。因为同时去除了低频和高频信号，因此可以一次性去掉不均匀的背景和噪点。上述滤波可以叠加使用，也可以交替先后顺序，但应注意的是，每一步的滤波都伴随着一定程度的信息的损失，因此在滤波后应检查实际效果，避免滤波"过度"产生的假象。一般而言，这些滤波的算法已经成熟，确定合适的参数就可以对类似的图像采用相同的步骤和参数。

接下来需要对所有的图片进行相同的滤波和分割等操作，此时就要用到脚本编辑工具宏（macro）进行批量自动处理。一个渐变的编辑宏的方法是打开宏编辑的窗口，在处理第一幅图像的时候会显示每一步的脚本，将这些脚本复制存储为一个文本文件，在处理剩余图像时通过调用这个文件，就可以处理同一个文件夹下的所有图片。ImageJ 的宏是基于 JavaScript 语言的，所以语法有一定程度的相似。在批处理完成后，需要对分割结果进行反馈。例如，在与原始图片进行比较后，如果发现处理后的图像明显出现不准确的分割，还需要对前面的参数进行相应的调整。

线粒体形态的参数（如线粒体的尺寸、面积等）的量取，需要用到颗粒分析（analyze particles）等命令，从形态中提取若干定量化参数。这一步同样也可以用宏进行批量化处理。在测量完成后，比较组间差异时，需要再次与原始图片进行比较。例如测量的某些参数产生了显著性差异，此时应回到原始图片，观察是否有同样的变化趋势。如量取了多个相关的参数，这些不同参数的显著性变化不能有明显的矛盾。某两个参数之间可以是相互独立的，但是如果有相同的变化，则会大大增强数据的可信性。还可以让他人对图片进行判读，检查是否有明显的结论错误，这在第一次进行图像处理时更为重要。

2.1.10.2　三维电子断层重构数据的分割

三维数据的分割是指从重构好的三维数据中将某部分的数据单独标记和显示的过程，例如从细胞中分割出线粒体，或从线粒体中分割出内膜和外膜。三维数据分割有多种算法或工具，但人眼观察和手动分割仍旧在复杂结构的分割中处于不可替代的位置。人眼可以观察出多个不同类别的结构，将这些结构进行归类总结，并能辨别之间的相互关系，有效避免单个算法造成的标记和分割的错误的发生。计算机的图像分割算法通常只能根据图像中的某个特性参数，利用阈值进行区分，而人眼则可以灵活对多个不同的标准同时进行考量，例如某个结构的相似性、邻近性、连续性和对称性等。在电子断层重构中，观察者通常需要根据先验知识搜寻某个已知的形状或多个重复出现的形状指导分割过程。图像本身能识别的信息只有灰度值和特征与环境之间的对比度。分割的最终目的是将图像中包含的像素或体素归类为一系列的子集，并赋予其成为有意义的区域或物体。

计算机分割算法在结构简单的图像数据中，以及在加快分割速度等方面有重要作用。因此，可以选择算法修正加手动修正的方式，互动性或半自动式地达到快速和准确分割图像的目的。图像分割算法可以被归类为两大类：基于轮廓的算法和基于区域的算法。基于轮廓的算法，如 snakes，通常首先检测图像内部的边缘结构，然后连接各个边缘以检测某个物体的边界。基于区域的算法则是采用本征向量，对像素进行各个区域的划分和归类。二者的主要区别是判定标准的不同。基于轮廓的算法在局部区域内做判定，如合并、分割、停止延伸等。基于区域的算法则会对定义全局的目标方程做出判定，整个图像的信息都被同时考虑进去，因此相对更加可靠，代价是对计算资源要求更高。

不同算法之间没有优劣之分，只是针对不同的数据，不同算法的效果不同。多种算法还可以进行结合使用，以提升分割的效果。分割也是一个主观的过程，算法的选择目前在很大程度上仍依赖于使用者的经验和领域内既往的经验。

以下介绍几个简单的常用分割算法。

1. 阈值法

阈值法是最简单的算法，主要基于像素点的灰度值，根据设定的阈值进行分割。阈值的设定没有客观的标准。对于蛋白质分子来说，可以根据其分子量所应有的体积，设定某个体积的值作为分割的阈值。但对于线粒体等没有固定体积的结构来说，阈值只能根据图像信息进行主观选择。

2. 二值化图像内的结构特征法

阈值划分后的图像可以根据阈值进行二值化处理，生成的二值化图像包含大大小小不同的离散的"岛"区域，如白色像素包围的某个或多个连续的黑色像素。因为图像内的不同结构可能存在特定的大小范围，如线粒体大小应当远大于某个蛋白质分子或图像内的噪点，因此根据这些"岛"的大小不同，可以大致区分出某些结构，或去除某些噪点等。也可以根据其形态特征，如长度、曲率、轴向等，筛选出特定的结构区域，达到分割的目的。

3. 形态操作

通常在阈值划分、手动或自动分割后，可以生成一个掩膜(mask)，目的是为了将其内部或外部的数据在后续操作中"屏蔽"掉，减少其对计算或显示造成的干扰。而这些掩膜由于前面分割的不完美，会有孔洞、粗糙的边缘、不连接的边缘，以及其他缺陷，会影响分割的效果。形态操作的目的是通过局部的修改提高掩膜的质量。实现方法是利用结构元素，也就是典型的形状，如盘状、立方体、椭圆体等，去除原有结构中的不相干信息，简化原有结构，对原有结构进行改变和修复。其中，常用的操作有扩张(dilation)、收缩(erosion)、断开(opening)和闭合(closing)等。扩张可以对原有掩膜的边界进行膨胀、收缩与之相反。通过交替使用扩张和收缩并进行迭代，就可以实现将不连续的边界进行断开或闭合的操作，也可以将孔洞进行填补，修复多种不同掩膜上的缺陷。

4. 分水岭法

分水岭变换是在灰度图像中成熟的图像处理方法。这个方法的定义是将像素或体素的灰度值理解为地形起伏的物理海拔高度，然后假设将这块地形内灌水，如果从两个最低点的水在某个高海拔的地方汇合到一起，那这个地方就被称为分水岭。分水岭法会将图像分割为多个区域，其边界就是将各个低点的水分割的边界。分水岭法的一个问题是过度分割。由于噪声的存在，以及数据的复杂性和带通的特征，分割后的体数据的区域的数量甚至会超过阈值分割产生的"岛"的数量。因此，需要采用低通滤波，如高斯滤波等对数据提前进行处理，以减少不重要的细节的数量，从而降低分割的区域的数量。另一个降低数量的方式是引入一个额外的限制分割区域尺寸的参数[140]。依赖于参数的选择，分水岭的位置可能会发生相应的变化，使局部的最小值不被当作分水岭而被分割。分水岭法在当图像只有少数光滑结构的物体需要被分割时具有一定优势，例如生物大分子各个亚基的分割。对于电子断层数据，预先采用其他算法的初步分割是有必要的，可以避免过度分割的发生。

5. 手动分割

如前所述，手动分割是主观性最强的分割方法，但是却在复杂的电子断层图像分割方面有不可替代的作用。最简单的方式就是使用刷子工具进行区域的选取。图像分割是一个具有很强主观性的操作过程，但在三维图像的显示方面展现出非常重要的作用。分割算法的效果取决于数据本身的特性，没有一种算法可以适用于所有类型的数据。此外，新的算法也不断地被开发出来，原有的算法也在不断改善的过程中。随着未来机器学习和人工智能的发展和引入，更加智能的算法也会出现。就目前而言，各个算法之前是可以互相补充的，因此可以将不同算法糅合起来，以达到更佳的效果。Amira 等商业化的三维可视化软件也在不断改进，友好的操作界面可以使用户在短时间内就能掌握三维图像的分割。

2.2 原位结构分析

线粒体是复杂的细胞器，在所有真核细胞中都具有广泛的基本细胞功能，包括能量代谢[141]。线粒体的受损和功能异常与多种代谢、心血管和神经系统疾病及癌症有关[142]。为了全面了解分子基础线粒体生理学及其在疾病中的作用，确定所有相关成分并通过物理方式表征和揭示其结构和相互作用是必不可少的。在 MitoCarta 2.0 数据库中尽管存在 1157 种线粒体相关蛋白质[143]，但其中只有不到 300 种蛋白质被注释，收录在蛋白质数据库（PDB）中的结构通常仅覆盖蛋白质的片段。常用的结构生物学技术通常需要纯化蛋白质，这可能会损害其结构、溶解性或稳定性[144]。理想情况下，结构阐明是在蛋白质的天然背景下进行的。原位技术，如细胞内 NMR[145]、荧光显微镜检查[146-147]或冷冻电子断层扫描[148]正在迅速发展，目前的技术多是靶向单个蛋白质或目标蛋白质复合物。

2.2.1 线粒体肿胀

2.2.1.1 线粒体肿胀简介

线粒体是细胞的动力源，大约 90% 的哺乳动物细胞消耗的氧气被线粒体用于氧化磷酸化产生 ATP[149]。除了 ATP 生产，线粒体还维持着大量的代谢途径，如离子平衡、细胞生长、脂质氧化和合成及氧化还原信号通路等。线粒体不仅在细胞生命中起着核心作用，而且在细胞死亡中也起着核心作用[150]。由于线粒体有能力存储 Ca^{2+} 和响应细胞质 Ca^{2+} 信号，线粒体与内质网参与细胞内 Ca^{2+} 平衡的调节。在正常情况下，线粒体 Ca^{2+}（Ca_m^{2+}）调节能量代谢，而在高浓度 Ca^{2+} 情况下，Ca^{2+} 会刺激线粒体介质细胞死亡通路。线粒体能够对许多不同类型的应激（包括氧化和代谢压力）做出反应。线粒体是活性氧（ROS）的主要来源，ROS 主要产生于电子传递链（ETC）复合物Ⅰ和Ⅲ。Ca^{2+} 超载以及高水平的 ROS 和磷酸（Pi）会导致线粒体膜渗透性的变化，并诱导线粒体内膜（inner mitochondrial, membrane, IMM）中非选择性和高导渗透性的线粒体通透性转换孔（PTP）的打开。PTP 的开放进一步损害了线粒体的生物学功能和结构完整性，导致细胞死亡[151-152]。

在生理条件下，线粒体体积是由离子通量调节的，主要由通过线粒体内膜的 K^+ 和 Ca^{2+} 的通量调节[153-154]。线粒体基质体积在生理范围内的温和增加会刺激线粒体功能和新陈代谢[155]。矩阵体积变化对线粒体代谢和功能的有益影响可能是由于 IMM 的结构和功能重塑，特别是膜的流动性的改变，但这些效应的精确机制仍不得而知。

线粒体过度肿胀主要是由 PTP 打开导致的，这是诱发细胞死亡的关键因素。值得注意的是，线粒体肿胀与许多氧化应激相关的人类疾病的发病机制有关，如缺血(梗死)再灌注、缺氧、炎症和糖尿病等。阐明线粒体肿胀的机制对了解线粒体介导细胞死亡和制订新的治疗策略非常重要。调节线粒体基质的体积可以缓解压力，这将使线粒体能够保持其功能和形态完整性[156]，帮助维持细胞寿命。如上所述，PTP 打开诱发线粒体肿胀。然而，抑制 PTP 并不能完全防止线粒体肿胀，这表明有 PTP 非依赖的机制与肿胀有关[157-158]。

2.2.1.2 线粒体肿胀的表征

线粒体肿胀是活体脑缺血后发生的一个标志性超微结构变化[159]，是线粒体渗透转换孔开启的重要指标之一[155,160]。体外评估线粒体肿胀主要通过测量分散线粒体的光散射进行。科学家们关于脑线粒体肿胀的大部分知识都来自含有神经元和星体线粒体的分离的线粒体悬浮物的观察结果。相比之下，线粒体之间的细胞类型特异性差异还正在被研究[161]。虽然线粒体肿胀是一种超微结构的变化，但光学观察方法的价值仍然不亚于电子显微镜，因为光学方法允许检测活标本中线粒体肿胀的时间动力学。原位荧光微观观测通常不进行量化[162]。线粒体形态变化的量化是通过手动评分[163]或计算线粒体在二角化和分割图像进行估算的[164]。

线粒体在荧光显微图中以点状加细丝状细节出现。图像可以通过二维(2D)正弦波叠加来组成。图像的空间频率将单个正弦波的振幅和相位作为方向和空间频率的函数。需要注意的是，点状和细丝细节以高空间频率表示。之前人们通过具有高通特性的空间过滤将线粒体荧光从具有不完美线粒体选择性的钙探头的背景荧光中分离出来。空间过滤是在 Fourier 域进行的，通过与穿刺和长丝图像细节对应的高空间频率组件，同时拒绝笨重、扩散的功能。相比之下，带通过滤提供了给定频率范围(波段)振幅的信息。在荧光图像中，会产生具有给定直径范围的穿刺和细丝的强度。因此，可以使用一组两个带通空间滤镜来测量更薄或较厚的穿刺或细丝结构对完整图像的荧光强度的相对贡献。根据较薄结构荧光量与较厚结构荧光量的比例计算，科学家们在此描述了一种新的形态学技术，称为薄度比(TR)，或比例计优化的空间过滤技术。研究者使用 TR 技术作为对原位线粒体直径变化的敏感检测。该技术的输出由两个带通空间过滤器的特性决定。这些滤波器由数值优化算法生成，以最大限度地提高该技术对校准图像系列所描绘的人工诱导线粒体肿胀的灵敏度。TR 技术非常出色，因为它使用的空间频率组件小于光学显微镜的衍射限制带宽，所以直径估计值不限于光学显微镜的分辨率。傅里叶域名图像处理还克服了探测器分辨率的限制。

2.2.1.3 线粒体肿胀的表征方法

在生理和病理条件下阐明线粒体结构和代谢的分子机制，需要对线粒体尤其是线粒体基质的体积进行准确测量，不过尚无在完整的器官或组织中对线粒体体积进行测量的方法。目前比较广泛用于估计线粒体体积的方法是基于测量分散线粒体中吸光度（光学深度）的方法。线粒体散射的光量取决于线粒体基质的体积，因此吸光度的降低幅度与线粒体体积的增加幅度成正比[165]。尽管"吸收"一词在线粒体研究中被广泛使用，但线粒体的实际光吸收能力尚不清楚。取而代之的是，人们通过导致样本光透射光谱减小的光散射效应进行测量。由基质肿胀引起的光散射降低了光透射光谱，也就是说，基质膨胀改变了光的折射率，降低了散射效率并增加了线粒体的透光性能。由于线粒体的病理性肿胀导致 PTP 开放和 Ca^{2+} 释放，因此 CICR 的测量可以反映肿胀的程度[166]。但是这两种技术都有一些缺点。这些技术仅可用于测量分散的线粒体，其不能反映细胞/组织中线粒体的体内或原位行为。另外，包括在蔗糖培养基中离心等几个分离步骤程序本身也会影响线粒体的形态和形状，从而导致对线粒体实际体积变化的错误估计。

P. T. Quinlan 等人开发了一种准确的测量线粒体体积的方法，他们使用 ^3H_2O 和 $[^{14}C]$-甘露醇测量培养的肝细胞中线粒体的体积而不破坏细胞[167]。在这种方法中，将甘露醇用作线粒体标记，并根据 H_2O 与甘露醇的比例原位确定基质体积。重要的是，在完整细胞中使用 ^3H_2O 和 $[^{14}C]$-甘露醇测量的线粒体体积值[167]与在分散的线粒体中测得的值非常接近[167-168]（分别为 0.40 μL/mg 和 0.46 μL/mg 线粒体蛋白）。基于 ^3H_2O 和 $[^{14}C]$-蔗糖的线粒体内/外分布的相似技术也被用于测量分离的线粒体中基质体积的变化[169]。该方法比光散射技术更精确。羧基白术苷和邦克里奇酸等抑制剂诱导的 ANT 的构象变化导致吸光度发生明显变化，并影响线粒体的光散射，而基质体积没有任何变化[170]。

显微镜技术常被用于测量完整细胞（荧光显微镜/共聚焦显微镜）和固定细胞/组织样品（电子显微镜）中线粒体的体积，但是这些技术在估计线粒体实际体积方面也有很多限制。例如，共聚焦显微镜和光学显微镜的主要缺点是分辨率低、受激光功率或滤光片的限制、光强度对图像质量产生负面影响，以及对衍射极限产生限制。大多数荧光探针和电位染料对线粒体的吸收取决于 $\Delta\Psi_m$，因此会影响线粒体的实际荧光成像。通过使用多种荧光蛋白（如绿色荧光蛋白 GFP）进行体内成像和估测其他参数，如线粒体的大小和数量可以部分解决该问题。此外，为了克服光学显微镜中的衍射极限，最近已经开发了具有超分辨率的新型荧光显微镜，其可以在纳米水平上成像[172-173]。由于样品制备过程中固定导致的伪影是电子显微镜的缺点。新型电子显微镜技术显著提高了成像质量，并提供了有关线粒体结构/体积变化的更多详细信息。高分辨率扫描电子显微镜和电子断层扫描能够提供线粒体的 3D 成像，可以看到线粒体分子水平的形态变化[174]。此外，使用冷冻电子显微镜和冷冻电子断层扫描技术检查线粒体的内部结构，包括多蛋白复合物的结构组成、嵴的结构、形状建模及纳米级高分辨率的其他结构和分子特征[175-176]。而且，在这些技术中排除了由化学固定、脱水和染色等样品处理引起的伪影。

因此，虽然有几种方法可用于体外定量分析线粒体的体积变化，但缺乏用于线粒体原位测量的技术是该领域的主要障碍。尽管电子显微镜对于阐明超微结构和分子变化非常有效，但它无法提供线粒体体积实际变化的详细信息。如果假设线粒体呈球形，那么基于体积和直径之间的立方关系，增加25%的基质体积仅会使线粒体的直径增加3%。此外，膜间隙（intermembrane space，IMS）的变化和嵴的重塑可能在不改变基质体积的情况下增加线粒体直径[177]。然而，单独的显微镜技术或与其他方法组合的显微镜技术仍可提供有关在生理和病理条件下线粒体的形状、嵴形态和基质体积变化的信息。

2.2.1.4　线粒体肿胀动力学建模

对生物系统进行充分的建模分析对于理解和预测不同条件下的系统行为至关重要。线粒体肿胀过程的建模基于以下两种方法。第一种方法是开发生物动力学和拟合模型，该模型包括对线粒体肿胀过程的动力学方案进行建模，并将模拟近似为实验结果。这包括使用质量作用定律，并将线粒体分为未肿胀、半肿胀和完全肿胀的部分，同时平均其体积。通常，将平均线粒体肿胀程度得到的体积转换为吸光度值以拟合实验数据。第二种方法用于开发生物物理模型，该模型考虑了一个或多个离子的通量、$\Delta\Psi_m$的变化、线粒体呼吸速度和跨IMM的水动力通量。这种方法可以进一步分为两类：①个体方法，其中包括一种运输机制的详细开发；②整体方法，其基于两种或更多种运输机制开发模型。线粒体肿胀的主要机制如图2.5所示。

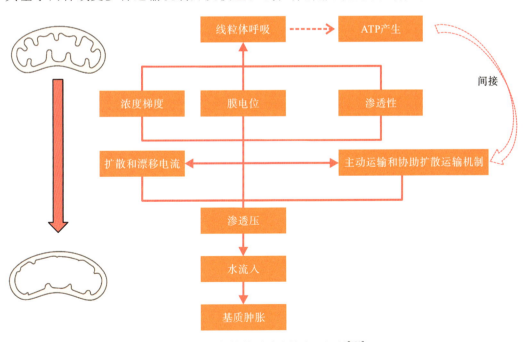

图2.5　线粒体基质肿胀的主要机制[178]

$\Delta\Psi_m$ 和离子浓度梯度的变化会影响离子通过 IMM 的传输。ATP 的生产能力以及调节离子通道/转运蛋白的信号通路可参与维持离子稳态和基质体积。离子迁移机制或扩散过程的不平衡会引起基质中渗透压的变化。渗透压升高可能会由于净水流入量增加而引起基质膨胀。

1. 生物动力学和拟合模型

生物动力学和拟合模型通过忽略包括线粒体在内的生命系统的生物物理和生化过程的细节，简化了肿胀动力学的分析。最初，必须先建立光散射与基质体积之间的关系，然后才能创建这种拟合模型。描述这种关系的初步尝试是基于吸光度和线粒体体积之间的线性关系。但是，线性方程只能描述数据产生的非线性吸光度变化的末端部分[179]。通过在吸光度和体积变化之间增加对数关系，可以进一步改善方程，从而更好地模拟实验吸收数据[180]。线粒体肿胀的动力学模型描述了不同浓度的 PTP 诱导剂对孔的直径和数量的影响。该方法包括一阶微分方程，该方程描述了可逆的 Ca^{2+} 诱导的通透性，包括非肿胀的线粒体向肿胀的线粒体的过渡。这些种群通常表示为线粒体分段，是指在给定的过渡状态（如未肿胀、肿胀或最终肿胀状态）下发现的线粒体种群的一部分。给线粒体分段指定体积，然后计算分配给线粒体分段的总体积的平均值。在接下来的研究中，线粒体总数的平均数量仅考虑了从未膨胀状态到最终膨胀状态的转变。S. Massari 等人建立了基质体积与吸光度变化之间的对数关系，以使模型适应实验数据[180]。该模型用于描述由 Ca^{2+} 和苯胂氧化物（PTP 诱导剂）激发的线粒体群体的肿胀模式和完全肿胀效果。尽管该模型不能拟合实验吸光度数据的初始部分，但该模型能够拟合实验吸光度数据的后部或末尾部分。将模型的复杂性增加到二阶关系可以提高模型的拟合质量。

S. V. Baranov 等人[181]提出了一个模型，该模型能够正确模拟 PTP 引起的溶胀过程。他们试图捕获 PTP 诱导的 Ca^{2+} 释放后的再摄取中 Ca^{2+} 的自溶活性。与以前的研究相比，该模型通过增加滞后阶段得到了显著改善。S. Eisenhofer 等人开发的模型考虑了 Ca^{2+} 诱导的线粒体肿胀，在该模型中开发的方法是上述动力学模型的扩展[182]。线粒体分段微分方程从一阶微分方程扩展到包括其他参数的二阶微分方程。这些参数包括肿胀过程中的正反馈（a）、背景肿胀系数（b）、线粒体平均体积（k）和单个线粒体肿胀的平均肿胀时间（τ）。然后将该方程应用于第二方程，该第二方程将计算肿胀过程中某个时间点的平均体积。在这个时间点，所有线粒体都分为 3 种状态：未膨胀、肿胀和膨胀状态。该模型引入了一组可变参数，这些参数适用于 Ca^{2+} 水平的变化，从而可以预测溶胀的动力学。线粒体平均体积与溶胀时间之间的关系通过引入 τ 来确定[182]。这种方法可以连续应用于拟合线粒体肿胀的实验数据，因为它揭示了线粒体肿胀的正反馈行为，并且可以分析肿胀诱导剂和抑制剂的作用。但是，该模型没有明确的生物物理基础，也没有包括线粒体中的 Ca^{2+} 吸收。因此，该方法可被认为是描述线粒体肿胀过程的抽象数学方法。

总之，生物动力学和拟合模型是基于一种简单设定的方法，可以轻松地应用于其他系统或细胞。尽管缺乏对可能影响肿胀的许多因素的考虑而使该方法的应用受到一定的限制，但它有望提供有关肿胀线粒体的动力学速率、药理抑制作用和体积变化的信息。此类模型的扩展，包括其他肿胀因子，可以更好地模拟体内线粒体肿胀，同时也将大大增加模型的复杂性。

2. 生物物理学模型

线粒体肿胀过程的生物物理模型通常会考虑线粒体中的多个过程，例如线粒体呼吸、离子转运和膜去极化等。对这些过程中的每一个过程进行建模都会创建一组非线性微分方程，其解取决于与系统原始条件和边界条件（例如 Ca_m^{2+}、pH_m、$\Delta\Psi_m$）有关的可变参数。

R. K. Dash 等人报道了 Ca^{2+} 穿过 IMM 的动力学模型[183]。他们考虑到了呼吸道线粒体中 MCU 介导的 Ca^{2+} 摄取机制。该模型基于多状态催化键合和自由能垒，其中包括转运蛋白 T，该转运蛋白与 Ca^{2+} 形成复合物，表示为 $Ca^{2+}-T$。复合物的形成过程在细胞质中是可逆的，但是平衡强烈地转移到了复合物的形成中。转运蛋白 T 位于单转运蛋白系统中，作者提出了 IMM 外表面 $Ca^{2+}-T$ 复合物形成的可逆过程及 IMM 内表面这种复合物的离解和形成。该模型还介绍了 Ca^{2+} 从 IMM 的外表面到其内表面的复杂转化过程。通过 IMM 进行 Ca^{2+} 传输的这种建模方法与跨 IMM 的离子传输过程密切相关。该模型包括 MCU 结合位点的两个构象变化，它们依赖于 $\Delta\Psi_m$（Ca^{2+} 吸收的调节剂）。该模型显示，MCU 的电荷分布不会随 Ca^{2+} 的吸收而线性降低。换句话说，单向转运蛋白从 IMS 到基质的 Ca^{2+} 转运不是线性过程。

R. K. Pradhan 等人使用了类似的建模方法，其中包括一组方程，以阐明 $\Delta\Psi_m$、P_i 和 Mg^{2+} 对 MCU 介导的 Ca^{2+} 吸收的影响[184]。该模型描述了 Mg^{2+} 抑制 Ca^{2+} 吸收的可能机制。根据实验数据，它模拟了 Mg^{2+} 的双重抑制作用，Mg^{2+} 作为竞争性和非竞争性抑制剂，并描述了基于 3 种不同的 Ca^{2+} 和 Mg^{2+} 结合假设的 3 种模型类型，以获取数据拟合。

J. N. Bazil 和 R. K. Dash 等人[185]继续对单个 IMM 转运蛋白（如 RaM）进行建模，在其中建立了转运蛋白的 4 种状态（即转运蛋白可假设 4 个构象状态以吸收 Ca^{2+}）并分析了来自肝脏和心脏的实验数据。模型分析确定了两种组织之间的功能差异，例如心脏线粒体中的 RaM 恢复所需的时间（90 s）要比肝脏线粒体 RaM 恢复所需的时间（1 s）长。该模型基于一组普通和代数微分方程，并且使用最小二乘法拟合了实验数据。有趣的是，尽管模型简单，但从模型中产生的数据却与实验数据高度相关。

总之，个体方法可提供有关转运机制的大量信息，例如阐明其功能作用并获得对这些转运蛋白中抑制机制的更深入了解。它在解释可能来自转运蛋白潜在特征的实验数据中起着重要作用。通过这种方法开发的模型的集成，能够提供一个可以描述线粒体离子动力学的整体模型。

2.2.2 线粒体表面蛋白

2.2.2.1 线粒体表面蛋白简介

在 20 世纪 50 年代发现柠檬酸循环后，线粒体就被认为与细胞的能量有关。这种观点在 20 世纪 90 年代发生了变化，因为线粒体被证明是导致细胞凋亡和死亡的重要因素[186]。这些发现为线粒体在细胞信号传导中发挥作用的观点铺平了道路，目前已有大量证据证实了这一点。据此，线粒体不仅涉及细胞死亡[187]，还涉及自发吞噬到干细胞的几个复杂的细胞过程[188]。线粒体作为细胞动力和信号细胞器的双重作用基于以下事实：线粒体被两层膜包围，即线粒体内膜（inner mitochondrial membrane，IMM）和线粒体外膜（outer mitochondrial membrane，OMM），其特点是组成和功能不同（图 2.6）。IMM 界定了线粒体腔（基质），并且可以进一步分为两个子隔间，与 OMM 平行延伸的内边界膜和具有深度回旋多形性内陷的嵴状结构，二者提供了表面积的扩大并掩盖了线粒体呼吸所必需的机械结构。相比之下，OMM 是光滑的并且通常是可渗透的，仅限制分子量大于 5000 的分子的扩散，并且充当平台。在该平台中，细胞信号通路会汇集，被解码并传递到线粒体中。此外，OMM 与其他亚细胞区间隔形成界面，其中主要包括内质网（ER）、溶酶体、过氧化物酶体、核内体、黑色素体、脂质滴和质膜，以建立膜接触位点。

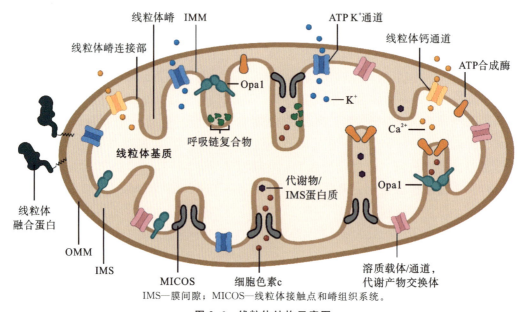

IMS—膜间隙；MICOS—线粒体接触点和嵴组织系统。

图 2.6 线粒体结构示意图

线粒体腔也称"基质"，被两层膜包围，即线粒体外膜和线粒体内膜。OMM 充当扩散屏障，并且还介导信号线粒体的进出。IMM 包括两个主要子隔间：内边界膜（IBM）和线粒体嵴。IBM 与 OMM 平行运行，并支撑着各种通道转运蛋白，可将离子、ATP、ADP 和小的代谢物在细胞质和基质之间穿梭。线粒体的嵴是膜的内陷，可作为氧化磷酸化的位点（具有呼吸链复合物和 ATP 合酶），线粒体 DNA 的维持和铁硫簇的生物发生。嵴通过嵴骨连接处连接到 IBM，嵴骨连接处是狭窄的裂缝，可以闭合嵴骨，从而防止将嵴骨内容物释放到膜间隙（IMS）中。将 IMM 限制成嵴状结构取决于各种膜形成蛋白，包括线粒体接触位点和嵴状组织系统（MICOS）。该系统定位在嵴状连接处，并且还通过与外膜蛋白复合物动态相互作用而在 IMM 和 OMM 之间建立接触。相关蛋白视神经萎缩蛋白 1(OPA1)，其在嵴连接处形成寡聚体，寡聚体的破坏与嵴开放和 ATP 合酶二聚体相关。

2.2.2.2 线粒体内膜与外膜

线粒体被两层结构和功能不同的膜包围。虽然 IMM 主要与线粒体能量转换有关，但 OMM 是线粒体信号传导的主要平台。

1. 线粒体内膜

IMM 的嵴是氧化磷酸化的主要位点，因为它们具有与线粒体呼吸有关的所有复合物，包括线粒体呼吸链和 F_1F_0 - ATP 合酶[189]。此外，细胞色素 c 是唯一可溶的氧化磷酸化成员，主要定位在膜间隙中[190]。因此，IMM 的主要功能是生物能学，从而将存储在柠檬酸循环中产生的还原性的自由能转化为 ATP。此外，嵴的"颈部"称为嵴连接，可将代谢产物、蛋白质（例如细胞色素 c 等）限制在嵴腔内。嵴首先对生物能学产生影响。嵴的组织结构确保了 ATP 产生的最佳条件，从而最大限度地减少了呼吸过程中代谢物、质子和 ADP 的扩散[191]。超分辨率成像证实了这一点，其可识别具有不同幅度跨膜电位的单个嵴。因此，在激活线粒体呼吸后，嵴收紧，此过程可提高氧化磷酸化的整体效率[192]。第二个功能性后果是调节细胞凋亡。因为在细胞凋亡过程中，细胞色素 c 在细胞质基质（又称胞质溶胶）中负责激活含半胱氨酸的天冬氨酸蛋白水解酶（caspase），因此必须从线粒体中释放出来。因此，在细胞死亡期间，嵴的过程经历了巨大的结构变化，称为"嵴重塑"，该过程支持细胞色素 c 从线粒体内膜上重新分布到膜间空间，然后通过凋亡小孔完全释放到细胞质溶胶中。

2. 线粒体外膜

在寄生假说中，OMM 最初是入侵的共生菌和宿主细胞的细胞质环境之间的屏障，后来演变为线粒体进行信号转导的平台。OMM 所含的蛋白质对于细胞器及细胞的生理功能非常重要。它们包括介导线粒体前体蛋白运输的转座酶；在特定位置，也就是膜接触位点，将线粒体与其他亚细胞区隔物理连接的蛋白质；以及协调信号转导途径与线粒体功能的蛋白质。最后，OMM 对于线粒体动力学至关重要，因为它包含所有与线粒体融合和分裂有关的分子。使用 OMM 作为平台的信号级联列表逐渐发展到现在将线粒体变为"信号细胞器"。

2.2.2.3 冷冻电子显微镜表征线粒体外膜蛋白

线粒体是双膜结合的细胞器。线粒体蛋白有 1000～1500 个，大部分（约 99%）是由细胞质核糖体合成，最初是前体蛋白，然后被导入线粒体[193]。细胞器内的多种蛋白质复合物介导这些前体多肽的膜移位并分别进入 4 个不同的区室：外膜、内膜、膜间隙和基质。外膜中的一般进口孔是由 TOM 复合物（外膜的转位酶）形成的，该复合物负责将 90% 以上的线粒体前体蛋白从胞质溶胶初始转移至 IMS。

对真菌细胞 TOM 复合物的研究发现，它由 7 个跨膜蛋白组成：Tom40、Tom22、Tom5、Tom6、Tom7、Tom70 及 Tom20[194]。前五种蛋白质形成稳定的复合物,称为核心 TOM 复合物,而后两种蛋白质在去垢剂中分离后很容易从核心复合物中解离[195]。各种分析表明,去污剂溶解的 TOM 复合物的表观分子量为 400000~600000,每个 Tom 亚基包含多个拷贝。前体多肽必须通过的易位孔由 Tom40 形成,这是一种与电压依赖性阴离子选择性通道 VDAC 结构相关的 β 桶蛋白,主要是线粒体孔蛋白[196]。Tom 蛋白通过其单个 α 螺旋跨膜片段(TM)与 Tom40 连接。大多数以基质为靶标的蛋白质(线粒体前体蛋白质的 60%~70%)包含一个短的 N 端可裂解序列,称为导肽,通常形成带正电荷的两亲性 α 螺旋。序列的两亲性对于与 Tom40 孔的初始穿入相互作用可能很重要。最近,人们通过冷冻电子显微镜获得红面包菌的二聚体核心 TOM 复合物的冷冻电镜结构,但是由于其分辨率相对较低(约 7Å)[197],无法建立原子模型,因此对于孔结构和易位机制仅提供了有限的参考。另外,TOM 复合体的低聚体系结构也是一个难题。里氏木霉(N. crassa)的结构代表一种二聚体复合物,其中两个相同的孔对称排列。然而,基于之前的低分辨率电镜和交联分析,通常认为 TOM 复合物是相当动态的,成熟形式是三聚体[198]。不同的低聚物状态的性质仍不清楚。

2.2.2.4 冷冻电子断层表征线粒体表面蛋白

膜蛋白复合物在其天然膜环境中的可视化是结构细胞生物学的新兴研究领域。此类方法提供了有关蛋白质复合物在其常驻细胞膜系统中的空间分布以及有关多亚基膜蛋白组件的结构组织的重要信息。人们用偶联有激活配体的电子致密纳米颗粒在天然膜环境中特异性标记活性膜蛋白复合物,以便通过电子冷冻层析法对其进行可视化。例如,在这里描述线粒体的前蛋白导入位点的描述,它由外膜的转位酶(TOM 复合物)和内膜的先位转位酶(TIM23 复合物)形成。活性导入位点通过生物素化的量子点偶联的前蛋白进行选择性标记,该蛋白被阻止跨过线粒体内膜和线粒体外膜。另外,用于直接标记线粒体外膜表面蛋白的相关方法不依赖于配体的结合。

为了开发特制的膜纳米颗粒(stimuli-responsive templated assembly of membrane particles,STAMP)方法,人们建立了一个实验规程,以生成模型前蛋白 $b_2\Delta$-DHFR 的阻遏跨两膜的易位中间体[199]。所述前蛋白由与二氢叶酸还原酶(dihydrofolate reductase,DHFR)融合的线粒体蛋白细胞色素 b_2 的含序列的氨基末端结构域组成。为了获得稳定的易位中间体,从融合蛋白中删除了细胞色素 b_2 的膜分选信号[200]。使用 $b_2\Delta$-DHFR 的改良版,其在 DHFR 部分的羧基末端($b_2\Delta$-DHFRcys)含有一个半胱氨酸残基[201]。该前蛋白在大肠杆菌细胞中表达并纯化。随后将 C 末端半胱氨酸残基生物素化,并将得到的修饰的前蛋白 $b_2\Delta$-DHFR 生物素在 DHFR-配体氨甲蝶呤存在下与分离的线粒体一起孵育。在这些条件下,与氨甲蝶呤结合的 DHFR 结构域的稳定折叠,从而阻止其通过线粒体蛋白输入通道[200],形成了两层跨膜的进口中间体,其中包含通过被捕获的前蛋白连接的 TOM 和 TIM23 复合物(图 2.7)。前蛋白的折叠 DHFR 结构域保留在线粒体的外表面上。然后,将暴露的生物素部分用于将链霉亲和素包被的量子点(QD)特异性偶联至易位中间体,从而标记出活性的前蛋白导入位点。QD 的荧光特性可用于快速确定大样本样品的标记特异性，而不需要高度专业化的设备，这些纳米颗粒的致密核心使其可以精确地定位在蛋白质前体线粒体的冷冻层析照片中。整个过程不依赖于通过激活配体进行标记，因此更普遍地适用于标记暴露的膜蛋白靶标。

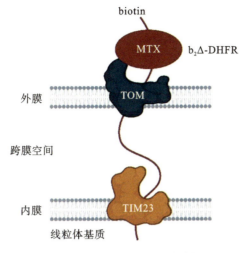

TOM-TIM23-$b_2\Delta$HFR 超级复合物

biotin—生物质；MTX—氨甲蝶呤。

图 2.7　线粒体前蛋白输入位点中 $b_2\Delta$ - DHFR 生物素的积累

图为由 TOM 和 TIM23 复合物组成的活性前蛋白输入位点的示意图，这些复合物持有易位的 $b_2\Delta DHFR_{biotin}$ 前蛋白。$b_2\Delta$-DHFR$_{biotin}$ 在 TOM 复合体和 TIM23 复合体中易位阻滞转变为携带前蛋白的超复合物。

为了评估 QD 与含蛋白质前体的线粒体导入位点结合的特异性，在冷冻 ET 之前通过荧光显微镜对样品进行筛选。重要的是，要确保选择用于线粒体染色的荧光染料具有与所选量子点不同的发射特性。例如，使用 MitoTracker Green（发射 516 nm 光）来可视化标记有 QD$_{605}$（发射 605 nm 光）的线粒体。另外，也可以使用 mito - mCherry（发射 610 nm 光）共表达质粒，以方便读数。

获得冷冻固定样品是冷冻电子断层扫描的第一步。该方法涉及使用液态氮和乙烷，它们的温度极低（约－180 ℃或更低），即使在乙烷存在的情况下也是易燃的，因此必须在通风橱中准备样品，并戴好安全护目镜和防冻手套；还必须通过改变样品浓度和吸墨时间来确定每个样品的最佳冰厚。理想的冰厚度应小于 500 nm，并且至少十个基准点均匀分布在整个目标区域中。

冷冻电子断层扫描需要收集"倾斜序列"，该序列是相对于电子束以不同角度从同一样品拍摄的一系列投影图像。然后，通过计算方式重建这些 2D 图像，以构建原始样本的 3D 体积。为了使样品能够以所需的详细程度可视化，必须在高剂量的电子和低剂量的电子之间进行折中，以确保样品不会受到太多的辐射损害。为了研究形态学和蛋白质定位，线粒体可以耐受高达 200 e$^-$/Å^2 的电子剂量。高质量数据的获取取决于精确对准的显微镜。

2.2.3 荧光成像检测线粒体蛋白

光学显微镜成像方法(如荧光显微镜和激光共聚焦显微镜)使用线粒体膜电位敏感染色剂(如 TMRE、mitoGFP 等)对线粒体进行标记,通过荧光激发使被标记位置发射荧光,从而使得线粒体可被追踪成像及进行形态学定量分析[202]。

线粒体的形态成像使用激光共聚焦荧光显微镜等即可实现。荧光标记方法主要有 3 种:线粒体靶向染料(如 MitoTracker、罗丹明 123)、线粒体蛋白抗体(如 cytochrome oxidase、Tom20)加上荧光二抗,以及线粒体靶向荧光蛋白(如 GFP 或 mRFP)。

TMR 和罗丹明 123 等染料在线粒体上的聚集需要线粒体具有膜电位,因此只能对功能线粒体进行染色,但这一特性也使这类染料可以用来检测线粒体膜电位的动态变化。线粒体荧光染料需要根据所分析的样品类型(如细胞系、组织类型)的不同进行选择。例如,TMRE 对胚胎线粒体具有特异性,而 MitoTracker Red CMXRos 则对肌肉细胞线粒体有特异性[203-204]。线粒体染料的标记过程通常是将染料加入培养基中即可。需要注意的是,线粒体染料的浓度和染色时间这两个关键参数需要在实验过程中进行优化,因为染色浓度和时间不足时荧光强度会较弱,而高浓度和过长时间的染色对线粒体是有毒的[205]。活细胞内或多聚甲醛固定的细胞均可以用荧光染料标记成像(如多种阳离子染料)。活细胞染色的优点是可以观察线粒体的功能和结构动态变化,而固定的细胞则在培养基自发荧光与荧光染料发射光波长重叠时更加适用。

GFP、YFP、CFP 等荧光蛋白是广泛应用于标记线粒体的工具,它们可以通过在基因序列中添加线粒体靶向信号(通常来自线粒体的前体蛋白)被导向线粒体基质,从而标记线粒体的分布和动态[47,206]。

除了这些经典的荧光蛋白,光激活的荧光蛋白(如 PA-GFP)也被用于线粒体标记研究。这些蛋白在特定波长的光照射下会发生荧光颜色的改变,使得可以在特定时间点激活荧光,然后跟踪线粒体的动态变化。此外,荧光共振能量转移(FRET)也是研究线粒体蛋白质-蛋白质相互作用的有效工具。

针对线粒体外膜的标记,TOM70(转运外膜蛋白 70)是一种常用的靶向线粒体外膜的蛋白标签[47]。此外,还有其他靶向线粒体外膜的蛋白,如 TOM20,它们都能用于标记线粒体外膜,并研究线粒体膜电位和蛋白质运输等功能[206]。

由于荧光探针的高灵敏度和选择性,高时空分辨率和实时成像,它们被认为是监测和可视化活细胞和组织中分析物的最有效的分子工具之一[207]。鉴于生物硫醇(包括 GSH、Cys 和 Hcy)在生物系统中起着不同的作用,近年来,可以区分 Cys、Hcy、GSH 的荧光探针成为一个活跃的话题。然而,很少有探针可以选择性地检测线粒体 GSH[208]。X. L. Liu 等人[209]报道了一种荧光探针,用于选择性检测活细胞线粒体中的 GSH。该探针由作为 GSH 识别基团的 BODIPY 和三苯基磷阳离子的典型线粒体靶向部分组成。它显示出对 GSH 的比例荧光响应,而 Cys、Hcy 诱导开关荧光信号。更重要的是，它成功检测了活 HeLa 细胞中的线粒体 GSH(图 2.8)。

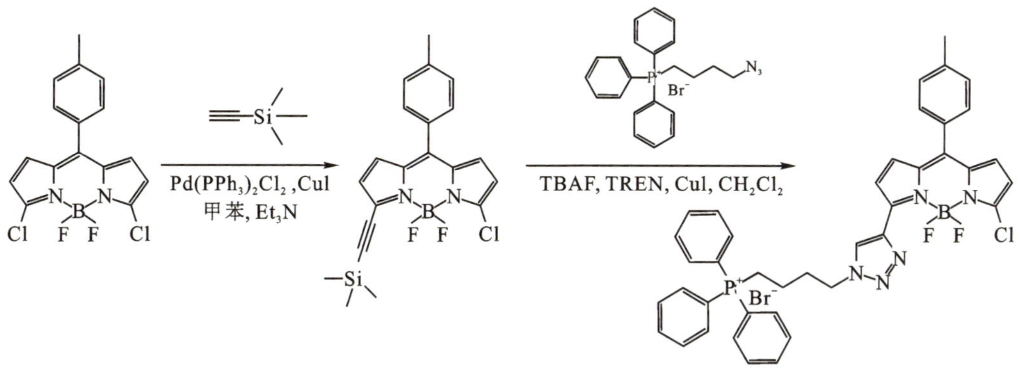

BODIPY-Cl$_2$　　BODIPY-tri　　BODIPY-PPh$_3$

图 2.8　BODIPY－PPh$_3$ 的合成

线粒体始终保持一定浓度的内源性 H_2S，以避免氧化应激损伤[210]。据报道，迄今为止，一些探针可检测细胞器中的 H_2S。通过引入 2，4－二硝基苯基作为荧光猝灭基团和 H_2S 反应部分进入产生近红外荧光团，X. J. Zhao 等人[211]报告了基于花青的荧光探针，可灵敏地检测溶酶体中的内源 H_2S。还有研究报道了基于青色素的荧光探针。因此，开发高选择性和灵敏度的细胞靶向荧光探针来检测内源性 H_2S 并研究其与活细胞中 H_2O_2 的关系具有很高的意义。S. Cai 等人[212]设计并合成了具有线粒体靶向能力的比例探针 L 用于检测和成像活细胞中的 H_2S。基于 H_2S 与探针 L 中带电的 C═N 双键的亲核加成反应，探针 L 对 H_2S 的检测显示出高度选择性和灵敏的荧光响应。此外，具有良好的细胞膜通透性和线粒体靶向能力的探针 L 可以用于成像活细胞中的内源性 H_2S 和细胞抗氧化应激(图 2.9)。

在生物医学研究中，开发用于多路成像的单分子探针非常重要，因为使用单个探针可能会克服使用多个探针的一些缺点，例如：①耗时；②要操作的复合物；③潜在的不同探针之间的串扰；④更大的侵入效应；⑤探针的时空分布和代谢不同[213]。尽管可以通过将多个探针封装到微珠中来解决这些缺点，但仍需精心设计。比例的探针需要精确的传感，这使得合成和复制微珠变得不容易。此外，开发用于多路成像的单分子探针也具有挑战性，因为信号应具有尽可能小的串扰并且可区分，彼此之间很难相互结合，这在包含多个荧光团的单个探针中很难实现。目前很少有带串扰信号的双路成像的报道。此外，用于多路成像的单分子探针的设计，合成和应用还可以帮助科学家了解单个分子中不同荧光团之间的相互作用，并最终促进新型多功能探针的开发。N. Zhu 等人[214]报告了一种单分子荧光探针(ZED)，该探针可同时检测半胱氨酸/高半胱氨酸、次氯酸、线粒体膜电位($\Delta\Psi_m$)和细胞中线粒体通透性转换孔 MPTP 的开放。这四种分析物是关键指标，主要与活细胞的癌变和癌症治疗的多个方面相关。此外，ZED 还可以将 MCF－7 细胞与 HBL－100 细胞区分开来。ZED 是第一个同时检测细胞中四种分析物的探针，也是第一个同时检测线粒体中的 $\Delta\Psi_m$ 和 MPTP 孔的开口的探针[214]。

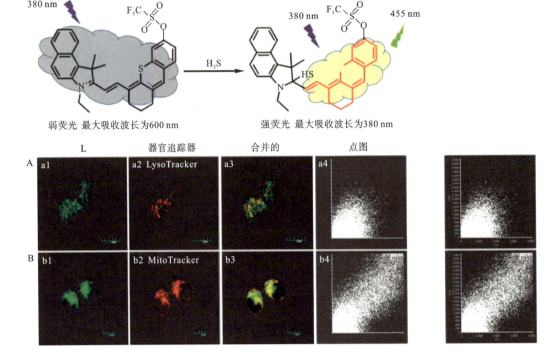

图 2.9 探针 L 的合成与表征

上图为探针 L 的合成及结合线粒体 H_2S 的原理示意图。下图为与 Na_2S(10 mmol/L)孵育后，L 和不同的细胞器追踪剂在活 HeLa 细胞中的荧光共定位图像。A. 使用 LysoTracker(0.2 mmol/L，红色通道，lex 1/4)的 L(1 mmol/L，绿色通道，lex 1/4 405 nm，lem 1/4 420～475 nm)的荧光图像(559 nm，lem1/4 580～615 nm)；B. 使用 MitoTracker(0.2 mmol/L，红色通道，lex 1/4 635 nm，lem 1/4 647～676 nm)的L(1 mmol/L，绿色通道，lex 1/4 405 nm，lem 1/4 420～475 nm)的荧光图像。比例尺＝10 mm。

金属离子探针同样被用于线粒体的定位和表征。汞离子(Hg^{2+})是重要的重金属离子之一，危害很大，不仅造成环境污染，而且危害人类健康。有证据表明，Hg^{2+} 倾向于在线粒体中蓄积并诱导凋亡。但是，对于 Hg^{2+} 的特异性检测，仍然很少描述具有大 Stokes 位移的线粒体靶向的近红外(NIR)荧光探针。J. Gong 等人[215]报道了一种新型的具有大斯托克斯位移(78 nm)的近红外荧光探针 JRQNS，并通过在罗丹明染料中掺入带有稠环的附加氨基，增强了线粒体中 Hg^{2+} 的灵敏和特异性检测氨基的给电子能力。该探针对 Hg^{2+} 具有很高的选择性和灵敏度，检测限低至 1.5 nmol/L，响应时间短(3 min)，表明 JRQNS 可用作实时定量检测 Hg^{2+} 的实用探针。重要的是，JRQNS 可以用作有效的细胞器靶向探针，用于对活细胞线粒体中的 Hg^{2+} 进行成像，从而在那里实时检测 Hg^{2+}[215]。探针在线粒体中的选择性定位及纳摩尔水平的 Hg^{2+} 离子检测限的应用为研究 Hg^{2+} 的细胞毒性机制提供了潜在的工具。

图 2.10 为 JRQNS 的合成与活性检测示意图。

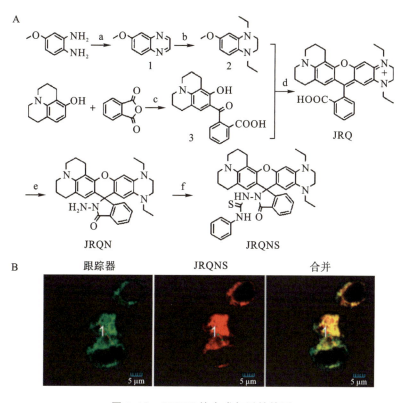

图 2.10 JRQNS 的合成与活性检测

A. JRQNS 的合成路线图。B. 与 JRQNS 染色的 HeLa 细胞的荧光成像(100 nmol/L)，用 MitoTracker Green(200 nmol/L)处理。

2.3 三维成像

2.3.1 冷冻软 X 射线断层成像

线粒体形态对于细胞功能和存活至关重要。线粒体可以通过重塑形态来适应生理和应激条件下的细胞能量状态。例如，高能量需求会增加嵴的表面积，而低能量需求会导致基体膨胀和嵴含量降低[216]。线粒体还可以通过线粒体融合和裂变过程改变其形状、大小和位置，以提供线粒体在细胞内的适当分布[188,217]。因此，了解化学组成与细胞器形态和功能之间的关系，对于了解健康和患病细胞的生化过程至关重要。例如，目前已经发现线粒体中与结构相关的功能障碍会导致心脏疾病和神经元疾病等相关疾病[218]。

线粒体及其内部结构因其较小的尺寸和对活细胞固有的许多应力的动态及敏感行为而难以使用光学显微镜成像[219]。基于光学荧光的显微镜检查，例如活细胞中的 STED 达到了 50 nm 的分辨率，而 PALM15 和 STORM 达到了 20 nm 的分子尺度分辨率[220]。透射电子显微镜(transmission electron microscope，TEM)与断层扫描相结合，可以提取线粒体深度约几微米的信息[221]。但是，在电子提供的几微米的狭窄深度内，无法完全观察到基质内部的 OMM 和 IMM 的组织。基于光和电子的技术可以提供较高的空间分辨率，但是由于穿透深度较低，因此提取的体积信息很少。后一种技术还经常需要在样品制备中进行标记和/或固定程序，这可能会导致伪影。另一方面，使用基于 X 射线的成像可以提供有厚度和大面积生物样品的信息，并在低温条件下避免辐射损伤，例如植物组织的 X 射线照相法以及整个细胞的软 X 射线[222]。X 射线成像已经探索了线粒体，可在野生型单细胞、癌细胞的细胞环境中鉴定出线粒体，并从这些细胞中分离出来以揭示其内部结构[222-223]。目前基于 X 射线成像的分析报告着重于提取有关 OMM 和 IMM 组织的 3D 形态学和定量信息。

20 世纪 90 年代出现了软 X 射线断层扫描(SXT)，可对整个细胞进行成像，而无须染色和化学固定。与电子相比，软 X 射线在水合样品中具有更高的穿透能力，并且可以得到比光更高分辨率的明场图像。样品在电磁频谱的所谓"水窗"(284～543 eV)中照射会导致特定的元素吸收线，其中有机材料的对比度比水高 10 倍。在这个光谱区域，碳和氮的主要成分使光的传输衰减了一个数量级。这种衰减遵循比尔-朗伯定律，与厚度呈线性关系，并且与样品中每个点处存在的生物分子种类有关。因此，不需要染色剂即可使厚而完整的细胞成像并分辨细胞内的结构[224]。此外，在低温条件下用软 X 射线显微镜对标本成像可以使标本保持其自然状态，并在数据收集过程中将辐射损伤降至最低[225]。

C. C. Polo 等人[226]提出了一种新的策略，用于使用低温软 X 射线断层扫描研究孤立的线粒体的超微结构。通过基于线性衰减系数(LAC)提供的 3D 电子密度的数据分析，识别线粒体结构。准确确定嵴和线粒体基质区室的体积分数和表面积，并通过线粒体复杂性指数(MCI)给出嵴的建模。它提供了表征线粒体形态的定量参数，可用于揭示健康与患病线粒体之间的差异。

图 2.11 为图像转换为线性衰减系数图。

科学家结合了冷冻软 X 射线断层扫描提供的高分辨率成像和 3D 电子密度信息，以表征从鼠类中分离出的线粒体嵴的形态。使用线性衰减系数，可鉴定线粒体[(0.247 ± 0.04) μm^{-1}]的平均长度为(0.90 ± 0.20) μm，平均宽度为(0.63 ± 0.12) μm。通过 35 nm 的空间分辨率极限，成功地鉴定了内部线粒体结构。通过线粒体复杂性指数(MCI)计算长度大于 0.90 mm 的线粒体的复杂度指数(MCI)，计算内部线粒体膜的内陷(cristae)复杂性 MCI≥7。他们证明了 MCI 是评估嵴建模的有价值的定量形态学参数，可用于比较与线粒体形态相关的健康和疾病状态。

2.3.2 共聚焦显微镜 3D 建模

线粒体裂变在植物细胞中频繁发生，但其生物学意义却鲜为人知，因为线粒体裂变中特异性受损的突变体在营养生长上没有显示出明显的缺陷。使用 3D 成像来量化绒毛层中细胞和线粒体在不同阶段的几何和纹理特征，方法是使用

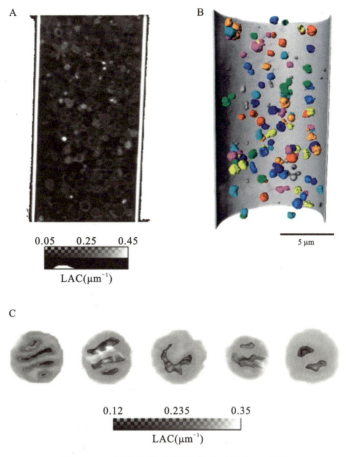

图 2.11 图像转换为线性衰减系数(LAC)图

A. 断层图(x 轴和 y 轴方向切片)显示分离程序后毛细管内大分子的含量。灰度级对应于 LAC。B. 突出显示基于其 LAC 值提取的线粒体的图像渲染,以进行进一步分析。C. 根据 LAC 及嵴和线粒体基质的形态特征,对被识别为线粒体的结构进行渲染。

分离的单个绒毛层细胞,其中体内的形态和体积细胞及线粒体被保留。绒毛细胞及其线粒体在不同发育阶段的体积和形态发生变化。elm1 和 drp3b 突变体中的线粒体裂变不良导致线粒体状态发生变化,包括线粒体伸长、出现异常的线粒体超微结构、横截面积减少、线粒体分布的轻微变化,以及线粒体密度的大幅降低等。

P. Y. Chen 等人[227]通过共聚焦显微镜对 PI 染色的细胞进行成像,使用 IMARIS 软件和基于 MatLab 的自制软件 MicroP 3D。为了揭示绒毛形状在不同阶段的变化,测量了绒毛细胞的主轴、第一副轴和第二副轴(分别为图 2.12 的 3D 图像中的 y 轴、x 轴和 z 轴)。他们利用 3D 成像研究了绒毛层对细胞体积的影响。可以说 3D 成像大大方便了植物线粒体的观察和研究,为进一步研究线粒体超微结构与细胞功能奠定了基础。

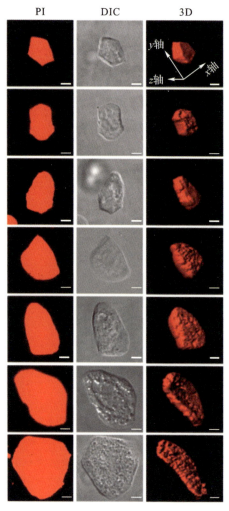

图 2.12　野生型绒毛细胞形态的 3D 建模[227]

PI 染色绒毛细胞在不同阶段的 A、Z 投影图像。通过共聚焦显微镜获取细胞的三维图像堆栈，并通过 IMA-RIS 软件进行重建。比例尺＝5 mm。

2.3.3　共聚焦显微镜 3D 成像

3D 成像和分析技术被广泛地应用于细胞和细胞器的超微结构研究[228]。线粒体作为细胞的能量工厂，用 3D 成像和分析技术研究线粒体的超微结构，对于分析线粒体功能，以及其在疾病中的作用至关重要。H. S. Hamid 等人[229]用 3D 成像和分析技术来分离神经特异性线粒体并评估疾病引起的感觉神经末梢线粒体变化。在整个过程中定义了详细的参数，以提供如何使用这些技术来分离神经特异性线粒体的具体示例。使用抗体标记皮肤穿孔活检组织区域内的神经和线粒体信号，然后进行间接免疫荧光，分别以绿色和红色荧光信号显示神经和线粒体。使用共聚焦显微镜采集 Z 系列图像，并使用 3D 分析软件处理和分析信号。该方法的优势在于它适用于多种情况，其中一个荧光信号用于隔离其他信号，否则将无法单独研究其他信号。图 2.13 为人类表皮组织切片的代表性 3D 共聚焦显微镜图像。

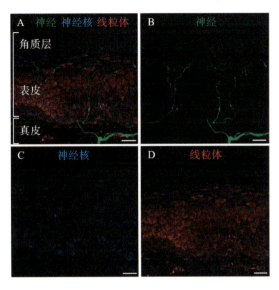

图 2.13　人类表皮组织切片的代表性 3D 共聚焦显微镜图像[229]

未经处理的 3D 投影图像显示：A. 合并的表皮和真皮的荧光信号；B. 神经（绿色）；C. 核（蓝色）；D. 线粒体（红色）的单个信号。比例尺＝20 μm。

该技术的主要的局限性在于它很耗时。免疫组织化学分析需要 3 天的时间来处理组织，每个图像的图像获取需要 30～50 min，这取决于采取了多少个光学步骤，图像处理和分析大约需要 20 min。该技术的另一个局限性是每个图像采样的表皮区域有限。但是，随着图像采集速率的提高、分辨率的提高以及更快的计算机处理器和分析软件的结合，这些问题无疑将得到改善。

与其他方法相比，该方法的重要性在于将荧光免疫组织化学与共聚焦显微镜和 3D 图像分析相结合的能力。传统表皮内神经纤维分析是基于色原的免疫组织化学和明视野显微镜进行的，特别是对神经病变的临床诊断[230-231]。荧光免疫组织化学的使用使对每个样品中的多个信号进行染色和分析成为可能，从而为探索性研究提供了更加通用的方法[232]。该技术提供了一种策略，可以从与表皮细胞相关的复杂信号线粒体中分离特定的目标信号。

该技术的强大之处在于它在将来的应用中的实用性。分离和测量神经特异性线粒体的能力使得可以评估疾病引起的线粒体大小和分布的变化。多种神经系统并发症表明，线粒体功能障碍是该疾病的潜在机制，特别是该技术的改进版本已证明，患有糖尿病和糖尿病性周围神经病的患者在神经特异性线粒体的大小和分布方面具有可测量的变化[233]。该技术对于评估旨在改善或治愈感觉神经病的疗法的有效性将是有用的。最后，该技术的多功能性使其可适用于使用一个荧光信号将数据子集与其他荧光信号隔离开来的各种分析。

第 3 章
线粒体呼吸功能测定

著名物理学家薛定谔在 1944 年所撰的《生命是什么》中指出,生命以负熵为生,它通过获取外界的自由能并以此降低自己内部的熵。生物体细胞将有机物氧化获取能量的过程被称为细胞呼吸。线粒体是细胞呼吸中最关键的细胞器,以葡萄糖代谢为例,细胞摄入的葡萄糖在细胞质内经过一系列的糖酵解途径,产生丙酮酸,在线粒体内被转化成乙酰辅酶 A 进入三羧酸循环,如图 3.1 所示。类似的,蛋白质被分解成氨基酸、脂肪酸通过 β 氧化形成乙酰辅酶 A,参与三羧酸循环。三羧酸循环产生二氧化碳,将有机物的能量以氢的形式储存在烟酰胺腺嘌呤二核苷酸(NADH)或氟代腺嘌呤二核苷酸($FADH_2$)中;然后经过呼吸链复合物将质子排出线粒体内膜,并通过内膜上的辅酶 Q10(泛醌)和膜外的细胞色素 c 将电子在复合物 Ⅳ 上转给氧;所形成的质子梯度作为 ATP 合酶的驱动力,最终生成二氧化碳和水并产生 ATP。在线粒体内发生的三羧酸循环和氧化磷酸化是蛋白质、脂肪和葡萄糖等供能物质在细胞内代谢的主要途径。因此,线粒体呼吸功能的测定是对其研究至关重要的指标。

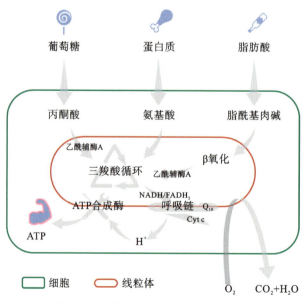

图 3.1 线粒体是细胞呼吸的关键枢纽

3.1 耗氧检测方法

氧气消耗作为线粒体呼吸的主要特征，是目前主要的检测手段，也是最早用于评估线粒体呼吸的方法。氧气检测的方法有很多，包括光学方法和电化学方法，都可以检测溶液中氧的含量[234]。首先被用来检测线粒体耗氧量的方法是使用 Clark 电极检测线粒体呼吸导致的氧气消耗[235]；后来发展出利用氧合血红蛋白和脱氧血红蛋白在吸光度上的差异的方法[236]，氧合血红蛋白在 660 nm 处的光吸收显著低于脱氧血红蛋白。由于氧气在线粒体内被消耗后变成水，因此提供同位素标记的 $^{17}O_2$，则可以生成具有不同核磁共振特点的水，实现了在组织样本中检测线粒体呼吸的效率[237]。

图 3.2 为常见的线粒体呼吸耗氧量检测方法。

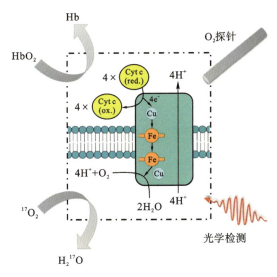

Hb—红蛋白；HbO_2—氧合血红蛋白；Cyt c—细胞色素 c；red.—还原态；ox.—氧化态。

图 3.2　常见的线粒体呼吸耗氧量检测方法

3.2 线粒体呼吸干扰剂

线粒体呼吸受底物、ADP(二磷酸腺苷)含量等很多因素的影响，线粒体根据能量需求不同耗氧量也会发生变化，因此在检测线粒体呼吸功能时，需要测试不同状态下线粒体的呼吸能力。为了检测的特异性，首先需要检测线粒体呼吸之外的其他耗氧值，即线粒体呼吸不工作的时候的耗氧值。这可以借助两个小分子抑制剂实现：一个是加入鱼藤酮抑制线粒体复合物Ⅰ，使线粒体不再继续产生新的质子梯度；另一个是加入抗霉素抑制线粒体复合物Ⅳ，阻断电子传递链(图 3.3)。这时检测到的氧气消耗为线粒体呼吸之外的背景值。

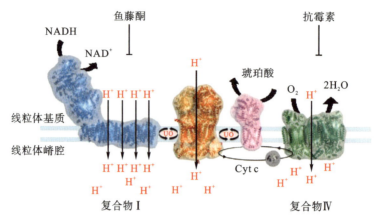

图 3.3　鱼藤酮和抗霉素抑制线粒体呼吸

正常情况下，质子在线粒体呼吸产生的质子梯度下内流经过 ATP 合酶进入线粒体基质，作为 ATP 生产的驱动力。解偶联剂羰基氰-4（三氟甲氧基）苯腙（FCCP）是一种可以不通过 ATP 合酶，携带质子跨越线粒体内膜的小分子化合物，在线粒体内膜上形成质子漏，导致膜外质子迅速进入内膜，模拟线粒体快速生产 ATP 的状态（图 3.4）。线粒体内膜的质子浓度增加，在细胞色素 c 氧化酶的催化下耗氧量增加，可以测试线粒体的最大呼吸能力。

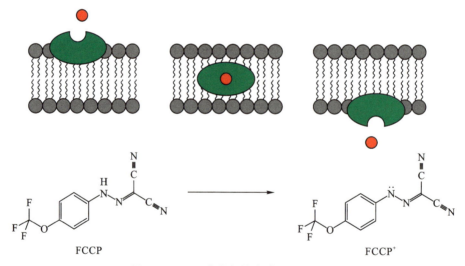

图 3.4　FCCP 在线粒体内膜形成质子漏

位于线粒体内膜上的 ATP 合酶在质子梯度的驱动质子内流经过时，其转子被改变构象，往复旋转合成 ATP[238]。寡霉素（oligomycin）是可以抑制 ATP 合酶的小分子，它结合在质子内流途径的氨基酸残基上，阻断质子通路，在不影响其他呼吸链复合物的情况下，抑制 ATP 合酶的活性（图 3.5）。然而，线粒体内膜本身在内外电势差的存在下，有可能产生基础质子漏，而且内膜上还有一些解偶联蛋白（UCP），在某些条件下主动形成质子漏[239]。这时，线粒体的耗氧主要由质子漏导致。

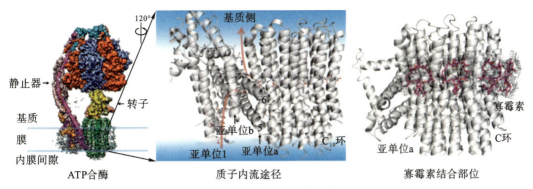

图 3.5 寡霉素抑制 ATP 合酶的机制

3.3 Seahorse XF 生物能量分析仪

2006 年，美国海马科技（现属于安捷伦公司）推出了细胞能量代谢分析仪（Seahorse XF），其细胞外流量分析技术可以实时无损地分析线粒体呼吸和糖酵解，实现了仪器、探针板、分析试剂盒和软件无缝结合的自动化操作，提供强大的实时活细胞代谢数据。其基本原理如下：①将待研究的细胞贴壁培养在孔板上，顺序添加寡霉素、FCCP、鱼藤酮和抗霉素 A 等线粒体呼吸干扰剂。②在无碳酸钠的低酚红培养基中，每隔 5~8 min 吸取少量的培养基，测量其氧浓度及 pH 值，计算耗氧率（OCR）和胞外酸化率（ECAR），耗氧率变化表征线粒体呼吸，胞外酸化率表征糖酵解。

如图 3.6 所示，最初没有添加抑制剂时，正常培养的细胞内线粒体耗氧值被称为基础呼吸。在加入 ATP 酶抑制剂寡霉素之后，线粒体的 ATP 合成被抑制，剩余的耗氧主要来自质子漏。在加入解偶联剂 FCCP 之后，质子内流被最大化，耗氧达

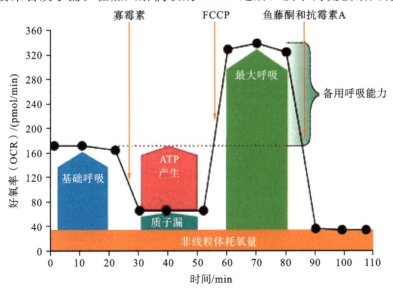

图 3.6 Seahorse XF 测量线粒体呼吸示意图

到极值,模拟细胞的高耗能状态,被称为最大呼吸。最大呼吸和基础呼吸之间的差值在一定程度上代表了细胞高耗能时的线粒体弹性,被称为备用呼吸。而加入鱼藤酮和抗霉素A之后,质子生成和电子传递都被抑制,线粒体处于不工作状态,此时的耗氧来源于细胞其他部分,被称为非线粒体耗氧。

3.4 复合物酶活性检测方法

广义上讲,线粒体呼吸链中每个关键酶、代谢产物乃至其编码基因都与线粒体呼吸相关,可以通过生物化学手段检测某个单个指标表征线粒体呼吸能力的变化。而这些因素中,线粒体复合物作为执行氧化磷酸化的蛋白质机器,其活性的检测非常重要。因此,除耗氧量检测之外,对每个线粒体复合物的活性检测有利于了解线粒体呼吸的细节,在揭示复合物机制、呼吸功能缺陷原因及筛选靶向目标复合物的小分子药物等方面,具有潜在的应用价值。由于分离提取的线粒体具有独立的呼吸活性,且体系相对简单,利用不同的呼吸链抑制剂,研究者们可以检测每个呼吸链酶的活性。

线粒体复合物Ⅰ是最大的线粒体复合物,在电子传递链中,NADH所携带的氢的电子在线粒体复合物Ⅰ的催化下传递给膜内流动的泛醌,经半醌自由基的中间状态,最终变成泛醇(图 3.7)。泛醌接受电子后形成的泛醇具有强还原性,可以将蓝色染料 DCIP 还原而颜色变淡,因此通过检测线粒体反应液在 600 nm 处吸光值的减小速率可知酶活性的大小。在提取出的线粒体溶液中,添加复合物Ⅰ的底物 NADH 和泛醌,由于泛醌比较难溶,一般以泛醌类似物替代[240]。同时添加抗霉素A 抑制 ATP 的合成,使生成的泛醇不被用来消耗氧,而是和 DCIP 反应。E. A. Bordt 等人利用该方法证明 Drp1 抑制剂 mdivi-1 也具有线粒体复合物Ⅰ抑制能力[241]。

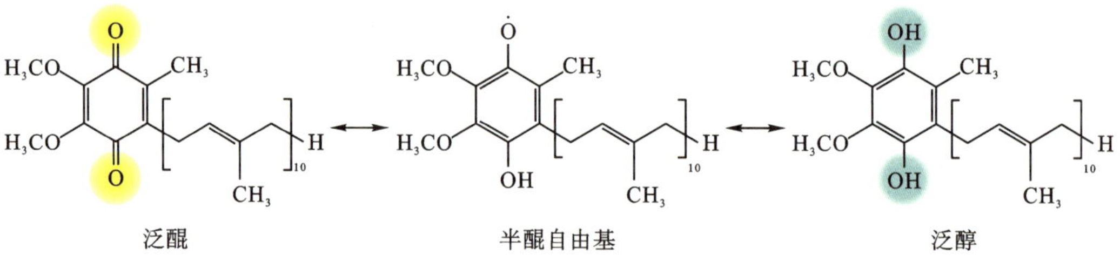

图 3.7 泛醌 10 在电子传递时的动态平衡

同样的道理,在线粒体溶液内添加产生 $FADH_2$ 的琥珀酸钠底物,同时加入鱼藤酮抑制复合物Ⅰ的活性,并加入抗霉素A抑制泛醇的消耗,利用 DCIP 的颜色变化,可以用来测定复合物Ⅱ的活性[242]。

如图 3.3 所示,线粒体复合物Ⅲ和Ⅳ之间的电子传递以细胞色素 c 为介质,在复合物Ⅲ上泛醇携带的电子传递给细胞色素 c 结合的血红素,将其结合的三价铁还原为二价铁。而在复合物Ⅳ上,还原型的细胞色素 c 提供电子给氧,重新变成氧化态的形式。氧化型细胞色素 c 在 550 nm 处有特征吸收。因此，检测不同形式细胞色素 c 的消耗速率可以反映复合物Ⅲ或复合物Ⅳ的活性。在检测复合物Ⅲ的活性时，需要为线粒体提供氧化型的细胞色素 c，而检测复合物Ⅳ的活性时，需要提供还原型的细胞色素 c。

为更好地检测复合物Ⅲ的活性，通常要添加泛醇以保证提供足够的电子供体。由于泛醇的还原性较强，实验室试用时一般由泛醌还原制备。将溶解在乙醇里的泛醌加入含有 100 mmol/L 磷酸钾和 250 mmol/L 蔗糖的缓冲溶液中(pH=7.4)，再加入连二亚硫酸钠提供还原力，然后用环己烷萃取生成的泛醇，真空干燥后溶于乙醇使用。值得注意的是，大多数检测方法在缓冲溶液中加入 BSA，但是研究者的实验室发现 BSA 的浓度影响复合物Ⅲ的活性检测，最合适的 BSA 浓度为 0.01%。类似的，研究者发现最合适的去污剂含量为 0.05%[243]。

基于同样的原理，在检测复合物Ⅳ的活力时，还原型的细胞色素 c 也需要制备。通常是将细胞色素 c 溶于 20 mmol/L 的磷酸钾缓冲溶液(pH7.0)，加入维生素 C 提供还原力，监测 550 nm 处的吸收不再降低时，用超滤管(MWCO=3000)去除多余的维生素 C。通过检测复合物Ⅰ和复合物Ⅳ的活性，S. Sinha 等人发现血液线粒体的呼吸链酶活性可以预测严重脑损伤的长期效应[244]。

3.5　三羧酸循环酶活性检测方法

三羧酸循环(TCA cycle)又名柠檬酸循环或 Kreb 循环，旅居英国的德国科学家 Hans Adolf Krebs 因此获得 1953 年的诺贝尔生理学或医学奖。它是三大营养素(糖类、脂类、氨基酸)的最终代谢通路，又是糖类、脂类、氨基酸代谢联系的枢纽。越来越多的证据表明，三羧酸循环中酶活性的缺陷与人类的疾病相关，目前普遍的认识仍然是三羧酸循环每个环节的酶功能缺失都是致死性的[245]。即使原先被认为缺乏 α-酮戊二酸脱氢酶的蓝细菌，也被证实它的三羧酸循环是完整的[246]。临床上已知酶功能缺陷与疾病相关的例子包括：富马酸酶与进行性脑病、遗传性平滑肌瘤、遗传性肾细胞癌等相关，异柠檬酸脱氢酶与低度神经胶质瘤相关，α-酮戊二酸脱氢酶与先天性乳酸性酸中毒相关，琥珀酰辅酶 A 连接酶与线粒体 DNA 缺失型脑病相关，琥珀酸脱氢酶与雷氏病相关，嗜铬细胞瘤与副神经节瘤相关[246]。

仍然以丙酮酸参与的三羧酸循环为例。如图 3.8 所示，一般情况下，丙酮酸在丙酮酸脱氢酶系的催化下，氧化脱羧生成乙酰辅酶 A(acetyl-CoA)。乙酰辅酶 A 在柠檬酸合成酶的存在下，与四个碳的草酰乙酸发生缩合和硫酯水解，生成柠檬酸，这个反应是不可逆的，属于限速步骤之一。柠檬酸在顺乌头酸酶的催化下可以脱水形成顺乌头酸，也可以加水形成柠檬酸或异柠檬酸，这是一个可逆反应，因为异柠檬酸的不断消耗而反应平衡右移。在异柠檬酸脱氢酶的催化下，脱氢还原 NAD^+ 变成 NADH，生成草酰琥珀酸中间体。不稳定的草酰琥珀酸释放出二氧化碳变成 α-酮戊二酸。在 α-酮戊二酸脱氢酶系的作用下继续脱氢脱羧变成琥珀酰辅酶 A。

由于产物的增多,在琥珀酸硫激酶(琥珀酰辅酶 A 合成酶)催化的可逆反应中,平衡左移生成琥珀酸和 ATP。琥珀酸在琥珀酸脱氢酶、延胡索酸酶及苹果酸脱氢酶的顺序催化下,最后生成草酰乙酸,完成整个循环。在此过程中,形成一个高能磷酸键、一个 $FADH_2$、两分子 CO_2 及三分子的 NADH。对于三羧酸循环的所有中间体化合物来说,无论是物质上还是电子传递上都没有损失。

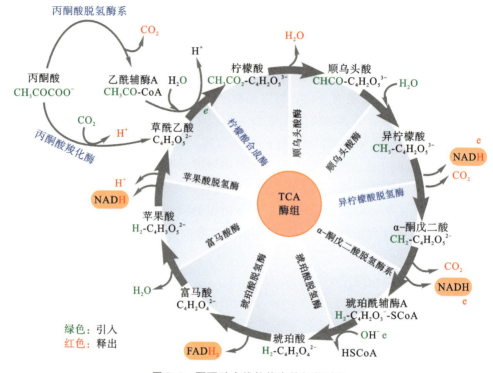

图 3.8　丙酮酸在线粒体内的氧化过程

从上述的三羧酸循环中可以看到,如果参与循环的酶出了故障,都可能导致循环中断,有机酸累积。因此,最初检测三羧酸循环的效率主要是通过有机酸堆积。P. J. Pollard 等人发现在肿瘤组织内富马酸增加与富马酸脱氢酶缺失有关[247]。2010 年,S. Goncalves 等人通过顺序添加底物的方式,建立了测试三羧酸循环中各步骤酶活性的方法[245]。2019 年,P. Wongkittichote 等人使用类似的方法检测了小鼠模型中 TCA 酶的活性[248]。①柠檬酸合成酶的活性检测可以通过加入底物乙酰辅酶 A,在 TCA 循环中生成含有巯基的辅酶 A,而巯基可以被 Ellman 试剂检测,即 DTNB 被辅酶 A 还原,由无色变成黄色,在 412 nm 处有最大吸收。②顺乌头酸酶可以将柠檬酸经过顺乌头酸转化成异柠檬酸,异柠檬酸在柠檬酸脱氢酶的催化下产生 NADH,在 340 nm 处有特征吸收。因此,添加过量的异柠檬酸可以检测柠檬酸脱氢酶的活性。而在加入更靠前的底物顺乌头酸,产生的 NADH 变化则可以部分表征顺乌头酸酶的活性。同样的,加入 α-酮戊二酸产生的 NADH 变化可以表征 α-酮戊二酸脱氢酶的活性。③加入琥珀酰辅酶 A 也会产生 NADH,指示琥珀酰辅酶 A 合成酶(琥珀酸硫激酶)的活性,有些试剂盒利用 NADH 还原水溶性四唑盐的方法[249],产生吸收峰在 450 nm 处的黄色变化。④琥珀酸脱氢酶至苹果酸脱氢酶的活性基本通过添加琥珀酸、苹果酸等底物，由电子受体 DCIP 检测，接受电子后的 DCIP 蓝色消失。总的来说，每个酶的活性在不同的实验室有不同的方法，但是基本都是检测相关酶催化底物产生的 NADH 或泛醇的速度。

三羧酸循环作为细胞代谢的关键原件之一，代谢流分析（MFA）应该是最合适表征其酶活性的方法。利用[13]C 标记技术，细胞内代谢网络的碳流将能够被质谱或核磁定量追踪[250]。但是，由于三羧酸循环中的代谢物多为有机酸，不要说核磁检测的浓度通常在 mmol/L 级别[251]，即便是更为灵敏的质谱检测时，响应也不够灵敏，通常需要衍生化。2004 年，U. Roessner-Tunali 等人用气质联用鉴定了琥珀酸、富马酸、苹果酸、柠檬酸和酮戊二酸五个有机酸，但是未能鉴定到标记特异的 MFA 碎片[252]。2013 年，M. Koubaa 等人利用[1,2-^{13}C]葡萄糖、[U-^{13}C]葡萄糖和[U-^{13}C]谷氨酸，利用灵敏的质谱技术（可变窗口的多反应监测质谱和单离子监测技术），定量检测了琥珀酸、富马酸、苹果酸、柠檬酸和异柠檬酸[250]。通常情况下，由于三羧酸循环的中间体有很好的水溶性，提取较为简单，可以用水溶液直接提取并通过液相质谱分析[253]。最近的报道称，75%的甲醇/甲基叔丁醚溶液最适合提取 TCA 的代谢中间产物[254]。但是，代谢物中含有大量的如氨基酸、葡萄糖之类的干扰小分子，所以最好是首先将溶液酸化至 pH 5.5 左右，通过阳离子交换柱去除氨基酸及其他碱性小分子，再利用阴离子交换柱将有机酸固定，洗涤去除中性分子，特别是各种糖。最后用甲酸洗脱，获得样本中的有机酸[250]，可以直接用于液相质谱分析。在气相质谱分析前，还需要衍生化，通常采用在羧基引入三甲基硅烷基团的方法，常用的试剂为 MTBSTFA（N-特丁基二甲基硅烷基-N-甲基三氟乙酰胺）。

3.6　β 氧化酶活性检测方法

脂肪酸 β 氧化是心脏、肝脏、骨骼肌的主要能量来源，酰基肉碱如棕榈酰肉碱或辛酰基肉碱是其常用底物。β 氧化通路发生在线粒体内容易受到短链酯酰辅酶 A 累积和辅酶 A 减少的前反馈抑制。苹果酸和肉碱又可以抑制短链酯酰辅酶 A 的累积和辅酶 A 的减少。通过合适的底物、解偶联剂或抑制剂，脂肪酸氧化可以由线粒体呼吸精确检测。

脂肪酸被细胞摄取后，在细胞质内变成酯酰辅酶 A，在肉碱棕榈酸转移酶 I 的作用下生成酰基肉碱，被转运进入线粒体内膜，随即在肉碱棕榈酸转移酶 II 的作用下转换回脂酰辅酶 A，实现跨膜进入线粒体基质，进入 β 氧化通路。首先，脂酰辅酶 A 在脂酰辅酶 A 脱氢酶的催化下脱氢给黄素腺嘌呤二核苷酸（FAD），生成反式 Δ^2 烯脂酰辅酶 A 和 $FADH_2$（图 3.9）；然后由烯脂酰辅酶 A 水合酶催化变成反式 β-羟脂酰辅酶 A，随后由羟脂酰辅酶 A 脱氢酶催化下脱氢给 NAD^+，生成 β-酮脂酰辅酶 A 和 NADH；最后在硫解酶的催化下转移 β-酮脂基给辅酶 A，生成与最初

相比缺少两个 CH_2 的脂酰辅酶 A，进入下一个循环。

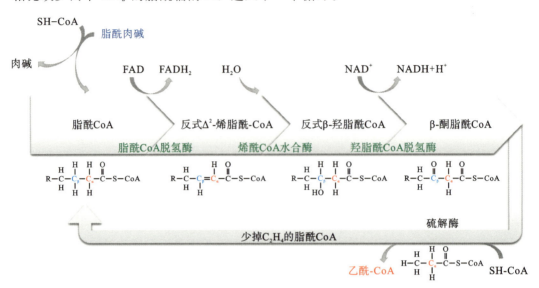

图 3.9　脂肪酸在线粒体内的 β 氧化过程

　　β 氧化和其他能量代谢途径一样，最终都是经过三羧酸循环和氧化磷酸化途径，可以通过检测线粒体代谢脂肪酸底物时产生的 NADH 或消耗的氧表征，这些都可以由前面所述的方法（如生物能量分析仪或光谱仪）定量检测。需要注意的是，β 氧化的脂酰辅酶 A 不能自由进入线粒体，因此在分离的线粒体内直接添加棕榈酰辅酶 A 并不能耗氧，需要添加肉碱之后，才能转化成可以进入线粒体基质的脂酰肉碱[255]。然而即使棕榈酰肉碱或辛脂酰肉碱可以避免肉碱棕榈酸转移酶Ⅰ的限制，直接进入线粒体内膜，也需要添加肉碱或苹果酸作为辅助因子。这表明 β 氧化与其他代谢通路之间的关系相当复杂，其调控不只与底物浓度相关。加入苹果酸也会让检测体系变得复杂，对苹果酸参与的酶促反应产生影响的化合物，可能会产生影响 β 氧化的假阳性结果。加入肉碱可能是因为它可以起到降低线粒体内乙酰辅酶 A 的浓度，将乙酰辅酶 A 转化成乙酰肉碱转运出线粒体，并生成激活 β 氧化所需的辅酶 A 的作用。

　　质谱在代谢物定性定量分析的优势使其也可以用来检测 β 氧化中酶的活性。D. Bouvier 等人在患者的皮肤成纤维细胞匀浆中添加不同长度的脂肪酸，利用质谱检测了中链脂酰脱氢酶和长链脂酰脱氢酶的活性[256]。该方法成功地定量表征了两种 β 氧化关键酶缺陷的患者与正常人中脂酰辅酶 A 脱氢的活性差异。另外，由于酶是蛋白质，其基因突变、mRNA 水平都可以由基因组学检测；其蛋白质水平可以由蛋白质组学方法检测。这些检测方法不只是涉及利用葡萄糖及脂肪酸为底物的代谢酶活性，也包括氨基酸代谢酶的活性检测。相关技术在本书其他章节有详细的讨论，在此不再赘述。

3.7 间接量热检测方法

虽然糖、脂、蛋白质的完全燃烧供能都是在线粒体内经过三羧酸循环和氧化磷酸化过程生成二氧化碳和水，并消耗一定量的氧，但是每个供能底物消耗的氧和产生的二氧化碳比例不同，单位质量下产生的能量也不一致。如表 3.1 所示，1 分子葡萄糖完全氧化，消耗 6 分子氧，产生 6 分子二氧化碳，其呼吸商（产 CO_2/耗 O_2）为 1；1 分子棕榈酸消耗 23 分子氧生成 16 分子二氧化碳，其呼吸商约为 0.7；因为氨基酸中含有氮、硫等原子，其完全氧化比较复杂，以甘氨酸为例，2 分子甘氨酸消耗 6 分子氧，产生 5 分子二氧化碳，其呼吸商约为 0.8。为便于计算，脂肪的呼吸商通常认为是 0.69，蛋白质的呼吸商为 0.81[257]。通过检测人呼出气体中氧气和二氧化碳的比例，可以计算出不同功能物质对呼吸商的贡献配比。如果是在封闭空间内进行不间断的长期检测，则可以检测动物的能量消耗情况。

表 3.1 不同物质的呼吸商及单位供能情况

供能物质	化学反应式	呼吸商/（产 CO_2/耗 O_2）	单位产热/（kcal/g）
葡萄糖	$C_6H_{12}O_6 + 6\ O_2 = 6\ CO_2 + 6\ H_2O$	1.0	3.8
棕榈酸	$C_{16}H_{32}O_2 + 23\ O_2 = 16\ CO_2 + 32\ H_2O$	0.7	9.3
甘氨酸	$2C_3H_7NO_2 + 6\ O_2 = 5\ CO_2 + CH_4N_2O + 5\ H_2O$	0.8	3.7

注：1 kcal=4.184 kJ。

通过呼吸商计算热量支出的间接量热是重症患者热量支出测量的标准方法，特别是在有营养缺陷或因为其他疾病（如癌症、败血症、外伤等）影响能量估算的情况下被推荐使用[258]。其早在 19 世纪就开始被用于研究食物产热的现象。间接量热的仪器也由最初的闭环回路发展成呼吸测热箱。20 世纪中期，科学家研发了可以放置在一个袋子里的开放式呼吸口罩系统[259]。2018 年，Lumen 公司推出第一款便携的间接量热小工具，并且可与手机蓝牙连接，方便普通人随时监控自己的能量支出情况。

第 4 章
线粒体膜电位研究方法

4.1 线粒体膜电位

线粒体，通常被称为细胞的发电站，在细胞生理学中扮演着重要的角色。真核细胞中的大部分细胞能量（ATP）是通过氧化磷酸化在线粒体中产生的，在此过程中电子从电子供体转移到电子受体，如氧。线粒体电子传递链通过一系列氧化还原反应产生电化学梯度。这种电化学梯度驱动 ATP 的合成并产生线粒体膜电位（MMP），这是评价线粒体功能的关键参数。线粒体功能障碍与各种疾病有关，如癌症、心血管疾病、糖尿病和神经退行性疾病。异体化合物的毒性可以对线粒体功能产生直接或间接的影响。许多这些化合物通过扰乱线粒体中的各种大分子来降低MMP，从而影响不同的线粒体功能。MMP 的降低也可能与细胞凋亡有关。因此，这些细胞器是体外毒性研究的理想靶点[260-261]。

线粒体膜电位（$\Delta\Psi_m$）特别是内线粒体膜电位是线粒体损伤的敏感指标，主要代表线粒体/内在细胞死亡通道的早期事件。它对于维持电子传递链中 ATP 的生成是必不可少的，$\Delta\Psi_m$ 的显著损失会导致能量消耗和细胞死亡。$\Delta\Psi_m$ 的损失可能是由于所谓的"渗透性过渡孔复合物"（PTPC）的开放。PTPC 是一个超分子复合体，组装在外线粒体和内线粒体膜的交界处[260-261]。

4.2 线粒体膜电位检测

线粒体水平的细胞能量产生强质子梯度，负责 $\Delta\Psi_m$。当细胞进入凋亡时，就会失去能量，导致 $\Delta\Psi_m$ 减小。大多数可用于 $\Delta\Psi_m$ 的商用探针是嗜脂性阳离子化学品，有时被称为再分配染料。这些化合物根据其电荷和溶解性在线粒体内中积累[262]。如 $DiOC_6$、Rh123、TMRM 和 TMRE，可确定 MMP 的定量。这些染料响应穿过线粒体内膜的电势，通过电泳分布到线粒体基质中，在积累时，它们的激发和发射光谱都表现出红移。然而，这些检测方法大多有局限性，包括低灵敏度、高细胞毒性和特异性抑制线粒体功能；线粒体被多药耐药泵泵出的电势；或需要多个洗涤步骤，平衡时间长。另一种荧光亲脂阳离子染料 JC-1 被开发用于 MMP 的测量。JC-1 对 MMP 的减少具有特异性和敏感性，但其水溶性较差，信号背景窗（S/B）较低[263]。水溶性线粒体膜电位传感器（Mito-MPS）是 JC-1 的改进版本，具有类似的荧光特性和亚细胞染色模式，以量化 MMP[263]。细胞渗透染料，如 Mito-Tracker® 是衡量线粒体健康的有效方法，依靠轻度巯基反应的氯甲基部分。这些染料在耐甲醛固定能力方面提供了额外的优势。科学家提出了一个策略，用于精确量化 $\Delta\Psi_m$ 损失使用基于 MitoTracker® 染料（CMXRos®）的纳米材料[262]。

4.2.1 嗜脂磷酸盐 TPMP 和 tetraPP

在 20 世纪 60 年代末，Peter Mitchell 的化学渗透耦合假说作为 $\Delta\Psi_m$ 氧化磷化的机械解释受到激烈争议。许多研究人员很难接受，由膜电位和线粒体内膜上的 pH 梯度组成的质子动力可能是呼吸和 ATP 合成之间的中间体[264]。因此，Vladimir Skulachev 及其同事在 1969 年发表的一篇论文产生了相当大的影响，因为它提供了强有力的证据，证明线粒体内膜上存在一个大型的 $\Delta\Psi_m$[265]。他们通过显示线粒体基质中积累的脂亲二苯甲酸酯作为对 $\Delta\Psi_m$ 的检测，证明了线粒体 $\Delta\Psi_m$ 的存在。亲脂阳离子渗透细胞磷脂双层的能力已经为人所知一段时间，但这是这些分子首次被应用于线粒体生物学。初步报道中使用的二苯甲酸酯的线粒体吸收量相对较差，需要脂质四苯丙酸酯黄离子（TPB）。因此，在随后的研究中，Skulachev 的小组使用了甲基苯丙胺（TPMP），能够在有活力的线粒体种积累，无需 TPB[266-267]。

在这些论文发表时，它们的主要意义在于表明线粒体呼吸产生了显著的 $\Delta\Psi_m$。然而，它们对于表明亲脂性阳离子在有活力的线粒体中积累，以及将三苯甲基磷（TPP）引入线粒体生物学也很重要。在此之前，磷酸盐已广泛应用于合成有机化学，例如在 Wittig 反应中及在探索磷脂双层的电特性中[268]。

亲脂性阳离子被有活力的线粒体吸收，这一发现也使自 20 世纪初以来大家公认的事实变得有意义，即许多用于显微镜中线粒体可视化，如 Janus Green，其都是亲脂性阳离子。如今，荧光亲脂性阳离子，如罗丹明、JC-1 和 MitoTracker 系列化合物通常用于可视化细胞内的线粒体。

TPMP 和密切相关的四苯丙胺阳离子（tetraphenylphosphonium，tetraPP）的结构如图 4.1 所示。这种嗜脂磷酸盐能够在没有离子磷酸盐帮助的情况下可穿过线粒体内膜，并在膜电位驱动下积累在线粒体中。因此，Skulachev 及其同事介绍的嗜脂磷化物证明是研究线粒体功能的最有用的探针之一。在本书中我们概述了为什么线粒体会占用嗜脂磷酸，并讨论这些分子在过去 35 年中用于研究线粒体生物学的一些方法。

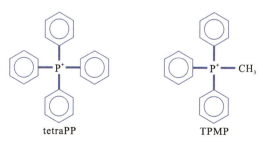

图 4.1　TPMP 化学结构

TetraPP 和 TPMP 等嗜脂性阳离子具有相对脂溶性的异常特性,尽管它们带有净正电荷。因此,它们可以很容易地通过磷脂双层进入线粒体(图 4.2A)。这与嗜水性阳离子(如 Na^+)形成鲜明对比,后者不能自由穿过生物膜。生物膜对亲水性离子的渗透性主要是由于将离子从水环境转移到膜的非极性内部的能量需求。因此,通过膜的疏水核心运动的活化能量非常高,而对于嗜脂性阳离子来说,这种活化能量要低得多,使得它们能够通过[269-270]。

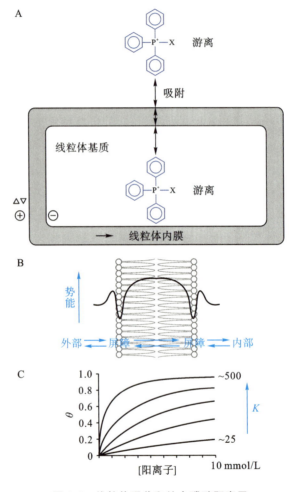

图 4.2 线粒体吸收和结合磷酸阳离子

A. 线粒体吸收三苯甲酸磷酸并与 X 结合,显示通过内膜和吸附到磷脂双层。B. 通过磷脂双层体运动的三苯甲酸磷酸的能量轮廓显示吸附到靠近磷脂脂肪酸碳化物的潜在能量井。C. 吸附磷化物到磷脂双层,如朗缪尔吸附异体所描述的,它显示了 θ(磷化物所占据的膜上的结合位点的一部分)作为 K 不同值的阳离子浓度的函数。

4.2.2 DiOC$_6$(3)

DiOC$_6$(3)是一种亲脂、阳离子、绿色荧光染料,最初用于标记各种细胞中的 ER。这种二碳花青素染料分子是平面的,具有疏水性和亲水性。通过对命名解读,

"Di"表示这是一个二元化合物，它包含两个相同的结构单元。"OC"代表"oxycarbocyanine"，表明这是一种氧杂环戊烷化合物。"6"表示这个分子中含有 6 个碳原子。"(3)"通常表示它是一个具有特定性质的衍生物或同系物。$DiOC_6(3)$代表一种含有两个相同的氧杂环戊烷结构单元，其中每个结构单元含有 6 个碳原子，并且可能是第三个同系物或衍生物(图 4.3)。这是一个带正电的分子，通过质膜之后，它似乎并没有被代谢或因细胞发生了化学反应。在较低浓度时，它聚集在线粒体中，而在高浓度时，它聚集在内质网中。

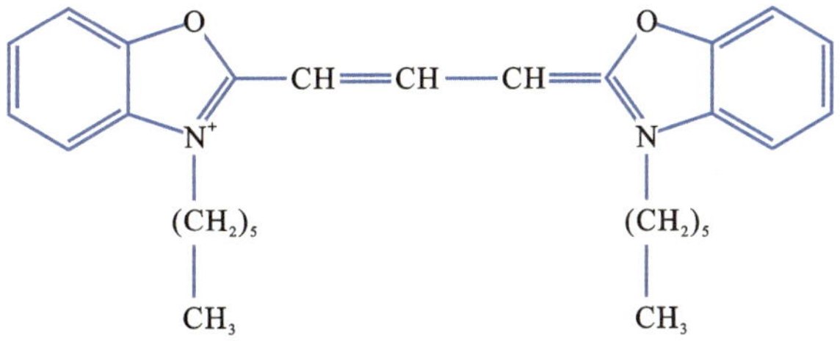

图 4.3　$DiOC_6(3)$化学结构

$DiOC_6(3)$在甲醇中的吸收最大值(A_{max})为 484 nm，发射最大值(E_{max})为 501 nm。原液可在 1~5 mmol/L 浓度的二甲基亚砜(DMSO)中配制，荧光明亮清晰。漂白的速度明显慢于荧光素，类似于罗丹明[271]。

在使用微电极时，中性粒细胞的小尺寸带来了巨大的技术难题，因此研究人员求助于间接探针，这些探针分布在膜上。通过测量亲脂阳离子三苯基甲基膦离子($TPMP^+$)的分布，可以确定跨膜电位。第二类探针——荧光碳菁染料也得到了广泛的应用。像磷离子一样，这些染料带正电荷，因此，原则上，两种探针应该给出相同的结果。然而在很多研究中发现当中性粒细胞用 3H - $TPMP^+$ 预平衡和 f - met - leu - phe 刺激后，细胞立即发生快速"超极化"；相反，许多使用各种碳菁染料报告，中性粒细胞对 f - met - leu - phe 和其他刺激的反应是"去极化"的。因此，在 f - met - leu - phe 激活的细胞中，$TPMP^+$ 报告了超极化，而碳菁染料，如 $DiOC_6(3)$ 报告了去极化。为了阐明潜在的离子事件，M. Helen 等人在研究中，使用碳菁染料 $DiOC_6$ 监测了人类中性粒细胞的膜电位变化。荧光显微镜显示碳菁染料 $DiOC_6(3)$ 主要分裂成亚细胞细胞器，可能是线粒体。荧光光谱表明，f - met - leu - phe 和肉芽酸酯激活中性粒细胞后，有一个短的延迟期，荧光没有变化，随后荧光迅速消失，即一种明显的退极化。荧光显微镜显示这种荧光的丢失来自线粒体。电子传递抑制剂氰化物和鱼藤酮以及氧化磷酸化解偶联剂 CCCP 和二硝基苯酚抑制荧光损失。因此，$DiOC_6(3)$主要显示了线粒体膜电位的变化，而不是跨质膜电位的变化[272]。

4.2.3　罗丹明 123

罗丹明 123(Rh123)是一种可以通过细胞膜的选择性染色活细胞线粒体的芳香阳离子荧光染料，呈黄绿色荧光，广泛用作检测线粒体膜电位，也常用于细胞凋亡检测(图 4.4)。它可以快速通过细胞膜，仅需几分钟就可以被具有活性的线粒体所俘获，并且对细胞没有任何毒性。Rh123 用于对许多种细胞进行染色，包括植物细胞和细菌。由于细胞内 ATP 的量与 Rh123 的荧光强度之间有相关性，因此 Rh123 被应用于检测细胞内的 ATP。Rh123 还可用于癌症研究。Rh123 的最大激发波长为 507 nm，最大发射波长为 529 nm。

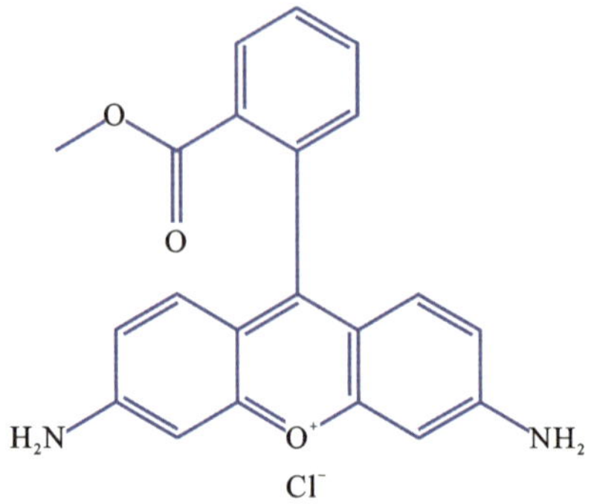

图 4.4　Rh123 化学结构

　　虽然没有直接证明，但科学家一直认为 Rh123 在响应膜电位变化时电泳分布在线粒体基质中。已知的使线粒体去极化或失能的药物，如解偶联剂和呼吸抑制剂，会降低培养细胞中线粒体的 Rh123 荧光，而使膜电位超极化的药物，如黑曲霉素则会增加荧光。Rh123 被描述为比其他用于线粒体染色的荧光阳离子对细胞的毒性更小。然而，在高浓度下，Rh123 具有细胞毒性。据报道，Rh123 对转化细胞株和癌细胞株的毒性比对正常细胞的毒性更强，这种现象与转化细胞株和癌细胞对罗丹明的积累和保留增加有关。在分离的线粒体中，Rh123 抑制线粒体代谢，特别是抑制线粒体 ATP 酶。然而，从 Rh123 敏感细胞和耐药细胞中分离的线粒体对 Rh123 敏感性的差异并不能解释毒性的差异。

　　K. Ronald 等在研究中描述了 Rh123 对离体大鼠肝线粒体的摄取机制与 Rh123 摄取后的光谱特性以及 Rh123 对线粒体代谢的影响。发现 Rh123 在膜电位的作用下被吸收，尽管与线粒体内部成分有大量结合，并且 Rh123 的吸收伴随着红色光谱偏移和荧光猝灭。Rh123 的代谢作用是通过摄取来增强的，包括抑制线粒体 ATP 酶和破坏线粒体容量控制，后者可能是由于一个独立的机制。关于这项工作的简要描述早前已经出现过[273]。

　　K. Ronald 等人的研究表明，老年人类成纤维细胞（HF）比年轻的 HF 结合并保留更多的 Rh123。为了确定 Rh123 摄取的这种差异是否确实反映了线粒体跨膜电位的差异，使用已知能破坏线粒体跨膜电位的药物来监测青年和老年 HF 的 ri23 线粒体相互作用。差异明显，提示老年性 HF 维持较高的线粒体跨膜电位。更重要的是，这种差异可能反映了线粒体结构和/或功能与年龄相关的变化[274]。

4.2.4　TMRE 和 TMRM

　　带正电荷的染料罗丹明（例如罗丹明酯和 rosamines）可以选择性地定位于线粒

体中，因此它们被广泛地用于标记活细胞中的线粒体(图 4.5)。除了可以选择性地对线粒体进行染色外，与 Rh123 类似，TMRM 和 TMRE 也广泛地用于线粒体膜电位的测定。这两种特殊的罗丹明酯将线粒体染色，带有橙色荧光。它们的光谱特征与 TRITC 相似，这使 TMRM 和 TMRE 使用起来非常方便。TMRE 的疏水性比 TMRM 略微强一点。

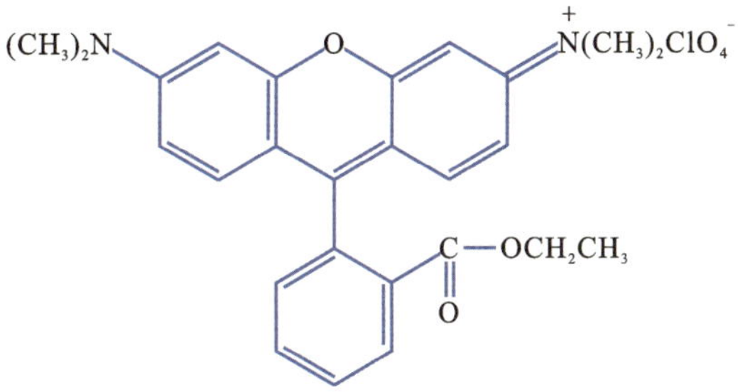

图 4.5　TMRM 化学结构

4.2.5　JC-1

考虑到线粒体膜电位在许多生理病理条件中的作用，对完整细胞线粒体膜电位的评估正引起人们越来越大的兴趣。特别是线粒体在凋亡过程中的功能仍然是一个有争议的问题。几年前，A. Cossarizza 等人开发亲脂阳离子探针 JC-1，其单体在 490 nm 光激发后在 527 nm 处发光，建立了一种新的细胞荧光分析完整细胞线粒体膜电位的方法。在线粒体膜电位较高时，JC-1 聚集在线粒体的基质中，形成聚合物，可以产生红色荧光；在线粒体膜电位较低时，JC-1 不能聚集在线粒体的基质中，此时 JC-1 为单体，可以产生绿色荧光。这样就可以非常方便地通过荧光颜色的转变来检测线粒体膜电位的变化。常用红绿荧光的相对比例来衡量线粒体去极化的比例。线粒体膜电位的下降是细胞凋亡早期的一个标志性事件。通过 JC-1 从红色荧光到绿色荧光的转变可以很容易地检测到细胞膜电位的下降，同时也可以用 JC-1 从红色荧光到绿色荧光的转变作为细胞凋亡早期的一个检测指标。在两个人类细胞系(K562 和 U937)中，通过流式细胞术进行测试，研究了膜电位的变化引起的 K^+ 离子载体缬氨霉素的变化，该药物会影响线粒体膜电位，而 K^+/H^+ 离子载体会影响细胞内的 pH 值而不影响线粒体膜电位。其与缬氨霉素孵育 10 min，37 ℃，采用低 K^+ 培养基，JC-1 出现明显的绿橙色荧光且剂量依赖减少，而作为对照组的尼日利亚菌素没有影响[275]。

这种细胞荧光法具有以下特征：①既是定性的，也是定量的；②允许鉴定具有不同线粒体含量的种群；③已被用于研究这些细胞器在各种条件下的行为，包括细胞凋亡；④通过在单个线粒体水平上分析膜电位来进一步验证。

S. Salvioli 等人研究了质膜影响探针与线粒体结合中的作用。研究了三种荧光探针用于分析 U937 人细胞系线粒体膜电位的敏感性和特异性。首先，研究了质膜对影响探针与线粒体结合中的作用。高剂量的细胞外 KCl 对质膜去极化对 JC-1、

DiOC$_6$(3)和罗丹明123(Rh123)的负载没有直接影响。然而,在KCl存在下培养数小时后,仅在DiOC$_6$(3)染色的细胞中观察到显著的变化。其次,对能够破坏线粒体膜电位的药物的作用进行了比较研究。然而,将FCCP添加到细胞培养物中,JC-1和DiOC$_6$(3)的荧光发射都发生了一致的变化,而Rh123的荧光发射则没有变化,只有JC-1染色的细胞对缬氨霉素有反应。总的来说,数据表明JC-1是分析线粒体膜电位变化的可靠探针,而Rh123的灵敏度较低,DiOC$_6$(3)表现出对质膜电位的变化具有较高的灵敏度[276]。

4.2.6 线粒体膜电位检测试剂盒

目前已开发出可用于测试线粒体膜电位的试剂盒,其中包括JC-1、JC-10、TMRM等试剂盒,可用于低、高通量线粒体膜电位检测。

4.3 荧光染色与检测方法的结合

常用荧光染料将细胞线粒体进行染色,可通过酶标仪、荧光显微镜等手段测量或观察线粒体荧光强度,从而确定线粒体膜电位在药物刺激下的变化。在此总结了荧光染色与其他方法方法相结合检测线粒体膜电位,以及其他检测膜电位的方法。

4.3.1 染色与流式细胞结合

线粒体跨膜电位膜电位的下降,被认为是细胞凋亡级联反应过程中最早发生的事件,它发生在细胞核凋亡特征(染色质浓缩、DNA断裂)出现之前,一旦线粒体膜电位崩溃,则细胞凋亡不可逆转。线粒体跨膜电位的存在,使一些亲脂性阳离子荧光染料,如Rh123、DiOC$_6$(3)、JC-1、TMRM等,可结合到线粒体基质,其荧光的增强或减弱说明线粒体内膜电负性的增高或降低。可用流式细胞仪检测细胞的荧光强度。

在流式细胞检测过程中始终保持平衡染液中pH值的一致性,因为pH值的变化将影响膜电位。与染料达到平衡的细胞悬液中如果含有蛋白,其将与部分染料结合,降低染料的浓度,引起假去极化。荧光探针JC-1是一种阳离子型的亲脂性染料,能够自由穿过细胞膜,随细胞膜电位的变化而在膜两侧保持动态平衡。其特点是线粒体膜电位低时浓度低,主要以单体形式存在,488 nm激发时最大发射波长为527 nm,呈绿色荧光,细胞质相对线粒体为低电位,形成流式图中所有细胞FL1均为阳性;膜电位高时浓度高形成聚集体,488 nm激发时的最大发射波长为590 nm,红色荧光。活细胞线粒体膜电位高,线粒体内JC-1聚集体的浓度高,红色荧光很强,在流式图上表现为FL1和FL2双阳性,而凋亡细胞则大多为FL1单阳性。

4.3.2 毛细管电泳对单个线粒体膜电位和电泳移动性的同步测量

具有激光诱导荧光检测(CE-LIF)的毛细管电泳是一种分离技术,用于线粒体异质性的定性。简言之，线粒体被标记为荧光探针或通过荧光蛋白的表达，由 CE 在生理 pH 值和渗透性的缓冲区中分离。单个线粒体特性，如 DNA 含量、双磷脂酰甘油水平、特定蛋白质或线粒体的质量，可以由 CE-LIF 评估。该技术可用于分离具有不同表面特性的线粒体子群，因为亚细胞粒子的电光运动取决于其表面电荷密度，表面电荷密度反映了其表面成分。对脂质体的研究表明，生物颗粒的电泳流动性可能还取决于跨膜 pH 梯度、变形能力和诱导极化或多极效应等特性。跨膜 pH 梯度，可能通过电容效应或磷脂转移到双层的不同侧面影响电泳特性[277]。

先前的研究表明，线粒体电泳的流动性也取决于膜的电势。在这些报告中，线粒体净流动性为负数。N. Kamo 等人利用 6 V/cm 的电场观察到大鼠肝线粒体在极化时的移动性增加。作者将这一结果解释为线粒体表面电荷密度的增加，并假设线粒体的电光性能受到内膜膜电位的显著影响。在后续研究中，在线粒体极化时，再次观察到低电场线粒体电泳移动性的增加。内膜的线粒体表面电势随着线粒体极化而增加。在另一项研究中，通过线粒体偏振观察到大鼠肝线粒体极化后线粒体流动性和体积的增加。这一结果是由于线粒体表面积和表面电荷密度增加所致，外膜在极化时变形，并在表面暴露新的带电组。虽然以前的研究提供了线粒体电泳移动性或膜电位的平均测量，但没有一个试图将这些特性与单个线粒体水平联系起来[278]。

Gregory G. Wolken 等人引入了一种方法，通过 CE-LIF 同时测量单个线粒体的线粒体电势和电泳流动性。线粒体从培养的鼠细胞、肝脏或肌肉组织中分离出来，在鱼藤酮（一种复合物 I 抑制剂）的存在下用辛酸激发，然后用 JC-1 标记。标记线粒体然后由 CE 分离，并通过双激光激发/双通道发射荧光探测器检测。JC-1 的红色和绿色荧光测量允许确定单个线粒体膜的电势。缬氨霉素是一种离子载体，允许在线粒体内膜上自由运输钾，用于去极化线粒体作为对照。通过比较基于红/绿比值而认为偏振或去极化的线粒体区域，观察到电泳流动性对膜的依赖性，膜电位较高通常导致电泳移动性下降，这与以往批量研究中观察到的趋势相反。这里描述的方法可用于研究线粒体异质性和评估膜的电势，即使许多线粒体在制备和分离过程中遭到破坏和去极化，这不可能使用批量技术[277]。

4.3.3　b-血红素氧化状态

线粒体膜电位是了解线粒体功能的重要参数，但目前的方法是基于阳离子指标积累的方法，进行定量是一个挑战。最近，提出了一种基于 bc_1 复合体 b-血红素（b-heme）氧化还原平衡的新方法。b-heme 横跨膜，对 $\Delta\Psi$ 产生的电场敏感，这反过来又可以从其氧化状态中计算，在分离线粒体和细胞悬架中使用多波长细胞光谱测量其氧化电位的差异中量化 $\Delta\Psi$。该方法具有测量完全独立于等离子膜电势和体积的优点，不需要外在指标。该方法的目的是从 b_L-heme 和 b_H-heme 的氧化状态中计算 $\Delta\Psi$。

最后，应该记住虽然大多数 ΔP 是以 $\Delta\Psi$ 的形式出现的，但它并不占主导地位，只有同时测量重氧化中间体的电子通量、ΔpH 和红氧化物潜力，才能完整地理解电子传递链(ETC)的功能。

在 bc_1 复合物的周转期间，辅酶在靠近膜细胞侧的 Q_0 位点被氧化。两个质子被释放到细胞侧，两个电子被分割，使一个电子通过一个高电势链，由移动的 Rieske 硫铁蛋白中心和 c_1-heme，传递到 Cyt c 和细胞色素氧化酶。另一个电子通过由低电势和高电势 b-heme(b_L 和 b_H)组成的低电势链，通过在 Q_i 中心辅酶 Q 质子作用下减少(图 4.6)。能量通过质子的吸收和释放保存成质子浓度梯度(ΔpH)，并通过电荷穿过膜的运动释放质子形成 $\Delta\Psi$[279]。

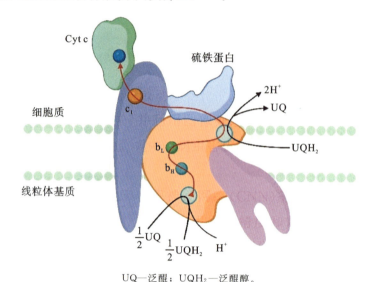

UQ—泛醌；UQH_2—泛醌醇。

图 4.6 bc_1 复合体，显示了反应中心和氧化还原中心相对于膜的大致位置

4.3.4 微流体设备中的片上微电极对线粒体膜潜力的评估

研究者使用四苯磷(TPP^+)离子(脂溶性阳离子)的离子选择性电极(ISE)——ISE_{mbrane}，发现 TPP^+ 可以通过线粒体膜渗透，其扩散系数是其他离子[如 DDA^+(二苯二甲基铵)]的 15 倍。由于 TPP^+ 离子在线粒体中的积累与通过 Nernst 方程和体积因子 $\Delta\Psi_m$ 有关，其值可以从 TPP^+ 离子的浓度来确定[279]。

Tae-Sun Lim 等人提出了第一个片上 TPP^+ ISE，并演示了其在测量线粒体膜电势方面的应用，描述了微流体 TPP^+ 选择性传感器的制造和 TPP^+ 选择性膜和液体结点参考电极的制作细节。通过连续添加不同的生物活性化合物，对分离线粒体进行传感器测试。结果表明，其可以应用于分析样本浓度低至 0.3 ng/μL(比先前公布的结果低 4 个数量级)和体积小至 85 μL 的线粒体生物动力学。此外，通过将这种微传感器集成到受控的微流体环境中，这种方法最终将有助于推进线粒体研究和临床诊断应用领域，允许对线粒体膜潜力的调节、动力学和统计特性进行高通量研究，以应对受控(微流体)化学环境中的抑制剂和凋亡诱因。

电子传递链的氧化步骤产生的质子动力随后驱动线粒体的正常功能。给出了质子动力 Δp 与线粒体膜电位 $\Delta\Psi_m$ 之间的关系 $\Delta p = \Delta\Psi_m - [2.3(RT/F)]\Delta pH$，其中

R 为通用气体常数[R＝8.314472 J/(K·mol)]，T 为绝对温度，F 为法拉第常数 (F＝96485.3 C/mol)。Δp 取决于穿过内膜的电差异($\Delta\Psi_m$)和基质与内膜空间之间的 pH 差异(ΔpH)。由于基质的高缓冲能力，$\Delta\Psi_m$ 对 Δp 总值的贡献远大于 pH 变化的贡献。因此，实验设计只关注 $\Delta\Psi_m$ 作为 Δp 的有效指标。电位传感器法被用作 TPP^+ 离子选择电极的基本电化学分析图。电位传感器由两个电极组成：一个参考电极和一个工作电极，即 ISE。ISE 有一个选择性渗透膜，可以选择性地测量目标离子的活性。样品溶液中的目标离子通过 ISE 膜扩散到内部填充溶液中，在 ISE 膜上形成电位梯度。通过测量这种电位差，可以用电压表监测 TPP^+ 浓度。一旦 TPP^+ 浓度已知，可使用下述体积因子测定膜电位 $\Delta\Psi_m$[280]。

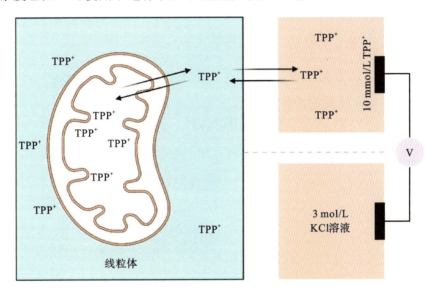

图 4.7　TPP^+ ISE 的传感方案

样品培养基中的 TPP^+ 离子可以通过离子选择膜（黑色）和线粒体内膜自由扩散达到平衡。线粒体引入后，TPP^+ 离子在基质中积累，引起平衡浓度的变化。这种变化会导致参比电极和工作电极之间的电位差。通过测量电位差可以监测培养基中 TPP^+ 的浓度。

4.3.5　DASPEI 方法

研究者开发了一种使用 2-[4-(二甲氨基)苯乙烯基]-N-乙基吡啶碘化物 (DASPEI)测量完整细胞中线粒体膜电位的分析法，这是一种很少使用的线粒体探针，这种染料通常用于染色活细胞的线粒体，具有较大的荧光斯托克斯位移，因此适合于荧光测量。DASPEI 法可以测量悬浮培养和 96 孔培养的中国仓鼠卵巢 (CHO)和 PC12 细胞的线粒体膜电位。它还可用于检测线粒体膜电位的长期影响，如淀粉样 β 诱导的 PC12 细胞线粒体去极化，这是阿尔茨海默病的细胞模型。

使用已知的解偶联剂 2 个质子载体(CCCP 和 DNP)和疑似线粒体毒物的抗精神病药硫里哒嗪对该分析进行了验证。CCCP 和 DNP 对中国仓鼠卵巢(CHO)细胞线粒体膜电位有短期去极化作用，而噻嗪对 CHO 细胞线粒体膜电位有长期超极化作用。该实验还检测了暴露于钴（模拟缺氧）的 CHO 细胞和暴露于 β 淀粉样蛋白的 PC12 细胞中线粒体膜电位的变化，表明该实验可用于缺氧和阿尔茨海默病的细胞模型。该方法不需要洗涤步骤，Z'值>0.5，可用于标准荧光计，具有良好的液后处理稳定性，适合大规模筛选。总之，DASPEI 分析方法简单快速，可用于毒理学试验、药物靶点发现和涉及线粒体功能障碍的疾病的机制模型。类似的还有 2-[4-(二甲氨基)苯乙烯基]-1-甲基碘化吡啶（DASPMI）[281-282]。

4.3.6　单个线粒体膜电位

为了做到在单个线粒体水平上对活细胞中的 $\Delta\Psi$ 进行敏感量化，有人将 TMRM 染色和视频显微镜与自动图像处理和分析相结合。使用此方法，在存在和不存在抑制剂抗霉素 A 或质子酚 p-三氟乙烷氰化苯乙烯水合物（FCCP）的情况下，量化了控制细胞中的相对 $\Delta\Psi$。实验证明，该技术允许在单个线粒体水平上对 $\Delta\Psi$ 的小变化进行可重复的量化。此外，使用线粒体靶向绿色荧光蛋白（mitoAcGFP1），在细胞中使用杆菌病毒转染表达[283]，可量化线粒体脱钩条件下的 $\Delta\Psi$。

第 5 章
线粒体通透性转换研究

5.1 线粒体通透性转换

线粒体对于维持生物能量稳态和调节细胞钙稳态至关重要。当线粒体 Ca^{2+} 超载,尤其是与氧化或亚硝基应激和/或 ATP 耗损相结合时,会导致线粒体内膜(inner mitochondrial membrane,IMM)通透性的突然增加。这是通过高导、电压和 Ca^{2+} 敏感通道即线粒体通透性转换孔(mitochondrial permeability transition pore,MPTP)的打开触发的。MPTP 的开放会导致线粒体膜电位的崩溃和生物能的破坏,同时导致小于 1500 Da 的低分子量溶质通过 IMM 重新分布和线粒体肿胀。

MPTP 的开放状态分为两种:持续时间短的闪烁状态和持续时间长的开口状态。闪烁状态通过线粒体基质和细胞溶胶之间的快速溶质交换来发挥生理作用,例如,钙离子和氧自由基的传递。长时间开口状态会导致线粒体去极化、ATP 消耗、IMM 电位改变、ROS 生成、细胞内 Ca^{2+} 稳态受损、线粒体肿胀和促凋亡因子释放,进而引发细胞死亡。因此,长时间的 MPTP 开放对线粒体是有害的,标志着细胞生命走向不可逆的死亡。

尽管已经收集了大量关于 MPTP 调控的信息,但其确切的结构组成部分仍有待进一步实验。最初认为 MPTP 形成于 IMM 和线粒体外膜(outer mitochondrial membrane,OMM)的相邻位点,是通过膜中的多种蛋白质,如电压依赖性阴离子通道(voltage-dependent anion channel,VDAC)、线粒体转运蛋白(translocator protein,TSPO)和腺嘌呤核苷酸转运蛋白(adenine nucleotide translocator,ANT)等的结合所产生的。然而,这一观点尚未得到严格的基因测试支持。事实上,即使线粒体缺少这些蛋白质,仍然显示出环孢素 A(CsA)敏感的 MPTP 开放。这些发现促使了跨学科研究的发展,以寻找并鉴定形成所谓的 PTP(MPTP 的调控通道)的蛋白质[284]。

5.2 线粒体通透性转换孔组成研究

关于 MPTP 复合体的生物结构及其性质一直存在争议,目前尚未确定其明确的生物分子构型。许多候选成分被认为是内膜蛋白,包括腺嘌呤核苷酸转运酶(ANT)、线粒体磷酸载体(PiC)、金属蛋白酶、痉挛性截瘫蛋白 7(SPG7),以及二

聚体或 F_1F_0 - ATP 合酶 C 环内的解耦通道。外膜成分，如电压依赖性阴离子通道（VDAC）和 BCL - 2 家族成员 BAK/BAX，也被认为可能参与调节孔的开放。尽管所有这些假说都受到了质疑，且线粒体功能丧失或获得的基因研究也未能验证每一个假说，但人们了解到其中一些可能发挥潜在的调控作用。到目前为止，已明确参与调控 MPTP 开放的成分包括肽酰脯氨酸顺、反异构酶（PPIase）和亲环素 D（CypD）[285]。

（1）电压依赖性阴离子通道（voltage - dependent anion channel，VDAC）：S. Shimizu 等研究人员利用抗 VDAC 抗体进行了研究，得出了 VDAC 在 MPT 中直接参与的实验证据。他们使用两种多克隆抗 VDAC 抗体，这两种抗体可以识别通道的不同表位，并且可以抑制 VDAC 的活性。这两种 VDAC 抗体也能够抑制 Ca^{2+} 诱导的 MPTP，从而支持了 VDAC 在 MPT 中的关键作用[286]。然而，通过基因敲除实验发现，VDAC 并未参与 MPTP 的调控。

（2）腺嘌呤核苷转位蛋白（adenine nucleotide translocase，ANT）：ANT 被认为是 MPT 的重要组成部分，包括小鼠的 ANT1 和 ANT2，以及人类的 ANT1、ANT2 和 ANT3。最近的研究显示，CypD 直接与 ANT 相互作用，但是环孢素 A（CsA）是否抑制了 CypD 和 ANT 的相互作用还不清楚。关于 ANT 在 MPT 中的作用，近年来取得了很大的进展。研究表明，缺乏 ANT1 和 ANT2 的小鼠的肝线粒体，Ca^{2+} 的阈值略有增加，表明 ANT1 和 ANT2 在 MPT 中的作用可能有限，或者 ANT1 和 ANT2 的缺陷可能会通过其他途径得到补偿。MPT 中涉及的其他通道可能是内膜上的 ANT 样通道，MPTP 受 ANT 配体（如邦克雷基酸等）调节，伴随着内线粒体膜的渗透性增加即 $\Delta\Psi$ 损失，这表明线粒体内膜通道在 MPT 中具有重要作用[287-289]。

（3）亲环素 D（cyclophilin D，CypD）：最初人们认为 CypD 在 MPT 中起着关键作用，因为 MPT 受到环孢素 A（CsA）的抑制。然而，近年来的研究表明，从缺乏 CypD 基因（$ppif$）的小鼠肝脏中分离出的线粒体显示出 CsA 不敏感的 MPT，这些线粒体用于研究各种 MPT 诱导剂，包括 Ca^{2+}、苍术苷和 H_2O_2 等。与对照组相比，这些线粒体在不发生 MPT 的情况下积累了更多的 Ca^{2+}。但是，在面对高浓度 Ca^{2+} 时，缺乏 CypD 的线粒体仍然会经历 CsA 不敏感的 MPT。此外，通过紫红色素和硫醇氧化剂试剂的作用，缺乏 CypD 的线粒体可以正常地经历 CsA 不敏感的 MPT，这表明 CypD 特别参与了 CsA 敏感的 MPT[290]。

近年的研究表明，MPTP 可能位于线粒体 F_1F_0 - ATP 合酶形成的复合物上。在 2013 年，V. Giorgio 等人提出了 F_1F_0 - ATP 合酶和 MPTP 之间的关联[291]。后续研究发现，随着 Ca^{2+} 浓度的升高，F_1F_0 - ATP 合酶的 c 亚基环会扩大，从 F_1 亚基上的 CypD/CsA 结合位点解离，导致 MPTP 的开放[292]。此外，F_1F_0 - ATP 合酶的 β 亚基也可能参与其中[291]。然而，最近的研究发现，即使缺乏 F_1F_0 - ATP 合酶，线粒体仍然存在 MPTP[293]。另外，虽然 ANT 并没有完全被排除在 MPTP 之外，但通过敲除 ANT1、ANT2 和 ANT4 的小鼠研究，结果显示，MPTP 的数量有所减少[294]。上述研究表明线粒体内膜上至少存两种类型的 MPTP[295]。

5.3 线粒体通透性转换测试

Ca^{2+} 在众多细胞事件中充当发起者，作为广泛的第二信使，其与 MPTP 的开放密切相关，主要由线粒体钙过载而触发，而氧化压力等因素则作为其发生的诱因。在细胞外，钙离子的浓度约为 1 mmol/L，而在细胞内，钙离子浓度经过严格调控，通常维持在 100 nmol/L 左右，即使是在细胞质和线粒体之间的接触处，钙离子的浓度也只有约 10 μmol/L。由于这种电化学梯度的存在，使得在响应刺激时，细胞质内的钙离子浓度可以快速调节而无需消耗大量能量。在正常生理状态下，线粒体通过吸收钙离子来增加 ATP 合成以满足能量调节的需要。然而，线粒体钙过载会引发 MPTP 的开放，导致电导通路被破坏、膜破裂和能量合成失败等后果。在许多疾病中，MPTP 的开放是细胞凋亡前的普遍现象。因此，通过测定线粒体的钙离子保留能力可以检测 MPTP 的开放。

首先，MPTP 的开放会导致线粒体内膜质子梯度功能受损，质子动力学消散，从而阻止 ATP 产生，同时引起质子转移 ATP 酶发生逆转。这意味着，在所有细胞内，由糖酵解和任何"封闭"线粒体产生的 ATP，会由于 MPTP 的"开放"而水解，导致 ATP 耗竭和细胞的生物能衰竭。其次，MPTP 的开放会导致内膜上所有小分子的均等分布，包括共因子和离子。这会导致线粒体和细胞质之间的代谢梯度中断，释放累积的 Ca^{2+}，进而导致线粒体肿胀。由于线粒体内膜对小分子的渗透性增加，有利于所有低分子量渗透物的平衡，并将蛋白质保留在各自的隔间内。然而，基质蛋白的浓度高于细胞质和膜间空间，会施加胶体渗透压力，导致基质隔间的肿胀。虽然内膜不会在发生肿胀时破裂，但随着矩阵的扩张，持续施加于外膜的压力最终会导致破裂。释放出的细胞色素 c 和其他凋亡蛋白可能引发细胞凋亡。但是，只有当 MPTP 再次关闭，产生足够的 ATP 以维持细胞功能时，细胞凋亡才会以坏死细胞死亡为主导。

马丁·克兰普顿最初认识到，MPTP 的开放可能是心脏在缺血后接受液体输注时受损的原因。后来，他使用分离的心脏肌细胞进行研究，证明了 MPTP 的开放确实会导致输液性损伤，并且阻止 MPTP 的开放可以防止输液性损伤。然而，这项开创性研究并未被立即认可。近年来的研究结果证实了 MPTP 在输液性损伤中的核心作用及其作为心脏保护药物靶点的重要性[285]。

5.3.1 线粒体肿胀

通常通过测量线粒体肿胀来检测 MPTP 的开放。Haworth 和 Hunt 的研究发现，MPTP 的开放会导致孤立线粒体的结构发生变化，出现肿胀，并伴随光散射的变化。因此，测量线粒体在添加 Ca^{2+} 后的吸光度，以反映光散射的变化，被认为是一种常见且方便的检测 MPTP 开放的方法。

5.3.2 线粒体钙吸收检测

通过测量线粒体占用和保留 Ca^{2+} 的能力来判断 PTP 的开口。关于 Ca^{2+} 检测方法在其他章节有具体描述。在线粒体钙吸收分析中,由于荧光与钙的添加呈正相关,所以通常使用荧光染料来测量线粒体中的 Ca^{2+} 水平。将小量 Ca^{2+} 添加到线粒体中,当添加的 Ca^{2+} 被占用时,荧光会回落到基线,直到线粒体占用足够多的钙供 PTP 开口(即荧光迅速增加)。上述实验可以使用具有搅拌功能的荧光光谱仪(总体积为 1 mL)或紫外-可见 96 孔板读取器(每孔 200 μL 体积)进行。光谱仪具有良好的动能分辨率,但需要更多的样品。孔板读取器可以同时测量多个样本或条件,但无法保证动能分辨率[296]。

5.3.3 线粒体通透性转换孔检测试剂盒

线粒体通透性转换孔检测试剂盒的原理如下。试剂盒使用荧光探针钙黄绿素乙酰甲酯(calcein acetoxymethyl ester,即 Calcein AM)。Calcein AM 是一种非极性染料,可以被动运输进入活细胞并在细胞质中积累,包括线粒体等。在细胞内,Calcein AM 被酯酶水解去除乙酰甲酯,生成没有膜通透性的极性荧光染料 Calcein 或 Fluorexon,使 Calcein 滞留在细胞内,呈现强绿色荧光。Calcein 本身是一种金属络合指示剂,在生理 pH 条件下与 Co^{2+}、Ni^{2+}、Cu^{2+}、Fe^{3+} 和 Mn^{2+} 等金属离子络合时,荧光信号会被熄灭。$CoCl_2$ 会熄灭细胞质中 Calcein 的绿色荧光,但正常情况下线粒体的 MPTP 处于关闭状态,$CoCl_2$ 无法进入线粒体,所以 Calcein AM 染色后经 $CoCl_2$ 处理会导致仅在线粒体内呈现 Calcein 的绿色荧光。对照组使用 Calcein AM 染色,$CoCl_2$ 处理并用钙离子载体-离子霉素 Ionomycin 处理的细胞能诱导细胞外 Ca^{2+} 大量进入细胞内和线粒体基质,导致 MPTP 开放;或经过刺激细胞导致 MPTP 少量或大量开放,部分 Calcein 进入细胞质并与 Co^{2+} 结合而失去荧光,同时细胞质中的 Co^{2+} 能进入线粒体内,从而导致其中的 Calcein 的绿色荧光减弱甚至全部发生熄灭。综上所述,根据线粒体中 Calcein 绿色荧光的强弱来判断 MPTP 的开放程度,绿色荧光强度与开放程度呈负相关。

如图 5.1 所示,Calcein AM 进入活细胞后被酯酶催化生成 Calcein,整个细胞都呈现绿色荧光;氯化钴(含 Co^{2+})处理后,呈绿色荧光的 Calcein 结合钴离子生成无荧光的 Calcein-2Co,但正常情况下 MPTP 关闭,钴离子不能进入线粒体,因此仅线粒体中呈现绿色荧光;离子霉素处理后,钙离子进入细胞内,导致 MPTP 打开,部分 Calcein 从线粒体内释放,同时钴离子进入线粒体内生成无荧光的 Calcein-2Co,线粒体内呈现的绿色荧光减弱甚至消失。若样品可诱导 MPTP 部分或全部打开,就会导致线粒体中的绿色荧光减弱甚至消失。

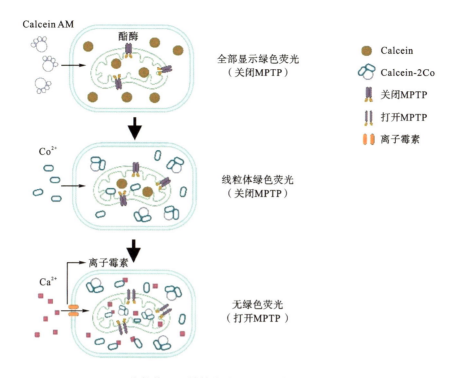

图 5.1　线粒体通透性转换孔（MPTP）检测试剂盒原理图

5.4　抑制通透性转换

40多年前，G. Haworth 和 A. Hunter 首次对分离线粒体的线粒体通透性转换进行了生化描述。近年来发现环孢素 A(CsA)在体外会抑制 MPTP 的开放。药理调控 MPTP 的特异性开放长期以来一直受到关注，多年研究表明，线粒体功能障碍和 MPTP 的持续开放成为许多疾病状态下细胞死亡的共同最终途径[297]。

现有文献报道了少量 PTP 的小分子抑制剂，但对于此类化合物，具体的分子机制尚不清楚，可能间接地导致 PTP 失去敏感性（如限制 ROS 生产）或在 PTP 活动中存在未直接作用的分子机制。如化合物 TRO40303(3,5 - seco - 4 - nor - cholestan - 5 - one oxime - 3 - ol)，已进行到心脏缺血临床第二阶段试验。最初，TRO40303 被认定为一种独特的化合物，与线粒体转运蛋白（TSPO）的 OMM 蛋白的胆固醇位点结合从而抑制 PTP 的开启。早期的 PTP 模型中包含 TSPO，其为一种高度保守的 OMM 蛋白。使用天然和合成配体进行研究，评估了在若干病理过程中 TSPO 功能的作用。TSPO 主要通过与这些化合物相结合，在 PTP 的形成中发挥关键作用，并参与控制 PTP 开关，影响许多人类疾病的形成和细胞死亡。在TSPO基因敲除小鼠中进行 PTP 中 TSPO 的功能作用研究，结果表明：①TSPO 在 PTP 的调节或结构中无任何作用；②PTP 活性调节与 TSPO 的内源性和合成配体无关；③对 PTP 活性进行 OMM 调节不需要 TSPO；④缺乏 TSPO 的心脏对缺血-输液损伤的敏感度与 WT 小鼠的心脏一致。上述研究推翻了 TSPO 在 PTP 形成或监管中的作用。近年来研究表明，TRO40303 在治疗人类心脏缺血/输液损伤方面没有临床作用[298]。

5.4.1 CsA

CsA 是一种来自真菌的环肽,有两种衍生物,分别为 Debio-025(阿里孢子病毒)和 NIM811。上述物质会抑制 MPTP 的开放但作用有限,原因有以下几点。①CsA 不是 PTP 的阻塞剂,其生物活性受到目标蛋白 CypD 的限制。②CsA 可与 Cyp 家族的所有成员结合并抑制其功能。哺乳动物基因组编码了 16 种 Cyp 家族蛋白,当与该家族成员 CypA 作用时,会发生免疫抑制,从而调节抑制钙素,这也是 CsA 治疗 PTP 依赖性疾病的主要副作用。③CsA 是非特异性的 CypD 抑制剂,在一定程度上抑制了所有细胞,而不仅仅是线粒体。④对于 PTP 相关的神经系统疾病,采用 CsA 治疗的效果有限,因为其在血液/大脑屏障的渗透性受到限制。但无论是 CsA 还是其衍生物,在保护营养不良细胞免受线粒体介导的死亡和杜氏肌营养不良的各种动物模型中均显示出疗效。近年来,为了实现对 CsA 的定向选择性 CypD 抑制,Warne 等人将喹啉阳离子结合到药物上,合成了线粒体靶向的 CsA-JW47 分子。该分子在增加孤立大鼠肝线粒体的钙保留能力(calcium retention capacity,CRC)和实验性多发性硬化症小鼠模型的保护方面比 CsA 更有效。

5.4.2 高通量筛选策略筛选 PTP 抑制剂

高通量筛选(high throughput screening,HTS)策略是利用几个化学库进行研究,以确定和开发新的、选择性的、非肽抑制剂,解决 PTP 抑制治疗的高潜力和现有抑制剂的局限性。

由于对 PTP 分子性质的了解尚处于发展阶段,以及对孔隙的闭合和转变机制尚未完全了解,传统的基于目标或培养的哺乳动物细胞的高通量筛选方法并不适用于 PTP 的特殊情况。目前已知的唯一"分离"PTP 检测方法是通过记录 Ca^{2+} 与氧化剂作用引起的电流,利用蓝色原生聚丙烯酰胺凝胶电泳(BN-PAGE)来分离 F_1F_0-ATP 合酶二聚体。然而,这种方法与常规的高通量筛选格式不兼容。因此,针对 PTP 的筛选方法需要进一步研究和开发,以适应其特殊的分子性质和检测要求。基于目标的方法并不适用于 PTP 小分子抑制剂的识别。其次,尝试使用完整的细胞进行 HTS 搜索 PTP 抑制剂已经被放弃,部分原因是与可就地评估 PTP 开口的测试相关的固有问题,这些问题消除了细胞分析方法的可能性。相比之下,使用分离的线粒体可以获得更高的可重复性和更直接的测量。因此,所有针对 PTP 小分子抑制剂的 HTS 都将使用新鲜制备的分离线粒体作为初筛的基础,并直接用于二级和确认性筛查。此外,第二个令人信服的论点是,使用完整的细胞可能会忽略潜在的有用但细胞不透过的化合物,而这些化合物可以在线粒体中被识别。随后,通过药用化学的努力,可以克服这些分子的细胞不透过性缺点。

因此,在筛选化合物时,基于监测线粒体的渗透性变化的方法存在较多的假阳性问题。这是因为一些化合物并非直接或间接地抑制 PTP 的开放,而是通过阻止线粒体对 Ca^{2+} 的吸收来产生影响。这些化合物包括呼吸链抑制剂、Pi 和底物,以及解偶联剂。为了筛选出假阳性,我们使用了罗丹明 123(Rh123)的荧光淬灭作为二次筛查的指标。当罗丹明 123 集中在线粒体基质中时，会发生荧光淬灭现象。那些影响线粒体内负电膜电位积累的化合物会阻止探针的积聚，并且假阳性结果很容易被识别出来。

在反复试验中，使用线粒体肿胀检测作为一种非常有效的手段来确定 PTP 的小分子抑制剂。通过检测显示的平均 Z 分数为 0.7，表明了该检测方法的稳健性和适用性，符合全面 HTS 的要求。此外，Rh123 吸收检测能够有效指出大多数假阳性结果。剩余的可能假阳性，如 Ca^{2+} 转运体和 Pi 载体抑制剂，则通过钙保留能力(CRC)确认性检测。通过测试线粒体累积的 Ca^{2+} 量来确定 PTP 是否开启[298]。

这些研究结果表明了对于确定 PTP(线粒体通透性转换孔)的小分子抑制剂，将新化合物与已知的标准抑制剂(如 CsA)进行比较是一种可靠的方法。以下是这一过程的一般步骤。

（1）比较实验：将新型 PTP 抑制剂与 CsA 等已知抑制剂进行比较，评估它们的抑制活性。这可以通过各种生物学功能实验来完成，包括线粒体通透性转换的功能性测量、细胞模型的评估等。

（2）构效关系(structure activity relationship，SAR)研究：通过迭代的设计、合成和评估方法建立结构/活性关系(SAR)。这涉及对化合物结构进行调整和改进，以提高其抑制活性和选择性。

（3）确定新的 PTP 目标：发现新的 PTP 抑制剂与 CsA 具有协同作用，并且它们的抑制活性超过了 CsA，这表明它们可能与 CsA 不同的 PTP 目标有关。这些新的 PTP 目标可能与线粒体外膜上的不同蛋白质相互作用。

（4）结构元素的确定：在缺乏关于 PTP 复合物分子靶点的结构信息的情况下，SAR 研究被用来确定最初击中的结构元素，这些结构元素对于抑制 PTP 活性至关重要，可以指导进一步的药物设计和优化。

通过这些方法，可以发现具有优越抑制活性和选择性的新型 PTP 抑制剂，并且对于 PTP 的生物学功能和分子机制的理解也将得到进一步加深。

5.4.2.1　桂皮酸苯胺类

G. Fancelli 等人通过高通量筛选找到了一系列具有活性的初始化合物，经过构效关系研究(SAR)，这些化合物被进一步扩展，发现了桂皮酸苯胺类(cinnamic anilides，CA)，其 PTP 抑制活性比 CsA 高出 2.5 倍。其中最有效的化合物能够在多种刺激条件下抑制 PTP 的开放。进一步的研究显示，大多数有效的 CA 在实验动物(小鼠、兔子)体内注射后能够稳定长达 30 min，因此被认为有潜力作为急性心肌梗死兔模型的治疗药物。此外，一种 CA 变体能够穿越血脑屏障，并显著抑制 PTP 在小鼠脑中的激活。在穆林模型中，CA 类 PTP 抑制剂作为治疗肌萎缩性侧索硬化症的潜在候选药物，能够减缓疾病进展，延长生命，并保护神经肌肉结构。CA 类 PTP 抑制剂的成员 GNX-4728 能够减缓疾病进展，使生命延长，并预防运动神经元和线粒体的退化，减轻脊髓炎症，保留神经肌肉结构内在 G37R-hSOD1 小鼠的隔膜。

5.4.2.2 异噁唑

根据提供的信息，可使用 NIH 分子库小分子存储库（MLSMR）的高通量筛选识别 PTP 抑制剂。在筛选过程中，使用了超过 350000 种化合物，浓度为 10 μmol/L，并以 CsA 和代表 CA 作为阳性对照。随后使用 CRC 测试进行检测。在所有经验证的化合物中，异噁唑（isoxazole，IZ）在孤立线粒体中表现出与 CsA 相似的活性，并增加了小鼠胚胎成纤维细胞和 HeLa 细胞的 CRC，证明其作用不是针对特定物种的。基于其生物活性和物理化学性质，IZ 被选为药用化学优化的起点。

科学家们为探究蛋白酪氨酸磷酸酶（PTP）激活在人类疾病中的作用，须在动物模型中验证其具体影响机制。尽管小鼠模型是常用研究载体，但其体内 IZ 测试因接触小鼠血浆后分子快速失活而无法实施。为此，研究团队转而采用模拟人类乌尔里希型先天性肌营养不良病理的斑马鱼模型——该模型因胶原蛋白 V（Col5a）缺陷引发细胞外基质异常及线粒体功能障碍，通过反义吗啉寡核苷酸靶向敲低 Col5a 基因后，成功复现人类疾病的核心特征，包括严重肌无力、运动功能障碍及肌肉超微结构异常等典型临床表现。这一优化模型因其病理表型显著且检测便捷，成为验证 IZ 类 PTP 抑制剂疗效的理想体内平台。实验数据显示，将候选药物 Z 直接溶于水体后，突变型斑马鱼较对照组在运动能力、肌肉组织结构等方面均呈现显著改善，证实该模型在药物筛选中的高效性与可靠性。

图 5.2 为桂皮酸苯胺类、异噁唑和苯甲酰胺系列高温超导物质的化学结构及其有效的类似物及其对小鼠肝线粒体的影响。

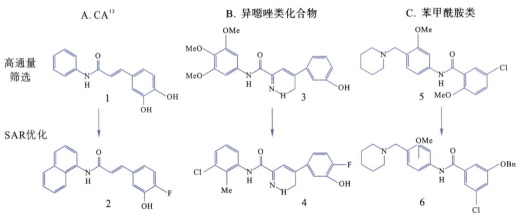

类似物	细胞或组织肿胀的半数有效浓度/(nmol/L)	细胞复苏率[a]	类似物	细胞或组织肿胀的半数有效浓度/(nmol/L)	细胞复苏率[a]	类似物	细胞或组织肿胀的半数有效浓度/(nmol/L)	细胞复苏率[a]
1	n.a.	1.55+0.12	3	<390	1.41+0.09	5	6010+2382	1.45+0.04
2	n.a.	4.13+0.33	4	0.89±0.14	12.14±0.55	6	280.0±24.4	19.5+1.65
CsA	n.a.	2.24±0.12	CsA	95.30+2.90	4.46+0.25	CsA	148.7+8.8	4.40+0.24

注：a 指 1 μm。

图 5.2 桂皮酸苯胺类、异噁唑和苯甲酰胺系列高温超导物质的化学结构及其有效的类似物及其对小鼠肝线粒体的影响

第 6 章

线粒体氧化还原平衡

生物氧化通常需要消耗氧气,将有机物质最终氧化成二氧化碳和水,并释放能量[299]。在真核生物中,细胞呼吸主要发生在线粒体内膜上,电子供体(如 NADH 和琥珀酸)释放的电子通过线粒体呼吸链传递到氧分子等电子受体上,将其还原为水(H_2O),同时伴随质子通过线粒体内膜进入膜间隙[300]。线粒体功能的三个方面与氧化还原过程密切相关,是当代线粒体研究的重要领域。首先,线粒体利用氧化的能量来支持氧化磷酸化的电化学偶联。其次,线粒体消耗一小部分氧气,将其转化为活性氧物质(ROS),主要包括超氧阴离子(O_2^-)和过氧化氢(H_2O_2),伴随着线粒体的选择性氧化损伤。最后,低通量的氧化还原反应在细胞信号传导和控制中发挥作用[301]。

6.1 线粒体氧化还原的产生原因与检测方法

线粒体呼吸链包含四个多亚基复合物,分别是线粒体呼吸复合物Ⅰ、Ⅱ、Ⅲ和Ⅳ,位于复合物Ⅰ、Ⅱ和复合物Ⅲ之间的脂溶性电子载体(辅酶Q),以及位于复合物Ⅲ和Ⅳ之间的水溶性电子载体(细胞色素c)。这些复合物能够将质子从线粒体基质泵入膜间隙,并通过内膜形成电化学质子梯度。当质子流回基质时,ATP 合酶(也称复合物Ⅴ)利用这一过程中释放的能量来合成 ATP(图 6.1)[302]。

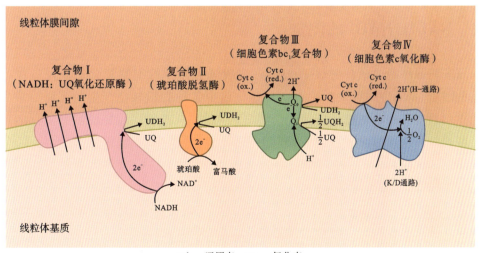

red.—还原态;ox.—氧化态。

图 6.1 线粒体内膜呼吸链复合物中电子转移和质子移位示意图

线粒体呼吸链包含两种电子传递路径。第一种路径始于 NADH，其电子通过复合物 Ⅰ 传递到辅酶 Q（泛醌），将辅酶 Q 还原为泛醌醇，然后在复合物 Ⅲ 被氧化，电子通过复合物 Ⅲ 传递到细胞色素 c，最终由复合物 Ⅳ 氧化，将电子转移到氧气生成水分子。第二种路径与线粒体基质中的柠檬酸循环相关，始于琥珀酸的氧化。琥珀酸的电子通过复合物 Ⅱ 传递到辅酶 Q，然后通过复合物 Ⅲ 传递到细胞色素 c，最后通过复合物 Ⅳ 传递到氧分子。在第一条路径中，每传递一个电子，就会有 5 个质子从基质泵送至膜间隙。而第二条路径的电子传递效率较低，每次传递电子时，只有 3 个质子从基质泵送至膜间隙[303]。线粒体的能量代谢依赖于高通量和低通量的电子传递路径。高通量路径提供能量来支持氧化磷酸化的化学渗透耦合，低通量路径则提供了信号传导和调节线粒体功能的机制。

很少有实用的方法来测量单个线粒体电子转移反应的速率，但是有许多方法可用于表征宏观氧化还原性的氧化还原电位（E_h），这些方法可用于深入了解速率控制反应以及线粒体生物能[304]，这为稳态氧化还原电位（E_h）值的测量提供了一种方法，可以在不需要特别了解反应速率的情况下表征线粒体的运行特征。线粒体呼吸链中各组分的标准氧化还原电位为电子载体的排序提供了依据。在体内，线粒体电子传递途径在非平衡稳态条件下运行[305]。David Keilin 对线粒体细胞色素链的研究发现，氧化还原反应的特征在于细胞色素的光谱变化。尽管可以通过氧气消耗量方便地测量整个路径的电子传递速率，但测量特定电子供体的传输速率却非常困难。然而，由于呼吸链中许多组分固有的光谱和荧光特性，可以很容易地测量其稳态电位的变化[306]。

测定氧化还原电位可采用适当的分光光度法或荧光测定仪器，在适当的光源和检测器放置的情况下，可以在 1 cm 的比色皿或小烧杯中研究分离的线粒体和细胞悬液中呼吸链成分的稳态氧化水平。需要注意的是，光散射都是有限制的，因此使用双波长光谱仪可以最大限度地减少此类问题[304]。

6.2 NADH/NAD^+ 的测定

烟酰胺腺嘌呤二核苷酸（NAD）是许多脱氢酶介导的细胞氧化还原反应中的关键辅助因子。NAD 的氧化形式 NAD^+ 是细胞中各种底物氧化产生的还原当量的优秀受体。它接受柠檬酸循环以及糖酵解过程中由 3-磷酸甘油醛脱氢酶催化的反应的还原当量。在乳酸脱氢酶或线粒体电子传递链的 NADH 脱氢酶（复合物 Ⅰ）催化的反应中，还原形式的 NAD 可被再氧化为 NAD^+[307]。在哺乳动物细胞中，呼吸链是 NADH 的主要消耗者。因此，细胞能量平衡取决于 NAD 的氧化还原状态，该状态由 NADH 和 NAD^+ 的比例（NADH/NAD^+）决定。NADH/NAD^+ 作为中心电子载体，将许多食物衍生的代谢物的氧化与能量产生联系起来。目前已有几种不同的方法用于测量细胞内 NAD^+ 和 NADH 水平。在细胞裂解液中，NAD^+ 和 NADH 可以使用酶促循环测定法进行分析[308]。毛细管电泳可用于单个细胞水平的 NAD^+

和 NADH 测定[309]。高效液相色谱与质谱分析相结合是另一种用于测定复杂样品中 NAD 的定量分析方法[310]。但是，所有这些方法仅适用于细胞和组织提取物。此外，它们仅检测总的 NAD 水平，其中包括游离形式和蛋白质结合形式。

基于 NADH 吸收 340 nm 波长的光并在 460 nm 波长处激发荧光的特性，目前有几种技术可以测量游离的 NADH，但它们需要专用的设备并要对结果进行复杂的分析。还原型辅酶Ⅱ(NADPH)具有与 NADH 相同的光谱特性，因此可检测的荧光信号反映了 NADH 和 NADPH 的变化。该方法的一个问题是观察到的信号不能归因于特定的细胞器。与细胞质相比，线粒体基质中 NADH 的浓度更高。因此，线粒体荧光信号比细胞质信号对普通信号的贡献更大[311]。这些细胞器不仅在 $NADH/NAD^+$ 比率上不同，而且在 NAD 池的作用和动态方面也不同。另外，氧化的黄素具有相似的发射光谱，会对测定结果产生一定的干扰。然而，由于缺乏替代方法，紫外线和多光子显微镜是在活细胞中对 NADH 和 NADPH 进行实时成像的广泛方法。这种方法不能检测 NAD^+ 的动态变化，因此，它也不能检测 $NADH/NAD^+$ 的氧化还原状态。该方法的其他缺陷表现为灵敏度低和潜在的光损伤作用。除了 NADH 和 NADPH 的荧光强度外，还可以在活细胞中检测这些辅因子的荧光寿命。荧光寿命成像技术(FLIM)可检测 NADH 和 NADPH 的荧光衰减速率。游离和蛋白质结合形式的 NADH 的荧光寿命可明显区分。有研究描述了定量活细胞中 NADH 和 NADPH 荧光寿命的技术。该方法已被用于量化不同类型细胞中这些辅因子的水平[312]。

随着基于荧光蛋白的基因编码指示剂的开发，一种用于生物过程实时成像的全新方法变得可行。基因编码指示剂的最简单变体是荧光蛋白的单个分子，能够反映细胞内 pH 值变化。然而，在大多数情况下，指示剂是由感知和荧光部分组成的嵌合蛋白。所有生物细胞都具有特定的机制，可帮助它们感知不断变化的条件并适应。通过监视各种细胞化合物，许多蛋白质可作为氧化还原和代谢状态的天然指标。这些蛋白质可用作基因编码探针的感知部分[307]。由于多种原因，细菌蛋白成为基因编码探针感知部分的最佳选择。首先，与具有相同功能的真核蛋白相比，它们的高级结构通常要简单得多。其次，如果细菌蛋白质在真核细胞中表达，则这些蛋白质较少受到蛋白质-蛋白质相互作用和翻译后修饰的影响。因此，异源细菌蛋白作为传感器更具特异性。最后，细菌是单细胞生物，具有用于评估一个细胞的细胞外环境和细胞内含量的整个传感器范畴。因此，细菌实际上是各种感知蛋白的最佳来源[313]。

6.3 辅酶 Q 和复合物Ⅲ

线粒体是细胞的能量中心，它不仅负责产生 ATP，还可生成活性氧(reactive oxygen species，ROS)。多年来，线粒体活性氧(mitochondrial ROS，mtROS)一直被认为是有毒的代谢副产物，与衰老和许多退行性疾病有关。然而，mtROS 也是维持细胞稳态所必需的重要氧化还原信使。大部分 mtROS 是由呼吸链复合物Ⅰ和复合物Ⅲ产生的，它们产生 ROS 的方式和时间取决于辅酶 Q（CoQ）的氧化还原状态及呼吸过程中产生的质子梯度[314]。辅酶 Q 嵌入在线粒体内膜中，它在呼吸链中介导复合物Ⅰ、Ⅱ和Ⅲ之间的电子转移，并促进质子跨越线粒体内膜。在呼吸链的电子和质子转移过程中，辅酶 Q 在完全氧化和完全还原之间进行转换。除了在细胞能量产生中的关键作用之外，辅酶 Q 还在许多膜氧化还原酶系统中发挥重要作用，如线粒体、高尔基体、溶酶体和质膜等。在这些系统中，辅酶 Q 通过其氧化还原化学反应影响细胞内许多通路，从而促进氧化剂到抗氧化剂活性（清除自由基），调节细胞的生理和病理过程等[315]。

辅酶 Q 以三种氧化还原形式存在：泛醌、泛醇和泛半醌。辅酶 Q 是疏水性的，使用 Nernst 方程可获得 CoQ 氧化还原电位的估算值，并通过 HPLC（高效液相色谱）获得各种氧化还原形式辅酶 Q 的相对含量。由于辅酶 Q 是复合物Ⅰ与复合物Ⅲ之间的中间产物，也是复合物Ⅱ和许多其他与底物相连的脱氢酶（如乙酰 CoA 脱氢酶）的底物，因此，对复合物Ⅰ功能的研究会受到辅酶 Q 氧化还原状态的影响[316]。

复合物Ⅲ中的黄素蛋白在还原时会引起吸光度和荧光的变化，这些变化也被用于评估细胞和组织中线粒体的氧化还原状态。与 NADH 在还原时吸光度和荧光强度增加的情况相反，黄素蛋白在还原时吸光度和荧光强度则会降低。此外，线粒体中的黄素蛋白荧光可以在 436 nm 和 570 nm 波长下进行测量。通过研究 NADH 荧光和黄素蛋白荧光的比例，可以提供对组织缺氧情况非常敏感的指标，并可用于表征由于体内病理生理变化引起的氧化区域差异。这些方法可以为体内线粒体氧化还原反应的研究提供更可靠的理论基础[317]。

6.4 细胞色素 c

细胞色素 c 是线粒体代谢和氧化还原信号控制的重要蛋白质，它是一种分子量较小的可溶性蛋白（约 12 kD，包含 104 个氨基酸），具有四个 α 螺旋和一个血红素基团，由两个半胱氨酸残基（Cys14 和 Cys17）共价结合。血红素基团被包裹在疏水缝隙中，只轻微地暴露于溶剂中，这种结构使得细胞色素 c 能够有效地与其氧化还原剂进行电子交换。在没有刺激的情况下，细胞色素 c 位于线粒体膜间隙中，参与氧化还原代谢[318]。然而一些刺激（如细胞凋亡或 DNA 损伤）会导致其从线粒体释放出来。报道显示，细胞色素 c 的第一个线粒体外靶标是凋亡蛋白酶激活因子 1（Apaf-1）[186]。细胞色素 c 与细胞质中的 Apaf-1 相互作用是线粒体凋亡途径的早期事件[319]。事实上，细胞色素 c 不仅存在于线粒体中，还分布在线粒体外网络中，与多种细胞器和细胞质中的蛋白质相互作用[320]。这些相互作用可以调控细胞凋亡等生理过程，与健康和疾病密切相关。

细胞色素 c 在胞内的位置和功能取决于细胞的生理状态。在稳态下，它是细胞能量代谢的重要组成部分，在线粒体电子传递链中的细胞色素 bc_1 复合物（复合物

Ⅲ)和细胞色素 c 氧化酶(复合物Ⅳ)之间充当电子载体。此外,细胞色素 c 还具有清除活性氧(ROS)的功能,参与维持线粒体的氧化还原稳态[318]。

线粒体中存在两种 c 型细胞色素:细胞色素 c 和细胞色素 c_1。它们可以通过分光光度法轻松检测到,并且自 1952 年以来就被用于测量细胞中线粒体的氧化还原变化[321]。测量细胞色素的氧化还原状态依赖于其血红素的吸收特征,因为血红素在还原形式下具有更强的吸收[322]。细胞色素 c 在 550 nm 波长处具有最大吸收值,而细胞色素 c_1 在 554 nm 波长处具有最大吸收值。由于在细胞或组织中很难通过光谱分辨两者,通常将它们合并测量为细胞色素 $c+c_1$。

二氨基联苯胺(diaminobenzidine,DAB)通常作为检测组织中细胞色素 C 的特定组织化学标记,并且在免疫过氧化物酶技术中也经常用于辣根过氧化物酶的细胞化学染色。该方法基于以下发现:在具有过氧化活性的蛋白质和 H_2O_2 的存在下,DAB 充当电子给体,在反应位点产生稳定聚合物。已知组织中不同血蛋白与 DAB 的反应受到多种因素的选择性影响,如染色液的 pH、某些阴离子的存在及培养基中 H_2O_2 的浓度。研究者利用 DAB 对某些血红蛋白的选择性进行了开发,并设计了一种在聚丙烯酰胺凝胶电泳中检测细胞色素 c 的方法[323]。该方法基于原始的 DAB 技术,用于细胞色素 c 的细胞化学定位。该方法既可选择性检测细胞色素 c,也可检测来自高等植物和蓝藻中的细胞色素 f。

1993 年,C. Vargas 等人[324]证实了化学发光技术可用于检测细胞色素 c。该技术基于蛋白质经过十二烷基硫酸钠-聚丙烯酰胺凝胶电泳(SDS-PAGE)后与血红素基团发生过氧化物酶反应。对于所有非 c 型血红素蛋白质(如血红蛋白和肌红蛋白),该方法产生阴性结果。相较于传统的考马斯蓝染料用于蛋白质检测,该方法的灵敏度提高了约 30 倍,并且可以轻松检测出 $0.03\ \mu g$ 的细胞色素 c。

该技术对 C 型血红素蛋白具有特异性,原因是这类蛋白质的血红素基团与其他蛋白质的血红素基团共价连接至多肽链,因此在电泳过程中与多肽一起移动。对于其他血红素蛋白,非共价血红素部分在变性过程中从多肽链上解离,并在电泳过程中从凝胶中迁移出来。

6.5 NADPH/$NADP^+$ 的测定

线粒体 NADPH 在保护氧化还原应激和细胞死亡中扮演着重要角色,它通过提供还原性的抗氧化剂,如谷胱甘肽和硫氧还蛋白,来缓解氧化还原应激。由于烟酰胺腺嘌呤二核苷酸(NAD^+)水平的下降与衰老及多种疾病有关,而烟酰胺腺嘌呤二核苷磷酸($NADP^+$)是 NADPH 的氧化形式,是由 NAD^+ 通过细胞质和线粒体 NAD^+ 激酶特异性合成的,细胞质或线粒体 NADPH 库的下降也参与了衰老和疾病的发展。因此,许多疾病的治疗方法都以维持细胞和组织中 NAD^+ 和 NADPH 水平为目标[325]。

NADPH 在细胞中扮演重要角色,保护其免受氧化还原应激的影响,并在脂肪酸、胆固醇和脱氧核苷酸的合成过程中发挥必要作用。NADPH 水平随着年龄增长而下降，是由于与衰老相关的 NAD^+（其是 NADPH 的合成前体）减少，以及 $NADP^+$/NADPH 比率的增加所致，而线粒体电子传递链功能障碍引起的氧化应激可促进这种情况的发生[326]。

NADPH 具有两个重要且不寻常的特性，使得对其进行分析非常有用。首先，它能够作为天然的氧化剂和还原剂，在辅助酶的催化下，可以选择性地氧化或还原多种底物。因此，它可以在对任何具有生物学意义的化合物进行定量分析时充当中介体。其次，利用 NADPH 的物理或化学性质，可以将其还原形式与氧化形式区分开或分离，已经报道可以通过添加酸来破坏 NADPH[327]。

最初，研究者使用分光光度法来根据 NADPH 吸收增加来测定葡萄糖-6-磷酸脱氢酶（G6-PD）的活性[328]。P. Greengard 于 1956 年[329]提出的荧光法则是一种更精确用于测量中间代谢产物的方法，其后的许多研究均利用了这种方法来检测生物分子的水平。

O. H. Lowry 等人[330]是第一个检测组织中 NAD^+、$NADP^+$、NADH 和 NADPH 浓度的研究者。他们利用荧光法，以葡萄糖-6-磷酸脱氢酶（G6-PD）和酒精脱氢酶（ADH）作为辅助酶，检测了大脑和肝脏中 NADH 和 NADP 的浓度。

目前，大多数研究者已经转向使用荧光分析法来测定 NADPH 的浓度。相比于分光光度法，荧光法或其他现有技术在分析工具的灵敏度上更胜一筹，因此能够可靠地测量非常低浓度的分子。分光光度法存在的一个常见缺点，即在给定波长下可能会吸收多种化合物（噪声），从而降低了测量的准确性。尽管如此，分光光度法仍然是一种廉价且快速的分析方法。此外，在噪声不会影响测量的情况下，它在相对较高的生物标志物浓度下也不会受到无效或不可靠的干扰。

6.6 GSH/GSSG 的测定

线粒体是细胞氧化还原控制的重要贡献者，其包含两个控制蛋白质硫醇/二硫键状态的中央系统。其中一个系统依赖于谷胱甘肽（GSH），而另一个则依赖于线粒体特异的硫氧还蛋白，即硫氧还蛋白 2(Trx2)。这两个系统是平行且非冗余的，它们都通过依赖 NADPH 的机制进行还原，并通过依赖 H_2O_2 的机制进行氧化[331]。

目前，用于细胞中谷胱甘肽（GSH）和氧化型谷胱甘肽（GSSG）测量的分析方法多种多样，包括紫外-可见吸收光谱法（UV-Vis）[332]、荧光法[333]和高效液相色谱（HPLC）等[334]。例如，一种基于酶循环方法和 UV-Vis 分析技术的试剂盒已被开发用于细胞中 GSH/GSSG 的测定，该试剂盒具有很高的灵敏度，能够在微摩尔或纳摩尔浓度下进行测量，但其操作烦琐且耗时。荧光测定法也可用于测量 GSH/GSSG 比率，但由于光漂白和光解作用的影响，对生物基质表现出不稳定性[335]。另外，具有电化学检测功能的 HPLC 可以对 GSH 和 GSSG 进行灵敏而准确的定量，但受到样品量和分离时间的限制。

表面增强拉曼光谱(surface-enhanced Raman spectroscopy，SERS)是近年来迅速发展的强大技术。它具有高灵敏度、快速检测、指纹识别和简单的样品前处理等优点。最近，SERS 技术在监测不同的细胞过程方面取得了巨大成果，如细胞凋亡、miRNA 检测和细胞成像等，[336] 可以通过标记或无标记的方式实现。

最近，Y. Zhu 等人提出了一种快速、简便且灵敏的 SERS 方法，通过在便携式拉曼光谱仪上采用间接方法来监测细胞内 GSH 和 GSSG 的浓度和比率。该方法证明了原位 GSH 产物作为 SERS 传感探针的可行性，具有良好的灵敏度和在抗毒物评估中的适用性。这项研究还对体外 GSH 耗竭的动力学特征及 GSH 和 GSSG 的体外细胞应答进行了深入探讨，展现出巨大的潜力[337]。

6.7　ROS 的测量

自 20 世纪 70 年代以来，线粒体产生的超氧化物(O^{2-})和过氧化氢(H_2O_2)引起了广泛的研究。研究表明，哺乳动物的线粒体至少有 11 个不同的位点可以产生 O^{2-} 和 H_2O_2，这些位点与底物分解代谢和电子传递链相关，并且具有不同的性质。在线粒体基质和线粒体内膜的基质侧，这些位点都能以高速率产生 O^{2-} 和 H_2O_2。此外，线粒体和胞质中 ROS 的清除作用也非常强大，因此，维持了线粒体基质和细胞质中 ROS 的水平的动态平衡。这种平衡调节了细胞信号传导途径的不同，对于启动细胞信号传导途径至关重要。然而，当 ROS 的含量过高时，它们会造成严重的分子损伤，超出细胞修复的能力范围，导致各种疾病的发生[338]。

荧光红染料(Amplex Red)分析法是一种被广泛应用于测定线粒体中 ROS 形成的方法。在这种方法中，Amplex Red 作为辣根过氧化物酶(horseradish peroxidase，HRP)的底物，在存在 H_2O_2 的情况下被氧化，最终产生红色荧光化合物[339]。然而，该方法的一个主要缺点是 Amplex Red 具有显著的光敏性，即使在没有 HRP 和 H_2O_2 的情况下，光照也会导致红色荧光化合物的形成。因此，必须采取适当的措施来防止该探针的光氧化。另外，Amplex Red 不能穿透细胞膜进入细胞内部，只能用于透明细胞中 ROS 的检测[340]。

当存在底物(如琥珀酸酯或谷氨酸/苹果酸)时，Amplex Red 分析法通常被用于测定线粒体呼吸链产生的 ROS。除此之外，该方法还可以用于测量几种酶产生的 H_2O_2 的活性[339]。

在过去的十余年中，常用几种探针来检测细胞和细胞器中 ROS 的生成。小分子荧光染料，例如 MitoSOX 和还原性的 MitoTracker 染料，通常用于检测完整细胞中线粒体 ROS 的生成[341]。

MitoSOX Red 是氢乙啶的衍生物，被广泛用于测量线粒体中 O^{2-} 的生成。MitoSOX Red 被 O^{2-} 氧化而形成红色荧光产物 2-羟基乙啶，它在 510 nm 处激发并在 580 nm 处发射荧光[342]。

MitoTracker Orange CM-H2TMRos 和 MitoTracker Red CM-H2XRos 分别

是二氢四甲基罗莎明(dihydrotetramethyl rosamine)和二氢 X-罗莎明(dihydro - X - rosamine)的衍生物。还原后的 MitoTracker 染料在进入活细胞之前不会发荧光，进入细胞后被氧化并带正电荷。随后，这些阳离子荧光化合物会在线粒体中积聚，与硫醇基团形成荧光偶联物，其激发/发射波长分别为 554 nm/576 nm 和 579 nm/599 nm[343]。

MitoSOX 和 MitoTracker 等染料在用于测量 ROS 时确实存在一些局限性，包括选择性、灵敏度和定位方面的限制。因此，研究人员开发了一种新型基因编码的荧光探针，用于测量活细胞中不同细胞器中的 ROS 水平，如 roGFP[344]、Orp1 - roGFP2[345] 和 HyPer[344]。

HyPer 含有大肠杆菌转录因子 OxyR 的 H_2O_2 敏感调控结构域，该结构域与黄色荧光蛋白(cpYFP)结合[346]。当 H_2O_2 氧化 OxyR 时，导致 Cys-199 和 Cys-208 之间形成二硫键，这种氧化修饰引起的构象变化会传递到位于 205 和 206 位氨基酸残基之间的 cpYFP[347]。

这种基因编码的氧化还原传感器的主要优点是其比例性和可逆性，以及其能够针对细胞的特定细胞器。

HyPer 具有两个最大激发波长(420 nm 和 500 nm)和一个最大发射峰(516 nm)。在氧化状态下，420 nm 波长的荧光强度与 500 nm 波长的荧光强度成比例地降低，这使得 HyPer 成为比例式传感器。H_2O_2 水平的增加与荧光比率 F500/F420 的增加成正比[348]。

尽管 HyPer 被广泛用于检测 H_2O_2，但其荧光水平会受到 pH 值的影响，有可能导致错误的结果。因此，在使用 HyPer 的相同实验条件下，需要实时监控 pH 值。这可以通过使用 SypHer 来实现，SypHer 是一种 HyPer 形式，在 OxyR 域的两个 H_2O_2 感应半胱氨酸中有一个带有突变，使其对 H_2O_2 不敏感，但对 pH 敏感[348]。

氧化还原生物化学研究中的准确定量至关重要。然而，线粒体的一些特征阻碍了在相关生理条件下对关键反应速率的准确评估。首先，体内发生的线粒体组织特异性调节不能轻易在体外复制[304]。由于体外研究无法完全模拟体内的生理条件，因此可能会得到错误的观察结果。其次，线粒体的生化特性不均匀，细胞内的空间限制可能会进一步影响单个线粒体水平的氧化还原反应。因此，线粒体结构、功能和调控的复杂性要求在体内验证体外的发现[349]。尽管体外研究存在局限性，但在细胞水平上对线粒体功能的测量比对分离线粒体的研究更能反映真实的生理代谢速率。细胞的分离和线粒体的分离会引起速率控制特性的扰动。分离的线粒体总是具有一定程度的物理损伤，即使是最低程度的损伤，如何产生能够适当反映细胞内环境的合成细胞质也存在不确定性。另一方面，从正常组织中分离出的线粒体含有正常水平的蛋白质。而大多数肿瘤来源的细胞系都有异常的线粒体，当正常细胞在体外生长时，线粒体特性通常会发生巨大变化。因此，需要研究多个组织水平的线粒体功能[350]判断线粒体有无异常。

第7章

线粒体细胞器互作

　　线粒体是真核细胞的一个标志和动力来源，通过线粒体中的氧化磷酸化合成ATP为各项生理过程提供能量。除了作为能量工厂外，线粒体也深深融入细胞代谢和信号传导途径之中。传统对线粒体的研究主要集中在生物能量学方面，但过去15~20年的研究揭示了线粒体活动的复杂性和多功能性。现在我们知道，线粒体不仅参与能量代谢，还涉及蛋白质生物合成、代谢途径、细胞信号、应激反应和细胞凋亡等过程。越来越多的证据表明，线粒体蛋白质的多功能性不是作为独立的单元发挥作用，而是在生理和功能上紧密相互联系的。因此，了解这些复杂的网络形成和运行机制，对于理解细胞生物学和疾病发生机制至关重要。

　　真核细胞具有多种结构和功能上离散的膜包被的细胞器。这些细胞器的区域化分离提供了多方面的好处：①创造不同的局部环境，以便在局部进行特定的代谢过程，从而有助于维持细胞内化学平衡；②为细胞提供隔离反应中间产物和潜在的有毒代谢物的机制，避免对细胞产生不利影响；③使细胞具有在不干扰其他细胞过程的情况下执行特定功能的能力。然而，细胞器并不是孤立存在的，为了发挥其多功能性，它们必须与其他细胞器或亚细胞结构进行交流和相互作用，这可以通过主动或被动的方式实现。

　　不同细胞器之间要发生交流或相互作用，通常需要具有特定的接触位点。目前对于这些接触位点还没有明确的定义，但可以通过一些特征的命名来区分它们。其中一个特征是在接触位点上形成生物化学上不同的区域，这一个区域通常通过排除其他细胞器或蛋白质复合物来实现。另一个特征是特定的分子组合的存在，这些分子有助于在细胞器之间的接触部位进行物质交换或信号传递。

　　线粒体与多个细胞器之间可以形成接触位点。在哺乳动物细胞的分裂过程中，细胞皮层的定位与线粒体的分离之间存在联系。线粒体主要参与钙信号传导和ATP供应。据估计，约有10%的细胞质区膜结构被线粒体覆盖，这突显了这种接触位点的重要性。先前的研究已证明，线粒体与储存操作的Ca^{2+}（SOC）进入相关的亚细胞结构有关。其中一个最显著的例子是与内质网的接触位点，内质网标志着线粒体裂变的位点，并参与膜脂和离子的交换。内质网和线粒体在接触部位的膜之间被10~30 nm的空隙分隔开来，有利于这些膜结构之间的有效运输，同时减少扩散运输所需的时间。因此，在接触部位形成的小间隙（在几十纳米范围内）使细胞器之间的代谢直接通道化。本章将通过对线粒体与其他细胞器的相互作用及其功能相关性的综述来阐明这一点。

7.1 内质网

7.1.1 线粒体与内质网是细胞内联系最紧密的细胞器之一

"网状结构"这个词清楚地描述了内质网（ER）的结构。内质网是细胞内最大的膜结合细胞器[351]。内质网可与其他膜结构连接并与之协同作用。在与内质网相互作用的各种细胞器中，包括高尔基体、线粒体、过氧化物酶体、内质体和溶酶体，线粒体与内质网有着最广泛的研究和特征性的联系。50多年前科学家首次观察到它们之间的物理相互作用[352]表明，这两个细胞器可能有共同的调节因子，尤其是它们的功能可能是相互执行或调节的。在分子水平上，不同细胞器中的蛋白质可以相互作用并促进具有新性质和功能的多细胞器结构域的形成。内质网和线粒体之间的距离最初估计约为 100 nm[353]，但后来，高速数字成像显微镜和电子断层扫描研究表明，这一距离甚至更小，为 10~25 nm[354]。内质网和线粒体外膜（OMM）的紧密联系进一步解释了位于相对膜面上的蛋白质如何相互作用，从而"束缚"这两个细胞器[355]。然而，尽管内质网和线粒体膜形成了特定的接触部位，但它们并不融合，维持着细胞器独特的结构。

近年来，生化技术使研究者能够分离内质网-线粒体接触位点，其也被称为线粒体相关内质网膜（MAM）[356-357]。这一方法的优化得益于 J. E. Vance 的开创性工作，他描述了分离一个与微粒体有许多相似之处但在离心后会与线粒体一起沉积的特定部分（"X 部分"）。Vance 推测，内质网的一个亚组分可能与线粒体有关。最近的一些研究证实了 MAM 在脂质合成和转运中的重要性[358]。线粒体需要连续而协调的膜脂供应来完成其生理过程和维持其膜的完整性。磷脂在内质网和线粒体膜之间的转运涉及 MAM，尽管哺乳动物的大分子复合物负责指导脂质交换尚未阐明。鉴定存在于 MAM 内的各种蛋白质可能有助于促进这一领域的发展。最近，从细胞[359]和小鼠大脑[360]分离的两个不同的 MAM 蛋白质组学研究分别鉴定了大约 1000 个"MAM 蛋白质"（分别为 991 和 1212 个蛋白质），但只有 44% 的重叠，可能是由于不同的细胞来源使用和困难获得纯 MAM 制剂。然而，所有被鉴定的蛋白质都参与了相关的生物途径，如钙（Ca^{2+}）的处理和炎症小体的形成。内质网-线粒体接触在四个不同过程中发挥重要调节作用：线粒体分裂、钙离子转移、自噬和炎症[361]。这些重要的，在某些方面新颖的和非传统的调节作用，在内质网-线粒体界面被描述的过程间接地揭示了它的多功能性和内在的动态性。

7.1.2 线粒体与内质网结构观察

在动物细胞和酵母中，可以通过电子显微镜和荧光显微镜观察到内质网和线粒体膜之间紧密接触的区域。接触位点被定义为两个膜紧挨着但膜不融合的区域，因此细胞器各自保持其独立性。内质网和线粒体之间的接触位点测量宽 10～30 nm[362-363]，表明这两个细胞器是由位于相邻膜上的蛋白质连接在一起的。核糖体在接触位点也被排除在内质网膜之外，这进一步表明接触位点形成于专门的内质网域[364]。接触部位可以有不同的结构特征，一些接触点是离散的，而另一些则更广泛。例如，在某些情况下，内质网小管几乎完全包围线粒体膜[364]。接触部位也似乎是稳定的结构，因为这两个细胞器即使沿着细胞骨架移动，也仍然彼此相连。活体细胞成像显示，这两个细胞器能够以协调的方式进行通信，而不会对它们的接触造成任何明显的干扰[365]。这些细胞器之间的紧密联系，尽管它们是动态的，这表明保持联系是很重要的。

最直接观察内质网与线粒体之间物理相互作用的方法是电子显微镜，使用电子断层扫描（ET）技术，可以揭示由于密度重叠而在常规显微照片中丢失的精细结构细节[366]。离体大鼠肝线粒体的断层分析显示窄颗粒将线粒体外模（OMM）与推测的内质网囊泡相连接。这些"系链"倾向于以 6 个或更多的簇出现，间距为 13～22 nm，跨膜距离为 6～15 nm，增量为 5 nm。电子显微照片、塑料包埋肝脏和 DT40 细胞的断层图显示，线粒体与糙面内质网和滑面内质网之间有许多紧密联系位点。连接 OMM 和光滑 ER 的原位系链的长度（9～16 nm）类似于分离线粒体的附着囊泡和 OMM 之间的长度。OMM 和粗 ER 之间的间距从 20 nm 开始（容纳核糖体的最小距离）。"系链"的测量长度为 19～30 nm。有部分"系链"会终止于内质网上的核糖体。使用肌醇1,4,5-三磷酸受体 IP_3R 三重敲除（IP_3R - TKO）的 DT40 细胞来评估 IP_3R 在组织间耦合中的作用的试验中，DT40 细胞的电子显微照片显示，IP_3R - TKO 具有类似于野生型细胞的内质网-线粒体互作，表明内质网和线粒体之间存在 IP_3R 非依赖性的连接。总之，ET 揭示了在正常组织和 IP_3R 敲除细胞中，糙面内质网与滑面内质网和线粒体之间存在着不同长度的直接物理联系。由于 IP_3R 介导的 Ca^{2+} 释放在糙面内质网和滑面内质网，多个耦合元素可能与 Ca^{2+} 信号从内质网到线粒体的传播有关。"系链"长度的异质性表明，内质网-线粒体的通信可能通过改变组织间的距离来控制。

内质网和线粒体是相互靠近并形成类突触样的相互作用的第一个直接的证据是由 G. Voeltz 在活细胞中使用基于绿色荧光蛋白的方法获得的。他们利用电子显微镜和断层扫描技术分析啤酒酵母中 ER-线粒体接触的三维结构，揭示了 ER 小管与线粒体相关，可能介导线粒体收缩位点的形成。而且在内质网几乎完全包裹在线粒体膜上的位置观察到线粒体直径的减小（从未包裹线粒体的约 210 nm 到包裹线粒体的约 140 nm）。因此，线粒体似乎在与内质网接触时被收缩，表明内质网-线粒体互作在线粒体分裂起始中起关键作用。利用双色 STORM 超分辨法证实了线粒体收缩和分裂部位存在 ER 小管。由于新形成的小管比先前存在的小管更薄，这项技术还可以可视化活跃延伸的内质网。

线粒体是动态的细胞器，不断发生融合和分裂。这些相反的过程维持着线粒体的形状、大小和数量，以及它们的生理功能的平衡。动态蛋白相关蛋白（dynaminrelatedprotein 1，Drp1，也称 DNM1L）主要定位于细胞质，并被招募到线粒体中，以调节线粒体的分裂。Drp1 与 OMM 相关，在 OMM 中形成多聚环状结构或寡聚物，包裹线粒体收缩部分。Drp1 具有 GTPase 活性，GTP 的水解引起寡聚物的构象变化，使膜分裂并导致裂变事件。在神经元中，与囊泡表面紧密相连的 ER 是最早被报道的 ER-囊泡结构相互作用，膜接触位点（membrane contact sites，MCS）中的蛋白质在神经元中表达。然而，MCS 在神经元中的功能及其在神经元内的丰度和分布尚未得到系统研究。这种分析需要大体积的三维重建，传统的透射电子显微镜（TEM）技术，如连续切片或电子断层扫描[367]是很难做到的，尽管这些技术有能力揭示细胞和亚细胞神经系统结构[368]。电子显微镜的不断革新极大地促进了三维重建方面的发展[369]，这些进展正被广泛用于连接组学研究，旨在绘制大脑中的神经线路。同时，聚焦离子束扫描电子显微镜（FIB-SEM）也被用来绘制 ER 及其与神经元内其他膜的连接，成为更好地了解神经元细胞器串扰的重要基础。

通过聚焦离子束扫描电子显微镜对醛固定的小鼠脑组织样品进行三维重建，可以在极好的分辨率下观察细胞器的结构。在 x、y 和 z 维度上，采集的图像以 4 nm×4 nm×4 nm 或 8 nm×8 nm×8 nm 体素大小进行采样，这使得可以详细分析细胞器的结构。这种方法可以用来在高倍镜下分析多个神经元之间的间隔，并通过直接视觉检查生成这些间隔的三维模型。膜接触位点被定义为两个双层之间的距离小于等于 30 nm 的膜对映体，这种方法可以用来确定细胞器之间的联系。

IP_3R-VDAC 邻近连接测定法是一种定量线粒体与内质网之间相互作用的方法。在这种方法中，IP_3R 代表内质网的一部分，而 VDAC 代表线粒体膜上的一种通道蛋白。通过研究这两种蛋白质之间的邻近连接，可以推断线粒体与内质网之间的相互作用程度。这种方法的优点是简单易行，能够提供定量的结果。与传统的透射电镜相比，IP_3R-VDAC 邻近连接测定法不需要费时费力的样品制备过程，而且可以在活体细胞中进行，从而可以研究细胞器的动态变化。因此，这种方法为研究细胞器之间的接触提供了一种有效的工具[370]。

内质网-线粒体的相互作用在细胞内起着重要的调节作用[371]，可以受到药物暴露或疾病状态的影响。然而，传统的成像方法很难在体内获得内质网-线粒体接触位点的完整性。为了解决这个问题，人们尝试使用原位近距离连接扩增（PLA）技术来量化固定细胞内质网-线粒体相互作用，这是原位 PLA 在检测细胞器相互作用方面的首次应用[372]。这项技术具有以下优点。

（1）双重结合特异性：原位 PLA 赋予了在原位检测细胞器相互作用的双重结合特异性，能够揭示正常细胞中蛋白质的接近性，而不受过度表达或异位表达的影响[373]。

（2）高灵敏度：因为原位 PLA 产生的信号可以被放大，所以该方法具有较高的灵敏度，能够将瞬态和弱相互作用可视化为一个点并进行量化。

（3）简单易行：系统使用简单，适用于多工况测试。

原位 PLA 适合于内质网-线粒体耦合的可视化[370]，并且在监测细胞器耦合技术方面具有稳健性。然而，尽管原位 PLA 的数据具有较好的可重复性，但其染色几乎覆盖了细胞的所有体积，这可能会限制对内质网-线粒体相互作用的准确定量。此外，栓系蛋白的性质和数量对内质网-线粒体接触的紧密程度起着直接的调节作用，这进一步说明了细胞器相互作用的复杂性和多样性[374]。

利用原位 PLA 研究内质网-线粒体相互作用发现，肝细胞中有效的胰岛素作用需要 MAM 的完整性。具体地说，肝胰岛素信号传导和作用可以通过细胞器相互作用的破坏或加强而减弱或增强。不论 MAM 界面上使用的靶蛋白是 IP_3R、Grp75、Mfn2，还是 CypD，结果都不受影响[370]。此外，研究人员还发现，棕榈酸酯诱导的 HuH7 细胞中胰岛素作用的改变与 MAM 完整性的降低有关，而细胞器相互作用的感应则能够预防棕榈酸酯诱导的胰岛素抵抗。这些体外数据在小鼠、大鼠和人原代肝细胞中得到了证实。在三种不同的小鼠模型中（包括 CypD-KO 小鼠、ob/ob 小鼠和 HFHSD 喂养小鼠）都观察到 MAM 完整性与肝胰岛素作用之间的密切关系。总之，原位 PLA 提供了一种在自然环境下观察内质网-线粒体相互作用的可靠方法。

7.1.3 线粒体、内质网与 Ca^{2+} 转运

考虑到线粒体 Ca^{2+} 在调节能量平衡和凋亡等许多生理反应中的关键作用，有几个因素可能参与调节 ER-线粒体接触点的大小和数量，从而影响 Ca^{2+} 转移和调节不同的细胞过程。内质网-线粒体界面的紊乱似乎与阿尔茨海默病（AD）的进展有关。在 AD 患者脑组织切片中观察到 MAM 相关蛋白的上调，β 淀粉样肽的暴露和早老蛋白 2 的过度表达都增加了 ER-线粒体接触的数量，这有利于增加两个细胞器之间的 Ca^{2+} 转运点。这种增加的接触可能导致 Ca^{2+} 离子的异常释放和线粒体功能的紊乱，从而促进 AD 的发展。因此，对于内质网-线粒体接触点的数量和大小的调节可能是治疗 AD 和其他相关神经退行性疾病的一个重要治疗策略。

Ca^{2+} 信号和 ER-线粒体之间的联系在内质网应激介导的细胞凋亡中也起着关键作用。RNA 依赖性蛋白激酶（protein kinase R，PKR），如内质网激酶（proteinkinase R-like ER kinase，PERK），是未折叠蛋白反应中的关键内质网应激传感器，在 MAM 处富集，并对维持内质网-线粒体接触位点具有重要作用。PERK 敲除细胞表现出内质网形态紊乱和 Ca^{2+} 稳态失衡，以及从内质网到线粒体的还原活性氧（ROS）减少。这些数据表明，在 ROS 诱发的内质网应激后，MAM 可能不仅为 Ca^{2+} 提供特定的接触位点，还为 ROS 介导的内质网应激信号传递到线粒体提供接触位点。因此，内质网-线粒体接触位点在维持细胞内 Ca^{2+} 和 ROS 的稳态平衡中发挥着重要作用，并对调控内质网应激响应及细胞凋亡过程具有重要意义。

早幼粒细胞白血病蛋白（promyelocytic leukemia protein，PML）是亚核结构的重要组成部分，称为 PML 核体，也定位于内质网和 MAM，在那里它与 IP_3R 形成一个超复合物，调节 Ca^{2+} 转运和细胞凋亡。PML 敲除细胞 ER 释放的 Ca^{2+} 减少，抗凋亡能力增强。将 ER 靶向的 PML 嵌合物引入敲除细胞，可恢复正常的 Ca^{2+} 流

量和对细胞凋亡的敏感性。因此，PML 在核水平上所起的结构作用可以在内质网反映出来。PML 可能是 IP$_3$R、Akt 激酶和蛋白磷酸酶 2(protein phosphatase 2A，PP2A)组成的复合物的"万能配位因子"。PML 缺失会降低内质网的 PP2A 活性，导致 Akt 活化，并导致 IP$_3$R 磷酸化。磷酸酶(PTEN)就定位于 ER 和 MAM，这与该模型完全一致。ER/MAM 处的 PTEN 可抵消 Akt 依赖的 IP$_3$R 和 ER-Ca^{2+} 流出抑制其活性。PTEN 直接与 IP$_3$R 相互作用，这种相互作用与 IP$_3$R 磷酸化的减少和 Ca^{2+} 释放的增加相关。因此，PML、PP2A 和 PTEN 等蛋白质在内质网-线粒体相互作用中发挥重要的调节作用，影响 Ca^{2+} 转运和细胞凋亡等细胞生理过程(图 7.1)。

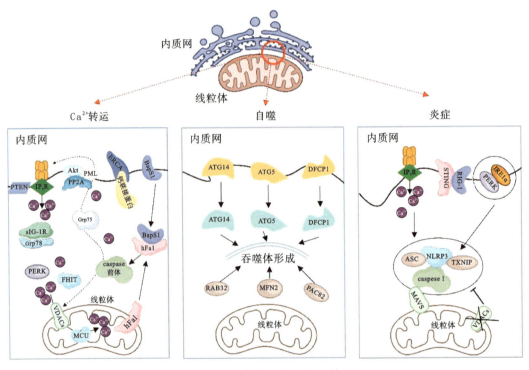

图 7.1　ER-线粒体互作调控 Ca^{2+} 转运

MPTP 的激活导致细胞凋亡，这是一个重要的细胞生理过程，涉及释放促凋亡因子如细胞色素 c，最终导致执行蛋白 caspase 的激活。最近的研究揭示了 MPTP 的组成成分，这为我们提供了新的分子工具来研究 ER-线粒体相互作用位点在调节线粒体通透性转换和 Ca^{2+} 依赖性凋亡中的作用。

新近的研究发现，MPTP 的主要组成成分包括细胞色素 c 氧化酶(cytochrome c oxidase)、腺苷酸转换酶(adenylate translocator)、PPI 酶(proton pump inhibitor)和电压依赖性阴离子通道(VDAC)。这些成分在 MPTP 的结构和功能中发挥着重要的作用。此外，还有一些其他因素也被发现与 MPTP 的激活相关，如 cyclophilin D 等蛋白质。

内质网-线粒体相互作用位点在调节 MPTP 的激活过程中也发挥着重要作用。内质网与线粒体之间的接触位点是调节 Ca^{2+} 转运和 MPTP 激活的关键区域。通过调控内质网和线粒体之间的相互作用，可以影响 Ca^{2+} 的释放和线粒体通透性转换孔的开放，进而调节细胞的凋亡过程。因此，对于这些相互作用位点的研究有助于我们更好地理解细胞凋亡调控的分子机制，并为治疗相关疾病提供新的靶点和策略。

7.1.4　线粒体与内质网的分离纯化

Percoll 密度梯度纯化法是一种有效的分离方案，用于从动物组织和细胞培养中获得高纯度的 MAM 和线粒体。Percoll 是一种聚乙二醇聚合物，具有可调节密度的特性，使得在离心过程中不同密度的细胞组分可以分布在不同的位置上。通过离心，MAM 和线粒体可以根据其密度差异被分离到梯度中的不同位置。最终，可以收集到纯度较高的 MAM 和线粒体样品[375]。

利用 Percoll 密度梯度纯化法，可以获得纯度较高的 MAM 和线粒体样品，这有助于研究线粒体和内质网之间的相互作用。通过这种方法，可以更准确地分析 MAM 的成分，并研究其在不同生理和病理状态下的功能和变化。这对于理解细胞内线粒体功能和与其他细胞器之间相互作用的重要性具有重要意义。

7.1.5　线粒体与内质网的组学研究

线粒体和内质网（ER）是细胞中至关重要的两个细胞器，它们的膜表面参与了许多重要的生物过程，包括钙交换、细胞死亡、免疫信号、脂质合成、蛋白质翻译、分泌和导入。获得高质量的线粒体外膜（OMM）和内质网膜（ERM）蛋白质组图谱对于理解这些细胞器的功能和相互作用至关重要。然而，要获得这些系统的蛋白质组信息是一项非常困难的任务。以往的基于质谱（MS）的蛋白质组学研究已经绘制了许多细胞器的完整图谱，包括线粒体的基质、内膜和膜间隙（IMS）蛋白质。然而，即使对于 IMS 蛋白质组，也不能完整代表 OMM 蛋白质组，因为在细胞器纯化过程中可能会丢失许多蛋白质。传统的方法试图通过渗透性热击裂解和蔗糖梯度超速离心纯化 OMM，然后进行 MS 分析。然而，这种分离方案的破坏性较高，且获得的组分不够完整，从而影响了结果的可靠性。此外，迄今为止，完整的哺乳动物 OMM 蛋白质组还从未被完整地绘制过。对于内质网膜来说，由于内质网衍生的微粒体与几乎所有其他细胞间隔膜组织共沉淀在一起，使得这些蛋白质组的纯度不够，且不同数据集之间的重复性较低。

由于 OMM 和 ER 膜很难纯化到均质性，而且现有的富集方法也会损失大量的固定蛋白，因此需要一种不破坏既有膜相互作用的分离方法，于是一种被称为邻近生物素化的蛋白质组分离富集方法被开发出来。该方法完全绕过生化分离和细胞器纯化，它是利用一种 27 kD 大小的过氧化物酶 APEX2 与靶基因融合，在细胞中目标区域表达，通过添加过氧化氢（H_2O_2）和 APEX2 的底物生物素酚（BP）导致

APEX2 周围 10 nm 范围内的蛋白质共价生物素化(图 7.2)。由于在细胞和细胞器完好无损的情况下，标记在 1 min 的时间窗内进行，蛋白质之间的空间关系得以保留，因此生物素探针完成了对其周围邻近蛋白质组的特定标记。标记后，裂解细胞，生物素化的蛋白质组可用链霉亲和素珠子富集并进行进一步的质谱分析。

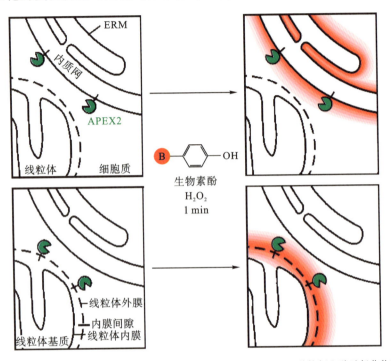

ERM——一种与细胞膜相关的蛋白家族(Ezrin‑Radixin‑Moesin)；APEX2——一种抗坏血酸过氧化物酶(ascorbate peroxidase 2)。

图 7.2 APEX2 介导线粒体‑内质网蛋白质组邻近标记

在这种方法中，APEX2 生成的生物素苯氧基自由基不能穿过细胞膜。因此，该方法中标记的蛋白质主要位于内质网膜外，而不是标记内质网内腔的蛋白质。线粒体外膜含有孔蛋白，允许包括生物素苯氧基在内的小于 5 kD 的分子自由通过，而线粒体间膜空间的常驻蛋白和一些内线粒体膜蛋白在线粒体间膜空间暴露下也会发生生物素化。需要注意的是，生物素苯氧基不能进入线粒体基质。

Ting 等人通过在人类胚胎肾(HEK)293T 细胞中稳定表达 APEX2 融合蛋白，绘制了 OMM 和 ERM 蛋白质组图。他们采用了比率测量策略，利用细胞培养氨基酸稳定同位素标记(stable isotope labeling by amino acids in cell culture，SILAC)来量化每种质谱检测到的蛋白质与 OMM 或 ERM 及细胞溶胶的相对接近程度。这两个蛋白质组共同鉴定了 94 个潜在的线粒体或内质网定位蛋白。此外，通过对比 OMM 和 ERM 蛋白质组，确定了存在于线粒体‑内质网接触位点的候选蛋白质。通过邻近标记法对线粒体‑内质网相互作用的蛋白质组分进行高质量的清查，将推动哺乳动物线粒体‑内质网接触生物学的研究。

7.2 溶酶体

7.2.1 线粒体与溶酶体共同维持细胞内稳态

线粒体和溶酶体在细胞内的功能至关重要。它们的功能障碍与多种人类疾病相关联[376-377]。线粒体是细胞中的能量中心,参与细胞呼吸并储存代谢产物,同时还在细胞凋亡和炎症途径中发挥作用[378-379]。因此,调节线粒体的运输和动力学对于维持细胞的正常功能至关重要。线粒体的分裂和融合是维持其功能的重要过程。分裂有助于线粒体的生物发生和线粒体DNA的合成[380],受到多种蛋白质的调节,包括GTPase动态蛋白相关蛋白(Drp1)、动力蛋白2和肌动蛋白[363,381]。与此相反,线粒体膜的融合允许线粒体蛋白质、线粒体DNA和代谢物的混合,由外膜GTPases(如Mitofusin1和Mitofusin2)和内膜GTPase OPA1共同调节[378]。平衡线粒体的分裂和融合对于维持正常细胞功能至关重要,因为蛋白质突变可能导致各种疾病[382]。

以往的研究已经揭示了线粒体和溶酶体之间一些间接的功能相互作用。线粒体的功能(包括呼吸作用)被证明是调节溶酶体功能的关键。线粒体蛋白质(如AIF、OPA1或PINK1)的缺失、氧化磷酸化的化学抑制[383-384]或转录因子A的表达、线粒体(TFAM)突变[385]都会影响溶酶体的活性。此外,短期抑制线粒体呼吸会导致溶酶体生物发生的急剧增加[386],但长期抑制会破坏这一过程。在人类多巴胺能神经元中,线粒体氧化应激的增加会导致氧化溶酶体酶活性的降低,从而损害溶酶体糖脂代谢[387]。另一方面,溶酶体功能对于维持线粒体内环境的稳定也是必要的。在骨骼肌中,溶酶体生物发生调节因子EB(transcription factor EB,TFEB)独立地充当线粒体功能的中心协调器[388]。在神经元中,自噬抑制剂雷帕霉素复合物1促进了线粒体的综合应激反应,并调节了线粒体的活性[389]。此外,破坏溶酶体酸化足以减少线粒体呼吸。最后,内溶酶体Rab,包括Rab5、Rab7A、Rab5-GEF(RABGEF1)和Rab7-GEF(MON1-CCZ1)也参与调节线粒体功能,并可被招募到受损的线粒体[390]。*Rab7*基因敲除抑制了有丝分裂吞噬过程中ATG9A小泡的组装,而Rab5向线粒体的易位则降低了线粒体氧化应激期间的氧气消耗和细胞色素c的释放[391]。

此外,已经证明线粒体和溶酶体也直接参与细胞应激的相互作用。大部分研究主要集中在通过吞噬线粒体或线粒体衍生小泡(mitochondrial-derived vesicle,MDV)与溶酶体融合的方式来降解线粒体[392]。整个线粒体可以通过自噬(有丝分裂)进行降解,自噬体吞噬受损的线粒体,然后与溶酶体融合形成自溶体,从而降解其内容物。吞噬有丝分裂可以通过选择性或非选择性发生,例如视网膜蛋白和NDP52,这些受体以PINK1/Park依赖的方式被招募到泛素化的线粒体中,然后通过它们的LC3相互作用区域在自噬体上招募LC3[393]。相比之下,MDV是一种小的囊泡（约 100 nm），它们从线粒体中释放，包含不同的线粒体外膜和基质蛋白亚群。靶向溶酶体的 MDV 是通过 PINK1/Parkin 依赖的方式产生的，可能代表选择性降解线粒体蛋白的子集而不是整个线粒体的途径。然而，在正常条件下，哺乳动物细胞中线粒体和溶酶体是否通过非降解途径直接相互作用的情况尚未得到很好的研究。

E. Betzig 等最近使用光激活定位显微成像（PALM）技术，在超分辨率下观察到了线粒体和溶酶体之间的另一种新的相互作用形式，即线粒体和溶酶体的接触（mitochondria and lysosome contact，MLC）。他们对薄冰冻切片中的细胞内结构进行了成像，这种方法类似于透射电子显微镜（TEM），但在振动环境条件下进行成像。

7.2.2 线粒体与溶酶体结构的观察

T. A. Brown 等利用 PALM 和类似的技术成功实现了线粒体蛋白质的高分辨率成像[394]。他们首先用荧光蛋白标记目标蛋白，然后使用较短波长、低强度的激光器在细胞中进行照射，以激活少量荧光分子。这些荧光分子在视野内随机分布，几乎不会发生重叠。接着，利用较长波长的激光器进行照射，激发荧光分子发出荧光，对形成的荧光斑点的中心进行定位，即荧光分子的精确位置[395]。完成定位后，再次使用较长波长的激光器长时间照射这些被激活的荧光分子，将它们的荧光全部激发出来，避免在下一轮激光照射时再次激活。通过循环进行激活、激发、定位和漂白，可以精确定位细胞中所有荧光分子，最后将它们的图像合成到一起，得到一张超越衍射极限的高分辨率图像。这种方法能够呈现线粒体、溶酶体等细胞器的高分辨率图像，直观地展示细胞器之间的定位和互作关系。

然而，PALM 方法在获得高分辨率图像的过程中存在一些缺点，常见的问题是，在试图提高定位精度的同时，可能会排除具有较大定位偏差的数据点，这可能会导致分子密度的减少，从而影响图像的质量和可识别性。因此，在使用 PALM 技术时，需要在定位精度和分子密度之间进行平衡，以获得最佳的成像结果。

在显微镜成像过程中，光波的衍射效应会导致图像中的点源显示为一个模糊的光斑，这称为点扩散函数（point spread function，PSF）。PSF 的宽度决定了显微镜的分辨率限制，即两个点源之间的最小可分辨距离。对于高数值孔径物镜，其衍射极限像分辨率通常在 250 nm（横向尺寸，垂直于光传播方向）和 550 nm（轴向尺寸，平行于光传播方向）之间。因此，小于这些分辨率限制的亚细胞结构在光学显微镜下是不可分辨的，因为它们会被显示为一个单独的模糊对象。

随机光学重建显微镜（STORM）是一种超分辨率成像技术，能够将单个荧光分子的光信号随机地分隔开来，从而实现对样品的高分辨率成像。这项技术通过在短时间内激发和关闭荧光分子的发光，使得在任何给定时刻只有少数分子被激发发光。通过追踪每个荧光分子的位置，最终可以构建出高分辨率的图像。STORM 技术的原理是基于单个分子的随机发光行为，利用荧光染料的光漂白和再激活过程，将荧光分子的发射时机分隔开来，使得它们的光信号可以被单独检测和记录，从而实现对样品的超分辨率成像[396]。

受激发射衰减（STED）成像法是一种超分辨率显微镜技术，利用受激辐射原理，在激发荧光分子发光的同时施加一个环绕在其周围的损耗光束。这个损耗光束会耗尽周围的激发态电子的能量，使得荧光光斑的发光范围被明显减小，从而提高了系统的分辨率[397]。STED成像法能够使点扩散函数更接近狄拉克函数，从而实现更高的成像分辨率。在研究线粒体功能方面，STED纳米显微镜已被广泛应用。例如，这种技术可以用来精确测定Tom20（线粒体外膜复合物的转位酶之一）的纳米尺度分布[398]。尽管STED成像法具有高分辨率的优点，但由于强STED激光可能对活细胞产生有害影响，可能导致荧光分子和样品的光损伤。

7.2.3 生化方法鉴定线粒体与溶酶体的动态调节

细胞器间膜接触位点指的是两个不同细胞器的膜之间形成的近距离接触，使它们能够在细胞内进行通信[399]。尽管内质网与细胞的其他部分形成了许多接触，包括质膜、高尔基体、线粒体、过氧化物酶体、脂滴和内体，但研究表明还存在其他细胞器之间的接触，例如溶酶体、脂滴和过氧化物酶体之间的接触，进一步证明了细胞内各个细胞器之间的连接良好[400]。此外，已经描述了线粒体和溶酶体相关细胞器（如黑素体、多泡体和酵母液泡）之间的接触[401]。这些接触通过栓系蛋白来维持，这种联系允许细胞器膜的动态形成和随后的解离。然而，在接触部位可能存在额外的蛋白质，这些蛋白质不直接桥接膜，而是调节接触的功能，如介导代谢物转移或调节蛋白活性，以协调接触及其对细胞环境的响应[402]。在功能上，先前的接触位点被证明对于多种细胞功能至关重要，包括脂质、钙和铁的代谢物转移，以及调节细胞器动力学，如线粒体分裂和内胚体分裂[403]。这些功能与内质网小管标记相关，并涉及额外的细胞通路，进一步证明了细胞器间接触位点在维持细胞内稳态中的关键作用（图7.3）。

细胞器间膜接触位点是两种不同细胞器膜之间紧密结合的区域，作为细胞器间通信的结构域。这些接触位点可以在多种不同的细胞器之间形成，并由不同类型的蛋白质调节，包括：①锚定蛋白；②功能性蛋白；③调节蛋白。它们可能具有重叠的作用，共同帮助维持接触位点的结构和功能。此外，细胞器间的接触与多种功能有关，包括代谢物转移、调节细胞器动力学，以及促进细胞内稳态的其他细胞过程。

最近的多项研究利用不同的成像技术表明，在健康细胞中，多种不同类型的细胞都存在线粒体和溶酶体之间的组织间接触位点[404]。这些研究利用2D和3D电子显微镜及与线粒体接触的LysoTracker阳性小泡的相关光电子显微镜（correlative light and electron microscopy，CLEM），结合聚焦离子束扫描电子显微镜来观察线粒体-溶酶体接触[405]，发现Lamp1和右旋糖酐阳性小泡与线粒体稳定接触。通过晶格光片光谱成像观察到了线粒体与溶酶体的接触[400]，发现接触的频率低于涉及内质网的接触。此外，线粒体与溶酶体的接触还可通过线粒体或溶酶体染料或荧光

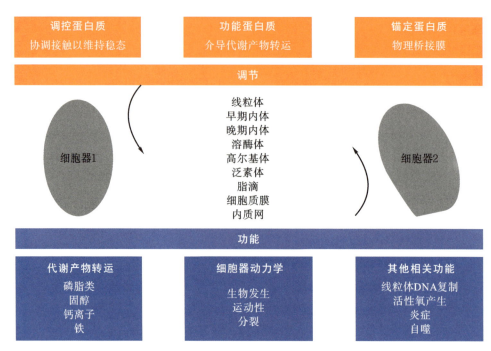

图 7.3　细胞器间接触位点的调节和功能

标记的蛋白质标记的细胞器的结构照明显微镜（SIM）成像观察到[407]，这表明线粒体可能首先接触一个溶酶体，然后再接触另一个溶酶体[406]。最后，利用线粒体外膜上的 TOM20-Venus 和溶酶体膜上的 LAMP1-mTurquoise2 之间的敏化发射荧光共振能量转移来观察线粒体与溶酶体的接触。

线粒体-溶酶体接触点位于线粒体和溶酶体膜之间，平均距离约为 10 nm[404]，这与先前观察到的膜接触位点（10～30 nm）相符[408]。约 15% 的溶酶体在任何时间点都与线粒体接触，而线粒体-溶酶体接触部位平均保持稳定栓系 60 s，尽管接触表现出不同范围的栓系持续时间，长达 13 min。在接触部位未观察到溶酶体管腔内容物、线粒体基质蛋白或膜间空间蛋白质跨细胞器的大量转移。此外，接触点不代表自噬体生物发生事件或有丝分裂，因为对多个自噬体标记物（包括 ULK1、Atg5、Atg12 和 LC3）的研究进一步证实，其形成与有丝分裂无关。5 种自噬受体（NDP52、OPTN、NBR1、TAX1BP1 和 p62）的敲除也不能阻止线粒体-溶酶体接触的形成[409]。另外，形成接触的线粒体不同于 MDV，因为它们同时包含线粒体外膜和基质蛋白，并且比之前描述的 MDV 大得多（约 100 nm 和 500 nm），提示线粒体-溶酶体接触点并不代表吞噬线粒体或溶酶体吞噬大块线粒体的位置。

7.3　过氧化物酶体

7.3.1　线粒体与过氧化物酶体的动态调节

过氧化物酶体是动态的细胞器，其数量、形态和活性可以根据组织、器官和营养状态而调整。在哺乳动物中，过氧化物酶体在多种生化途径中发挥着关键作用，包括乙醚磷脂生物合成、脂肪酸的 α 氧化和 β 氧化、胆汁酸和二十二碳六烯酸的合成、乙醛酸代谢、氨基酸分解代谢、多胺氧化及活性氧和氮物种（分别为 ROS 和 RNS）的代谢。此外，过去 10 年中，哺乳动物过氧化物酶体不仅是代谢细胞器，还可作为信号平台调节多种生理和病理过程，包括炎症、先天免疫和细胞命运转换。这些异常的代谢或信号功能可以直接或间接地与越来越多的疾病相关，从罕见的遗传性疾病（如 Zellweger 综合征、X 连锁肾上腺脑白质营养不良和无糖血症）到更常见的年龄相关疾病，如糖尿病、神经退行性疾病和癌症。

线粒体与几个细胞器形成接触位点，其中包括过氧化物酶体。就像过氧化物酶体一样，线粒体也是动态的细胞器，不断调整其数量、形态和功能以适应当前的环境条件。在哺乳动物中，这些细胞器在多个代谢过程中发挥着核心作用，包括 ATP 的生成、脂肪酸的 β 氧化、酮体的生成和铁硫簇的合成。线粒体同时也是细胞信号网络中的重要平台，影响着从基因表达和免疫反应到细胞分化和细胞死亡等一系列生物过程。因此，线粒体功能障碍被认为是许多代谢性疾病（如代谢综合征和肥胖）及神经退行性疾病（如帕金森病和阿尔茨海默病）的发病机制之一。

真核细胞内细胞器形成离散的膜结合结构，使它们可以执行不同且相互独立的生化过程，但这些细胞器的活动必须协调一致。例如，脂代谢分布在不同的细胞器中，如用于脂质合成的内质网（ER）、用于储存和运输的脂滴（LD）、用于 β 氧化的线粒体和过氧化物酶体，以及用于脂质水解和再循环的溶酶体之间[408,410]。细胞器之间的接触对于许多细胞功能至关重要[403]。然而，由于基于荧光成像的方法无法在单个图像中分辨多个荧光标记，因此细胞内细胞器的空间和时间组织特征仍然很难捕捉到[411]。

为了解决上述问题，人们提出了一种利用多光谱图像采集方法对细胞器相互作用体进行系统级分析的方法，该方法克服了荧光蛋白调色板中光谱重叠的问题[400]。采用共焦和点阵光片（light sheet microscopy，LLS）仪器和五步成像信息学管道来实现活体成纤维细胞中细胞器数量、体积、速度、位置和动态细胞器间接触的映射。该方法描述了六种不同的膜结合细胞器（内质网、高尔基体、溶酶体、过氧化物酶体、线粒体和脂滴）之间的双向、三向、四向和五向相互作用的频率和位置，并展示了这些相互作用随时间的变化。其证明了每个细胞器在三维空间中都有一个特征性的分布和分散模式，并且在微管和细胞营养状态的影响下，六个细胞器之间有一个可重复的接触模式。这些活细胞共焦和 LLS 光谱成像方法适用于任何表达多个荧光探针的细胞系统，无论是在正常条件下，还是当细胞暴露于药物、病原体或应激等干扰时。该方法为细胞组织和动力学的假说提供了一个强有力的新的描述工具和来源。通过显微成像可以发现，过氧化物酶体与线粒体分布密切相关，二者空间上的相邻为其功能上的互作提供了基础。

7.3.2　线粒体与过氧化物酶体组学研究

H. Schäfer 等人使用蛋白质组学方法对酿酒酵母过氧化物酶体进行了最早的鉴

定[412]。他们通过差速离心和密度梯度离心法从油酸细胞中分离出过氧化物酶体，并对其进行渗透休克裂解，提取过氧化物酶体膜组分，随后进行了十二烷基硫酸钠-聚丙烯酰胺凝胶电泳（sodium dodecyl sulphate - polyacrylamide gelelectrophoresis, SDS - PAGE）分析。在凝胶消化后，他们使用了三种不同类型的质谱法来提取和分析肽：基质辅助激光解吸电离（MALDI）MS、微液相色谱-电喷雾电离（μLC - ESI）MS 和纳米液相色谱 ESI - MS（nLC - ESI - MS）。在分析中，共鉴定出了 6 种已知的过氧化物酶体膜蛋白（peroxisomal membrane protein，PMP），以及 19 种已知的过氧化物酶体基质蛋白（peroxisomal matrix protein）。尽管对过氧化物酶体膜组分进行了分析，但作者并未进一步评论，但这可能意味着某些过氧化物酶体基质蛋白与膜有关。

蛋白质组学方法的成功与否往往受到样品中蛋白质丰度的影响，高丰度的蛋白质提供了大部分肽，可能掩盖了低丰度的肽。考虑到过氧化物酶体基质蛋白可能比大多数膜蛋白更为丰富，回归这种平衡的方法非常有用。在 H. Schäfer 及其同事的研究中，他们分析了膜组分而不是整个细胞器，以便更好地识别低丰度的过氧化物酶体基质蛋白[412]。在类似的方法中，为了提高蛋白质组学分析中肽的回收率，研究人员直接对分离的过氧化物酶体膜组分进行了胰蛋白酶消化，而不是先进行电泳然后再消化凝胶片。他们的方法采用了气相分馏和 nLC - ESI - MS/MS 技术进一步加强了分析。气相分馏依赖于将肽离子从气相中分离出来，根据它们的 m/z 值进行质谱分析，这样做可以增加肽的覆盖率和重现性[412]。E. C. Yi 等人鉴定了 181 种蛋白质，其中包括 38 种已知的过氧化物酶体蛋白[413]。此外，还有 41 种蛋白质被鉴定或预测为过氧化物酶体，显示其分析覆盖率达到了 90%。

以上研究[412-413]清晰地表明了利用过氧化物酶体进行蛋白质组学研究的潜力，同时也揭示了这一方法的一个主要缺陷，即可能存在的污染问题。实际上，H. Schäfer 等人在过氧化物酶体膜组分中鉴定了 45% 的蛋白质。然而，在 E. C. Yi 等人的研究中，并未明确描述这些蛋白质属于过氧化物酶体[413]，而是提出了一个问题：这些蛋白质是以前未描述的过氧化物酶体蛋白质还是污染物？对于像线粒体膜蛋白 Cyt1p 和 Tom40p 这样的蛋白质，它们的存在可能是由于污染导致的，但其他蛋白质的情况就不那么明确了。例如，这两项研究都在分析中确认了一种肉碱乙酰转移酶 Cat2p。Cat2p 在过氧化物酶体和线粒体中都有双重定位，这引发了一个问题：在使用蛋白质组学方法鉴定时，这种蛋白质是否可以被认为是真正的过氧化物酶体蛋白还是污染物？因此，开发能够区分真正的过氧化物酶体蛋白和污染物的方法，可以大大减少需要进一步验证的潜在过氧化物酶体蛋白的数量，在细胞器蛋白组学研究中具有重要意义。

为了解决这个问题，M. Marelli 等人采用了定量质谱法来识别酿酒酵母中的新过氧化物酶体蛋白[414]。在这项研究中，他们结合了等密度梯度分离和同位素编码亲和标记（isotope - coded affinity tags，ICAT）的方法来区分过氧化物酶体蛋白和污染物。ICAT 是一种利用两种不同同位素标记的蛋白质化学标记方法[415]，这两种同位素标记具有相同的化学特性但质量不同。然后将这两种标记的样品混合,通过质谱测定同位素标记肽的相对丰度。这两种标记的肽的比率将提供有关这些肽及其来源蛋白是否富集在一个样品中的信息。Marelli 等人采用了以下两种策略。

在第一种策略(ICAT Ⅰ)中,他们对来自过氧化物酶体和油酸生长细胞中分离的膜组分进行差异处理,并进行 μLC-ESI-MS/MS 分析(图 7.4)。

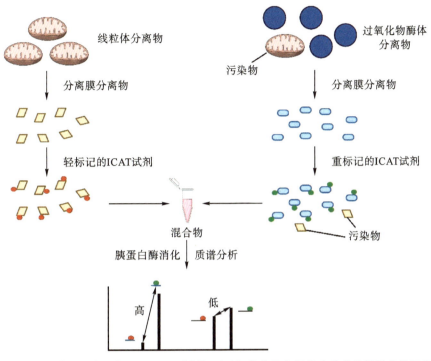

图 7.4　使用同位素编码亲和标记(ICAT)试剂识别过氧化物酶体组分中线粒体污染物的流程图[416]

在第二种方法(ICAT Ⅱ)中,研究人员从油酸生长的细胞中分离出过氧化物酶体膜部分,其中蛋白 a 标记的 PMP Pex11p 进行了特别标记。他们将这个部分分成两个,一个部分通过 IgG 珠进行亲和纯化。然后,使用 ICAT 试剂对这两个亲和纯化部分和未处理的膜部分进行区别处理,并进行 μLC-ESI-MS/MS 分析。其共鉴定出 346 种蛋白质,其中 23 种已知为过氧化物酶体组分,而 134 种为线粒体组分。然而,通过比较相对肽比,发现 346 个蛋白中有 57 个实际上是过氧化物酶体蛋白。在这 57 个过氧化物酶体蛋白中,有 18 个已被描述为过氧化物酶体组分,没有一个被描述为线粒体蛋白,这表明 ICAT Ⅰ 方法可以有效地用于鉴别真正的过氧化物酶体蛋白和线粒体污染物。这些数据表明,ICAT Ⅱ 比 ICAT Ⅰ 能够识别更多的蛋白质,这可能是因为亲和纯化步骤导致混合物的复杂度降低。然而,作者指出,ICAT Ⅰ 不能帮助识别靶向过氧化物酶体和线粒体的蛋白质,因为在这种方法中,这些蛋白质被认为是线粒体污染物。另一方面,ICAT Ⅱ 能够识别这种双重定位的蛋白质,但在识别线粒体污染物方面效率较低。

7.3.3 邻近标记与线粒体过氧化物酶体互作

虽然应用差速离心和单一密度梯度离心相结合的方法可以从肝脏和肾脏中分离出高纯度的过氧化物酶体，但从脑组织中分离出过氧化物酶体并不简单。一方面，过氧化物酶体的丰度明显低于肝细胞或肾近端小管上皮，需要更高的富集因子来获得足够的纯度；另一方面，来自中枢神经系统的过氧化物酶体并不同质，而是根据不同的细胞类型功能和大脑区域而专门化的。此外，髓鞘包裹的轴突导致脑匀浆中的高脂浓度，是纯化过程中的主要障碍。通常富含过氧化物酶体的组分易被微粒体物质污染。过氧化物酶体中的这些长链脂肪酸氧化产物可能在细胞器分离过程中混入线粒体部分，从而导致在线粒体组分中也观察到这些氧化产物的富集。过氧化物酶体和线粒体在脂肪酸代谢中扮演互补角色。过氧化物酶体负责长链和极长链脂肪酸的初步β氧化（如C24），而线粒体则进一步处理这些氧化产物。由于这些过程在细胞中紧密关联，因此在分离纯化时，线粒体样品中可能会富集一些原本在过氧化物酶体中的代谢物。这与脑组织切片或亚细胞分离实验中，当过氧化物酶体通过免疫检测不同的标记蛋白时过氧化物酶体的异质性模式一致。

近年来，临近标记在细胞器相互作用研究中得到了广泛应用。这是一种基于化学生物学的方法，利用标记酶在体内对目标蛋白进行亲和标记修饰[417]。这种亲和标签可以用于提取修饰的蛋白质，以便进行进一步的分析。通过将标记酶定向到特定区域（通过使用定向信号或将其与丰富蛋白质融合），使得该区域内的蛋白质被特定修饰标记（图 7.5）。

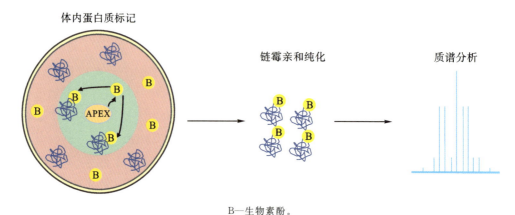

B—生物素酚。

图 7.5 APEX 体内邻近标记蛋白质示意图

APEX 将生物素-苯酚底物转化为高活性的生物素-苯酚自由基，这些自由基与酪氨酸上的相邻蛋白质共价连接。细胞裂解后，可使用链霉亲和素珠提取蛋白质，样品可接受胰蛋白酶消化，所得肽可通过质谱分析。

抗坏血酸过氧化物酶（ascorbate peroxidase，APEX）的工程版本是常用的一种邻近标记酶之一[418]，H. W. Rhee 及其同事成功利用该酶识别哺乳动物细胞中的新线粒体蛋白质[419]。类似的系统也可以用于酵母等原核生物[420]。APEX 在过氧化氢的存在下氧化生物素酚，产生短命的生物素衍生物自由基，这些自由基可以与附近蛋白质中的酪氨酸残基发生共价反应。生物素酚和过氧化氢都是外部添加的，这意味着蛋白质标记的数量和时间都可以调节。由于不需要分离细胞器，使用链霉亲和素珠可以直接从细胞裂解液中分离出生物素修饰的蛋白质（或胰蛋白酶消化产生的肽），并用质谱分析，加快和简化了提取过程。此外，由于链霉亲和素可以在变性条件下与生物素结合，因此生物素化蛋白质的分离可以在变性条件下进行，这大大减少了由于细胞蛋白酶的作用而造成的物质损失。最后，这种方法有可能识别细胞器中的暂时性寄居者，这对于其他方法来说仍然具有很大的挑战性[421]。

近年来，科学家改进了传统的邻近标记方法，引入了分段式邻近标记技术。这种技术使用分段的适配体（Venus），已被证明可以产生稳定的适配体蛋白，具有很强的亲和力，从而形成一种不可逆的连接标记。MAM 报告系统弥补了内质网-线粒体碰撞结构（ER‐mitochondria encounter structure，ERMS）复合体的丢失，这是一个特征良好的 ER‐线粒体系统复合体[422]。因此，Venus 报告系统可以轻松创建连接标记，以分析较弱的相互作用。然而，Venus 报告系统也有局限性，如它只能捕获接触点的快照，即使是低丰度或短暂的接触，也无法实现动态监测；一旦形成连接标记，就无法撤销。

在共同表达过氧化物酶体标记物和线粒体标记物后，报告物的位置被证明局限于过氧化物酶体和线粒体之间的界面，并且不会对这两种细胞器造成损害。此外，通过与线粒体基质中富含丙酮酸脱氢酶（pyruvate dehydrogenase，PDH）复合物的特定亚结构域共定位，报告系统能够精确地标记过氧化物酶体与线粒体真实的接触位点（图 7.6）。这种邻近式的标记系统为研究细胞器之间的相互作用提供了有力的帮助。

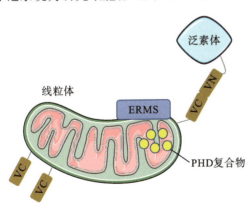

图 7.6　过氧化物酶体-线粒体报告系统示意图

7.4　细胞核

7.4.1　线粒体与细胞核的正向与反向调节

作为真核细胞中唯一拥有独立基因组的细胞器，线粒体在细胞周期中扮演着独特的角色[423-424]。然而，尽管线粒体有自己的一小部分基因，编码的蛋白质数量却较少，只有13种。大多数线粒体蛋白质是由细胞核中的基因编码合成的[425]。线粒体的生物发生受到细胞核和线粒体基因组的调控，细胞核和线粒体之间存在严格的调控机制以维持线粒体的功能和稳定性。功能失调会导致细胞核和线粒体的DNA损伤、钙离子超载以及生长因子的异常激活[425]，还可能引发与癌症相关的代谢紊乱等异常[426]。

细胞核向线粒体传递蛋白质和信息通过正向调节实现。正向调节反映了各种应激源通过核基因组的重编程来调节线粒体的生物过程。线粒体的多个蛋白质的转录需要RNA聚合酶(RNA polymerase mitochondrial，POLRMT)、mtDNA转录因子(如Tfam1、Tfb1m、Tfb2m)和转录终止因子(mitochondrial transcription termination factor，MTERF)。线粒体的转录调控涉及多种转录因子和共激活因子。正向调节主要取决于两组因素：第一组是核呼吸因子1(nuclear respiratory factor 1，NRF1)和核呼吸因子2(nuclear respiratory factor 2，NRF2)，它们调节氧化磷酸化相关基因和线粒体DNA的复制和表达，其中NRF1在这一过程中起主导作用[427-428]。NRF1通过与细胞色素c启动子结合，通过激活与氧化磷酸化相关的基因或降低与线粒体生物发生有关的其他转录因子(如MEF2A)等，直接或间接调控线粒体的生物合成。第二组因子是PGC家族(peroxisome proliferator-activated receptor gamma coactivator)，包括PGC1α、PGC1β和PGC1样因子PRC。PGC作为共激活因子整合所有生理信号并增强其他转录因子的功能。

RNA在连接线粒体与细胞核之间扮演着重要的角色，是研究这两者相互作用的关键。非编码RNA(non-coding RNA，ncRNA)在亚细胞结构的组装中发挥着重要作用，特别是在细胞核内部[429]。这些ncRNA有助于形成短程染色质环、高阶染色质结构，以及核仁和巴尔体等大型亚核结构[430]。然而，对细胞核和线粒体RNA在亚细胞水平上定位的广泛性和生物学意义的全面理解仍处于初级阶段。

P. Kaewsapsak等人开发了一项名为APEX-RIP的技术，能够在特定的细胞环境中无偏见地发现内源性RNA[429]。APEX-RIP技术结合了两种现有技术：APEX(工程抗坏血酸过氧化物酶)催化的内源性蛋白质邻近标记和RNA免疫沉淀技术。利用过表达APEX的活细胞定位到靶向蛋白的位置(例如线粒体基质)，然后与生物素苯酚底物孵育。经过1 min的H_2O_2刺激即可完成对邻近内源性蛋白质的生物素化标记(图7.7)。

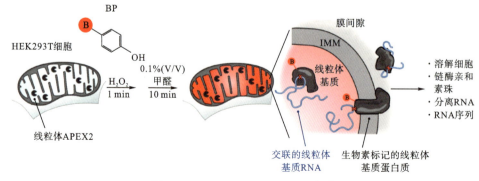

图7.7 APEX-RIP技术示意图[429]

他们利用 APEX-RIP 技术对 HEK293T 细胞内的 RNA 进行了邻近标记。通过分析标记产物，发现 APEX-RIP 能够在膜包裹的细胞器（如线粒体和细胞核）及与膜相邻的细胞区域（如细胞质）中富集内源性 RNA。研究还发现了多种重要的与线粒体及细胞核相关的功能 RNA，这些 RNA 对于理解细胞内线粒体-细胞核体系的稳定性和功能具有重要参考价值。相比传统的梯度离心等方法，该方法具有更高的特异性和敏感性。此外，将 APEX-RIP 应用于多种哺乳动物细胞器后，已经生成了有关线粒体和细胞核相关的高质量区域化 RNA 数据集，这些数据集将成为研究线粒体和细胞核 RNA 生物学相关新假设的宝贵资源。

当细胞受到钙超载、氧化应激和 DNA 损伤等压力时，不同的应激源会激活不同的下游级联反应，导致不同级联的激活。例如，当 ATP 生成减少时，如运动和热量限制后，AMP/ATP 比率增加，从而上调下游分子 NAD^+、sirtuin 1 和 PGC1α，促进线粒体能量代谢和生物生成。而钙超载则会激活钙/钙调素依赖性蛋白激酶Ⅳ型或 5′-腺苷单磷酸激活蛋白激酶（5′-adenosine monophosphate-activated protein kinase，AMPK），从而促进线粒体的生物生成[431]。通过激活特定的转录因子，细胞核在应激条件下维持线粒体内的稳态（图 7.8）。

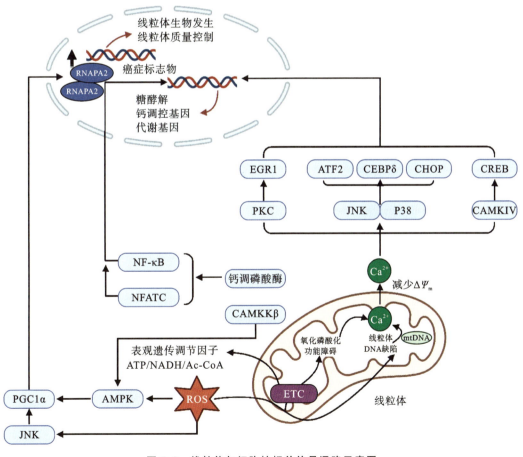

图 7.8　线粒体与细胞核相关信号通路示意图

除了激活多种应激源外，核 DNA 损伤还可能启动正向调节。研究表明，引发正向调节的核 DNA 损伤在衰老过程中是不可或缺的[432]，它直接提高了与衰老相关的疾病（如神经退行性变和癌症）的发病率。线粒体蛋白的转录改变可能导致严重的疾病，如骨肉瘤、乳腺癌和前列腺癌等。然而，正向调节信号在肿瘤发生中的具体机制尚未被广泛研究，与接下来讨论的反式调节信号相反。

为了维持线粒体与细胞核之间的密切联系，线粒体也可能通过反向调节来调节细胞核的功能。线粒体呼吸链疾病中线粒体膜电位的丧失，由 DNA 突变或线粒体 DNA 拷贝的改变引起线粒体向细胞核的反向调节。许多反向调节过程被认为是肿瘤发生的标志物。例如，mtDNA 的改变在肿瘤发生过程中很常见，异质性核糖核蛋白 A2 的积聚是癌症的标志。

第一个被证实的反向调节途径是在酿酒酵母中发现的，称为 RTG 依赖性途径，包括 Rtg1p、Rtg2p 和 Rtg3p[433]。当 Rtg1p/Rtg3p 复合物被激活时，它会转移到细胞核并影响基因转录。虽然只有 Rtg3p 具有 DNA 结合位点，但 Rtg1p/Rtg3p 复合物的形成仍然依赖整个过程。这一过程也与哺乳运动雷帕霉素靶点（mammalian target of rapamycin，mTOR）途径有关。McKusick-Kaufman syndrome 1 与 Rtg2 结合，释放了 14-3-3 家族蛋白 BMH1/2 的结构限制[434]，从而消除了 Rtg1p/Rtg3p 复合物的抑制作用。另一项研究表明，G 蛋白途径抑制物 2 可能通过避免组蛋白 H3k9 的甲基化而在哺乳动物细胞中起到 Rtg2 的作用[435]。

此外，线粒体 DNA 靠近 ROS 生成位点，因此在氧化应激下更容易受损。线粒体的氧化磷酸化（mitochondrial oxidative phosphorylation）和 TCA 循环涉及的基因易在肿瘤发生过程中受损，但癌细胞仍然依赖线粒体提供的能量，其中反向信号起着重要作用。琥珀酸脱氢酶（SDH）的缺陷增加了线粒体中的琥珀酸水平，激活了 HIF-α 信号传导，并将细胞代谢模式从氧化磷酸化转变为糖酵解[436]。富马酸水合酶（FH）的缺陷会增加线粒体中富马酸的水平，从而激活 NRF2 信号并增加血红素氧合酶（hemoglobin oxygenase，HMOX1）的表达，这有利于形成肿瘤[437]。异柠檬酸脱氢酶 1（IDH1）和 IDH2 通过阻止异柠檬酸盐与 α-酮戊二酸反应来刺激细胞增殖和肿瘤发生，从而干扰重要转录因子的氧化还原状态[438]。

此外，线粒体 DNA 的突变和拷贝数改变引发的表观遗传修饰机制也与某些细胞代谢产物相关。线粒体通过 TCA 循环、脂肪酸氧化和电子传递链（将脂肪酸和葡萄糖转化为 NADH、乙酰辅酶 A 和 ATP）来满足细胞的能量需求，这些电子传递链复合物可作为调节核基因组表观遗传修饰的信使分子。因此，线粒体可以通过调节 ATP、NAD/NADH 和乙酰辅酶 A 的表达，成为连接细胞代谢和细胞基因组表观遗传修饰的重要连接点，具有促进或抑制基因转录的作用。研究还表明，线粒体可以通过调节 S-腺苷蛋氨酸来影响 DNA 甲基化[439]。

7.4.2 细胞核与线粒体的生成、维持和清除

核-线粒体互作的目的是确保细胞内拥有适量且功能良好的线粒体，并清除任

何不健康的线粒体。线粒体质量控制是一系列事件和过程的总称，旨在实现最佳线粒体内环境的平衡。这个过程涉及生物生成、分裂、融合和运动等四个主要事件[440-441]。生物生成和分裂已被证明对细胞适应呼吸链功能障碍至关重要，NO 在此过程中的反馈信号也具有重要作用[442]。此外，线粒体解旋酶相关蛋白（mitochondrial unfolded protein response，mtUPR）在清除积累在线粒体中的蛋白质方面发挥着重要作用[443]。线粒体生物生成和功能调节也受到其他细胞压力和代谢环境变化的影响[444]。转录因子 NRF1、NRF2、线粒体生物合成调节器（estrogen-related receptor，ERR）、CREB 和 YY1 能够调节核 DNA 和线粒体 DNA 编码的线粒体基因的表达，从而调节线粒体的功能和氧化能力[444-445]。

除了转录因子，在线粒体生物合成中更为重要的是转录共激活剂。被广泛研究的线粒体生物合成的"主要调节者"是线粒体 PGC1α（PGC1）[446]。已知 PGC1 的下游转录因子靶点包括脂肪酸氧化调节器（peroxisome proliferator-activated receptor，PPAR）、NRF1 和 ERR[447]。PGC1 有两个同源物，PGC1β 和 PGC1 相关的共激活剂（PGC1-related coactivator，PRC），它们在功能上有部分重叠。这三种 PGC 因子会在响应各种细胞应激时被诱导或激活。PGC1 的表达受到其他因素的调控，包括 YY1、mTOR、CREB、PPAR 和 p53[448]。PGC1 的活性也可以通过 Akt、p38-MAPK、AMPK 和 SIRT1 进行翻译后修饰来调整。热量限制、ROS 作用和缺氧是调节 PGC1 的三种主要代谢变化，这三种情况都会影响线粒体的性能。

mtDNA 基因的表达受到核 DNA 编码的蛋白质的调控。参与线粒体转录所需的核编码转录因子包括 RNA 聚合酶（POLRMT）、线粒体 RNA 聚合酶 B2 亚单位（TFB2M）、线粒体转录因子 A（TFAM）和线粒体转录终止因子（MTERF）[449]。线粒体转录产物在特定的线粒体核糖体中被翻译。哺乳动物的线粒体 DNA 仅编码 13 种蛋白质，这些蛋白质都是氧化磷酸复合物的亚基。其他所有的氧化磷酸复合物亚基都由核 DNA 编码。因此，将氧化磷酸亚基共同组装成复合物和超复合物是一个非常复杂的过程，需要特定的辅助蛋白的参与[450]（图 7.9）。

至少有四种类型的线粒体功能障碍导致至少五种类型的信号产生：ATP/AMP、NADH/NAD$^+$、ROS、细胞质 Ca^{2+}、膜电位降低。信号的激活触发核基因表达的变化，促进不同反应发生。

为了探究分子从线粒体到细胞核的转移过程，C. Li 等人提出了一种新型的快速响应比率荧光探针法，可用于实时监测生物系统中瞬时 NO 的浓度等参数[451]。他们设计的 RatioTr 比率荧光探针对溶液中的 NO 表现出高度选择性和敏感性，可检测 raw264.7 活细胞中的外源性和内源性 NO。研究结果显示，所使用的探针 RatioTr 及其传感器（p-Nus）在细胞中表现出不同的定位，分别定位于线粒体和细胞核（图 7.10）。

他们使用共聚焦荧光图像观察了 RatioTr 对 NO 从线粒体到细胞核的感应过程。此外，通过测定 pK$_a$ 和 p-Nus 与 DNA 的相互作用，确认了它们在亚细胞水

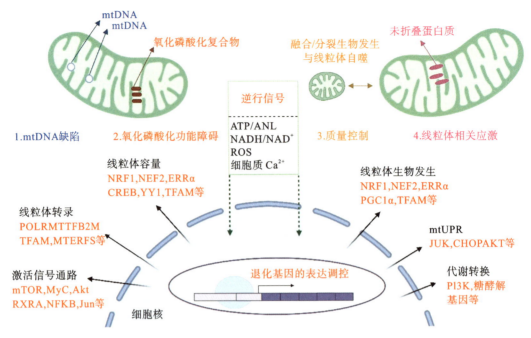

图 7.9 线粒体细胞核信号交流概述[449]

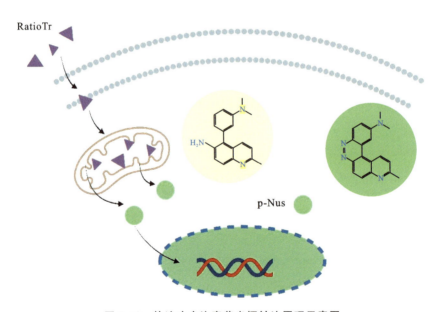

图 7.10 快速响应比率荧光探针法原理示意图

平上从线粒体到细胞核的定位。p-Nus 具有细胞核定位和较高的荧光效率，适用于细胞内渗透性核酸染色或细胞核荧光探针。借助这两种探针，他们能够实时监测 NO 从线粒体到细胞核的感应过程，为研究线粒体与细胞核之间小分子相互作用提供了重要线索。

第8章

线粒体营养素研究方法

8.1 简　介

8.1.1 线粒体与线粒体营养素

延缓衰老一直是永恒的主题，在全球步入老龄社会的今天，对衰老根源的探究更是引起研究者们的关注。生命体在自我复制或受环境影响时，错误或损伤难以避免，但它可以被修复，也可以被累积，如何应对损伤决定着细胞的命运。从倾向于修复慢慢过渡到倾向于累积，使生命体逐步丧失免于损伤的能力，变得虚弱乃至失能，并对疾病易感，即衰老的表现。这种在分子和细胞水平去除或修复损伤，以避免功能衰减的能力被称为"弹性"。《素问》中有"正气存内，邪不可干""邪之所凑，其气必虚"的说法，其实是同一个道理。其都认为这种弹性决定了损伤会被修复还是被累积。而且中医认为"气"是能量来源和生命的重要驱动因素，线粒体恰恰符合这个定义，一定程度上可被认为是中医里描述的"气"。最近的研究也表明，线粒体是这种弹性的决定因素。

线粒体在调节细胞内稳态，钙离子平衡，糖、脂、蛋白的代谢与转化方面发挥着重要作用，同时参与了细胞的程序性死亡和免疫响应；线粒体提供了细胞所需的大部分 ATP，但也产生了绝大多数的自由基；线粒体的基因容易受到环境的影响，且修复能力有限，其分裂与融合的平衡往往决定了细胞的健康状态。许多衰老相关的疾病都与线粒体功能失调有关。早在十几年前，研究者们就已经清楚线粒体在老年痴呆症、帕金森病、肌萎缩性侧索硬化症和亨廷顿病等神经退行性疾病中起着重要作用。根据 Warburg 效应的理论，癌细胞由于缺氧环境及增殖需要，其线粒体的氧化磷酸化会被抑制，而糖酵解途径则更为活跃。虽然氧化磷酸化的抑制机制尚不完全清楚，但是线粒体功能失调与癌症及其耐药性的相关性已被广泛认可。关于线粒体功能失调与 2 型糖尿病的关系已有超过 50 年的研究历史，线粒体功能失调的最初定义即葡萄糖不耐受。随着研究的深入，线粒体基因表达、蛋白含量、酶活性、氧化能力、自由基产量乃至大小和形态，都成为了判断线粒体是否功能失调的标志。因此，保持线粒体的稳态可能是预防衰老的关键。越来越多的证据表明，将线粒体作为保护其功能的独特措施具有重要意义。线粒体药物可以预防和减轻与线粒体功能障碍相关的各种疾病，因此这类药物也被称为线粒体营养素。

图 8.1 显示了线粒体氧化磷酸化与能量产生、活性氧产生及通过线粒体通透性转换孔引发凋亡的关系。

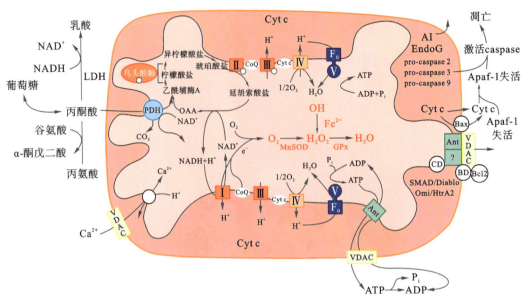

图 8.1　线粒体氧化磷酸化与能量产生、活性氧产生及通过线粒体通透性转换孔引发凋亡的关系[452]

8.1.2　线粒体营养素理论简介

2005 年，刘健康教授和 B. N. Ames 教授提出了一组能够靶向改善线粒体稳态的化合物，并将其称为"线粒体营养素"[453]。

线粒体营养素是一类能够影响线粒体结构和功能的化合物或代谢产物。它们可以通过以下几种方式发挥作用。①提高底物和辅因子水平：如补充 B 族维生素作为辅因子的前体，可以保护线粒体酶或刺激其活性。②诱导抗氧化防御酶：如二相酶和核酸修复酶，以应对氧化应激。③清除自由基并阻止氧化剂的产生：通过酶和非酶自由基清除剂和螯合剂，防止线粒体遭受氧化应激。④修复线粒体结构：如通过乙酰-L-肉碱可以修复线粒体膜。

知名的线粒体营养素或辅基包括 α-硫辛酸（LA）、乙酰-L-肉碱（ALCAR）和辅酶 Q_{10}。这些成分在外源治疗后，可以进入细胞和线粒体[454]。根据其作用机制，线粒体营养素可以分为抗氧剂、能量增强剂和其他物质、辅因子及其前体等几类。其中，B 族维生素对于保护线粒体和其他酶尤为重要，因为它们是生物素等辅助因子，或者是线粒体辅助因子的前体。

总的来说，线粒体营养素的补充有助于改善线粒体功能，其中一些包括辅酶 Q_{10}、ALCAR、LA、肌酸和各种维生素等。这些营养素在维持细胞健康和功能方面发挥着关键作用，特别是在处理氧化应激和细胞能量供应方面（表 8.1）。

表 8.1　线粒体营养素及其在线粒体中的可能功能[453]

线粒体营养素		在线粒体中可能的功能
维生素 B	硫胺素（B_1）	辅酶硫胺素焦磷酸的前体，是线粒体 α-酮酸脱氢酶、丙酮酸脱羧酶、α-酮戊二酸脱氢酶等催化的关键反应所必需的
	核黄素（B_2）	FMN（核黄素）和 FAD 的前体，它们都参与了各种对能量产生和细胞呼吸必不可少的氧化还原反应。使用 FAD 或 FMN 辅因子的线粒体酶包括：原肾上腺素原氧化酶，电子转移黄素蛋白和电子转移黄素蛋白泛醌氧化还原酶，短链、中等链和长链酰基辅酶 A 脱氢酶，以及线粒体复合物Ⅰ
	烟酸（B_3）	烟酰胺腺嘌呤二核苷酸（NAD）和烟酰胺腺嘌呤二核苷酸磷酸（NADP）的前体，它们是复合物Ⅰ的底物/辅因子。使用 NAD 或 NADP（烟酸）辅因子的线粒体酶包括：醛脱氢酶（NADp）、复合物Ⅰ和长链 3-羟酰基-CoA 脱氢酶。NAD 还是聚（ADP-核糖）聚合酶的底物，其通过产生重复的聚 ADP-核糖聚合物序列整合到修复的 DNA 中而参与核 DNA 碱基切除修复机制。NAD 在线粒体 DNA 修复机制中也可能以相同的方式起作用。NDAH 和 NADPH 也是线粒体抗氧化剂
	泛酸（B_5）	辅酶 A 的一种成分和脂肪酸合酶的磷酸泛酸部分，因此是所有脂肪、蛋白质和碳水化合物通过柠檬酸循环的代谢及脂肪酸和胆固醇合成所必需的。超过 70 种酶利用了辅酶 A 或衍生物
	吡哆醇（B_6）	吡哆醛磷酸酯的前体，这对于从氨基酸产生能量至关重要。使用磷酸吡哆醛辅助因子的线粒体酶包括：鸟氨酸氨基转移酶和类红霉素特定的 δ-氨基乙酰丙酸合酶
	生物素（B_7）	使用生物素辅因子的线粒体酶包括：丙酮酸羧化酶（用于草酰乙酸的合成或糖异生和柠檬酸循环的补充）、乙酰辅酶 A 羧化酶（用于脂肪酸的生物合成）、丙酰辅酶 A 羧化酶［用于氨基酸、胆固醇的代谢，奇数链脂肪酸（蛋氨酸、亮氨酸、甲基巴豆酰辅酶 A 和缬氨酸）的代谢］，以及全羧化酶合成酶
	叶酸	造血维生素。各种一碳四氢叶酸衍生物用于生物合成反应，如胆碱、丝氨酸、甘氨酸、嘌呤和 dTMP 的合成。叶酸缺乏的明显影响是嘌呤和 dTMP 的利用率降低而抑制了核 DNA 或 mtDNA 的合成。线粒体比细胞质具有更高水平的几种叶酸辅酶，例如 5-甲基四氢叶酸、5-甲酰基四氢叶酸、10-甲酰基四氢叶酸和四氢叶酸，并且具有许多四氢叶酸合成酶

续表

线粒体营养素		在线粒体中可能的功能
其他维生素	抗坏血酸（维生素 C）	在还原和羟基化反应中起作用，并且是细胞质和线粒体中的一线抗氧化剂
	α，γ-生育酚（维生素 E）	生育酚是重要的天然亲脂性抗氧化剂，它们会在循环的脂蛋白、细胞膜和脂肪沉积物中积聚，并在其中与氧化剂（特别是线粒体内膜中的氧化剂）迅速反应
	维生素 A/类胡萝卜素	β-胡萝卜素、番茄红素和其他一些类胡萝卜素是有效的抗氧化剂。饮食中的 β-胡萝卜素在线粒体中分布最高，增加了维生素 E 和维生素 A 的含量；β-胡萝卜素保护细胞免受与光老化相关的 mtDNA 突变，并保护含氧光合膜中的细胞色素 b 再次具有氧化毒性
抗氧化剂	辅酶 Q(CoQ)	线粒体复合物Ⅰ、Ⅱ和Ⅲ的辅因子，以及线粒体抗氧化剂
	α-硫辛酸(LA)/二氢硫辛酸(LA 的还原形式)	α-酮戊二酸脱氢酶和丙酮酸脱氢酶的辅酶；多功能线粒体抗氧化剂，可清除自由基，回收其他抗氧化剂（包括谷胱甘肽、抗坏血酸、辅酶 Q 和硫氧还蛋白，所有这些均可回收维生素 E），螯合催化金属以防止自由基生成；诱导二相酶
	N-乙酰半胱氨酸	细胞渗透性抗氧化剂和谷胱甘肽的前体，它也是线粒体抗氧化剂
能源促进剂及其他	肉碱/乙酰左旋肉碱	通过线粒体膜转移长链脂肪酸，增加心磷脂水平，增加呼吸，也被认为是次要抗氧化剂
	肌酸	增加磷酸肌酸储备，以防止 ATP 消耗
	丙酮酸盐	线粒体酶丙酮酸脱氢酶的底物，在衰老的大脑和阿尔茨海默病、唐氏综合征和亨廷顿舞蹈病中会降低。丙酮酸也是一种可透过细胞的抗氧化剂，可淬灭亲脂性抗氧化剂维生素 E 可能无法获得的细胞内胞质氧化剂
微量元素	铁	铁的积累导致氧化剂的生成，从而破坏线粒体的脂质、蛋白质和 DNA，从而导致线粒体功能障碍，并导致衰老和神经退行性变。类似地，铁缺乏症因此导致血红素缺乏症，其选择性地中断了线粒体复合物Ⅳ的组装和线粒体 DNA 的损伤
	铜	铜是许多在细胞代谢中起关键作用的酶的辅助因子，其中包括线粒体细胞色素 c 氧化酶，它是神经变性疾病中线粒体衰变的标志之一。铜的积累和缺乏都与线粒体功能障碍有关，并且都是通过相同的氧化应激机制引起的

续表

线粒体营养素		在线粒体中可能的功能
微量元素	锌	锌-金属肽酶,是一种胰岛素降解酶,在体内调节大脑淀粉样β肽和血浆胰岛素水平,并且也存在于线粒体中。Zn^{2+}抑制ATP耗竭诱导的凋亡,该凋亡是通过阻止Bax激活、凋亡小体功能、半胱天冬酶激活和线粒体细胞色素c释放而诱导的;Zn^{2+}可从金属硫蛋白和线粒体中释放出来,从而导致线粒体和线粒体外氧化剂的产生
	锰	锰是几种酶的必需成分,包括线粒体超氧化物清除剂——锰超氧化物歧化酶(MnSOD)。MnSOD是人体最重要的抗氧化剂防御之一

建立线粒体功能失调模型是研究线粒体营养素保护或改善线粒体损伤的关键步骤之一。下面是常用的建立线粒体功能失调模型的方法。

(1)化学诱导法:使用特定的药物或化合物来诱导线粒体功能失调。例如,可以使用氯霉素、氯霉素酰胺或抗生素链霉素来干扰线粒体的蛋白质合成,导致线粒体功能受损。

(2)基因敲除法:通过基因编辑技术(如CRISPR/Cas9)或RNA干扰技术来敲除或沉默特定的线粒体基因,如线粒体DNA编码的特定基因或与线粒体功能相关的核DNA编码的基因。

(3)药物处理法:使用特定的药物或化合物来干扰线粒体的功能或代谢通路。例如,可以使用线粒体毒性药物(如罗丹明123)或氧化应激诱导剂(如过氧化氢)来引起线粒体功能失调。

(4)细胞模型法:使用细胞培养模型来模拟线粒体功能失调的情况。例如,通过暴露细胞培养物于高糖、高脂肪或氧气稀缺等不利环境条件来诱导线粒体功能受损。

针对建立的线粒体功能失调模型,可以评估不同线粒体营养素的保护或改善效果。以下是一些常用的线粒体营养素及其作用方式。

(1)硫辛酸:具有强效的抗氧化作用,能够清除自由基,减少氧化应激对线粒体的损伤。

(2)羟基酪醇:具有抗氧化和抗炎作用,能够保护线粒体膜的完整性,减少氧化应激引起的线粒体损伤。

(3)安石榴苷:能够提高线粒体的氧化还原状态,促进线粒体的能量产生和代谢活性。

(4)左旋肉碱或酰基左旋肉碱:可以增加线粒体内脂肪酸的代谢和氧化,提高能量产生效率,同时具有抗氧化作用。

(5)B族维生素:包括核黄素(B_2)、烟酸(B_3)、泛酸(B_5)、硫胺素(B_6)和叶酸

(B_9)等,可以作为线粒体辅因子的前体,促进线粒体代谢功能的正常运转。

(6)儿茶素、白藜芦醇、小檗碱等天然化合物:具有抗氧化和抗炎作用,可以保护线粒体免受损伤。

通过在建立的线粒体功能失调模型中应用这些线粒体营养素,可以评估它们对线粒体功能的保护效果,并为研究和开发相关的治疗策略提供重要参考。

8.2 线粒体功能失调模型

在研究线粒体功能失调模型时,可以从细胞模型、动物模型和衰老人群等不同角度进行探索。以下是这三个方面常见的线粒体功能失调模型。

第一,细胞模型,包括以下几类。

(1)化学诱导模型:使用特定药物或化合物暴露于细胞培养物中,如氯霉素、过氧化氢或链霉素,引发线粒体功能失调,从而模拟体外环境中的线粒体损伤。

(2)基因编辑模型:利用基因编辑技术(如 CRISPR/Cas9)或 RNA 干扰技术,针对线粒体基因或与线粒体功能密切相关的基因进行编辑或沉默,从而产生线粒体功能失调的细胞模型。

(3)营养不良模型:将细胞培养于低氧、高糖或高脂等不利环境条件下,导致细胞代谢紊乱和线粒体功能受损,进而模拟线粒体功能失调的情况。

第二,动物模型,包括以下几类。

(1)化学诱导模型:使用特定药物或化合物(如氯霉素、链霉素)注射或饮食,导致动物体内线粒体功能受损,从而建立动物模型。

(2)基因敲除模型:通过基因编辑技术将动物体内与线粒体功能密切相关的基因进行敲除,如线粒体 DNA 编码的基因或与线粒体功能调控相关的核 DNA 编码的基因,以产生线粒体功能失调的动物模型。

(3)遗传模型:利用已有的线粒体功能异常的遗传动物模型,如与线粒体 DNA 损伤修复相关的基因敲除小鼠模型等。

第三,衰老人群研究,包括以下两类。

(1)老年人群研究:通过对老年人群的临床观察和生物样本分析,了解老年人群中线粒体功能的变化和衰老过程中线粒体的角色。

(2)老化动物模型:使用老化动物模型(如老年小鼠、老年果蝇)进行研究,观察动物在衰老过程中线粒体功能的变化和相关疾病的发生。

建立这些线粒体功能失调模型,可以深入研究线粒体在衰老和疾病发生发展过程中的作用机制,评估不同线粒体营养素对线粒体功能的保护效果,为预防和治疗相关疾病提供重要的实验依据。

8.2.1 动物模型

8.2.1.1 高脂大鼠模型

高脂大鼠模型是用于研究肥胖的常见模型之一。相比于正常饮食组,高脂饮食组的野生型(WT)大鼠在肝脏实质细胞方面呈现肿胀,脂肪液滴数量或大小增加。由于摄入高脂饮食使得饮食摄入量增加且代谢效率降低,高脂饮食组大鼠在第一周后体重明显增加。在高脂饮食摄入 1 周后,循环中葡萄糖水平增加,并且在整个 12 个月的研究期内一直维持在约 1 mmol/L 的水平。

构建高脂大鼠模型时,通常选择平均年龄较小、初始平均体重均匀的 Wistar 大鼠。这些大鼠会被饲养在控制温度(22 ℃~28 ℃)和湿度(60%)的动物室内,并且保持在 12 h 的明暗循环中。在整个实验过程中,它们都可以自由获取食物和水。

根据不同的实验需求,将动物分组并进行一定时间的高脂饲喂。对照组大鼠饲喂含有 4.17 kcal/g 的 AIN-93 日粮,而实验所需的高脂组(HF$^+$)大鼠则饲喂改良的 AIN-93 日粮,并添加饲料。该饲料的脂质含量增加,碳水化合物含量降低,总能量为 6.57 kcal/g。各组大鼠将分别接受饮食一个月。对照组和 HF$^+$ 组的饮食组成如表 8.2 所示。为确定大鼠的饮食摄入量,将定期(每周)称量食槽和动物的体重。30 天后,收集所需样品进行测定。

表 8.2　对照组动物(AIN-93)和试验动物(HF$^+$)的饮食组成(单位:g/kg)[455]

营养	对照组(AIN-93)	高脂肪组(HF$^+$)
碳水化合物	635	155
蛋白质	200	200
脂质	70	550*
纤维	50	50
维生素混合物	10	10
矿物混合物	35	35
胆碱	2,5	2,5
能量值(kcal/kg)	4170	6570

注:* 表示 350 g 动物脂肪和 200 g 大豆油。1 kcal=4.18585 kJ。

8.2.1.2 Wistar 大鼠的胰岛素抵抗动物模型

2 型糖尿病被视为代谢控制、免疫防御和氧化应激体内平衡系统紊乱的结果。胰岛素抵抗是 2 型糖尿病病理生理的主要特征,也是肥胖症的一个重要特征。对于胰岛素抵抗的潜在机制尚不清楚。脂肪、骨骼肌和肝脏是参与葡萄糖代谢的主要器官,因此在胰岛素抵抗中起着重要作用。已有研究表明氧化应激与胰岛素抵抗的病理过程有关。

正常的新陈代谢需要氧气,但是过量的氧气对生命形式也具有毒性。在通过电子传递链将氧气还原为水的过程中涉及协调的四电子转移。在此过程中会产生活性氧（ROS），如超氧化物、过氧化氢、羟基自由基和一氧化氮，并可能对生物分子（如脂质、蛋白质和核酸）造成氧化破坏。越来越多的证据表明，ROS水平升高，即ROS产生和抗氧化剂防御之间显著不平衡，在导致应激信号通路改变和潜在的终末器官损害中起着重要作用[456]。例如，研究者已经证明，糖尿病Goto-Kakizaki（GK）大鼠的免疫功能障碍与氧化损伤和线粒体功能障碍的增加有关[457]。ROS水平和胰岛素抵抗之间存在密切联系，通过抗氧化剂治疗可以改善胰岛素抵抗。研究者对两种由细胞因子肿瘤坏死因子-α或糖皮质激素地塞米松诱导的胰岛素抵抗的细胞模型进行了基因组分析，这两种刺激产生胰岛素抵抗，但通过非常不同的信号传导机制起作用。他们发现有18%的基因编码了影响ROS丰度的产物，这些基因在两种处理中均受到类似的调节。有趣的是，两种模型中的ROS含量均增加。用抗氧化剂分子或抗氧化剂酶的表达处理培养的细胞可不同程度地改善胰岛素抵抗。此外，抗氧化剂治疗改善了肥胖、胰岛素抵抗小鼠的胰岛素敏感性和葡萄糖稳态。这些数据表明，ROS水平是胰岛素抵抗的重要触发因素。

胰岛素抵抗与线粒体功能障碍相关联，例如降低线粒体数量和ATP产生。在糖尿病前期和糖尿病患者中，骨骼肌中参与氧化磷酸化的基因表达显著降低。线粒体是体内ROS产生的主要场所。如果降低氧化磷酸化的效率（例如，通过从线粒体基因组中敲除能量代谢基因），则会产生更多的O_2^-。因此，通过改善线粒体功能来减少氧化损伤似乎是预防和治疗胰岛素抵抗的合理方法。

Wistar大鼠是常用的实验动物之一。构建胰岛素抵抗模型时，通常选择体重在180~220 g的雄性Wistar大鼠。研究人员会在大鼠空腹过夜后，称重并将其放入鼠笼中。然后，通过腹腔注射胰岛素（0.05 U/kg）来诱导胰岛素抵抗。接着使用血糖检测仪六次检测大鼠的血糖水平。随后，绘制以时间为横坐标、血糖的自然对数为纵坐标的曲线。通过线性回归确定曲线的回归系数（r）或斜率，并使用骑士指数（KITT）来表示胰岛素敏感性。KITT值越小，表示胰岛素敏感性越低。

除了绘制曲线，还可以观察胰岛素抵抗大鼠的形态学变化。在禁食3 h后，对大鼠进行解剖。将所需观察的组织用4%多聚甲醛固定，然后包埋在石蜡中，切成薄片，并用苏木精-伊红染色。最后，在光学显微镜下检查组织的形态学变化。另外，还可以通过检测一些组织中的mRNA水平来确定大鼠是否存在胰岛素抵抗。

8.2.1.3 过敏性鼻炎小鼠模型

将8周龄的BALB/c小鼠放养在标准SPF动物房中，并根据实验需要对它们进行分组。过敏性鼻炎（AR）组的小鼠在实验的第0 d、7 d、14 d和21 d接受腹腔内首次致敏，注射75 μg的卵清蛋白（OVA）和2 mg的氢氧化铝。在第23 d、25 d和27 d，通过鼻腔注射给予小鼠500 μg的OVA。在第28 d，在鼻腔注射OVA后的20 min内，记录在10 min内打喷嚏和擦鼻的次数。根据表8.3中过敏性鼻炎炎症的症状来判断是否成功建立了模型。收集不同组小鼠的鼻灌洗液（NLF），并用1 mL PBS稀释。使用血细胞计数器计算白细胞的总数，用Wright-Giemsa染色法对中性粒细胞、淋巴细胞和嗜酸性粒细胞进行计数。

表 8.3　过敏性鼻炎症状量表[458]

得分	抓鼻子次数	打喷嚏次数	清除鼻涕流量
0	无	无	无
1	偶尔	1～3	前鼻
2	经常	4～10	后鼻
3	不断	>10	全脸

8.2.1.4　帕金森病果蝇模型

实验中采用了转基因 α-突触核蛋白果蝇作为实验组，对照组分别是非 PD 蝇（UAS－野生型 α-突触核蛋白/1）和 PD 蝇(Ddc-GAL4/1，UAS－野生型 α-突触核蛋白/1)。这些果蝇被放置在含有琼脂、玉米面、蔗糖、水和干燥酵母培养基的瓶子中，按照 12 h 的光照和 12 h 的黑暗循环进行照明。为防止真菌生长，还添加了丙酸。药物以 3 mg/100 g 培养基、15 mg/100 g 培养基、30 mg/100 g 培养基和 60 mg/100 g 培养基的最终浓度加入培养基中。选择 UAS 野生型 α-突触核蛋白果蝇与 PD 蝇作为对照组，因为它们是 PD 蝇的雌性亲本，并且是遗传上稳定的常规繁殖种群。

当果蝇成熟后，倒空含有所需砧木的烧瓶，并将其中的果蝇倒出。随后将新近封闭的非 PD 对照组和 PD 菌株的果蝇放入含有经药物处理的食物的培养管中（每管 10 只蝇），并且每 3 天更换一次食物。

8.2.1.5　Aβ1-42 诱导的 AD 大鼠模型

饲养四个月大的 Sprague-Dawley(SD)大鼠，重 220～250 g，保持 12 h 光照/黑暗周期，并单独饲养，自由进食和饮水。将大鼠随机分为四组：完整组、盐水组、7 d AD 模型组和 14 d AD 模型组。饲养大鼠时，盐水组和模型组的操作相同，除了将生理盐水代替 Aβ1-42 注射。在使用 Aβ1-42 之前，先将其在 37 ℃ 的无菌盐水中孵育 7 d，以改变肽的组装状态并使其具有毒性。孵育后的 Aβ1-42 溶液通常包含原纤维结构和不同大小的低聚物。将已用戊巴比妥(55 mg/kg，腹腔内注射)深度麻醉并安装在立体定位架上的大鼠，然后使用以下立体定位坐标将孵育后的 Aβ1-42 溶液加压注入每只海马的每一侧：前 reg 后 3.6 mm，中线左/右 2.4 mm，前 reg 腹 2.8 mm。注射在 5 min 内进行，注射后，针头在目标位置停留 10 min，以避免示踪剂沿针道回流。手术后，为每只大鼠的后肢肌肉注射青霉素(100000 单位)，以防止感染。

两名完全不了解动物治疗方法的研究人员在莫里斯水迷宫中进行了行为测试。莫里斯水迷宫是一个直径 160 cm、深 50 cm 的圆形黑色游泳缸，内部装有一个直径 8 cm 的小圆形逃生平台，平台位于水面以下 1 cm 的位置，水温保持 23 ℃±1 ℃，水深 27 cm。每天进行四次试验，每次试验包括 60 s 的游泳和 30 s 的休息，连续进行两天，以寻找隐藏的平台。对于接受了 7 d AD 模型的大鼠，在注射 Aβ1-

42 后的第 6 d 开始试验；对于接受了 14 d AD 模型的大鼠，在注射 Aβ1-42 后的第 13 d 开始试验。通过安装在头顶的摄像机监控大鼠的游泳活动，并通过视频跟踪系统自动记录。记录的数据包括找到隐藏平台的等待时间，即逃生等待时间。

在给予 Aβ1-42 药物后的第 7 d 或第 14 d，对大鼠进行麻醉后，通过心脏注射 4% 多聚甲醛（pH 7.4）进行灌注。将大脑置于相同固定液中，在 4 ℃下固定 2～4 h。然后，在低温恒温器中，将大脑切成 30 mm 厚的大脑冠状切片。为确保各组之间的海马切片匹配，使用大脑图谱提供解剖学标志。在尼氏染色的样本处理中，将切片安装在聚赖氨酸包被的载玻片上，干燥过夜，然后在蒸馏水中再水化，接着浸入 1% 甲苯酚紫中约 10 min，直到达到所需的染色深度。随后用蒸馏水冲洗，并在分级的乙醇系列中脱水，将切片浸入二甲苯中，然后固定在中性香脂中，最后加盖盖玻片。

8.2.2 细胞模型

8.2.2.1 3T3-L1 细胞模型

3T3-L1 细胞被广泛用作脂肪细胞分化和胰岛素作用的模型。这些细胞在受到激素刺激后停止生长，并开始分化过程，导致大量脂滴的积聚。同时，这些细胞对胰岛素敏感，表达 Glut4，并且在胰岛素的诱导下显示出葡萄糖摄取的激活，其功能与原代脂肪细胞相似。

在建立 3T3-L1 细胞的胰岛素抵抗模型时，研究采用了以下条件：在分化前的脂肪细胞中添加了 1.0 μmol/L 的胰岛素、0.25 μmol/L 的地塞米松和 0.5 mmol/L 的 3-异丁基-1-甲基黄嘌呤。48 h 后，将培养基更换为含有 1.0 μmol/L 胰岛素的培养基。每隔一天更换一次培养基，直到细胞表现出 90% 的脂肪细胞表型。在分化诱导后的第 9～10 d 使用这些细胞。

8.2.2.2 SK-N-MC 神经母细胞瘤细胞线粒体氧化功能障碍模型

将 SK-N-MC 神经母细胞瘤细胞培养在含有 5 mmol/L 葡萄糖、2 mmol/L 谷氨酰胺、1 mmol/L 丙酮酸钠、非必需氨基酸、10% 胎牛血清和 50 U/mL 青霉素和链霉素的培养基中。将细胞暴露于尼古丁酰胺 1 周。在 MEM 培养基中，烟酰胺的浓度为 1 mg/L。将烟酰胺以基本水平的 20 倍、50 倍、100 倍、300 倍和 500 倍的浓度添加到细胞培养基中，最终浓度分别为 21 mg/L、51 mg/L、101 mg/L、301 mg/L 和 501 mg/L。进行烟酰胺预处理 1 周后，用 MEM 洗涤细胞 3 次，然后补充 500 μmol 的 MPP1，持续处理 24 h，或不进行补充。烟酰胺和 MPP1 需溶解在无菌磷酸盐缓冲盐水（PBS）中。对照实验使用 PBS。在常规培养条件下，将细胞培养在六孔培养皿或 10 cm 培养皿中，然后在处理期间每周进行 3 次喂养，直到细胞达到所需的密度。

8.2.2.3 小檗碱处理的人口腔表皮癌细胞和口腔鳞状细胞癌细胞模型

人口腔表皮癌细胞（KB）和口腔鳞状细胞癌细胞（OC2）在 RPMI 1640 培养基中

培养，培养基中含有10%热灭活的胎牛血清（FBS）和抗生素（100 mg/mL 链霉素和100 U/mL 青霉素），并在 37 ℃、95% 空气和 5% 二氧化碳的湿润环境中保存。将口腔鳞状细胞癌细胞（OC2）和人口腔表皮癌细胞（KB）以每孔 $5×10^4$ 个细胞的密度接种到6孔培养皿中，并在存在或不存在 10 nmol/L TPA 的条件下培养 12 h。通过 PGE2 酶联免疫测定（ELISA）试剂盒测量释放到培养基中的 PGE2 水平。利用 Bio-Rad 蛋白质测定法将 PGE2 产生标准化为蛋白质浓度。

8.2.3 衰老人群

许多健康问题会严重影响老年人的身体健康。这些问题包括认知能力下降、心血管疾病的发展、氧化应激、炎症、高血压等。因此，研究健康老年人的相关主题成为衰老研究和实践中重要焦点。食物中含有许多生物活性化合物，这些化合物有助于改善人类的健康状况，降低患白内障、黄斑变性、心血管和神经系统疾病、骨质疏松症及癌症等疾病的风险。此外，定期进行运动和体育锻炼也可以帮助预防与衰老相关的疾病，如肥胖、骨质疏松症、2型糖尿病、高血压、阿尔茨海默病、帕金森病、痴呆和中风等[459]。

除了在生物体的细胞和组织中正常发生外，ROS 也会在人们每天食用的食物中产生，从而引起不良反应，如脂质、蛋白质、核酸和碳水化合物的氧化。ROS、RNS（活性氧）和 RCS（活性氧）涉及近 100 种疾病，例如神经退行性疾病（如阿尔茨海默病和帕金森病）、中风、胰腺炎、糖尿病、某些癌症和衰老。抗氧化剂细胞防御系统（如超氧化物歧化酶、过氧化氢酶、谷胱甘肽、谷胱甘肽过氧化物酶）水平降低，导致清除自由基和反应性物质的能力受损，或在大脑、肝脏、心脏和其他重要的人类和动物器官中产生过多的自由基，从而加速衰老的进程[459]。另一方面，在健康的百岁老人中，保持最佳水平的抗氧化剂维生素（如维生素 A 和维生素 E）与延长寿命有关。因此，成功清除自由基的策略是避免慢性疾病和衰老的重要因素。

对健康长寿的老年人的研究表明，心血管健康至关重要，因为这些人的高密度脂蛋白胆固醇（HDL-C）水平通常比一般老年人高，而且他们的子女患糖尿病、高血压和心脏病的风险明显降低。功能性食品中的化合物能够刺激至少三种心血管保护机制，包括降低胆固醇、增强血液抗氧化活性，以及降低同型半胱氨酸水平。降低血液中胆固醇的作用对防止动脉粥样硬化非常重要。蔬菜和水果中的纤维（如果胶）、大蒜、油性种子（如核桃、杏仁等）及鱼油通过抑制脂肪吸收和阻断肝胆固醇合成，有助于降低胆固醇水平。

同型半胱氨酸可能通过增加小动脉的收缩和减少内皮血管的舒张来增加心血管和脑血管疾病的风险。摄入富含叶酸、抗氧化维生素、全谷物和植物化学物质（如多酚）的食物可以减轻这种氨基酸对心脏和脑血管的不良影响。增强清除缺血性心脏产生的自由基的能力是植物化学物质（如葡萄酒、葡萄和茶中的多酚）、维生素（如抗坏血酸、生育酚）和食物中的矿物质（如硒、镁）的另一个重要的对心血管的益处。实验研究表明，葡萄皮和葡萄酒中的天然植物雌激素白藜芦醇具有抗氧化、抗炎和雌激素受体调节作用，能够缓解更年期症状、降低骨质疏松症、癌症和心血管疾病的风险。豆制品富含许多异黄酮（如大豆苷元），它们是天然植物雌激素，可以抑制低密度脂蛋白的氧化，从而降低动脉粥样硬化的风险。大豆皂素能够降低血脂过氧化，有助于降低心血管疾病的风险。经常食用富含番茄红素的番茄及其制品的女性患心血管疾病的风险较低，因为番茄红素在心血管系统中具有强大的抗氧化活性[459]。芬兰 Kuopio 缺血性心脏病研究的结果显示，血清番茄红素水平降低与颈动脉粥样硬化风险增加相关。

流行病学研究发现，摄入大量大豆可以降低子宫内膜癌和乳腺癌的风险。大多数成年女性，尤其是绝经后的女性，如果摄入较多的番茄红素（来源于番茄）和类胡萝卜素（来源于胡萝卜），患上乳腺癌和卵巢癌等疾病的风险会降低。增加其他类胡萝卜素（如 α-胡萝卜素、β-胡萝卜素、叶黄素和玉米黄酮）及维生素 C 的摄入量，可以降低绝经前妇女罹患乳腺癌的风险。膳食纤维和高水平的钙摄入（>800 mg/d）能够降低女性患结直肠癌的风险。硫胺素、核黄素、叶酸、维生素 B_{12}、视黄醇及类胡萝卜素的摄入，与子宫颈癌及其前体病变的风险呈负相关。

8.3 线粒体营养素干预方法

8.3.1 α-硫辛酸

α-硫辛酸（alpha-lipoic acid，LA）是一种在线粒体代谢中发挥作用的辅酶。它通过 pH 依赖的单羧酸转运蛋白或钠离子依赖的维生素转运蛋白被细胞摄入。在细胞内，LA 经过 NADH 依赖的还原酶（如硫氧还蛋白氧化还原酶、谷胱甘肽还原酶和二氢硫辛酰胺脱氢酶）的作用，转化为还原态的二氢硫辛酸（DHLA）。随后，DHLA 被排出细胞，保持在细胞内的正常浓度约为 1 mmol/L。DHLA 是一种强效的线粒体抗氧化剂，其氧化还原电位为 −0.32 V，高于谷胱甘肽（GSSG/GSH）的 −0.24 V 和半胱氨酸（半胱氨酸/胱氨酸）的 −0.22 V[460]。因此，DHLA 具有较强的抗氧化能力，可以还原其他氧化的细胞抗氧化剂，如辅酶 Q（CoQ）、维生素 C、维生素 E 及谷胱甘肽（GSH）[460]。尽管 DHLA 能够中和羟基自由基、次氯自由基和超氧自由基，但它不能直接与单线态氧或过氧化氢发生反应。α-硫辛酸能够轻易穿过血脑屏障，并且具有螯合铁和铜的能力，有助于改善神经退行性疾病。

α-硫辛酸可以由人体细胞自行合成，也可通过食物摄入，例如绿色蔬菜和肉类等。人工合成的 α-硫辛酸存在两种异构体，分别是 R 型和 D 型。通常而言，膳食补充剂中的 α-硫辛酸含量每天在 50～600 mg，有报道称 1200～2400 mg 的摄入量对人体有益无害。如果是单一的 R 型异构体，推荐的摄入量通常在每天 200～300 mg，因为 R 构型更易被吸收。然而，R 型异构体在温度超过 49 ℃时不稳定，而混合物则更耐高温，最高可达 60 ℃，因此混合物可能更为稳定。在大鼠实验中，至少有 93% 的 α-硫辛酸被胃和肠道吸收。口服 α-硫辛酸可在人体血液中 15 min 内达到最高浓度，其半衰期约为 14 min，但也有报道称在人体内需要 30 min 达到峰值，在大鼠体内则为 10 min。由于肝脏的吸收和代谢，α-硫辛酸的半衰期较短，生物利用率约为 30%。最佳摄取时间是餐前半小时或餐后 2 h。

在抑制细胞增殖或促进凋亡的细胞实验中，通常会使用 0.1～10 mmol/L 的 α-硫辛酸。大多数研究结果表明，只有在处理时间为 48～72 h 且浓度在 1 mmol/L 以上时，才会观察到抑制细胞增殖或促进细胞凋亡的效果；而在处理时间为 72 h 且浓度在 0.5～5 mmol/L 范围内，可以观察到基因表达的改变。最近的实验表明，预处理 1 h 的 200 μmol/L 的 α-硫辛酸能够减轻谷氨酸诱导的 C6 细胞毒性；而处理时间为 24 h 且浓度为 0.5 mmol/L 时，可以调节 SK-N-BE 细胞中 IL-1β 和 IL-6 的表达。有研究显示，处理时间为 24 h 且浓度为 1 mmol/L 的 α-硫辛酸没有明显的细胞毒性[461]。另外，通过对 3T3-L1 脂肪细胞中线粒体质量和耗氧量的测定，发现与肉碱联合使用时，处理时间为 24 h 时，α-硫辛酸的有效浓度可降至 0.1 μmol/L[461]。

在动物实验中，通常会使用 10～30 mg/kg 的 α-硫辛酸剂量，饲喂时间一般为 10～30 d。Mahboob 等人的研究曾使用每天 25 mg/kg 的 α-硫辛酸饲喂 BALB/c 小鼠 12 d，结果发现海马体中 M2 毒蕈碱受体表达增加。P301S 转基因小鼠被每天腹腔注射 10 mg/kg 的 α-硫辛酸 10 周，增加了突触素和神经核蛋白的表达，降低了钙蛋白酶 1 水平，抑制了神经元丢失和突触失活，改善了老年痴呆症状。在雄性 Wistar 大鼠中，每天腹腔注射 30 mg/kg 的 α-硫辛酸 11 d，逆转了皮层的氧化状态。在羟基柠檬酸造模的膀胱癌小鼠模型中，使用每 0.5 d 10 mg/kg 的 α-硫辛酸处理，24 d 后肿瘤增殖受到抑制。钯盐形式的 α-硫辛酸（POLY-MVA）更容易靶向线粒体复合物 I，作为丙酮酸氧化生成乙酰辅酶 A 的辅助因子。口服 POLY-MVA 每天 1 mL/kg，连续 6 周，能有效减轻雄性大鼠在受到辐射时的心脏损伤。根据 POLY-MVA 的成分计算，该实验中 α-硫辛酸的用量约为每天 8 mg/kg。

在一项双盲、随机、带有安慰剂的人体试验中，对 27 名 40～70 岁的志愿者进行了研究。他们每天摄入 1200 mg 的 α-硫辛酸，经过两年观察，结果显示他们的脑容量变化相对于对照组减缓了 68%。在给予 1200 mg α-硫辛酸后的 1 h、2 h、3 h、4 h、24 h 和 48 h 内，对患者和健康人的血液样本进行检测，结果显示 LA 的代谢没有显著变化。此外，还有一项研究表明，在 43 名阿尔茨海默病患者中，当他们在一年内接受每天 600 mg 的 α-硫辛酸与其他营养素（如 ω-3）联合使用时，疾病的发展得到了减缓。

为了研究胰岛素抵抗和 2 型糖尿病中线粒体功能的重要性，并确定减轻 2 型糖尿病胰岛素抵抗的有效药物，研究者们检查了两种线粒体营养素 α-硫辛酸（LA）和乙酰-L-卡尼酸（ALC）的作用，以及它们在 3T3-L1 脂肪细胞中的联合作用对线粒体生物发生的影响。3T3-L1 细胞已被广泛用作脂分化和胰岛素作用的模型。

这些细胞在生长停滞后会启动分化程序，通过荷尔蒙刺激后大量脂质液滴积聚而表现出分化特征。同时，这些细胞对胰岛素敏感，表达葡萄糖转运蛋白4(Glut4)，并展现出胰岛素诱导的葡萄糖摄取激活，其作用类似于原代脂肪细胞。他们使用含有10%(体积比)胎牛血清的DMEM培养基培养小鼠3T3-L1前脂肪细胞，并将其融合。细胞在含有1.0 μmol/L胰岛素、0.25 μmol/L地塞米松和0.5 mmol/L 3-异丁基-1-甲基黄嘌呤的DMEM培养基中进行分化前的处理。48 h后，将培养基更换为含有10%胎牛血清和1.0 μmol/L胰岛素的DMEM培养基。每隔一天更换一次DMEM培养基。当脂肪细胞表现出90%的表型时，在分化诱导后9~10 d使用细胞。

待细胞分化成功后，即可检测线粒体数量。使用荧光探针评估脂肪细胞的线粒体质量，更准确地确定线粒体占据的脂肪细胞体积比例。将经过24 h LA和/或ALC处理的脂肪细胞胰酶消化并离心后，将其重悬于Krebs-Ringer缓冲液中，并在KRH缓冲液中使用0.1 μmol/L的MitoTracker Green FM染色。然后将细胞离心并重新悬浮于400 μL新鲜的KRH缓冲液中，通过FACS Calibur进行荧光分析。

在第8 d，将3T3-L1脂肪细胞移植到玻璃盖玻片上。第9 d，对细胞进行10 μmol/L的α-硫辛酸和/或10 μmol/L的ALC处理，处理时间为24 h。第10 d，将脂肪细胞固定过夜，然后在相同的缓冲液中进行染色。随后，使用一系列梯度乙醇进行脱水处理，并在环氧丙烷中洗涤，最后将其包埋在Spurr低黏度树脂中。最后，利用透射电子显微镜，在60 kV的加速电压下检查样品。

除了检测线粒体数目外，研究人员还进行了其他生化检测。首先，他们使用试剂盒提取了总DNA，并使用18S rRNA引物(用于核靶序列)和线粒体DNA靶(使用线粒体D环)进行定量PCR。小鼠的18S rRNA基因被选为内源参考基因。为确保扩增的特异性，进行了熔解曲线分析。相对定量采用了标准曲线法，然后计算了线粒体D环与18S rRNA的比率。其次，他们使用了一步TRI试剂分离总RNA，并将1 μg RNA反转录为cDNA，随后使用Mx3000P进行定量PCR(聚合酶链反应)。每个定量PCR实验都进行了三次重复，鼠β-肌动蛋白基因被用作内源参考基因。PCR产物的相对差异是通过ΔΔCT法评估的。细胞的耗氧量则作为线粒体呼吸活性的指标。研究人员使用了BD氧气生物传感器系统，这是一种对氧气敏感的荧光化合物，可以即时均匀地检测氧气含量。在处理后，将脂肪细胞在KRH缓冲液中加入0.1%(w/v)BSA进行洗涤。来自每种条件的细胞被放置在BD氧气生物传感器系统板中，每种条件的细胞都重复三次。板被密封，然后在荧光光谱仪上进行连续60 min的读取，激发波长为485 nm，发射波长为630 nm。结果以荧光强度的斜率表示。

在提取线粒体的过程中，首先加入胰蛋白酶，然后通过离心使细胞沉淀。接着将所得沉淀重悬于线粒体分离缓冲液中，并在冰上用2 mL玻璃均质器处理。然后通过在1300 g下进行5 min的离心分离，纯化线粒体，沉淀未破碎的细胞和细胞核。将上清液分级以13000 g离心10 min以沉淀线粒体。将沉淀重悬于不含乙酸二(乙酯)酸[ethylene glycol-bis(β-aminoethyl ether)-N，N，N′，N′-tetraacetic acid，EGTA]的分离缓冲液中。线粒体转录因子 A(Tfam)的结合活性通过电泳迁移率变动分析(electrophoretic mobility shift assay，EMSA)进行了评估。蛋白质-DNA 复合物在 6%(w/v)丙烯酰胺凝胶上通过电泳分离，并进行放射自显影。

温育后，测量 CO_2 的释放量。为了检测脂肪酸氧化，首先将脂肪细胞与缓冲液一起预孵育。预孵育结束后，加入测定缓冲液，并在 37 ℃下孵育细胞 2 h。孵育结束后，使 CO_2 通过通道进入相邻的孔中，并在其中捕获在 1 mol/L NaOH 中。完成 CO_2 的捕集后，将等量的 NaOH 和培养基转移到闪烁瓶中，并在多功能闪烁计数器上测量放射性。同时，将细胞收集到 0.05%(w/v)SDS 中，以备后续的蛋白质测量。所有实验均进行两次，并将数据标准化为蛋白质含量。另外，通过向细胞中添加 16%(w/v)高氯酸来制备空白样本，然后与测定缓冲液一起孵育 2 h。

活性氧(ROS)参与了学习和记忆的过程，但长期存在的 ROS 会对脂质、蛋白质和 DNA 等细胞成分造成氧化损伤，导致细胞损伤和死亡[462]。由于大脑的高氧需求和相对较低的抗氧化剂水平，大脑尤其容易受到 ROS 的伤害。当 ROS 的产生超过细胞自身修复和抗氧化剂清除的能力时，就会发生氧化应激。恢复 ROS 和抗氧化剂之间的平衡可以预防氧化损伤。因此，补充抗氧化剂也可能改善辐射对认知功能的影响。α-硫辛酸可以直接清除 ROS，并且似乎可以恢复与年龄相关的抗氧化剂谷胱甘肽的减少。α-硫辛酸还可以通过再循环维生素 C 和维生素 E 参与抗氧化过程，从而抑制其他 ROS(如过氧化氢和羟基自由基)的产生。除了其抗氧化特性外，α-硫辛酸的还原形式二氢硫辛酸(dihydrolipoic acid，DHLA)还可以通过激活胆碱乙酰基转移酶来增加乙酰胆碱的产量。以下简要介绍对小鼠认知影响的辐射后α-硫辛酸的研究方法。

雄性 C57Bl/6J 小鼠在提供了食物和水的条件下，生活在一个稳定的 12 h 开灯、12 h 关灯的光周期中。当它们年龄达到 6~9 个月时，将其随机分成两组：一组继续接受普通饮食，另一组则接受添加了α-硫辛酸的匹配饮食。经过 3 周后，对小鼠进行了假照射或真实辐射处理，随后在辐射后的 3 个月进行了行为测试。对于 56Fe 辐射实验，将小鼠置于选定的饮食中两周后，在辐射前的一周进行环境适应。在麻醉后，使用 80 mg/kg 的胺酮和 20 mg/kg 的甲苯噻嗪对小鼠进行了假辐射或仅接受头部的 3 Gy 的 56Fe 辐照(600 MeV/amu)。接受假辐射处理的小鼠经历相同的程序，但不接受辐照。4 d 后，将小鼠送回动物实验中心。行为测试从假照射或辐射后的 3 个月开始。使用新位置测试认知功能，以及新颖物体识别测试、情境和提示性恐惧条件测试和迷宫测试。水迷宫测试包括反向学习，以评估皮层依赖性抑制控制。由于探索行为和焦虑水平可能会影响认知测试的结果，因此在进行认知测试之前，进行了开放场地和零迷宫测试。在行为测试前的 3 d 天里，将小鼠单独饲养。在测试的第一周，评估了焦虑样行为和探索行为，在开放场地(第 1 d)和高平台零迷宫(第 2 d)测试中，然后进行了海马依赖和皮层依赖的新位置和新颖物体识别(第 3~4 d)。通过恐惧条件测试(第 5~6 d)评估了海马依赖性和杏仁核依赖性的学习和记忆能力。3 d 后，在水迷宫测试中对小鼠进行海马依赖性的空间学习和记忆测试,包括逆向学习以评估皮层依赖性抑制控制。完成行为测试后,对小鼠进行了 3NT 和 MAP-2 的免疫组织化学处理。

8.3.2 羟基酪醇

羟基酪醇(hydroxytyrosol,HT)是橄榄油中主要的多酚类化合物,被认为是最有效的抗氧化剂之一,具有抗癌和抗炎活性。它来源于橄榄苦苷的水解,橄榄苦苷的水解源自橄榄的成熟、油的储存和食用橄榄的制备过程。这些过程产生了橄榄苦苷苷元、HT 和电子酸。食用 HT 对健康有益处,其作用机制主要归因于清除 ROS 和增强内源性抗氧化剂系统的能力[463]。研究表明,羟基酪醇具有抗动脉粥样硬化特性和强大的抗氧化能力。它可以与超氧阴离子、过氧化氢、次氯酸等一起作为自由基的强力清除剂。此外,羟基酪醇对铁等金属具有很强的螯合作用,可以减少金属源活性氧的产生,防止与金属相关的氧化反应。这对于防止动脉粥样硬化的发生至关重要,因为其特征是 LDL 颗粒被氧化并进入动脉内膜。羟基酪醇能够阻止巨噬细胞对这些脂蛋白的氧化,增强了降低的谷胱甘肽水平的巨噬细胞的抗氧化能力。此外,研究表明,HT 具有降低氧化应激和改善线粒体功能的能力。由于羟基酪醇能够穿过血脑屏障,因此使用人类 T2DM 动物模型 *db/db* 小鼠来研究 HT 的体内神经保护作用及其潜在机制。

2007 年,刘仲博等人发现羟基酪醇能够保护视网膜色素上皮细胞免受丙烯醛诱导的氧化应激和线粒体功能障碍。他们将羟基酪醇溶解在二甲基亚砜中(最终浓度≤0.025%),预处理细胞 48 h 或 7 d,再将细胞暴露于丙烯醛 24 h,用急性毒性模型研究了羟基酪醇的保护作用[464]。2009 年,龚德正等人研究了羟基酪醇对角叉菜胶诱导的大鼠急性炎症和痛觉过敏的影响。在动物实验中,他们给予实验组大鼠分别在给药前 30 min 和给药后 120 min 以 100 mg/kg、250 mg/kg 和 500 mg/kg 的羟基酪醇灌胃。2014 年,研究者使用 *db/db* 小鼠和 SH-SY-5Y 神经母细胞瘤细胞评估了 HT 的神经保护作用。他们以 10 mg/kg 和 50 mg/kg 的剂量的 HT 对小鼠进行饲喂,发现 *db/db* 小鼠的大脑中线粒体呼吸链复合物Ⅰ、Ⅱ、Ⅳ的表达水平和复合物Ⅰ的活性显著升高。研究者使用了来自 C57BL/6J 遗传背景的 4 周龄雄性 *db/db* 小鼠。适应 1 周后,将小鼠随机分为三组:*db/db* 小鼠;每天口服低剂量 HT(每天 10 mg/kg)的 *db/db* 小鼠;每天口服高剂量 HT(每天 50 mg/kg)的 *db/db* 小鼠。喂养 8 周后,从小鼠皮质脑组织中分离出线粒体,并使用 BCA 蛋白测定试剂盒测定线粒体蛋白浓度。该研究将 HT 对糖尿病脑的有益作用与其通过改善 AMPK 信号转导来改善线粒体功能和激活Ⅱ期抗氧化剂的能力联系起来。

动物研究表明,羟基酪醇可以根据剂量被吸收并从尿液中排泄。在大鼠体内,羟基酪醇的血浆浓度在 5 min 内可达到 1.22 mg/mL,在 20 min 后可达到 1.91 mg/mL。然而,橄榄油中的羟基酪醇含量在 1.55~14.42 mg/mL,这意味着每天摄入 50 g 橄榄油的人最多只能获得 0.7 mg 羟基酪醇。研究发现,高剂量的羟基酪醇可以改善线粒体功能并诱导Ⅱ期抗氧化酶的产生,从而减少 *db/db* 小鼠大脑中的氧化应激。此外，羟基酪醇可能通过激活 AMPK 信号传导途径发挥其保护作用。羟基酪醇与橄榄油中其他多酚的协同作用仍然具有潜力，这可能在实际摄入的剂量范围内产生益处。这表明羟基酪醇可能是预防和治疗糖尿病并发症（如脑损伤）的有效药物。

代谢综合征（metabolic syndrome，MS）指一系列异常，包括肥胖、血脂异常、糖耐量降低、胰岛素抵抗和高血压。尽管随着全球患病率的增加，MS 已成为主要的公共卫生问题，但对其潜在的病理机制仍不清楚。在已知的 MS 危险因素中，肥胖被认为是中心和因果危险因素。脂肪细胞异常导致细胞因子的生产失调，如参与肥胖相关 MS 发病机制的 TNF-α、IL-6、瘦素和脂联素。人体中过多的脂肪积累与全身性氧化应激有关。动物研究表明，脂肪积累引起的氧化应激增加是 MS 的早期危险因素。具体而言，小鼠脂肪组织和肝脏中活性氧（ROS）的过量产生先于高脂饮食（high-fat diet，HFD）引起的肥胖和胰岛素抵抗的发作。另外，Rector 等已经证明，肝线粒体功能障碍先于非酒精性脂肪性肝病和 OLETF 大鼠胰岛素抵抗的发展。同时，Vial 等报道，HFD 模型导致线粒体奎宁池的减少和线粒体脂质组成的深刻改变，从而导致脂肪酸氧化和线粒体 ROS 产生的抑制。

越来越多的研究发现，氧化应激导致的线粒体功能障碍与疾病发生之间存在紧密联系。在这里，我们简要介绍了使用高脂饮食诱导的糖尿病小鼠模型，以研究羟基酪醇对线粒体异常的影响。对于高脂饮食诱导的糖尿病小鼠模型，首先购买 4 周龄的雄性 C57BL/6 小鼠。适应 1 周后，将小鼠随机分为以下组别：正常饮食组（对照组，脂肪含量 12%）、高脂饮食组（HFD，脂肪含量 45%），每天口服低剂量羟基酪醇（每天 10 mg/kg，HFD+HT10）的高脂饮食组，以及每天口服高剂量羟基酪醇（每天 50 mg/kg，HFD+HT50）的高脂饮食组。喂养 17 周后，将小鼠禁食过夜并处死以进行后续实验。对于 *db/db* 糖尿病小鼠模型，首先购买 4 周龄的具有 C57BL/6J 遗传背景的雄性 *db/db* 小鼠。适应 1 周后，将小鼠随机分为以下组别：*db/db* 组，每天口服羟基酪醇（每天 10 mg/kg）的 *db/db* 组，每天口服二甲双胍（每天 225 mg/kg）的 *db/db* 组。喂养 8 周后，将小鼠禁食过夜并处死以进行后续实验。

喂食和管饲 17 周后，进行口服葡萄糖耐量试验（OGTT，每千克体重 1 g 葡萄糖）。在进行 OGTT 之前，所有小鼠需要进行过夜禁食。在给予口服葡萄糖之前和之后的 30 min、60 min、120 min 和 180 min，从眼球后采集血液样本。血浆中的葡萄糖浓度将通过葡萄糖氧化法进行测量。

在安乐死小鼠后，去除其肝脏组织和腹部脂肪沉积，包括肾周和附睾周围的脂肪组织，并进行称重。通过心脏穿刺采集血液样本，并通过离心分离血清。使用自动生化分析仪对血清中甘油三酸酯（TG）、总胆固醇（TC）、低密度脂蛋白（LDL）胆固醇和高密度脂蛋白（HDL）胆固醇水平进行分析，并使用市售试剂盒测量血清中的 C 反应蛋白（CRP）、胰岛素、瘦素、脂联素和 IL-6 水平。切下肝脏组织，用冰冷的磷酸盐缓冲盐水（PBS）清洗，并置于 10% 福尔马林中固定。准备组织切片（厚度为 4～5 μm），用苏木精和伊红染色（HE 染色）进行组织病理学检查，并使用奥林巴斯 BX71 显微镜观察。其他组织也可用于生化检测。例如，取部分肝脏和肌肉组织，在冰冷的 PBS 中匀浆后，离心，收集上清液用于分析。使用市售 ELISA 试剂盒测量 4-羟基壬烯酸（4-HNE）水平。使用商用临床诊断试剂盒分析丙二醛（MDA）、谷胱甘肽（GSH）、甘油三酸酯（TG）和总胆固醇（TC）水平，以及谷胱甘肽 S-转移酶（GST）、谷胱甘肽过氧化物酶（GPX）和总超氧化物歧化酶（SOD）活性。使用 OxyBlot 蛋白质氧化检测试剂盒测定可溶性蛋白质中的蛋白质羰基。使用分光光度法测定 NADH-泛醌还原酶（复合物Ⅰ）、琥珀酸-CoQ 氧化还原酶（复合物Ⅱ）、CoQ-细胞色素 c 氧化还原酶（复合物Ⅲ）、细胞色素 c 氧化酶（复合物Ⅳ）和 ATP 合酶（复合物Ⅴ）的活性。

香烟烟雾被认为是与年龄相关的黄斑变性发展的重要危险因素之一。卷烟烟雾中令人特别担忧的是六种主要毒素：丙烯醛、乙醛、丙烯腈、苯、1，3-丁二烯和甲醛。其中，丙烯醛具有较高的危险指数，通过与巯基反应引起氧化应激，其毒性比甲醛、乙醛和 4-羟基壬烯醛高出 10~1000 倍。据估计，卷烟烟气中丙烯醛的含量为每支香烟 124~468 μg，吸烟后呼吸道内衬液中丙烯醛的浓度可达 80 μmol/L。除了作为吸烟成分和环境中常见的污染物外，丙烯醛还可以通过多不饱和脂肪酸在体内和体外的脂质过氧化过程中及多胺代谢物的酶促氧化作用中形成。作为重要的氧化应激生物标志物，脂质过氧化在衰老和疾病中表现出增加。在这里，我们将讨论丙烯醛诱导的视网膜色素上皮细胞（RPE 细胞）模型中，对大鼠氧化应激和线粒体功能障碍的保护作用进行生化检测的方法。

在细胞培养过程中，将 ARPE-19 细胞保存在含有营养混合物 F12 和 15 mmol/L HEPES 缓冲液的 Dulbecco 改良 Eagle 培养基（DMEM）中。对于毒性实验，将细胞暴露于丙烯醛 24 h。通过用 HTS 预处理细胞 48 h 或 7 d，用急性毒性模型研究了 HTS 的保护作用。采用 3-（4，5-二甲基噻唑-2-基）-2，5-二苯基四唑溴化还原法作为细胞活力的定性检测指标。将 ARPE-19 细胞接种在 96 孔板中。细胞密度生长至 80% 后，将细胞用不同浓度的 HTS 预处理 48 h 或 7 d，然后用 75 μmol/L 丙烯醛处理 24 h。使用微板分光光度计在 555 nm 处读取光密度。

在活 ARPE-19 细胞中使用亲脂性阳离子探针 JC-1 评估线粒体电位变化（$\Delta\Psi$）。对于定量荧光测量，JC-1 染色后将细胞冲洗一次，并用多标记计数器在 485 nm 激发光和 535 nm 和 590 nm 发射光下分别测量绿色和红色的 JC-1 荧光。细胞内氧化剂的产生通过在非荧光还原型 DCFH 氧化时形成的荧光 2′,7′-二氯荧光素（DCFH）来确定。使用酶标仪在 485 nm 激发和 535 nm 发射下测量上清液的荧光强度。总抗氧化能力使用市售的测定试剂盒测定，并用酶标仪在 520 nm 下测量光密度。测试的原理是测量样品中还原成分将 Fe^{3+} 还原为 Fe^{2+} 的颜色变化。还原性组分可包括酶促和非酶促分子，例如脂溶性抗氧化剂维生素 E 和水溶性抗氧化剂维生素 C、尿酸、胆红素和巯醇等。使用市售的测定试剂盒测定细胞内超氧化物歧化酶（SOD）的活性，并用酶标仪测定 550 nm 处的光密度。使用基于巯醇特异性试剂二硫代硝基苯甲酸的测定法，使用可商购的测定试剂盒测定谷胱甘肽水平（gluta thione，GSH)。在 412 nm 处用分光光度法测量加合物。为了测定蛋白质羰基、蛋白质氧化的量度，使细胞在 100 mm 平板上生长。用 Oxyblot 蛋白质氧化检测试剂盒测定可溶性蛋白质中的蛋白质羰基。用 2，4 -二硝基苯肼标记蛋白羰基，并通过蛋白质印迹法检测。DNA 损伤通过彗星试验检测。细胞内钙水平通过可商购的测定试剂盒测量，并用酶标仪在 610 nm 下测量光密度。其原理为钙与甲基百里酚蓝反应，形成蓝色络合物。使用荧光探针 MitoTracker Green FM 来确定线粒体的数目。BD™氧气生物传感器系统板用于检测细胞耗氧量。将板密封并通过荧光光谱仪以 1 min 的间隔扫描 60 min，激发波长为 485 nm，发射波长为 630 nm。

使用实时荧光定量 PCR 测量 Nrf1 和线粒体转录因子 A(mtTFA)水平。从 6 孔板培养的细胞中分离出 1 μg 总 RNA，使用 TRIZOL 试剂。引物设计采用 Premier Primer 5 软件。采用实时 PCR Master Mix 进行一式三份的 PCR 反应。PCR 操作在 Multiplex 定量 PCR 系统 Mx3000P 上进行。在测定线粒体复合物活性时，将细胞在磷酸盐缓冲液中洗涤，重悬于适当的等渗缓冲液中，并均质化。通过细胞匀浆的离心分离线粒体。NADH - CoQ 氧化还原酶(复合物Ⅰ)、琥珀酸- CoQ 氧化还原酶(复合物Ⅱ)采用分光光度法测定。通过寡核苷酸敏感性 Mg^{2+} - ATPase 活性可测量复合物Ⅴ的活性。

8.3.3 安石榴苷

石榴是一种水果，因其富含生物活性多酚而备受关注，包括鞣花鞣质、鞣花单宁和类黄酮。研究发现，石榴汁有助于保护一氧化氮免受氧化损伤，并增强其生物学功能。此外，石榴还能改善阿尔茨海默病转基因小鼠的突触功能。其中，石榴中含量最丰富的鞣花单宁(punicalagin，PU)，分子量最高，据报道能够抑制脂多糖(lipopolysaccharide，LPS)激活的大鼠原发性小胶质细胞的神经炎症和 LPS 诱导的 RAW264.7 巨噬细胞的炎症反应。石榴还具有重要的生物学功能，包括心血管保护作用。研究表明，石榴汁有助于改善高脂血症糖尿病患者的脂质分布[465]。另外，据报道，石榴花提取物能够改善糖尿病大鼠的心脏脂质代谢并减少心脏纤维化[466]。在石榴中发现的多酚中，PU 是分子量高、含量丰富的鞣花单宁，具有抗氧化和抗炎作用[467]。

2003 年，B. Cerdá 等研究者对石榴汁中的一种抗氧化多酚安石榴苷在大鼠体内的生物利用度和代谢进行了评估。他们选取了 10 只体重为 156~168g 的 SD 雌性大鼠进行研究，并进行了分组喂养。对照组(CG，$n=5$)只接受商业饮食，而治疗组(石榴组，PG，$n=5$)接受商业饮食，其中含有通过混合商业饲料提供的 punicalagin - 石榴皮提取物。同时，他们也制备了 PU 的标准品。首先，将 1 kg 的石榴皮置于室温下的 2 L 蒸馏水中温育 2 h。随后，将溶液倒出，并通过固相萃取柱进行进一步的过滤，等分样品(每 50 mL)，保留酚类化合物并去除其他高亲水性化合物。固相萃取柱事先用 10 mL 甲醇和 10 mL 水激活。然后，通过每个柱子通气的方式去除保留在柱子中的酚类化合物。接着用 5 mL 水洗涤每个盒子，丢弃用水洗脱的这些级分。用 5 mL 甲醇洗脱每个小柱中的剩余液体，收集每个小柱的甲醇馏分，并通过 0.45 μm 过滤器过滤。将合并的过滤液注入半制备 HPLC 系统中进行分析，该系统配备了 L-6000 泵、L-4000 UV 检测器、D-2500 Chromato-Integrator 和 2 mL 样品定量环。色谱分离采用反相 ODS-2 柱进行，使用甲醇：乙酸：水＝2∶0.5∶97.5 的等度混合物作为流动相。流速为 1.5 mL/min，在 360 nm 处进行级分检测。通过 HPLC—DAD—MS—MS 分析不同的级分以鉴定和定量 punicalagin 异构体[468]。

2015 年，一团队在大鼠肥胖模型的心脏中研究了石榴中主要的鞣花单宁（punicalagin）激活的 punicalagin（PU）对 AMP 激活的蛋白激酶（AMPK）途径的激活。他们将大鼠随机分为三组（每组 $n=10$）：饲喂正常饮食（对照组，大卡脂肪含量为 12%）的大鼠；饲喂高脂饮食（HFD，45% 大卡的脂肪含量）的大鼠；每天以 150 mg/kg 的 PE 补充剂（HFD+PE150）喂养高脂饮食的大鼠。喂养 8 周。他们发现在雄性 SD 大鼠中，8 周服用 150 mg/kg 含 40%PU 的石榴提取物（PE）可有效预防高脂饮食（HFD）引起的肥胖相关的心脏甘油三酸酯和胆固醇蓄积及心肌损害[469]。经口管饲 150 mg/kg PE 后，血清 PU 浓度呈时间依赖性增加，并在 2 h 达到 17.5 μg/mL，这表明 PU 可以在体内循环并发挥其作用。

2019 年，一团队发现 PU 通过激活 FoxO1（线粒体生物发生的关键调节开关）来减轻内皮功能障碍。他们使用了雄性 C57BL6 小鼠（6～8 周大），将小鼠随机分为以下四组：对照组（$n=8$），高脂血症（$n=7$），低剂量 PU 治疗组（$n=9$，以 50 mg/kg 每天一次，通过管饲法，共 9 d），高剂量 PU 处理组（$n=6$，通过管饲法每天一次，以 200 mg/kg，共 9 d）。腹腔内注射 P407（0.5 g/kg）24 h（第 10 d）用于诱导急性高脂血症，而对照组小鼠则给予相同体积的无菌盐水。之后收集小鼠的血液并进行进一步分析[470]。

8.3.4 乙酰左旋肉碱

乙酰基-1-肉碱（ALC）是一种在线粒体内由肉碱乙酰化生成的分子。它是左旋肉碱的乙酰基衍生物，其在维持线粒体完整性和能量代谢中发挥着重要作用。ALC 的主要功能之一是将长链脂肪酸运输到线粒体中，以进行 β 氧化。在这个过程中，脂肪酸被分解为较短的链，产生能量和乙酰辅酶 A（acetyl-CoA）。acetyl-CoA 随后被用于 ATP 的生成。此外，ALC 还有助于去除多余的短链和中链脂肪酸，从而维持脂肪代谢的平衡。因此，ALC 对于维持细胞能量代谢的平衡和线粒体功能至关重要。

1998 年，T. M. Hagen 等研究者发现给老龄大鼠喂食乙酰左旋肉碱（acetyl-L-carnitine，ALCAR）可以部分恢复线粒体功能和动态活动。在该研究中，他们将 1.5%（w/v）的 ALCAR 溶液添加到老幼大鼠的饮用水中，使老年鼠每天摄入约 0.5 g/kg 的 ALCAR，幼鼠摄入约 0.7 g/kg。2002 年，另一研究团队发现给老年大鼠喂食乙酰左旋肉碱和硫辛酸可以显著改善代谢功能并降低氧化应激。在该研究中，他们同样将 1.5%(w/v)的 ALCAR 溶液添加到老幼大鼠的饮用水中，使老年大鼠每天摄入 0.75 g/kg，幼鼠每天摄入 1.2 g/kg。2008 年，研究者对分化的 3T3-L1 脂肪细胞用 ALC 处理，表明 ALC 对于细胞的作用。在大鼠脊髓损伤模型中，注射 300 mg/kg ALC 可以在损伤后不同时间点(15 min、30 min、60 min 或 6 h)内显著减轻线粒体功能障碍[472]。研究者揭示了 ALC 给药可以挽救脊髓损伤后成年大鼠的运动神经元死亡[473]。2015 年，Z. Zhang 等人评估了 ALC 在啮齿动物模型中脊髓损伤(SCI)诱导的线粒体功能障碍和细胞凋亡的作用，表明 ALC 具有穿越血脑屏障的能力。

线粒体是细胞内重要的细胞器，负责提供新陈代谢所需的 ATP，并帮助维持细胞内的钙稳态。线粒体功能的损害可能对生物的生存产生不利影响，特别是在衰老过程中，线粒体衰老似乎起着主要作用。

一些研究显示，随着大鼠年龄的增长，肝细胞中线粒体的功能变得更加异质。大多数细胞(约占总数的 67%)的平均线粒体膜电位比年幼动物的细胞低得多。而较小的细胞亚群的线粒体则可能受到中度损伤，或者保持与年轻大鼠细胞相同的功能特性。那些线粒体受损程度较高的细胞通常代谢活性较低，线粒体的解偶联程度更高，氧化剂泄漏量也比年轻大鼠的细胞高。老年大鼠的其他细胞亚群也表现出不同程度的与年龄相关的相同改变。

越来越多的证据表明，线粒体可能最终会引起自身的衰变，尽管线粒体功能障碍和异质性所涉及的确切因素仍有待进一步阐明。线粒体电子传递链的效率不高，会产生少量但可检测到的氧化剂。线粒体对氧化损伤的敏感性增强可能是由于细胞抗氧化剂水平随年龄下降，以及氧化剂产生增加和线粒体内膜中脂质不饱和度增加[474]。

线粒体的 DNA、蛋白质和脂质受到氧化破坏，它们之间在代谢上相互联系，其衰变可能导致与年龄相关的线粒体功能下降。持续的氧化损伤会对线粒体 DNA 造成伤害，可能导致转录降低、表观遗传变化或突变。这些改变可能会导致线粒体的转录减少。高水平的氧化蛋白质将降低电子传递的效率，并进一步增加氧化剂的产生。蛋白质的最终氧化可能导致底物亲和力和酶的最大速率(V_{max})降低，这也将导致电子传递效率的下降。由于脂质不饱和度增加而引起的磷脂超微结构的改变可能会改变膜的流动性，并可能改变包埋在脂质双层中的跨膜蛋白的构象，从而导致底物转运减少。这种减少反过来会影响线粒体满足细胞能量需求的能力。由于效率低下而产生的氧化剂比例较高，可能会降低关键代谢物的水平。心磷脂是一种重要的磷脂，可作为许多关键线粒体转运蛋白的辅助因子，随着年龄的增长而显著下降。这种损失可能反映出增强的氧化损伤和从膜上去除心磷脂，但也可能是由于从头合成减少。肉碱也随着年龄的增长而变得有限，并剥夺了线粒体脂肪酸的 β 氧化作用。通过饮食补充，为线粒体软骨提供随着年龄而变得有限的代谢产物，可以改善线粒体软骨功能。肉碱可将源自脂肪酸的乙酰基部分转运到线粒体中，转化为 ATP。在这里，我们将介绍一种在大鼠模型中补充乙酰左旋肉碱并检测线粒体功能的方法。

实验中，为年幼和老年的大鼠提供普瑞纳啮齿动物的食物和水，它们可随意摄取。同时，在它们的饮用水中添加了1.5%的乙酰左旋肉碱（ALCAR）溶液（pH值调整至6）。在处死并分离肝细胞之前，大鼠随意饮用一个月。每只幼鼠和老年鼠通常每天摄入25 mL的水。

在动物被处死后，肝组织被分散到单个细胞中，这是通过胶原酶灌注完成的。我们评估了细胞数，并使用血细胞计数器进行了检测；生存力则通过台盼蓝排除法进行测定，而细胞内氧化剂的形成则是通过2′，7′-二氯二氢荧光素（2′，7′-dichlorofluorescin，DCFH）的一种还原的非荧光衍生物来确定的，我们记录了其荧光随时间的变化。每组样品均进行常规分析，并使用Cytofluor 2350荧光测量系统进行监测，采用标准的荧光树脂滤光片和CYTOCALC软件来处理数据。由于来自老年大鼠的大多数细胞消耗的氧气速率低于幼年动物的细胞，我们将氧化剂的产生速率标准化为氧气消耗水平。细胞的氧气消耗是通过使用Yellow Springs Instruments 5300氧气电极和监护仪进行测量的。我们使用Waters RCM 100 Radial Module和Radial Pak Resolve硅胶柱来从细胞脂质提取物中分离心磷脂，其流速为每分钟1 mL，并使用环己烷2-丙基醇溶剂系统（体积比为45∶50∶5）进行操作。心磷脂的浓度通过Kratos Spectraflow 773紫外检测器测定，并相对于标准品进行了定量。对于GSH的测量，我们使用了HPLC技术，使用Waters HPLC系统，利用10 mm Ultrasphere-amine色谱柱进行分离，二硝基苯基衍生物被分离后通过二硫苏糖醇还原，从而进行总抗坏血酸分析。所有样品都置于冷藏（2 ℃）自动进样器中进行分析，采用反相HPLC和库仑检测系统。我们使用HP CHEMSTATION软件对与抗坏血酸相对应的峰面积进行了积分。

多发性骨髓瘤是一种无法治愈的浆细胞恶性肿瘤，其病程以对治疗的初始反应为特征，随后出现越来越难治的疾病，最终因感染、肾衰竭和血细胞减少症而导致患者死亡。近年来，对于多发性骨髓瘤患者（MM），一旦口服烷基化药和类固醇治疗失败，几乎没有治疗方法供选择。硼替佐米是首个获得临床批准的蛋白酶体抑制剂，被证明是治疗MM的有力新药。初步试验结果显示，硼替佐米单药治疗复发性MM的有效率为30%～35%。然而，MM患者使用硼替佐米后很快会产生耐药性，这种耐药性可以通过与其他现有化学疗法药物（包括类固醇、烷化剂、蒽环类药物和免疫调节药物）的组合来部分缓解。随着这些组合治疗方案的积累，一些曾接受过硼替佐米治疗的患者在复发时再次接受治疗，效果显著。然而，预测哪些复发患者对硼替佐米治疗会产生反应，仍然是一个试验和错误的过程。

在化学疗法诱导的周围神经病（peripheral neuropathy，PN）的动物模型中，给予ALCAR可以降低异常性疼痛的发生率（对正常刺激的疼痛感）。该药物还具有其他吸引人的特点，如极好的耐受性、没有已知的药物相互作用、口服制剂可用，并且不需要处方即可作为膳食补充剂使用。人体研究表明，ALCAR可能在化疗诱导的PN患者中有效。因此，研究者们在经过大量预处理的一组患者中，联合使用硼替佐米、阿霉素和地塞米松，并在一项分为两部分的先导研究中研究了 ALCAR 预防硼替佐米诱导的 PN 出现的能力[475]。我们在这里综述了该临床试验中的一些患者要求和治疗涉及的一些检测。

进行性/复发性疾病被定义为在 24 h 内的尿液收集中，单克隆蛋白增加超过 1 g/dL，或者蛋白增加超过 200 mg。如果在治疗中或治疗后 60 天内出现这种情况，则被视为难治性。复发和/或难治性多发性骨髓瘤（refractory relapsed multiple myeloma，RRMM）患者，包括硼替佐米治疗复发的患者，都符合这一标准。已经有 2 级以上的周围运动或感觉神经病的患者被排除在外。最低的实验室要求包括绝对中性粒细胞＞1500/mcl 和血小板＞100000/mcl（除非血细胞减少是由于 MM 替代骨髓引起的），ALT 和 AST 小于机构上限的 3 倍，以前的阿霉素不超过 220 mg/m²。在过去 90 天内，通过超声心动图或 MUGA（多门控采集扫描）确定暴露量和左心室射血分数＞40%。治疗前，对患者进行血清蛋白电泳、24 h 尿液收集、骨骼检查和骨髓活检。

治疗方案包括在第 1 d、第 4 d、第 8 d 和第 11 d 给予静脉注射硼替佐米（简称 B），剂量为 1.3 mg/m²；在第 1 d 和第 8 d 给予静脉注射阿霉素（简称 D），剂量为 15 mg/m²；同时在第 1 d、第 4 d 口服地塞米松（简称 Dex），剂量为 20 mg，每个周期持续 8 个循环。此外，为预防水痘再发，需要预防性使用阿昔洛韦。当出现血细胞减少或紧急周围神经病症状时，会减少硼替佐米和阿霉素的剂量。

作为试验的神经保护部分，参与者接受相同的化疗方案，但每天两次口服 1.5 g ALCAR。这些参与者在入组时和每个奇数周期之前回答了 FACT‐GOG‐NTX 问卷和 FACIT‐Fatigue 问卷。研究小组的一名成员进行了 Grooved Peg Board 重复测试。在这两个队列中达到完全缓解（CR）的参与者当时进行了骨髓活检以确认其反应。CR 被定义为无法通过血清、尿液及骨髓中＜5% 浆细胞的免疫固定检测到的单克隆蛋白。部分反应（PR）被定义为血清单克隆蛋白降低＞50%，最小反应（MR）降低 25%～50%。疾病进展被定义为血清 M 蛋白增加至少 25%（＞0.5 g/dL）或最低水平为 200 mg 尿蛋白。每两个周期进行一次反应评估。从参与者中收集了骨髓抽吸样品，以进行可诱导的 NF‐κB 分析。

8.3.5　B 族维生素

B 族维生素（VB）是水溶性维生素，对于支持线粒体功能至关重要。它们主要在线粒体中充当酶的营养辅因子或辅酶。在 8 种 B 族维生素中，有 5 种（维生素 B_1、维生素 B_2、维生素 B_3、维生素 B_5 和维生素 B_8/B_7）直接参与三羧酸循环（TCA）。维生素 B_6 在铁硫（FeS）生物合成、NADC 从头合成和底物代谢中发挥重要作用，而维生素 B_{11}/B_9 和 B_{12} 在核苷酸生物合成和氨基酸代谢中扮演关键角色。维生素 B_{12} 对于线粒体中甲基丙二酰辅酶 A 生成琥珀酰辅酶 A 也至关重要[476]。由于线粒体酶的活性受 B 族维生素水平的调节，因此维持平衡的 B 族维生素库对于支持这些线粒体酶的代谢和其他生化反应至关重要。

为了保持身体内 B 族维生素的平衡，我们需要摄入富含这些维生素的食物，因为我们的身体无法自行合成它们，必须从饮食中获取。充足摄入 B 族维生素对于维持线粒体功能、调节线粒体代谢产物水平和预防疾病至关重要。深色的叶类蔬菜富含维生素 B_{11}，而鸡蛋则含有维生素 B_2、维生素 B_5、维生素 B_8 和维生素 B_{12}。通常，多样化的饮食可以满足每日建议的摄入量，但如果特定 B 族维生素摄入不足，就需要进行饮食调整。比如，维生素 B_{12} 主要来自动物食品，特别是肉类，而植物中并不含有。因此，不食用动物制品的人（如素食主义者或严格的素食主义者）应考虑摄入富含维生素 B_{12} 的替代食品，或者通过维生素 B_{12} 补充剂进行补充[476]。越来越多的证据表明，线粒体产生的代谢产物不仅支持线粒体呼吸和 ATP 生成，还能与细胞的其他部分（包括细胞核）进行通信。这种从线粒体向细胞核发出的逆行信号被称为线粒体至细胞核通信，使线粒体能够调节多种细胞过程，包括细胞周期决定、细胞信号传导和表观遗传调控。失衡的线粒体代谢产物与细胞核之间的相互作用已被确定在衰老和多种疾病（包括癌症）的病理过程中起着直接作用。

2008 年，H.Jia 及其团队提出了一个观点：提高线粒体酶辅因子的水平可以预防或改善神经退行性疾病，因为这有助于改善线粒体功能。他们的研究表明，最有效的剂量大约是正常 MEM 培养基的 2.5～5 倍。在实验过程中，他们选择了为期 4 周的预处理方案，因为超过 2 周的预处理时间会导致氧化剂减少、耗氧量增加，以及复合物Ⅰ活性和 PGC1 表达的增加。

2010 年，H.Jia 及其同事发现，在慢性细胞模型中，高剂量 B 族维生素的协同作用能够对抗帕金森病的发生。他们的实验条件是在基本必需培养基（MEM）中培养 SK-N-MC 神经母细胞瘤细胞，该培养基含有 5 mmol/L 葡萄糖、2 mmol/L L-谷氨酰胺、1 mmol/L 丙酮酸钠、非必需氨基酸、10%胎牛血清和 50 U/mL 青霉素。基础 MEM 中维生素 B_1、维生素 B_3、维生素 B_6、维生素 B_5 和维生素 B_{11} 的浓度为 1 mg/L，维生素 B_2 和维生素 B_7 为 0.1 mg/L。他们将细胞在各种浓度的 B 族维生素组合（维生素 B_1、维生素 B_2、维生素 B_3、维生素 B_5、维生素 B_6、维生素 B_7 和维生素 B_{11}）中培养了 4 周。除了 1X 组添加了 0.1 mg/L 维生素 B_7 外，其余组的 B 族维生素浓度是基础 MEM 中的 2.5 倍、5 倍和 10 倍。处理细胞 4 周期间每周检测其对抑制 ROS 和刺激复合物Ⅰ活性的影响。在将 B 族维生素溶解在 PBS 中后，再将其添加到细胞中处理，而鱼藤酮则溶解在乙醇中。在对细胞进行了三次 MEM 洗涤后，加入这些溶液进行处理[477]。

8.3.6 白藜芦醇

白藜芦醇（resveratrol，RSV）是一种天然的非黄酮类多酚化合物，广泛存在于各种植物中，如葡萄、坚果和浆果等。它通常由某些植物在受到伤害或真菌侵袭时产生，以其植物雌激素和抗氧化特性而闻名。研究表明，白藜芦醇对多种疾病具有益处，并具有多种抗氧化生物活性，包括抗衰老、增强胰岛素敏感性等，在许多疾病的治疗中起到关键作用。白藜芦醇比常规抗氧化剂更有效地抑制氧化损伤，并且已被证明能够清除多种自由基，如脂质过氧化物、羟自由基和超氧阴离子自由基。此外，白藜芦醇通过与 SIRT1 相互作用，显著增加 SIRT1 的活性，从而增强其对

NAD$^+$和乙酰化底物的亲和力[478]。值得注意的是,在许多研究中,白藜芦醇还被发现可以延长酿酒酵母、秀丽隐杆线虫和黑腹果蝇的寿命,并在年龄相关表型发作的鱼类中延长寿命并延缓其发生。

白藜芦醇治疗模拟了限制性饮食期间Sir2依赖的寿命延长途径,调节线粒体生物发生。在2型糖尿病小鼠中,它诱导了主动脉中线粒体生物发生的情况,表明白藜芦醇可能是治疗代谢性疾病的新方法。研究表明,白藜芦醇能够降低糖尿病大鼠、正常大鼠、小鼠和人类的血糖水平。在小鼠中,白藜芦醇改善了骨骼肌和肝脏的线粒体功能和生物发生,这种治疗有助于改善糖尿病小鼠的内皮功能,减轻血管炎症,并延长寿命。白藜芦醇治疗还在老年小鼠中显示出类似的保护作用。此外,白藜芦醇还能与多种与炎症和免疫相关的分子相互作用。大量证据表明,在某些癌症发生、血管生成、凋亡和转移过程中,白藜芦醇表现出抗肿瘤的功能。

2006年,M. Lagouge等人发现白藜芦醇通过激活SIRT1和PGC1α改善线粒体功能并预防代谢性疾病。在动物实验中,他们将白藜芦醇与粉状食物或HF饮食混合,浓度为4 g/kg食物,以提供400 mg/kg的剂量,然后将其重制成小丸,并饲喂给4~8周的雄性C57Bl/6J小鼠和8周的雄性KKAy小鼠[479]。2009年,A. Csiszar等人发现白藜芦醇在人冠状动脉内皮细胞(CAEC)中诱导线粒体生物发生。他们使用了10 μmol/L的白藜芦醇处理内皮细胞,并发现在CAEC中,白藜芦醇能增加线粒体质量和线粒体DNA含量,上调电子传递链成分的蛋白质表达,并诱导线粒体生物发生因子(增殖物激活受体coactivator-1、核呼吸因子-1、线粒体转录因子A)[480]。在2015年,Z. Y. Zhang等人发现白藜芦醇通过cAMP信号通路诱导自噬改善肝脏脂肪变性。在动物实验中,他们称取50g粉末食物,并与55 mL双蒸馏水充分混合。然后,将15mL含0.2 g白藜芦醇(在饮食中为0.4%)的100%乙醇添加到食物中并充分混合[481]。2012年,Nathan L. Price等人也在高脂小鼠中饲喂了含有0.4%白藜芦醇(HFHR)的高脂饮食[482]。2019年,研究者将白藜芦醇1 mol/L溶于二甲基亚砜(DMSO)中,然后稀释至培养基中的浓度为1 mmol/L(含0.1%DMSO)。以2×10^4细胞/cm^{2}的密度接种骨髓间充质肝细胞(BMSC),并用白藜芦醇以0、5 μmol/L、10 μmol/L、20 μmol/L、40 μmol/L、80 μmol/L和100 μmol/L的浓度处理。48 h后,将细胞用于进一步分析,以检测白藜芦醇在BMSC中的作用[483]。在2020年,J. Li等人研究了白藜芦醇对过敏性鼻炎(AR)的保护作用,并探讨了相关的信号通路。他们通过腹腔注射卵清蛋白(OVA)成功建立了AR小鼠模型,并在不同剂量(5 mg/kg、30 mg/kg、50 mg/kg)的饮食中加入白藜芦醇进行饲喂。在构建AR小鼠的第28天到第42天,每天向AR小鼠添加不同剂量(5 mg/kg、30 mg/kg和50 mg/kg)的白藜芦醇[458]。

这些研究表明,白藜芦醇能够促进线粒体的生物发生。新线粒体的生成与去乙酰化物酶1(sirtuin 1,SIRT1)的激活、内皮型一氧化氮合酶(endothelial nitric oxide synthase,eNOS)的上调及特定线粒体生物发生因子的诱导密切相关。白藜芦醇已被证明具有多种抗衰老作用。经过白藜芦醇处理的细胞显示出线粒体生物发生的增加，这表现为细胞中线粒体 DNA 含量的增加和呼吸链成分蛋白的表达增加。线粒体受损（如在糖尿病和衰老中）可能导致 ATP 产生减少，从而削弱血管壁旁分泌信号的内皮源性因子的合成和分泌。白藜芦醇诱导的线粒体生物发生有望纠正这种损伤。此外，由于线粒体增殖会降低单位线粒体的电子流量，白藜芦醇诱导的线粒体生物发生可减少内皮细胞中线粒体 ROS 的产生。同时，白藜芦醇还具有抗肿瘤、抗氧化、抗衰老、抗菌、抗炎和抗糖尿病作用，以及对神经和心血管的保护作用。

非酒精性脂肪性肝病（non-alcoholic fatty liver disease，NAFLD）是导致全球慢性肝病的主要原因之一。它起始于简单的脂肪变性，然后逐渐发展成为脂肪性肝炎，最终可能演变成肝硬化或癌症。目前，尚无令人满意的 NAFLD 治疗方案。但是，越来越多的证据表明，水果和蔬菜中天然存在的大量多酚具有出色的健康保护作用，成为治疗 NAFLD 的潜在候选药物。白藜芦醇是一种天然多酚，已被发现对包括 NAFLD 在内的多种代谢性疾病有益。然而，其作用机制尚不清楚。自噬在发育、分化、存活和维持体内稳态中起着重要作用，并且已经证明在 NAFLD 等多种疾病的进展中发挥关键作用。研究人员发现，通过降解肝细胞内的脂质，自噬可以抑制 NAFLD 的发展。自噬的增加有助于分解更多的储存脂质，从而促进脂肪酸的氧化或其他用途。例如，当自噬相关基因 7（ATG7）的敲除导致自噬受阻时，NAFLD 就会发展。此外，易患 NAFLD 的慢性肥胖或胰岛素抵抗小鼠的肝脏自噬水平显著降低[481]。此外，研究显示，白藜芦醇通过诱导自噬来抑制多种类型的癌细胞，并增强寿命。因此，我们在这里探讨了研究自噬在白藜芦醇对肝脂肪变性的有益作用中的一些检测方法。

8 周大的 129/SvJ 小鼠首先接受高脂饮食（HFD，含 60% 脂肪）或低脂饮食（含 10% 脂肪），持续 4 周以诱导肝脂肪变性。随后，将接受高脂饮食的小鼠分成两组：一组继续接受低脂饮食，另一组接受含有白藜芦醇（RSV，0.4%）的高脂饮食，持续 4 周。在 8 周龄、12 周龄和 16 周龄时，测量小鼠体重，并每天评估其食物摄入量。实验结束时，所有小鼠进行 12 h 禁食，然后使用戊巴比妥钠麻醉。收集肝样本用于后续测量。在细胞培养过程中，当细胞密度达到 80%～90% 时进行所有实验。使用帕尔米脂酸（palmitic acid，PA）在指定的时间和浓度处理细胞，可诱导脂肪变性。成功建立肝脂肪变性模型后，可以使用一系列不同浓度（20 mol/L、40 mol/L 和 80 mol/L）的白藜芦醇处理细胞。通过油红 O 染色检测肝脂质积累。将肝脏切片固定在含有 4% 多聚甲醛的低温恒温器中，然后在 10 μm 处切片。使用溶解于 70% 异丙醇的油红 O 染色，并在显微镜下捕获图像。通过甘油三酸酯（triglycerides，TG）定量试剂盒测量肝组织和肝细胞中的甘油三酸酯（TG）。

由于其在多种与肿瘤发生、促进和转移有关的细胞事件中显著的抑制作用，白藜芦醇已被证明在不同系统中具有抗癌化学预防作用。这些作用主要涉及抑制自由基形成和环氧合酶活性，以及促进细胞分化。此外，白藜芦醇还表现出对核糖核苷酸还原酶和 DNA 合成的显著抑制作用，导致细胞停滞在 S 期或 S 期至 G_2 期转变。然而，其确切的抗肿瘤或化学预防机制仍然不明确。一些研究表明，白藜芦醇的抗肿瘤活性可能是通过 p53 介导的细胞凋亡实现的，并已阐明白藜芦醇诱导的 p53 活化及其诱导凋亡的潜在信号成分。在此，我们将描述研究白藜芦醇及其相关通路在小鼠 JB6 表皮细胞系中的检测方法。

对 JB6 小鼠表皮细胞系 Cl 41 以及含有稳定转染子的 Cl 41 CMV-neo、Cl 41 DN-ERK2 B3 mass1、Cl 41 DN-p38 G7、Cl 41 DN-JNK1 mass1 和 Cl 41 p53 细胞系进行培养。通过 LipofectAMINE 介导，将携带 CMV-neo 载体的转染子（包括或不包括 ERK2、p38 激酶和 JNK1 的 DN 突变体的 cDNA）转染到 JB6 Cl 41 细胞中，并通过 G418 抗性筛选获得稳定的转染子。接着，使用磷酸特异性 MAP 激酶抗体进行免疫印迹分析，评估 ERK、p38 激酶和 JNK 的磷酸化水平。最后，利用稳定表达受 p53 DNA 结合序列控制的荧光素酶报告基因的 Cl 41 细胞系，测定 p53 依赖性转录活性。

8.3.7 氢

氧化应激源于细胞内活性氧（ROS）或自由基的过量积累。主要的超氧阴离子自由基（O^{2-}）通常是由线粒体中电子传递链和克雷布斯循环中的电子泄漏产生的。此外，一些代谢氧化酶，如 NADPH 氧化酶和黄嘌呤氧化酶，也会生成 O^{2-}。超氧化物歧化酶将 O^{2-} 转化为过氧化氢（H_2O_2），后者可由谷胱甘肽过氧化物酶或过氧化氢酶转化为 H_2O，以进行解毒。过量的 O^{2-} 也可以还原过渡金属离子，如 Fe^{3+} 和 Cu^{2+}，使其转化为高活性的羟基自由基（OH），这种转化通常通过 Fenton 反应和 H_2O_2 反应发生[484]。OH 自由基是非常强的氧化剂，可以与核酸、脂质和蛋白质进行无差别的反应。目前尚无已知的 OH 自由基清除系统，因此，清除 OH 自由基对细胞来说是至关重要的过程。

尽管氧气（O_2）和过氧化氢（H_2O_2）在高浓度下对细胞有毒，但它们在低浓度下仍然扮演着关键的生理角色。它们调节着信号分子的活动，参与着多种信号传导反应，并调控着诸如细胞凋亡、细胞增殖和分化等生物过程。在一定浓度下，过氧化氢会被髓过氧化物酶转化为次氯酸，从而起到了抵御细菌入侵的作用。另一方面，一氧化氮（NO）则作为神经递质，对于血管扩张至关重要。因此，我们必须在清除具有细胞毒性的自由基（如羟基自由基）的同时，保持其他有益的 ROS 的生物活性。以下我们探讨过氧化氢作为抗氧化剂的作用，以及用于预防和治疗的方法。

使用氢电极（ABLE）和氧电极（strathkelvin instrument）分别测量了溶液中的分子氢（H_2）和氧（O_2）的浓度。气相色谱法用于确定氢气的浓度。对经过氢气处理的培养细胞使用 H_2 电极或 O_2 电极检测 H_2 或 O_2 的浓度。通过使用甲萘醌或抗霉素 A 处理细胞来诱导氧化应激，这两种物质分别抑制线粒体电子传递链的复合物Ⅰ或复合物Ⅲ，从而产生 O_2（通过加速电子泄漏）。在荧光显微镜下，使用 1 mmol/L 碘化丙锭（标记为粉红色的死细胞）和 5 mmol/L Hoechst33342（标记为蓝色的死细胞和活细胞）进行双重染色。为了检查 H_2 对线粒体的保护作用，先对细胞进行预处理，使用 4.5 g/L 的 2-脱氧-D-葡萄糖（糖酵解抑制剂）和 1 mmol/L 丙酮酸（氧化磷酸化的底物)处理细胞 30 min，然后将其暴露于含有或不含有 0.6 mmol/L H_2 的抗霉素 A 下。最后，使用细胞 ATP 测量试剂盒(TOYO B-Net)来定量细胞中的 ATP 水平。

建立脑梗死模型的实验步骤如下：首先，使用一氧化二氮和氧气(体积比为70%∶30%)中的氟烷(4%诱导，1%维持)对雄性 SD 大鼠(体重：250～300 g)进行麻醉。在麻醉过程中，利用恒温加热毯保持体温在 37.5±0.5 ℃，同时通过与直肠温度计探针相连的恒温加热毯监测生理参数，包括血气(pCO_2 和 pO_2)、pH、葡萄糖水平和血压。为了保持 pH 和 pO_2 的稳定水平，根据需要调整氟烷的量和 N_2O∶O_2 的比例。接着，利用带有圆形尖端的尼龙单丝和远端硅橡胶圆柱体进行左大脑中动脉(left middle cerebral artery，MCA)的腔内闭塞，产生局灶性缺血。在 MCA 闭塞 90 min 后，再进行 30 min 的再灌注。在整个过程中，大鼠吸入 H_2。最后，使用依达拉奉和 FK506 等药物处理大鼠。完成麻醉后，将大鼠维持在(23±1) ℃。MCA 闭塞 24 h 后，使用 2,3,5-三苯基四唑氯化物(2,3,5-triphenyltetrazolium chloride，TTC)(3%)对大脑切片进行染色，并使用光学解剖器图像分析系统(Mac SCOPE，Mitsuya Shoji)测量梗死区域和非梗死区域。

8.4 线粒体营养素的应用

8.4.1 线粒体营养素与衰老

在人体衰老和与年龄相关的退行性疾病中，线粒体酶的活性会因氧化和膜流动性的改变而受到影响，导致部分活性的丧失。这种丧失主要是由于对各种底物和辅助因子结合的能力减弱。不过，通过提供高剂量的酶底物和辅因子，通常可以恢复这种活性，就像高剂量的维生素已经被证明可以治疗一些遗传性疾病一样。举例来说，随着年龄的增长，线粒体复合物Ⅲ和Ⅳ的底物结合常数(K_m)显著增加，而最大反应速率(V_{max})则降低。研究表明，通过饮食限制可以减少氧化应激，从而有效地逆转这种复杂活性和底物亲和力的下降趋势。此外，随着年龄的增长，肉碱乙酰基转移酶的活性也会减弱，因为它对底物的结合亲和力减弱。通过与线粒体抗氧化剂 α-硫辛酸一同饲喂底物乙酰基-L-肉碱，可以恢复该酶的活性，提高其对底物和辅因子的亲和力，进而改善线粒体功能。此外，临床研究表明，饮食中高剂量的核黄素和去除饮食中的红肉可以促进帕金森病患者某些运动功能的恢复。因此，给予高剂量的线粒体营养素可能成为治疗许多退行性疾病(包括阿尔茨海默病和帕金森病)的一种潜在方法。图 8.2 显示了线粒体营养素、线粒体功能障碍与衰老和代谢综合征之间的可能关系。

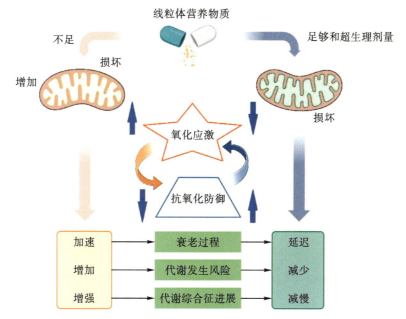

图 8.2 线粒体营养素、线粒体功能障碍与衰老和代谢综合征之间的可能关系[485]

8.4.2 线粒体营养素与 2 型糖尿病

2 型糖尿病被认为是身体内代谢控制、免疫防御和氧化应激稳态系统紊乱的结果。其中,胰岛素抵抗是 2 型糖尿病和肥胖症的主要特征之一。目前,胰岛素抵抗的潜在机制尚不清楚,但可能涉及多个组织的病理变化。线粒体功能障碍,包括线粒体丢失和氧化剂的过度产生,被认为与胰岛素抵抗有关。氧化应激水平的升高,即氧化剂产生与抗氧化剂防御之间的显著不平衡,在导致应激信号通路改变和潜在的终末器官损害中发挥着重要作用。例如,研究表明,糖尿病 GK 大鼠的免疫功能障碍与氧化损伤和线粒体功能障碍的增加有关。脂肪、骨骼肌和肝脏是参与葡萄糖代谢的主要器官,因此在胰岛素抵抗中具有重要作用。一些研究表明,氧化应激与胰岛素抵抗的病理过程密切相关。胰岛素抵抗与线粒体功能障碍相关,例如线粒体数量减少和 ATP 产生减少[486-487]。在糖尿病前期和糖尿病患者中,骨骼肌中参与氧化磷酸化的基因表达显著降低。线粒体是体内活性氧(ROS)产生的主要场所。如果氧化磷酸化效率降低(例如,通过从线粒体基因组中删除能量代谢基因),则会产生更多的 O_2^-。已经证明 ROS 水平与胰岛素抵抗之间存在密切联系,并且抗氧化剂治疗已被用于降低胰岛素抵抗[488]。抗氧化剂治疗可以改善肥胖和胰岛素抵抗小鼠的胰岛素敏感性和葡萄糖稳态。这些数据表明,ROS 水平是引起胰岛素抵抗的一个重要因素。因此,通过改善线粒体功能来减少氧化损伤似乎是预防和治疗胰岛素抵抗的合理方法。

一项针对糖尿病 GK 大鼠的研究调查了四种靶向线粒体的营养素组合,包括 α-硫辛酸、乙酰基 L-肉碱、烟酰胺和生物素。首先,通过检查免疫器官(脾脏和胸腺)中的细胞增殖和血浆中的免疫调节因子,研究了这种营养素组合对免疫功能的影响。随后,在血浆和胸腺中检查了氧化损伤生物标志物,如脂质过氧化、蛋白质氧化、活性氧、钙和抗氧化剂防御系统、线粒体电位以及凋亡诱导因子(胱天蛋白酶 3、p53 和 p21)。研究结果显示,这些动物的免疫功能障碍与氧化损伤和线粒体功能障碍的增加相关。然而,营养治疗成功地提高了免疫功能,减少了氧化损伤,增强了线粒体功能并抑制了凋亡因子的升高。这种效果与抗糖尿病药物吡格列酮相当甚至更显著。研究数据表明,合理的线粒体靶向营养素组合可能通过增强线粒体功能、减少氧化损伤及延缓免疫器官和血液中细胞死亡的发生来有效地改善 2 型糖尿病患者的免疫功能。

由于各种压力,例如肥胖、甘油三酸酯超负荷和血脂异常、脂肪组织释放游离脂肪酸 FFA 和促炎因子[例如游离脂肪酸(FFA)和肿瘤坏死因子-α(TNF-α)]可能会在线粒体内触发氧化应激反应 ROS 的生成,进而导致线粒体功能的损害,包括线粒体丧失的增加和线粒体生物发生的减少。这种功能障碍可能阻碍了葡萄糖刺激胰岛素分泌的作用,损害了胰腺 β 细胞功能,降低了肌肉对葡萄糖的利用率,并增加了肝脏的糖异生作用。这些功能障碍的共同影响可能导致 2 型糖尿病的发生[485](图 8.3)。

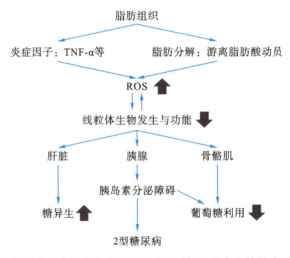

图 8.3 功能障碍共同作用对 2 型糖尿病发生的影响

8.4.3 线粒体营养素与肥胖

全球范围内肥胖的发病率正在不断上升。这种趋势往往被归因于西方社会生活方式的变化,其中一个主要原因是高脂饮食的普及[489]。脂肪是饮食中能量密度最高的营养素,每克提供 9 kcal(1 kcal=4.184 kJ)的能量,远高于碳水化合物和蛋白质。因此,增加脂肪的摄入量可能会促进高能量消耗[489]。因此,高脂饮食被认为是当前肥胖流行的主要环境因素之一[490]。尽管高脂饮食仅是导致肥胖的一种假设,但遗传因素也在这一过程中发挥着重要作用[491]。

肥胖是导致多种代谢性疾病的主要因素，通常会引发代谢综合征的发展，其特征包括一系列代谢性危险因素，如中心性肥胖、胰岛素抵抗、高血压和非酒精性脂肪性肝病[492]。此外，代谢综合征还会增加罹患 2 型糖尿病和心血管疾病的风险[493]。流行病学研究表明，营养因素（如饱和脂肪和胆固醇的摄入量）对代谢综合征的发病率有着重要影响[494]。根据 J. O. Hill 等[495]人的研究，高脂饮食（脂肪提供总能量的 30% 或更多）可导致动物的肥胖，这是由于能量摄入增加和有效储存。相反，在接受对照脂肪饮食的动物中，肥胖症很少见，但在接受低蛋白饮食的大鼠中，可能会出现脂肪变性[496]。

第 9 章
线粒体靶向策略及分析方法

线粒体是真核细胞内一种结构独特、承担多种生物学功能的重要细胞器。通过遗传学和分子生物学的研究，我们逐渐揭示了线粒体在生命体内的生理功能及对胞内代谢平衡的调节作用。其主要职责是将有机物储存的能量高效转换为细胞各种生命活动所需的直接能源——三磷酸腺苷（adenosine triphosphate，ATP），在细胞内的能量代谢过程中起着关键作用[497-498]。此外，线粒体还与细胞凋亡、氧自由基产生、细胞脂质代谢等生理过程密切相关[499-501]。线粒体 DNA 的变异与超过 100 种人类疾病的发生密切相关[502]。近年来，线粒体已成为生物医学领域备受关注的研究热点，线粒体医学也已成为备受瞩目的新兴研究领域[503]。

早在 20 世纪 30 年代初期，科学界就开始尝试分离线粒体，以便对与细胞呼吸相关的生化反应进行深入了解。直到 1961 年，英国生物化学家彼得·米切尔（Peter Mitchell）提出了化学渗透假说，认为线粒体电子传递链在传递电子的过程中释放的能量推动质子从线粒体基质移动到线粒体内外膜之间的空间，形成质子电化学梯度。当质子返回膜时，会释放出能量，用于生成 ATP。因此，线粒体也被形象地称为细胞内的"能量工厂"。

线粒体同时也是细胞内活性氧自由基（ROS）产生的主要场所[504]。在线粒体呼吸链的电子传递过程中，有 1%~3% 的"漏"电子会与氧分子迅速相互作用，形成超氧阴离子，这是线粒体中产生的主要 ROS。ROS 作为能量代谢的中间产物，在呼吸链电子传递过程中产生和消耗，或被细胞内的天然抗氧化防御系统中和，以维持细胞内的氧化还原动态平衡。然而，随着机体的衰老及特殊的刺激或病变情况，例如紫外线或电离辐射、局部缺血、炎症等，ROS 便会发生异常代谢并过度积累，破坏原有的平衡。在这种情况下，细胞会处于氧化应激状态，容易导致细胞损伤甚至死亡。细胞内 ROS 的增加与高血压、动脉粥样硬化、糖尿病等心血管疾病，以及帕金森病、阿尔茨海默病等神经退行性疾病密切相关[505-507]。

除了为生命活动提供能量和维持活性氧平衡外，线粒体还在细胞应激反应中扮演着关键的角色。它参与了多种复杂的信号转导过程，如细胞凋亡和坏死等，这些细胞程序性死亡机制的激活和调节使得线粒体成了生命活动调控的中心[508-509]。线粒体作为对凋亡信号的重要应答细胞器，在 Bcl-2 家族蛋白的调控下，细胞质和内质网中的 Ca^{2+} 大量积聚于线粒体内，诱导细胞凋亡。通过 Bcl-2 家族的特定成员介导的激活，线粒体外膜通透性发生改变，导致一系列促凋亡因子的释放，如细胞色素 c、凋亡诱导因子（AIF）、EndoG 等[510-512]。

综上所述，线粒体调控功能的正常运转对于细胞的稳态调节和生命活动的有序进行至关重要。一旦出现线粒体功能障碍，就会引发多种疾病，例如能量转运系统功能障碍导致的糖尿病、细胞凋亡调节功能障碍导致的细胞永生化和癌变，以及线粒体 DNA 突变引发的遗传性线粒体疾病等。因此，对线粒体功能进行细致监测，深入理解其工作原理，并设法调控和刺激其功能，有可能预防和治疗线粒体相关的疾病。在当前的科学研究中，线粒体已成为基础科研和药物设计的重要焦点，而如何实现线粒体靶向治疗将是其中的关键问题[513-514]。

一般而言，药物的物理化学性质可能无法克服生物屏障，如生化、解剖学和免疫学屏障，以达到其作用目标。如果药物或染料的作用目标是细胞内特定的亚细胞结构，如线粒体，药物分子就必须多次穿越生物膜，并最终准确地在其目的地富集。药物要发挥预期的治疗效果，一方面取决于药物分子与目标之间的选择性相互作用，另一方面则取决于其本身的特殊物理化学性质或特殊的药物携运系统，使其能够在目标区域特异性地积累。在大多数情况下，药物虽然可能与其分子目标结合，但却缺乏有效的途径来找到这些目标。此外，通过传统的给药方式，药物进入人体后无法有效地在靶点积累，导致局部有效浓度过低而无法发挥疗效，甚至可能引起副作用。随着科学医疗技术的进步，人们正在不断开发新型的给药方式，以实现药物的靶向输送，实现精准治疗[515-516]。

在靶向输送策略和技术的支持下，各种药物都有望实现对作用位点的高效选择性输送。根据输送靶点的不同，靶向策略大致分为三类，即组织或器官的靶向、细胞的靶向及亚细胞结构的靶向。无论是针对病灶的靶向还是细胞内关键的药物作用靶点，具有靶向功能的各类药物及具有靶向输送能力的药物输运系统的设计和研发都展示了广阔的应用前景，也为已有药物带来了更高效的应用革新。针对癌症、神经退行性疾病（如阿尔茨海默病）、传染性疾病（如肺结核）、自身免疫性疾病等各种疾病的靶向治疗方法已经多次被报道[517-519]，在不同的疾病治疗研究领域都受到了关注。

目前，将蛋白质、多肽、纳米颗粒及其他功能分子靶向至有疾病治疗意义的亚细胞结构（如线粒体、溶酶体和相关的细胞凋亡通路）的研究仍处于初步阶段，但已成为各相关研究领域的热点。线粒体在生命活动中的关键作用决定了其被视为药物作用的重要靶点[520]。因此，开发出性能卓越的线粒体靶向输送系统，用于包括化学药物、蛋白质、DNA 等各类药物的靶向输送，具有重要意义。

本章将重点介绍常用的线粒体靶向分子及其作用机理，并对发展较为成熟的线粒体靶向技术和研究方法进行了综述。图 9.1 概括了目前常用的线粒体靶向策略。我们将着重分析线粒体靶向给药系统的设计与构建方案，通过回顾相关研究进展来探讨不同转运系统的线粒体靶向策略及其优缺点。同时，本章还介绍了线粒体靶向研究中常用的分析方法的实验原理及方案。

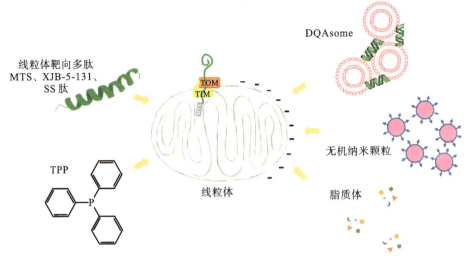

TPP—三苯基膦；DQAsome——一种具有囊泡结构的载体。

图 9.1　线粒体靶向策略概览

9.1　线粒体靶向分子作用的基本原理

9.1.1　线粒体靶向分子

在设计靶向策略时，需要根据目标靶点的物理化学特性、特殊组分或结构特点等信息有针对性地进行规划。例如，线粒体呼吸链复合物在内膜上建立的电化学梯度使线粒体具有 150～180 mV 的跨膜电势（$\Delta\Psi_m$）。因此，带正电荷的分子在电势能的推动下，可以有效地在呈负电势的线粒体基质中积聚。此外，具有一定亲脂性的分子更容易穿过线粒体膜。因此，亲脂性和带正电荷的性质通常是线粒体靶向分子的共同特点，这类分子也被称为离域的亲脂性阳离子（delocalized lipophilic cation，DLC）。尽管 DLC 能够传送小分子化合物和大分子到线粒体基质中，但结合极性分子的 DLC 及高浓度下的 DLC 可能具有一定的线粒体毒性，这在一定程度上限制了其应用。

9.1.1.1　三苯基膦

三苯基膦（triphenylphosphonium，TPP）是最常用于线粒体靶向的 DLC（图 9.2）。从结构上看，TPP 含有 3 个苯基，使得整个分子具有较强的脂溶性。磷原子上的正电荷可以分布到 3 个苯环上，从而推动 TPP$^+$ 穿过线粒体双层膜并在线粒体内积聚。与此同时，TPP 的入胞过程无须依赖受体介导。因此，TPP 是极为有效的线粒体靶向载体分子，可通过特殊官能团介导的线性连接形式，作为功能复合物，用于小分子化学药物或生物活性分子的线粒体靶向运输。

由于 TPP 是线粒体活性氧的主要来源之一，因此已广泛应用于抗氧化剂的线粒体靶向运输，以抵消过量的 ROS、防止线粒体氧化损伤、减少线粒体功能障碍，

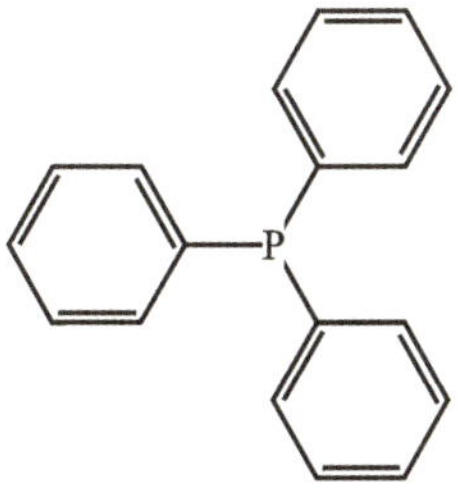

图 9.2　TPP 结构示意图

分子式：$C_{18}H_{15}$
分子量：262.29

并提高细胞的生存能力。首先，通过与 TPP 共价结合，抗氧化剂维生素 E 成功实现了在细胞水平的线粒体靶向运输[521]。这些带正电的复合物 MitoVit E（线粒体的抗氧化剂复合物，其中包含维生素 E 的一种形式）能有效富集在线粒体内，表现出比天然维生素 E 更好的抗氧化效果[522]。此外，MitoQ 是由辅酶 Q 与 TPP 连接而成的复合物，也能选择性地在线粒体内积聚[523]。在线粒体中，MitoQ 在呼吸链作用下转化为具有抗氧化活性的还原型泛醇，有效防止脂质过氧化，保护线粒体免受氧化损伤。当活性氧回到平衡时，泛醇会被呼吸链生成的配基结合，进行回收。MitoQ 在细胞和活体水平都显示出良好的生物安全性和保护线粒体免受氧化损伤的能力。在临床一期试验中，口服 MitoQ 的生物利用度达到 10%，显示出良好的药代动力学。目前，对于 MitoQ 的研究正在进行针对帕金森病和慢性丙型肝炎的临床试验[524]。类似的方法也成功应用于肽核酸（peptide nucleic acid，PNA）的线粒体靶向运输，抑制突变的线粒体 DNA 的复制[525]。

图 9.3 为 MitoQ、MitoVit E 的结构示意图。

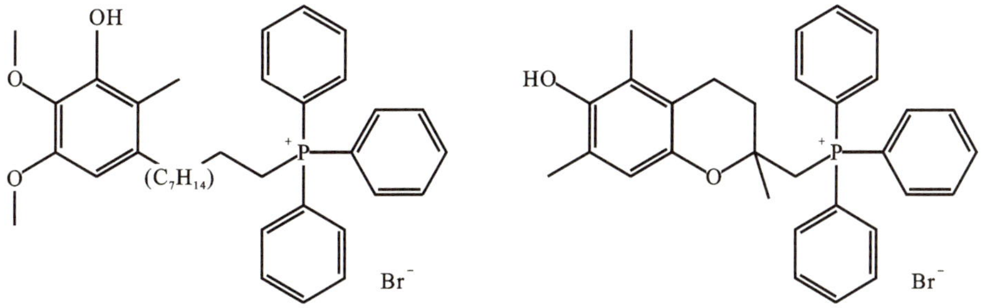

图 9.3　MitoQ、MitoVit E 的结构示意图

MitoQ 除了用于引导具有生物活性或特殊功能的小分子靶向线粒体之外，也可以对三苯基膦（TPP）进行修饰，以引导纳米颗粒靶向线粒体。

图 9.4 为 TPP 修饰的 QD 和 Fe_2O_3 与线粒体染料共标记 HeLa 细胞的激光共聚焦成像图。

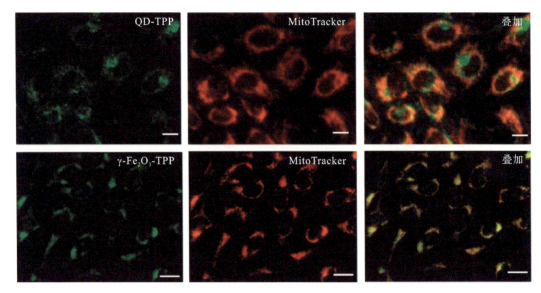

图 9.4　TPP 修饰的 QD 和 Fe_2O_3 与线粒体染料共标记 HeLa 细胞的激光共聚焦成像图[526]

蓝光激发线粒体染料 QD-TPP 和 γ-Fe_2O_3-TPP(左)；绿光激发线粒体染料 MitoTracker Orange(中)；两种探针的荧光的叠加，重合即为黄色(右)。图表明 TPP 修饰的纳米探针材料可以很好地共定位于线粒体。

(本图来源于参考文献[526]，已经版权所有者 The Journal of Physical Chemistry C 允许)

9.1.1.2　地喹氯铵

地喹氯铵(dequalinium，DQA)是一种特殊的阳离子表面活性剂，其具有双头基和双亲性。其分子结构形成了一种独特的"流星锤(bola)"结构，由双季铵盐组成(图 9.5)。在水中，DQA 能够形成聚合物，类似于脂质体，因此被称为 DQAsome 或 Bolasome[527]。这些 DQAsome 是一种具有阳离子性囊泡结构的载体，能够将药物和 DNA 输送至细胞内，并在线粒体附近聚集。

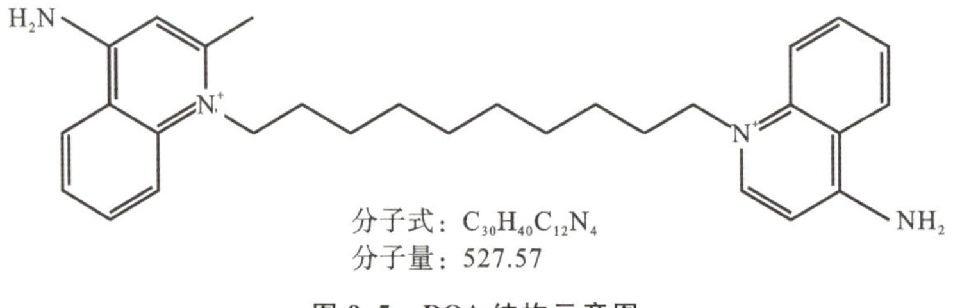

分子式：$C_{30}H_{40}C_{12}N_4$
分子量：527.57

图 9.5　DQA 结构示意图

DQAsome 已成功用于将质粒 DNA 靶向输送至线粒体，并在与线粒体膜接触后释放质粒 DNA，使其进入线粒体。含有 pGL3 质粒(萤火虫荧光素)的 DQAsome 的转染效率可与质粒转染试剂 Lipofectin® 相媲美[528]。为了更深入地了解 DQAsome 在细胞内释放 pDNA 的机制，研究人员利用脂质体模拟了线粒体的内膜、外膜和细胞膜，并对其行为进行了进一步研究。研究表明，DQAsome 能够选择性地将 DNA 释放至线粒体内膜、外膜，但不会向非细胞膜释放[529]。此外，在体外接触离体的小鼠肝线粒体时，DQAsome 也会释放 DNA[530]。在肿瘤细胞内，DQAsome

能够成功地从内含体中逃逸,实现 DNA 的线粒体选择性释放[531]。

据报道,DQA 能够通过调节细胞内谷胱甘肽(GSH)水平,增加活性氧(ROS)的生成,从而诱导氧化压力,具有一定的抗肿瘤活性[532]。此外,DQAsome 不仅可作为有效的基因载体,还可封装小分子化合物,如紫杉醇。紫杉醇是一种有丝分裂抑制剂,能够通过靶向线粒体,有效激活半胱氨酸酶,诱导细胞凋亡。与游离的紫杉醇相比,由 DQAsome 包裹的紫杉醇表现出了显著提升的抗肿瘤活性[533]。在包裹紫杉醇的 DQAsome 上进一步修饰叶酸分子,可以赋予其肿瘤靶向的能力。修饰了叶酸分子的 DQAsome 能够通过肿瘤细胞表面的叶酸受体介导的内吞作用选择性地进入肿瘤细胞,实现双靶向运输,进一步提升其抗肿瘤活性[534]。

9.1.1.3 线粒体荧光探针

线粒体在不同细胞内或同一细胞的不同特殊状态下,呈现出高度可变的形态。通常情况下,正常细胞的线粒体会经历裂变与融合的周期性过程,这一过程受到一系列蛋白质的有序调控。蛋白质的突变是导致多种线粒体相关人类疾病的重要原因之一,突显了对细胞器结构形态的调节对于细胞功能的重要性。此外,线粒体的丰度会受到细胞的能量代谢水平、类型、周期及增殖状态的影响而发生变化。例如,棕色脂肪组织细胞、肝细胞和某些肾脏上皮细胞通常富含大量活跃的线粒体,而静止的免疫系统祖细胞或前体细胞则线粒体数量较少。在某些疾病状态下,如阿尔茨海默病,线粒体的数量也会明显减少。因此,线粒体丰度的变化与某些疾病的发生密切相关,对其形态和丰度的变化进行监测具有重要意义。目前,市场上已有多种线粒体荧光染料可用于探测线粒体活动、定位和丰度,以及监测线粒体功能在特殊条件或药物作用下的变化。

罗丹明 123(rhodamine 123)是一种具有良好细胞穿透性的阳离子性荧光染料,容易被细胞吸收并快速达到平衡状态。它通常被活跃的线粒体吸收,因此在细胞实验中被广泛用于标记线粒体。除了罗丹明 123 之外,还存在一系列结构类似的衍生物,如四甲基罗丹明(tetramethylrosamine)、罗丹明 6G 和罗丹明 B 等。这些罗丹明类化合物主要作用于细胞的氧化磷酸化通路,在线粒体作为氧化磷酸化通路的主要场所中发挥作用。然而,对于这类染料而言,如果线粒体膜电位丧失,它们就无法富集于线粒体内,因此无法标记电位丧失的线粒体。此外,在细胞固定处理过程中,这些染料可能会在洗涤过程中被去除,限制了它们在需要进行细胞固定处理或使用影响线粒体能量状态的药物时的应用。

为了解决线粒体荧光标记染料在细胞固定处理中可能被洗去的问题,Invitrogen 公司推出了 MitoTracker® 系列线粒体选择性标记荧光探针。这些探针具有良好的细胞穿透性和线粒体选择性标记能力。它们含有的弱疏基反应性氯甲基官能团有助于保持染料与线粒体的结合,从而在细胞固定处理后不会被洗掉。染色过程简单便捷,只需将细胞孵育在微摩尔浓度的 MitoTracker 探针中约 15 min,探针即可通过被动扩散快速进入细胞,并在活跃的线粒体中聚集。即使细胞用含醛固定剂处理，这些染料仍能保持在原位，确保细胞线粒体的荧光染色效果。MitoTracker系列包括橙色、红色和深红色等荧光探针，它们在细胞通透后仍保留在原位，因此更适用于需要进行细胞固定处理的免疫组织化学、原位杂交或电子显微镜等实验。如图9.6所示[535]，共焦显微镜成像显示，稳定状态下，Parkin蛋白均匀分布在细胞质中，与丝网状的线粒体没有重叠。但在氧化性低密度脂蛋白（oxidized low-density lipoprotein，oxLDL）的作用下，Parkin与线粒体的胞内定位发生改变。Parkin（绿色荧光标记）与MitoTracker Red（MTDR，深红）荧光强度曲线在oxLDL作用下趋于重合，表明二者在空间上共定位。这表明，在oxLDL作用下，细胞内的Parkin蛋白被招募到富含线粒体的区域，导致线粒体损伤。

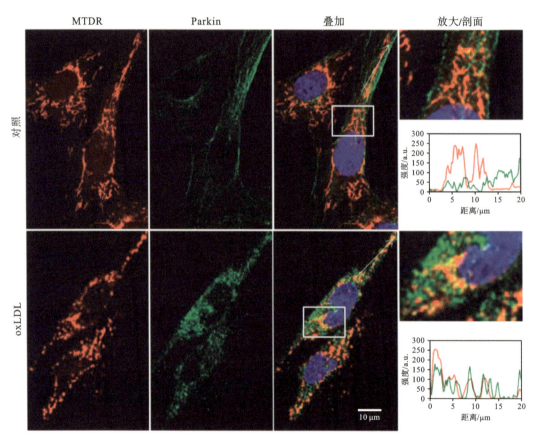

图9.6 人血管平滑肌细胞中Parkin蛋白的线粒体转位现象

（本图来源于参考文献[535]，翻译已经版权所有者Atherosclerosis允许）

广泛分布于细胞质基质中的内源性Parkin蛋白在氧化型低密度脂蛋白的刺激下发生转位，重新定位于线粒体。

染色线粒体的荧光探针MitoTracker Green FM有一个额外的优点，即其本身是无荧光的水溶液，只有当它在线粒体的脂质环境中积累时才会发出荧光。这意味着背景荧光几乎可以忽略不计。因此，研究人员可以更清晰地观察活细胞线粒体，而且在染料孵育完成后不需要进行清洗步骤。MitoTracker Green FM在线粒体中的积累不受膜电位的影响,因此其成为评估线粒体质量的有效工具。此外,MitoTracker Green FM具有更好的光稳定性,可以在较低浓度下产生更亮、更具选择性的荧光信号。

线粒体探针JC-1(5,5′,6,6′-四氯-1,1′,3,3′-四乙基苯并咪唑碳青霉烷碘化物,图9.7)被广泛应用于检测线粒体膜电位($\Delta\Psi_m$),其能够在红、绿荧光之间响应线粒体膜电位的变化。作为一种带正电荷的染料,JC-1在正常线粒体膜电位条件下会聚集形成聚合物,发出强烈的红色荧光(激发波长=585 nm,发射波长=590 nm);而当线粒体膜电位下降或丧失时,JC-1则以单体形式存在于细胞质中,发出绿色荧光(激发波长=514 nm,发射波长=529 nm)。因此,红/绿荧光的比例能够直接反映出JC-1单体与聚合物的比例,从而反映出线粒体膜电位的变化情况,而不受线粒体大小、形状等其他性质的影响(图9.8)。

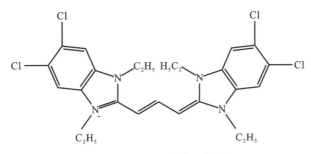

图 9.7 JC-1 结构示意图

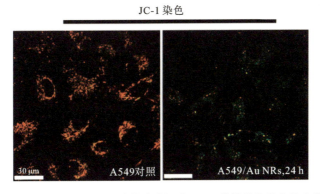

图 9.8 金纳米棒作用下导致的肿瘤细胞 A549 的线粒体膜电位变化[536]

金纳米棒进入 A549 细胞后聚集在线粒体内,使其层状嵴变得不规则甚至无序,线粒体结构空泡化,JC-1染料变色,指示线粒体膜电位变化,证明聚集在线粒体的金纳米棒会对细胞器造成损害。

(本图来源于参考文献[536],翻译已经版权所有者 Nano Letters 允许)

9.1.2 线粒体靶向肽

9.1.2.1 线粒体基质靶向序列(matrix targeting sequence,MTS)

在细胞内,蛋白质的转运遵循着独特的规律。尽管线粒体具备自身编码蛋白质的系统,但只有极少数蛋白质是由线粒体 DNA 编码的,大多数仍需依赖核基因在细胞质的核糖体上合成。线粒体以内、外双层膜结构，分为基质和膜间隙两个封闭空间。将蛋白质精准地输送至线粒体内特定位置是一个复杂的过程。核编码蛋白质的线粒体转运系统通常包括三个关键组件：首先是前体蛋白的 N 端基质导向序列（MTS），含有 20～80 个氨基酸残基，富含精氨酸、赖氨酸等，用于引导前体蛋白进入线粒体基质，并在转运后被线粒体加工肽酶切除。其次是确保前体蛋白在进入线粒体之前保持非折叠状态的分子伴侣，如 Hsp70 家族蛋白和线粒体输入刺激因子（mitochondrial stress factor，MSF）。最后是膜定位异位系统，包括识别受体和蛋白质跨膜转运通道，如线粒体外膜转位接触点（translocase of the outer membrane，TOM）和内膜转位接触点（translocase of the inner membrane，TIM）。因此，核编码蛋白质进入线粒体的过程可大致分为以下几个步骤。

(1) 在分子伴侣的协同作用下，前体蛋白保持松弛的非折叠状态，以确保 MTS 的可识别性。在细胞内，蛋白质的转运过程具有一定的规律。当前体蛋白要进入线粒体时，首先要穿越线粒体的外膜和内膜。

(2) 前体蛋白穿越线粒体膜：一旦前体蛋白到达线粒体表面，它会与线粒体表面的受体结合，这是由 TOM 复合物的一部分完成的。TOM 和 TIM 复合物会一起协同作用，形成跨膜通道，将非折叠的前体蛋白引入线粒体的基质腔中。在基质腔内，线粒体基质 Hsp70（mt-hsp70）与信号肽结合，并将前体蛋白进一步拖入线粒体基质腔内。

(3) 多肽链在线粒体基质内的重新折叠：在进入线粒体基质后，前体蛋白的 MTS（基质靶向序列）会被线粒体加工肽酶（mitochondrial processing peptidase，MMP）移除。线粒体基质 Hsp70（mt-hsp70）充当折叠因子，与其他线粒体基质中的蛋白质（如 mt-hsp60、mt-hsp10）一起协助，帮助多肽完成折叠。

基于这一自然的蛋白质转运机制，科学家开始利用具有 MTS 的融合蛋白，以实现线粒体的靶向输送，从而有效治疗线粒体疾病或消灭肿瘤细胞。例如，利用 MTS 将阿霉素靶向输送至线粒体，可以克服肿瘤细胞的耐药性，显著提高其对肿瘤细胞的杀伤效果[537]。

MTS 不仅能够运输各种化学成分，如蛋白质、酶和核酸等，而且具备天然的生物安全性，能够被机体正常代谢和降解。在线粒体靶向治疗中，MTS 可以携带多种功能蛋白，例如超氧化物歧化酶、抗细胞凋亡蛋白和促凋亡诱导蛋白等。这些功能蛋白进入线粒体后，能够保护线粒体 DNA 和核 DNA 不受活性氧的氧化损伤，抑制过度凋亡，增强细胞的生存能力，或者通过激活凋亡信号促使肿瘤细胞死亡。此外，研究发现，通过构建含有 MTS 的融合蛋白的重组质粒 DNA，并将其转染到体外培养的细胞中，可以使特定外显基因蛋白在线粒体内富集，实现融合蛋白的定位和功能发挥。这种利用 MTS 传递蛋白质至线粒体的方法为线粒体功能的研究提供了便利。研究人员成功构建了线粒体定位的 MTS-绿色荧光蛋白（GFP）融合蛋白[538]，并通过共聚焦激光扫描显微镜观察到 GFP 在线粒体中的定位图像，其性质与市售的线粒体染料 MitoTracker Red 基本一致（图 9.9）。

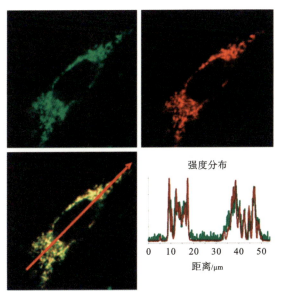

图 9.9　MTS-GFP 融合蛋白的线粒体共定位

左上角为 MTS-GFP 蛋白发出的绿色荧光信号，右上角表示线粒体染料 TMRM 的红色荧光信号，左下角的图为 MTS-GFP 与 TMRM 荧光的重叠，右下角的图显示沿着左下图中红色箭头方向收集的该图像中荧光信号强度，显示 MTS-GFP 融合蛋白良好的线粒体共定位效果。

（本图来源于参考文献[538]，翻译已经版权所有者 P Natl Acad Sci USA 允许）

尽管基于 MTS 的策略在许多方面具有广泛的应用前景，但在特定情况下可能存在局限性。与人工设计的多肽序列不同，MTS 的使用依赖于细胞天然的蛋白质转运机制。因此，当细胞内的线粒体转运蛋白机制受损或存在缺陷时，MTS 无法纠正导入线粒体的蛋白质存在缺陷，因此失效。此外，MTS 的使用受到所携带物质尺寸的限制，无法传递未折叠的蛋白质或大分子（如 DNA）。因此，需要发展独立于蛋白质特性且不受线粒体功能状态影响的线粒体靶向传递系统，以有效治疗线粒体功能障碍引起的疾病。

9.1.2.2　短杆菌肽（gramicidin S）

自然界中存在许多与细菌细胞膜具有高度亲和力的多肽，如短杆菌肽 S（Leu-D-Phe-Pro-Val-Orn）。由于线粒体膜与细菌细胞膜性质相似，这些多肽具有良好的线粒体靶向能力。匹兹堡大学的化学家 Peter Wipf 合成了一种名为 XJB-5-131 的合成抗氧化剂[539]。XJB-5-131 由具有电子和 ROS 清除活性的功能部分和线粒体靶向部分组成，能有效提高功能复合物在线粒体的选择性聚集效果。其功能部分含有稳定的硝基氧自由基，可有效清除 ROS，而线粒体靶向部分则是短杆菌肽 S，这是一种高度亲和力的膜活性环肽抗生素。由于细菌和线粒体膜具有相似的特性，XJB-5-131 的这部分能够有效地靶向线粒体。研究表明，XJB-5-131 能够防止小鼠肠阻塞引发的致命性出血性休克[540]，显著改善细胞内的过氧化现象，提高细胞生存能力[541]。此外，XJB-5-131 还能改善携带亨廷顿病遗传突变的小鼠的线粒体功能[542]，减轻 DNA 损伤，改善行为学特征，使受治疗小鼠的生理和行为表现几乎恢复正常[543]。

图 9.10 为荧光标记的 XJB‐5‐131 与线粒体荧光染料 MtT 共同标记的小鼠纹状体神经细胞。

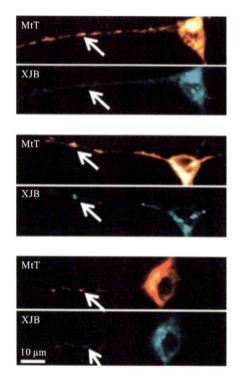

MtT—MitoTracker Deep Red(红色)；XJB— BODIPYFL‐XJB‐5‐131(蓝绿色或青色)。

图 9.10 荧光标记的 XJB‐5‐131 与线粒体荧光染料 MtT 共同标记的小鼠纹状体神经细胞

XJB‐5‐131 孵育 1 h 后，染料会穿膜入胞，其中的线粒体被染色，显示蓝绿色荧光。与红色线粒体荧光染料 MtT 的染色效果一致，证实 XJB‐5‐131 的线粒体共定位效果。

(本图来源于参考文献[543]，已经版权所有者 Cell Reports 允许)

由于分子量较大的线粒体靶向序列存在着溶解度低、膜透性差及价格昂贵等问题，因此人们开始考虑自行设计更短的线粒体靶向多肽序列。其中一种新型多肽被命名为 SS 肽(Szeto‐Schiller peptide)，以两位发明人名字缩写命名[544]。SS 肽主要由酪氨酸和芳香族氨基酸构成，是一种阳离子多肽，利用线粒体的膜电势实现线粒体靶向。此外，酪氨酸具有清除过氧化氢和过氧硝酸盐的功能，能够有效降低细胞内活性氧水平，并抑制脂质过氧化。由于 SS 肽具有良好的细胞渗透性，并能在线粒体内膜中富集，因此被视为一种新型的抗氧化剂靶向传递策略。研究表明，SS 肽能有效地抑制氧化应激导致的线粒体肿胀和通透性变化，阻止 Ca^{2+} 引起的离体线粒体细胞色素 c 的释放。此外，SS 肽还能阻止离体线粒体内使用 3‐硝基丙酸引起的线粒体通透性转变和去极化现象的发生。因此，该类多肽已被广泛应用于抗衰老和氧化应激相关疾病的治疗研究中[545]。

图 9.11 为荧光标记的 SS 肽与线粒体荧光染料 TMRM 的线粒体共定位。

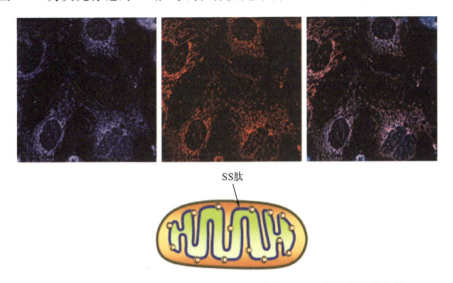

图 9.11　荧光标记的 SS 肽与线粒体荧光染料 TMRM 的线粒体共定位

SS 肽显示蓝色荧光(左)，TMRM 显示红色荧光(中)，两种荧光探针共定位的图像显示紫色(右)。下方示意图显示 SS 肽的线粒体共定位。

(本图来源于参考文献[545]，已经版权所有者 The AAPS Journal 允许)

具有线粒体靶向能力的多肽分子不仅可以通过表面修饰展示于纳米颗粒表面，还可以直接用于纳米材料的合成，使其具备线粒体靶向的能力。例如，多肽 CCYKFR 中的 KFR 片段具有靶向线粒体的功能。在碱性条件下，CCY 片段能够通过酪氨酸的苯酚基团还原金离子形成纳米团簇，同时通过半胱氨酸的巯基稳定金纳米团簇。通过调整反应体系的 pH 值，可以使用一步合成法制备一种具有靶向线粒体功能的荧光金纳米团簇(CCYKFR－AuNC)。这种纳米团簇不仅具有良好的荧光特性，而且能够有效地定位于线粒体，直接破坏氧化还原系统的平衡，导致氧化损伤，表现出良好的辐射增敏效果，具备优异的癌症治疗潜力[546]（图 9.12）。

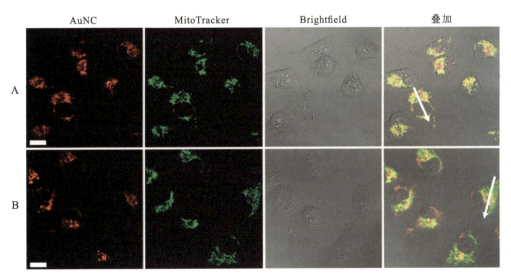

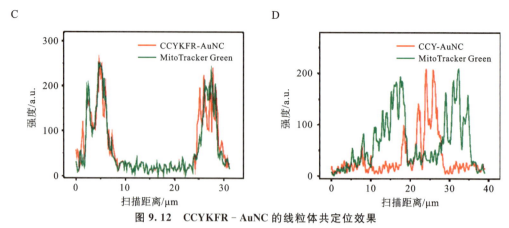

图 9.12　CCYKFR-AuNC 的线粒体共定位效果

A. 具有红色荧光的 CCYKFR-AuNC 入胞后与绿色线粒体荧光染料 MitoTracker Green 几乎重合,定位于线粒体;B. 非线粒体靶向肽制备的 CCY-AuNC 在细胞内与线粒体的重合度显著下降;C 和 D 分别对 A、B 中的重合图的两个通道的荧光强度进行线性分析,表明 CCYKFR-AuNC 具有更好的线粒体靶向能力。

(本图来源于参考文献[546],已经版权所有者 Journal of Materials Chemistry B 允许)

9.2　线粒体靶向给药系统的设计与构建

随着对线粒体与人类疾病的关系及线粒体与细胞凋亡的关系的深入研究,线粒体正成为攻克各种疾病的重要目标和药物研发的焦点[547-548]。在利用线粒体进行疾病治疗方面,主要有两个策略。首先,研究人员通过引入多种核酸分子(如反义核酸、siRNA、反义肽核酸等)到细胞质和细胞核中,以基因沉默、基因替换或基因表达调控等方式治疗与线粒体功能异常或基因突变相关的疾病,这就是基因治疗[549-550]。尽管基因替换是治疗线粒体疾病的关键手段之一,但外源基因如何进入线粒体仍然是一个挑战。其次,将线粒体作为药物制剂的靶标,或通过诱导线粒体细胞凋亡程序使肿瘤细胞自动进入不可逆的凋亡程序。在线粒体功能障碍导致的疾病治疗相关药物设计中,需要让药物直接靶向线粒体发挥相应功能。另一方面,由于线粒体是细胞凋亡信号的调节中心,因此从线粒体入手有望高效地诱导细胞凋亡。在癌症治疗药物设计中,有效地杀死肿瘤细胞是最终目标,而通过激活肿瘤细胞中的死亡机制则是一种常见的方法。通过线粒体靶向药物设计,直接从线粒体诱导下游凋亡程序仍然可以有效地杀死肿瘤细胞,这已被广泛证实[551-553]。

然而,在实际应用中,仅有少数药物分子拥有天然的线粒体靶向性。为了更有效地实现以线粒体为治疗目标的精准治疗,科学家们将线粒体靶向给药系统的设计和构建作为研究的重点。纳米材料被用作药物和生物活性分子的载体,结合特定的线粒体靶向分子,实现精确的靶向输送。通过这种线粒体靶向给药系统的应用,原本不具有线粒体靶向能力的药物或染料可以更有效地传递至线粒体,发挥其功能。已经设计和构建的许多纳米颗粒,如无机纳米颗粒、聚合物纳米颗粒、脂质体和胶束型纳米颗粒,都已被证明具有携带疏水性药物或染料并实现线粒体靶向输送的能力。

9.2.1 无机纳米颗粒

金、银、氧化锌、二氧化钛、二氧化硅/介孔硅等无机纳米颗粒因其合成方法简便、形态可调控性强，且易于表面修饰和功能化，在生物医药领域得到了广泛应用[554-555]。特别是金纳米颗粒，由于其生物安全性优越，被广泛用于诊疗工具的研发。许多成功的纳米金表面功能化修饰方案已被报道[556-558]。一个出色的纳米材料表面修饰方案不仅能引入不同的功能化分子，还能确保纳米颗粒在溶液中的分散性和稳定性。金属或金属氧化物纳米颗粒，如二氧化钛（TiO_2）、四氧化三铁（Fe_3O_4）等，通过表面聚乙二醇（polyethylene glycol，PEG）修饰并连接线粒体靶向分子 TPP，实现线粒体的靶向运输，是常见的设计思路。PEG 的表面修饰可以稳定纳米材料的整体结构，延长体内循环时间，并提供功能分子的接入端口。科研人员设计合成了基于 TiO_2 的具有光动力治疗（photodynamic therapy，PDT）和光热治疗（photothermal therapy，PTT）活性的线粒体靶向纳米颗粒[559]（图 9.13）。这种新型的功能纳米复合物不仅能高效进入细胞，还具有良好的线粒体靶向输送能力。结合 PDT 和 PTT 的协同治疗策略，有效克服了传统疗法中纳米材料用量大、光动力治疗中紫外线剂量过高等问题，显著提升了其生物安全性，为肿瘤的精准治疗提供了新的策略。

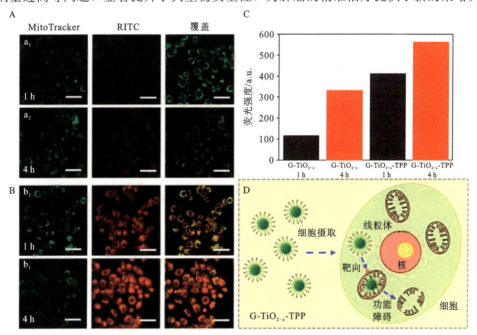

RITC—罗丹明-5 异硫氰酸酯。

图 9.13 功能化 TiO_2 纳米颗粒的入胞及线粒体靶向

用 RITC 标记的 $G-TiO_{2-x}$（a_1、a_2）和 $G-TiO_{2-x}-TPP$（b_1、b_2）分别处理的 HeLa 细胞（a_1、b_1 和 a_2、b_2 分别为孵育 1 h 和 4 h 后的结果），并用线粒体染料 MitoTracker Green（绿色）对细胞进行染色。线粒体的共定位效果由 MitoTracker Green 和 $G-TiO_{2-x}$ 或 $G-TiO_{2-x}-TPP$ 荧光信号叠加后的黄色荧光信号来评估。C 为相应的荧光强度分析柱状图。D 是 $G-TiO2_{-x}-TPP$ 靶向至线粒体并导致细胞死亡过程的原理示意图。

（本图来源于参考文献[559]，已经版权所有者 Theranostics 允许）

另外，为了解决纳米金在生理溶液中易聚集的问题，研究人员设计了一种基于纳米金的分层组装的多功能纳米复合物。这种复合物的核心是直径为 20 nm 的金颗粒。首先，他们利用生物素标记的功能性多肽（biotin - NNLACCALNN - COOH）来优化金颗粒的稳定性，作为第一修饰层。然后，利用罗丹明 B 标记的链霉亲和素（streptavidin，SA）通过生物素接口连入，作为第二修饰层。SA 的四聚体结构使其两个空位可以进一步连接生物素化的生物活性分子，例如毒性多肽 KLA[biotin - (KLAKLAK)2]。激光共聚焦成像显示，这种多功能金纳米复合物能够有效地定位于线粒体，并在装载了 KLA 之后，显示出极强的杀伤能力。相比之下，其细胞毒性提高了数千倍，与游离的 KLA 多肽相比有显著差异[560]。图 9.14 为罗丹明标记的多肽功能化的纳米金组装材料和线粒体染料 MitoTracker Green FM 在 HeLa 细胞中的荧光成像图像。

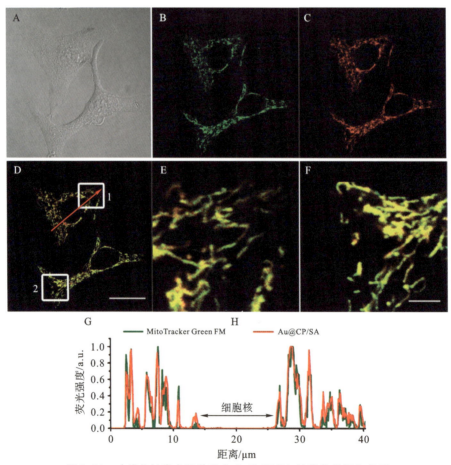

图 9.14　功能化纳米金组装平台 Au@CP/SA 的线粒体靶向效果

A. 明场图；B. MitoTracker 定位线粒体绿色荧光染色图；C. Au@CP/SA 定位线粒体红色荧光图；D. 图 B、C 图的叠加；E、F. 图 D 的局部放大；G. 图 D 中红线路径荧光强度分析，发现 Au@CP/SA 能够跟线粒体很好地吻合，进一步证明了 Au@CP/SA 具有很好的线粒体靶向功能。

（本图来源于参考文献[560]，已经版权所有者 Adv Healthc Mater 允许）

通过具有线粒体靶向能力的纳米载体携带，药物分子（如干扰线粒体功能或促进细胞凋亡的分子)成为更理想的抗癌治疗方案。阿霉素(Dox)是一种常见的抗癌药物,能有效抑制细胞核和线粒体内的 DNA 拓扑异构酶Ⅱ。借助 TPP 功能化的介孔二氧化硅纳米颗粒(mesoporous silica nanoparticle,MSN),成功实现了阿霉素的线粒体靶向输送,显著提升了其抗肿瘤效果[561]。图 9.15 为 DOX‐MSN‐TPP 的入胞示意图及线粒体共定位效果。

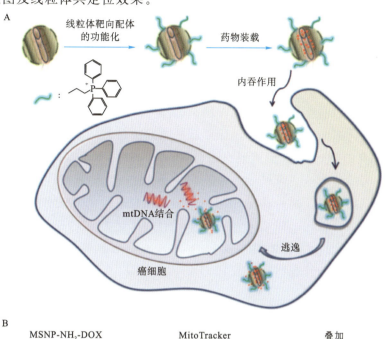

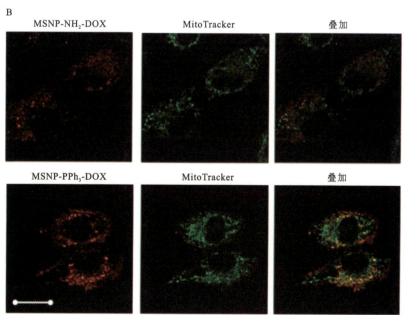

MSNP—介孔硅纳米颗粒。

图 9.15 DOX‐MSN‐TPP 的入胞示意图及线粒体共定位效果

A. DOX‐MSN‐TPP 的入胞过程示意图;B. 线粒体共定位效果图。图中分别用 MSNP‐NH$_2$‐DOX 和 MSNP‐PPh$_3$‐DOX 处理 HeLa 细胞,并用线粒体染料 MitoTracker Red 共染显示共定位效果。

(本图来源于参考文献[561],已经版权所有者 Nanoscale 允许)

9.2.2 高分子聚合物纳米颗粒

由于生物可降解的聚合物纳米颗粒具备表面改性的灵活性和药物释放的可调控性，因此被广泛认为是理想的药物靶向输送系统。这些纳米颗粒能够通过合理设计和表面功能化修饰，有效改善药物在生物体内的分布，实现药物的高效靶向输送。此外，它们所构建的特殊纳米结构能够响应环境条件的变化，例如光、热、pH值、氧含量和酶等，从而实现药物的缓释和控释，保护药物免受生理环境的影响，提高药物的稳定性并降低副作用。

聚乳酸-乙醇酸共聚物[poly(lactic‐co‐glycolic acid)，PLGA]是一种能够捕获亲水或疏水化合物的生物可降解聚合物。虽然PLGA本身就是良好的药物载体，但要赋予其线粒体靶向输送的能力，一种常见的方法是将三苯基膦基(TPP)与PLGA和聚乙二醇(PEG)连接，形成混合聚合物(PLGA‐b‐PEG‐TPP)。由于线粒体内膜具有较高的负电荷，可以促进对带正电荷的聚合物纳米载体的吸收，从而实现了线粒体的靶向输送。这种基于PLGA的纳米颗粒可以携带疏水的药物，如姜黄素(用于治疗阿尔茨海默病)和2,4‐二硝基苯酚(用于治疗肥胖)。与非靶向性纳米颗粒或游离药物相比，线粒体靶向的聚合物纳米颗粒能够更有效地发挥治疗作用[562]。图9.16为功能复合纳米材料 PLGA‐b‐PEG‐TPP/PLGA‐b‐PEG‐QD 的线粒体靶向效果。

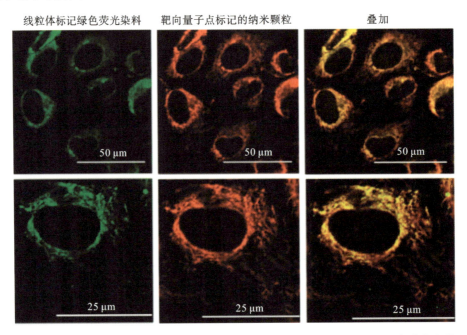

图9.16 功能复合纳米材料 PLGA‐b‐PEG‐TPP/PLGA‐b‐PEG‐QD 的线粒体靶向效果

功能复合纳米材料(红色)在HeLa细胞中与线粒体染料MitoTracker Green(绿色)共定位，显示材料良好的线粒体靶向性。

(本图来源于参考文献[562]，已经版权所有者 P Natl Acad Sci USA 允许)

姜黄素因其抗氧化和抗炎性质及对β淀粉样蛋白(β-amyloid)聚集的抑制作用，被认为具有预防和治疗阿尔茨海默病的潜力。搭载姜黄素的线粒体靶向PLGA聚合物纳米颗粒相较于非靶向纳米颗粒或游离姜黄素，在人神经母细胞瘤细胞(IMR-32)中展现出更强的对抗β-amyloid肽的能力，从而更有效地保护细胞。

DNP能够降低细胞内的ATP浓度并减少脂肪酸的合成，但同时也存在着严重的不良反应，并且其治疗窗口(药物最小有效剂量到中毒剂量之间的差值)较为狭窄。研究表明，搭载了DNP的线粒体靶向PLGA聚合物纳米颗粒作用于小鼠前脂肪细胞3T3-L1后，能够显著减少细胞内脂质的积累，与非靶向纳米颗粒或游离DNP相比，其最小有效剂量显著降低。

9.2.3 脂质体和脂质纳米颗粒

脂分子作为生物体的天然组成成分之一，是一种生物相容性极佳的材料，被广泛选用作药物载体系统的原料。传统的脂质体由磷脂双分子层构成，类似细胞膜结构，可用于输送传统药物或生物活性物质，其粒径一般大于100 nm。从药物设计角度看，脂质体易于表面改性、生物相容性良好、生物可降解且无毒性。脂质体的核心可搭载亲水药物，而脂双层间可搭载疏水性药物分子。目前，全球药物市场上约有12种基于脂质体的药物，包括肌肉接种疫苗(如甲型肝炎和流感)及含有化疗药物(如阿霉素等)的静脉注射剂。大部分针对癌症患者设计的携带化疗药物的脂质体类药物制剂仍在临床试验阶段，线粒体靶向的脂质体药物的发展和疗效评价也正在进行临床前研究。

目前，脂质体线粒体靶向策略主要通过引入线粒体靶向分子来实现。一般情况下，线粒体靶向脂质体是以普通脂质体作为载体基础，包裹小分子药物(如抗癌药)、染料、核酸、量子点等，在脂质体的表面，线粒体靶向分子(如三苯基膦及其衍生物或靶向肽)和具有长循环性质的分子(如PEG)通过酯化或酰化反应连接在一起。这种设计使得脂质体具有更好的线粒体靶向性，并且能够提高药物的细胞摄入。线粒体靶向脂质体对耐药性肿瘤有较好的抑制作用，同时也能提高药物的细胞摄入，因此被认为是一种比较有前景的抗肿瘤药物。这种策略不仅可以提高药物的靶向性和有效性，还可以减少对正常细胞的不良影响，从而有望在肿瘤治疗领域取得更好的疗效。

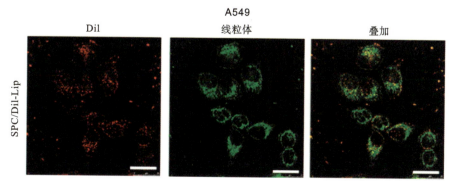

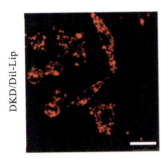 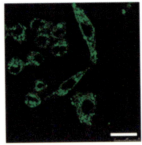 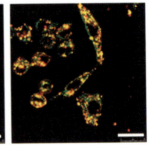

图 9.17　线粒体靶向脂质体和线粒体染料 MitoTracker Green 在肿瘤细胞 A549 中的共定位[563]

两种不同的脂质体（SPC/Dil-Lip 和 DKD/Dil-Lip，红色）与线粒体染料 MitoTracker Green（绿色）叠加后产生不同的重叠效果，表明 DKD/Dil-Lip 具有更好的线粒体靶向能力。

（本图来源于参考文献[563]，已经版权所有者 Biomaterials 允许）

9.3　线粒体自噬诱导

线粒体在细胞的生命活动中扮演着至关重要的角色。为了保证细胞正常生命活动，非必需或受损的线粒体必须得到及时清除。线粒体自噬（mitophagy）是指细胞通过自噬机制有选择性地清除线粒体的过程。这种选择性清除多余或受损的线粒体对于调节细胞内线粒体数量、维持线粒体正常功能、完善细胞内线粒体功能网络及保障细胞生存至关重要。

在正常的生理状态下，细胞维持较低的基本自噬水平。然而，当自噬水平异常上升或被阻断时，会破坏机体原有的代谢平衡，引发病理反应。线粒体自噬的异常与神经退行性疾病、糖尿病和肿瘤等疾病密切相关。因此，线粒体自噬的分子机制及其诱导和调控也成为线粒体和细胞自噬研究领域科学家广泛关注的焦点。

深入理解线粒体自噬的具体分子机制及其生理意义对于生物学具有重要意义。这种研究有望揭示线粒体自噬在细胞代谢、生存和死亡过程中的作用机制，为相关疾病的治疗和预防提供理论基础和新的治疗策略。

在一些情况下，特别是当线粒体功能出现异常，导致线粒体 ROS 水平异常升高时，细胞内的线粒体自噬也会相应增加。线粒体内 ROS 的增加会导致线粒体膜电位下降，线粒体外膜通透性（mitochondrial outer membrane permeability，MOMP）增加，进而释放细胞色素 c 并引发细胞凋亡。然而，在 MOMP 发生之前，通过自噬清除功能异常的线粒体，快速产生新的健康线粒体，可以有效地防止细胞凋亡的发生。一些抗肿瘤药物利用增加线粒体 ROS 水平并诱导细胞凋亡来杀死肿瘤细胞，这类药物被称为 Mitocans。然而，肿瘤细胞内过度的线粒体自噬和线粒体发生可能为其提供所需的营养，并对抗 Mitocans 的细胞毒性，从而降低其杀伤效果。

尽管过度自噬可以杀死肿瘤细胞，但实际上，线粒体自噬也是肿瘤细胞的一种自我保护机制，它能及时清除受损的线粒体，确保细胞的存活。因此，要想更有效地杀死肿瘤细胞，Mitocans 需要引起足够剧烈的线粒体 ROS 增加，超过细胞自我保护机制的负荷，从而引发不可逆转的细胞凋亡。具有抑制线粒体自噬功能的分子可能会成为传统化疗药物的联合抗肿瘤药物,并为开发高效的抗肿瘤联合治疗方案提供新思路。通过抑制自噬并促进细胞凋亡,可以有效地降低肿瘤细胞的存活率,为治疗肿瘤提供新的希望[564-565]。

近期的研究越来越多地指出,各种功能性纳米材料都有能力影响细胞的自噬水平。一般来说,细胞对纳米材料等外源物质引发的自噬反应被视为一种应对外界压力的适应性机制,也暗示了这些纳米材料潜在的细胞毒性。目前的研究表明,纳米颗粒引发的细胞自噬主要通过三种途径实现(图9.18):①氧化压力ROS引发的应激反应;②调控Akt/mTOR等自噬信号通路;③干扰自噬相关基因或蛋白的表达水平。表9.1总结了不同纳米材料对细胞自噬的影响。

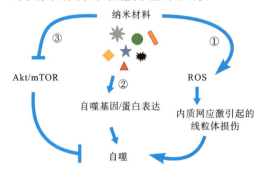

图9.18 纳米颗粒引发的细胞自噬的三种主要途径

表9.1 纳米材料在自噬方面的影响

纳米材料	响应基因/蛋白/信号通路	生物学效应
纳米金	P62、LC3	通过阻断自噬流实现自噬小体的积累[566]
量子点	LC3	引发人间充质干细胞自噬[567]
纳米硅	LC3-Ⅰ向LC3-Ⅱ转换	增加活性氧(ROS)产生进而引发自噬和自噬细胞死亡[568]
纳米银线	LC3	自噬体在上皮、内皮、胃及吞噬细胞系中积累[569]
纳米铁	LC3B、Beclin-1、ATG5、p62及ERK通路	通过ERK信号通路,激活氧化应激并引发自噬[570]
稀土金属氧化物	LC3	4种稀土金属氧化物纳米晶体引发HeLa细胞自噬[571]
氧化铁	LC3、ATG5、ATG12、Akt	选择性诱导人肺癌细胞A549发生自噬和细胞凋亡,而对正常细胞IMR-90无效果[572]
氧化锌	MAP-LC3-Ⅱ、Beclin-1、Akt、PI3K、mTOR	诱导ROS产生,自噬小体增多,使巨噬细胞凋亡[573]
氧化铜	LC3B、Beclin-1、ATG5	诱导自噬并抑制细胞生长[574]
二氧化铈	LC3b+	诱导细胞自噬和线粒体凋亡,产生细胞毒性[575]
二氧化钛	LC3、Beclin-1、P62	老鼠TiO_2吸入量与自噬积累成正比[576]
三氧化二砷	Beclin-1、ATG6	促进ROS的生成,引发自噬[577]
富勒烯(C60)	ATG5	通过ROS引发自噬[578]
杂多酸荧光纳米颗粒	Parkin、LC3、P62	纳米颗粒靶向富集诱导线粒体膜表面电位变化,Parkin蛋白参与调控的线粒体自噬[579]

细胞自噬是生物体中重要的调节机制之一,其紊乱可能导致各类重大疾病的发生。因此,有能力控制自噬程度的调节策略可能会为治疗肿瘤等重要疾病提供新的思路。然而,如何有效地控制纳米材料引发的自噬程度,以避免正常细胞因过度自噬而受损,恰当地利用纳米材料对自噬水平进行可控调节,并将其应用于疾病治疗,仍然是一项巨大的挑战。不同的纳米材料引发自噬的机制各不相同,需要更深入的研究和探索,将材料特性与其引发自噬的能力和机制相匹配。这不仅需要对纳米材料的设计和表征提出更高要求,还需要自噬研究方法的创新和深化。纳米颗粒对细胞自噬流程的干扰同时也会改变其在细胞内的传输、定位和最终命运,对其生物学效应产生显著影响。全面了解纳米材料在细胞内的行为,包括入胞方式、在各种细胞结构中的转运和富集过程,以及对细胞正常功能的影响和后果,对评估其生物安全性和设计优良的纳米药物载体系统至关重要。通过这些研究,深入探讨和理解细胞自噬的分子机制,了解受损细胞器和自噬诱导因子的细胞内代谢过程,可以为开发靶向线粒体的联合治疗方案提供新的策略。

9.4 线粒体靶向分析方法

9.4.1 细胞水平分析方法

9.4.1.1 活细胞荧光成像技术

利用显微镜观察细胞是细胞生物学研究中最直观的方法之一。然而,一般情况下,细胞在显微镜下呈现无色透明状态,难以区分细胞内的特定结构,更不用说观察生物大分子的变化。为了使细胞生命活动更为清晰可见,可以利用荧光探针对细胞内的亚细胞结构或生物大分子进行标记,并结合荧光显微镜进行观察。这种方法使得细胞的生命活动得以可视化,有助于更深入地理解生物进程。在观察线粒体等亚细胞结构时,通常需要使用放大倍数更高、成像效果更好的激光共聚焦显微镜,并结合线粒体共定位染料。这样可以实现对药物对线粒体的影响进行实时、原位的观察。为了更好地观察药物在线粒体内的分布和可能发生的代谢相关变化,可以将普通的、不具有靶向特异性的荧光分子修饰到药物分子或载药纳米颗粒上。这样一来,我们就可以观察药物在线粒体内的积累分布情况,并观察可能发生的代谢相关变化。

1. 荧光探针

1)原理

经过特殊设计的一些荧光分子能够将结合信息、定位信息等转化成荧光信号,因此被称为荧光探针。这些分子在特定波长的光源激发下,电子跃迁至不稳定的激发态,当电子回到基态时,会以荧光的形式释放能量。荧光探针大多是含有共轭双键结构的有机化合物。它们的激发和发射光谱反映了荧光分子的主要荧光特性。此外,荧光量子产率、荧光寿命及在不同环境中的稳定性也是评价荧光性能的重要指标。常用的荧光探针分子及其特性如表 9.2 所示。

表 9.2 常见荧光探针应用于细胞成像技术

荧光探针名称	最佳激发波长/nm	最佳发射波长/nm	应用
Indo-1	350	405	细胞内钙离子标记
Hoechst 33342	355	465	DNA染色、核酸标记
Hoechst 33258	365	465	
DAPI	372	456	
Propidium Iodide(PI)	530	615	
Acridine Orange	490	640	
DiOC$_6$(3)	480	501	
FITC	490	520	标记抗体
R-PE	480	578	
PE-CY5	480	670	
PE-CY5.5	480	695	
PerCP	490	675	
Alexa Fluor 488	494	517	
Alexa Fluor 405	402	421	
Alexa Fluor 680	679	702	
Rhodamine 123	500	540	标记线粒体
Fluo-3	506	526	标记内质网

2) 荧光标记的方法

荧光标记是一种将荧光基团共价连接到待研究的化学小分子药物或具有生物活性的生物分子(如多肽、蛋白质、核酸等)上的过程。这种过程通常通过一系列简便的化学反应来实现。实用性较强的荧光探针通常具备化学反应活性基团，使其能够通过化学方法与待研究的底物分子进行荧光标记，例如$-SO_2Cl$、$-COCl$、$-N=C=S$、$-N=C=O$等。对于生物大分子的荧光标记而言，通常需要借助活泼的氨基酸侧链基团，如$-NH_2$、$-COOH$、$-SH$等。常用的包括：与氨基反应的异硫氰酸酯衍生物，如FITC和TRITC(荧光素和罗丹明的衍生物)；与氨基反应的琥珀酰亚胺酯，如NHS-荧光素或NHS-罗丹明；与巯基反应的马来酰亚胺活化的荧光素，如荧光素-5-马来酰亚胺。

这些具有反应活性的染料与其他分子反应后，会在荧光基团和标记的分子之间形成稳定的共价键。例如，通过异硫氰酸酯官能团(SCN—)将荧光染料与蛋白赖氨酸侧链上的伯胺相连。常用的NHS-酯化合物对伯胺具有更高的特异性，并且能够形成更稳定的连接。与巯基反应的化合物通常在需要在蛋白上特异标记荧光染料时使用。在荧光标记反应后，需要从标记过的靶分子混合溶液中去除未反应的荧光基团。通常可以通过分子筛来去除未反应的荧光基团，根据荧光基团与标记的蛋白或核酸等分子之间的分子量差距进行分离。

一般情况下，荧光探针的选择需要考虑：①最佳激发波长、发射波长与实验系统的适用程度；②如需要实时动态监测，则需选择抗光漂白能力强、荧光性质稳定的荧光探针；③用于活细胞实验的荧光探针应尽可能避免细胞毒性。

2. 融合荧光蛋白

1）原理

绿色荧光蛋白（GFP）首次由日本科学家 Osamu Shimomura 于 1962 年发现，并在 1971 年在论文中详细报道。这个蛋白最初是从水母（aequorea victoria）中分离出来的。Shimomura 的研究为后来的 GFP 在生物标记和分子生物学中的应用奠定了基础。到 2008 年三位科学家因在 GFP 领域的重要研究成果而获得诺贝尔化学奖，GFP 在科学领域发挥了巨大的作用，推动了生命科学和医学等领域的发展，对人类科学进步做出了卓越贡献。荧光蛋白具有检测灵敏度高、荧光性质稳定、生物毒性低、易于构建载体、表达和发出荧光的功能不受种属限制且不需要底物和辅助因子等优点。因此，作为细胞或生物大分子的荧光标记物，它具有显著的优势，并被广泛应用于研究生物分子（如蛋白质）的胞内共定位、迁移、构象变化等方面。

通过构建 GFP 融合荧光蛋白，研究人员成功地观察到孤儿受体 TR3 从细胞核转移到线粒体并引发细胞凋亡的过程，从而阐明了其作用机理（图 9.19）。此类研究为探索细胞内分子相互作用、信号传导途径等提供了有力工具，对深入理解生物学过程具有重要意义[580]。

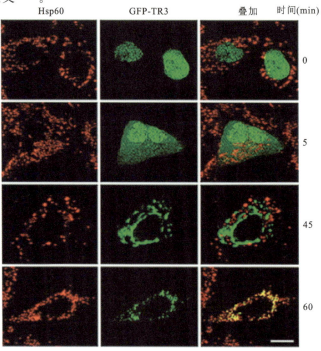

图 9.19　GFP‑TR3 的线粒体转位

随着作用时间的延长，GFP‑TR3 融合蛋白从细胞核逐渐转移至线粒体。左图显示 Hsp60 定位于线粒体的红色荧光。中间图显示 GFP‑TR3 的绿色荧光分布。右图为左、中图的叠加，显示细胞凋亡的过程中 TR3 逐渐向线粒体聚集的现象。

（本图来源于参考文献[580]，已经版权所有者 Science 允许）

此外，荧光蛋白在快速筛选抗肿瘤药物和揭示抗肿瘤药物机理方面也得到了广泛应用。通过将荧光蛋白作为肿瘤细胞的标记物，利用 GFP 质粒转染细胞，使 GFP 融合到细胞内，可以通过监测荧光蛋白的荧光变化来实时监控肿瘤细胞的生长和凋亡。在先进的光学成像技术支持下，能够实时观察肿瘤细胞的生长和凋亡过程。随着越来越多的药物问世，荧光蛋白在药物筛选和揭示药物作用机理方面的作用也变得愈发显著。通过构建一个表达靶向线粒体的绿色荧光蛋白质粒，转染细胞后，质粒表达的线粒体靶向序列与绿色荧光蛋白形成融合蛋白，可以有效地对线粒体进行荧光标记。这种方法不受线粒体结构或膜电位改变的影响，更适用于监测药物对线粒体结构和功能的影响。

2) 线粒体靶向荧光蛋白质粒的设计与构建

(1) 靶向序列的设计与纯化：具体包括以下步骤。

首先，需要设计 PCR 引物来扩增人的 ALDH 蛋白的 MTS 片段。这里以 *ALDH* 基因为模板，使用特定的引物来扩增 MTS 片段。首先，在 Pubmed 等数据库中找到目标片段的氨基酸序列和核酸序列，并根据这些信息来设计引物。引物需要包含与待插入的含有 GFP 的质粒(pEGFP-N1)相关的酶切位点，如 *Eco*R I 酶切位点和 *Bam*H II 酶切位点。经过 PCR 扩增后，通过电泳验证扩增产物，使用凝胶回收试剂盒进行凝胶回收，从而得到目标 MTS 片段。

设计引物：根据目标 MTS 片段的核酸序列设计引物，确保引物能够特异性地扩增目标片段，并含有适当的酶切位点。例如，*Eco*R I 酶切位点和 *Bam*H II 酶切位点。

PCR 扩增：使用设计好的引物，将 *ALDH* 基因作为模板进行 PCR 扩增，以获得 MTS 片段的 DNA 序列。

电泳验证：将 PCR 扩增产物经过琼脂糖凝胶电泳，通过比较 PCR 产物的迁移速度和预期大小，验证是否成功扩增了目标 MTS 片段。

凝胶回收：通过凝胶回收试剂盒，从电泳分离的凝胶中提取目标 MTS 片段的 DNA，去除凝胶和缓冲液等杂质，得到纯净的 DNA 样品。

以上步骤可以帮助你获得所需的 MTS 片段，并为后续实验提供基础材料。

(2) 重组质粒的构建：使用 *Eco*R I 和 *Bam*H I 双酶切分别对质粒 pEGFP-N1 和 PCR 扩增后的 MTS 片段进行处理。随后，进行电泳验证，确保酶切反应的准确性，并使用相应的试剂盒对酶切产物进行纯化和目标条带的回收。通过测定 OD260 值来定量 DNA，并根据 OD_{260}/OD_{280} 比值来评估 DNA 的纯度。利用 T4 连接酶将酶切后的 MTS 片段与质粒连接起来。在连接过程中，根据定量结果控制两者的比例，通常控制在 3∶1 到 4∶1 之间，以确保适当的质粒与 MTS 片段的连接。完成连接后，进行转化、筛选、扩增等后续步骤，最终得到所需的重组质粒。

(3) 感受态细胞的制备：使用 TAKARA 的感受态细胞制备试剂盒进行制备。①从大肠杆菌 DH5α 单克隆中挑选一个克隆，接种到含有 5 mL LB 培养基的培养瓶中，在 37 ℃，120 r/min 的条件下培养过夜。②取 0.5 mL 过夜培养物加入含有 50 mL LB 培养基的 250 mL 三角瓶中，放置在 37 ℃，120 r/min 的摇床上培养，并每 30 min 测量一次 OD_{600} 值。③当 OD_{600} 值达到 0.3~0.4 时，迅速将细菌培养液放入冰水浴中冷却 10~15 min。然后将其转移到预冷的 1.5 mL 离心管中，每管 1 mL，在 4 ℃，4000 r/min 的条件下离心 5 min，将上清液倒掉。④加入 100 μL 预冷的溶液 A，轻轻弹动管子，使沉淀重悬并混匀，然后按照步骤 3 的方法离心 1 次，将上清液倒掉。⑤加入 100 μL 预冷的溶液 B，轻轻弹动管子，使沉淀重悬并混匀。⑥将感受态细胞贮存于 −80 ℃保存。

(4)转化：①从 −80 ℃的冰箱中取出感受态大肠杆菌细胞，放置在冰上融化 10 min。②取出 100 μL 感受态细胞，加入 10 μL 连接后的重组质粒。③混匀后，将管子置于冰浴中 30 min。④将管子放入 42 ℃的水浴中加热 45 s，然后立即放入冰中冷却 1~2 min。⑤加入 890 μL 预热至 37 ℃的 LB 培养基。⑥在 37 ℃下振荡培养 1 h。⑦将混合物离心 7000 r/min，5 min，弃去上清液，保留约 100 μL 沉淀，将其吹匀后涂布在培养皿上(可选择含有卡那霉素抗性的培养基)，并在 37 ℃条件下过夜培养。

(5)提取质粒，测序：从培养皿上挑取单个菌落，使用无菌的移液器，将菌落转移到含有 5 mL LB 培养基(含有卡那霉素)的离心管中。放置在 37 ℃恒温摇床上摇菌过夜，以便扩大培养单克隆细菌。使用质粒抽提试剂盒提取重组质粒，对提取的质粒进行 DNA 测序，分析 DNA 测序结果，确认 MTS 片段是否成功插入到质粒中，并验证插入位点的正确性。

(6)质粒转染与真核表达：①测序确认重组质粒后，大量扩增并抽提质粒。使用内毒素去除试剂盒(如 Qiagen 提供的试剂盒)去除质粒中的内毒素。②将待转染的细胞以 $1×10^6$ 个/mL 的密度接种到 24 孔板内。确保细胞在转染前达到 70% 左右的生长密度。③在转染前，按照 Lipofectamine™ 2000 Transfection Reagent 脂质体转染试剂说明书的指导，准备转染混合物。将适量的重组质粒与转染试剂混合，然后将混合物加入细胞培养基中，与细胞共培养 24 h。④转染细胞 24 h 后，根据 MitoTracker Red 染料的使用说明书，加入该染料并进行染色。一般情况下，MitoTracker Red 是直接加入培养基中，与细胞共培养 30 min 至 1 h。⑤转染细胞 10~12 h 后，使用荧光显微镜观察细胞内重组蛋白表达的绿色荧光的亮度变化，以及其在细胞内的分布情况。确保观察时使用合适的荧光滤镜和适当的曝光时间。⑥当绿色荧光达到最强时，加入 MitoTracker Red 染料进行线粒体特异性染色。观察同一视野内的绿色荧光和红色荧光的位置，并比较两者之间的共定位效果。通过荧光叠加图像来观察线粒体与重组蛋白的共定位情况。

注意：

(1)与简单的荧光探针分子标记方法相比，构建荧光融合蛋白的过程显得更为复杂，对所涉及的分子生物学实验技巧要求也更为严格。

(2)荧光蛋白在细胞内表达，有背景荧光较低、荧光稳定性和抗漂白能力更强等优势。

(3)融合荧光蛋白质粒对细胞进行瞬时转染的效率无法达到100%，细胞的个体差异对荧光蛋白的表达也有很大影响，因此，针对要求比较高的实验，建议进一步对转染后的细胞进行筛选和扩增，获得稳定转染的细胞系。

9.4.1.2 透射电子显微镜

1. 原理

利用透射电子显微镜(transmission electron microscope，TEM)可以观察无标记的细胞样本中的细微结构，这些结构也被称为亚显微结构或超微结构。透射电镜能够提供高分辨率的图像，使得我们可以观察细胞内各种细小的器官和结构，包括线粒体。这种技术尤其适用于研究纳米材料在细胞中的分布情况，特别是对于金属纳米材料作为药物载体的线粒体靶向研究而言。在线粒体靶向研究中，科学家可以将含有金属纳米材料的药物载体与细胞共同处理，然后通过透射电镜观察细胞切片样本。通过观察线粒体的形态和位置，可以评估金属纳米材料是否在线粒体部位富集。这种方法有助于验证药物载体是否成功地将药物输送至目标线粒体，并评估药物在线粒体内的分布情况，从而为线粒体靶向药物传递系统的优化提供重要信息。

20世纪30年代，世界上第一台透射式电子显微镜问世，尽管当时的放大倍数仅有12倍。然而，随着科学技术的迅猛发展，电子显微镜的性能也得到了显著提升。到了1934年，电子显微镜的放大倍数已提高至10000倍，分辨率可达50 nm。到了20世纪30年代末，德国西门子公司成功地将透射电子显微镜商业化生产，此时的放大倍数已达10万倍，分辨率更是达到了10 nm以下的水平。

随着技术的不断革新和进步，如今的透射电子显微镜的性能已经突飞猛进。其分辨率已经达到了0.2 nm以下，可以清晰地观察到晶格结构，实现对原子和晶格的直接观察。因此，透射电子显微镜已经成为一种综合型的分析仪器。它不仅可以进行高分辨率的放大成像，观察样品的形态，还可以配合能谱分析仪对样品进行原位的元素成分分析，进一步确认所观察样品的元素组分。这使得透射电子显微镜在材料科学、纳米技术、生物学等领域中发挥着重要作用，为科学研究提供了强大的工具和技术支持。

TEM利用极短波长的电子束作为照明源，这些电子束经聚光镜聚焦形成光斑，然后照射到样品上。样品中的电子束被透射，其透过程度取决于样品的密度和结构，即样品的密度越大、结构越复杂，电子束透过的数量就越少，反之则越多。这种透射过程形成了所谓的反差成像。透过样品后，电子束被进一步放大并投影到荧光屏上，形成电子影像，然后转化为可见的光影成像。TEM的基本原理与普通的光学显微镜实际上是相似的，但有几个关键的不同之处。首先，电子显微镜的照明源是电子束而不是可见光，因此具有更短的波长。其次，透镜也不再是玻璃，而是通过轴对称的电场或磁场来实现透镜效果。这些关键的技术创新使得TEM的分辨率大大提高，从而实现了对原子和晶格级别的观察，成为研究纳米结构和材料的重要工具。

TEM 在观察生物样品时面临着一些挑战。由于生物样品主要由原子序数较低的元素组成，例如碳、氢、氧、氮等，因此无法产生足够的反差来形成清晰的图像。为了解决这个问题，我们需要对样品进行染色，通常使用重金属盐类，如锇、铀、铅，以增强样品对电子的散射能力，从而获得更强的反差，以便观察样品的结构和轮廓。然而，TEM 的电子束对生物样品造成的损伤很大，因此制备样品的过程需要高度的技术要求，并且在切片和染色的过程中，一些失误可能会破坏样品的原有结构。在 TEM 图像中，我们只能通过样品的形态学特征来区分不同的亚细胞结构。金属纳米材料具有较大的反差，因此可以用于确定其位置是否位于线粒体等结构内部，但小分子化合物则无法通过 TEM 观察到。此外，TEM 样品制备过程复杂，需要对样品进行固定处理，并且在真空条件下进行观察，因此无法进行活细胞的实时观察。

2. 制样流程

一般而言，TEM 的生物样本在观察之前的制样工作主要分为取材与固定、脱水、渗透和包埋、切片、染色等步骤。

1) 取材与固定

在收集细胞后，应立即进行固定处理。固定是利用化学或物理方法迅速杀死细胞的过程，其主要目的包括破坏细胞的酶系统、阻止细胞自溶、稳定细胞物质成分、保持各种细胞器的空间结构及提供足够的电子反差。在电子显微镜生物样品制备中，常用的固定剂包括四氧化锇（OsO_4）、醛类（如甲醛、多聚甲醛、戊二醛等）、高锰酸钾等。这些固定剂可以快速固定细胞并保持其形态结构，为后续的处理步骤提供可靠的基础。

2) 脱水

脱水是将组织细胞中的游离水替换为适当的有机溶剂的过程。在电镜生物样品制备中，水分的存在会导致组织结构在高真空状态下急剧收缩而受损，因此脱水步骤至关重要。此外，常用的包埋剂通常是非水溶性的，而细胞中的游离水会影响包埋剂的浸透，因此脱水对于后续的包埋过程也至关重要。常用于电镜生物样品制备的脱水剂包括乙醇和丙酮等。其中，乙醇引起细胞中脂类物质的抽提较丙酮少，且不会使组织材料变硬、变脆，因此是最常用的脱水剂之一。然而，乙醇不易与用于包埋的环氧树脂相混溶。因此，在转入包埋剂之前，通常要使用一种易于与环氧树脂混溶的"中间脱水剂"——环氧丙烷进行过渡，以便后续的浸透和包埋过程顺利进行。

为避免细胞因急剧脱水而发生剧烈收缩，导致结构变形和损坏，制备生物样品时通常采用"梯度脱水法"。该方法使用一系列浓度逐渐递增的溶剂，以逐步去除水分。一般而言，这些溶剂的浓度梯度为 30%、50%、70%、80%、90%、95%、100%。在每个浓度的溶剂中停留约 15 min，同时要保持室内相对湿度低于50%。通过逐步脱水，可以有效地保护细胞结构，避免因快速脱水而引起的损伤。

3）渗透和包埋

渗透和包埋步骤旨在替代活体组织中的水分，并提供结构支持，以便获得具有特定机械性能的样品，以便进行切片。理想的包埋剂应具备以下特点：低黏度，易于渗透；聚合均匀，不会产生体积收缩；能够抵御电子束的轰击；在高温下不易挥发；不会引起样品变形；对细胞成分的抽提较少；能够有效地保存细微结构；在电镜高倍放大下不会显示自身的结构；具有良好的切割性能，并且切片易于染色；对人体无害。常用的包埋剂包括：甲基丙烯酸酯、环氧树脂（常用的是 Epon812）、Spurr 树脂、水溶性包埋剂、低温包埋剂（如 LR. White）等。

4）切片

超薄切片术是一种专门用于制备电镜观察的极薄样品切片的技术。尽管来自不同厂家的超薄切片设备在操作方法上可能略有不同，但它们的基本结构和原理基本相同。这项技术对操作人员的经验技巧和熟练程度要求较高。

5）染色

染色即电子染色，是一种利用金属盐与细胞结构和成分结合的方法，以增加其电子散射能力，从而提高反差的技术。在电子染色过程中，不同的结构成分会吸附不同数量的重金属原子。结合重金属原子较多的区域（即结构致密、原子序数高的部分）具有较强的电子散射能力，在电镜下呈现为黑色；结合重金属原子较少的区域呈现为浅黑色或灰黑色，而未结合重金属的区域则是电子透明的。因此，电子染色可以增加样品的反差，使图像更清晰。电镜染色通常采用铀、铅盐进行双重染色。醋酸铀是一种常用的染色剂，主要用于提高核酸、蛋白质和结缔组织纤维的反差，但对膜的染色效果较差。虽然铀具有放射性和化学毒性，并且对光不稳定，但它仍然在电子染色中广泛应用。铅盐染色剂是电镜染色中最常用的一种，它具有较大的电子密度，对各种组织结构都有广泛的亲和作用，因此可以有效提高细胞膜系统及脂类物质的反差。然而，铅盐具有较大的毒性，容易受到空气中 CO_2 的影响而产生白色碳酸铅沉淀，从而污染切片。在电镜切片过程中，常用铀盐、铅盐进行双重染色。具体方法是先用 1%～2% 的醋酸铀-乙醇饱和溶液染色 5～10 min，然后用蒸馏水洗涤，再用铅盐染色约 5 min，最后再次用蒸馏水洗涤，吸干后晾干，即可进行观察。

注意：

（1）TEM 尤其适用于对金属纳米颗粒在细胞内定位的观察，对于一些有机分子或高分子聚合物，由于在电镜下衬度过低或无明确结构而无法观察或辨认，因此是不适用的。

（2）TEM 的样品制作有特殊的流程，其中涉及的试剂和操作步骤若对所需观察的样品有影响，则也不适用。

(3) 为保证 TEM 视野下的确实是研究中所涉及的纳米材料，须结合外形、尺寸，并通过能量色散 X 射线光谱仪（EDX）能谱，确认其所含的具体元素，进行综合判断。

9.4.2 线粒体分离后分析

9.4.2.1 离体线粒体相互作用分析

通过对离体的线粒体进行分析，旨在验证实验分子或多肽，以及可能具有线粒体靶向能力的纳米载体或复合物，是否能够有效识别线粒体并与之结合。以下实验旨在考察这些实验物质与线粒体之间的相互作用的选择性和作用强度。

1. 流式细胞术（flow cytometry，FCM）

1）原理

流式细胞术是一项能够快速测定液体流动系统中单个细胞或其他微粒（如微球、细菌、细胞器等）的生物学信息的技术，包括但不限于细胞体积、蛋白质含量、DNA 含量、酶活性、细胞膜受体和表面抗原等，并且可以进行定量分析和分选。该技术具有快速检测、高灵敏度、多指标分析、高效分选等特点，尤其适用于对大量样本进行高通量、多元化的分析和分选工作，在医疗、环境、食品、制药、农林等众多行业得到广泛应用。

对线粒体进行分离纯化后进行分析，可以提供药物或复合物与线粒体相互作用的直接证据。利用流式细胞仪进行样品检测时，样品需求量较少（约需记录 10000 个线粒体信息即可用于统计分析），并且可以对所检测样品的相关参数进行协同分析。然而，由于线粒体尺寸较小，内部结构相对于整个细胞而言也较为简单，因此其散射光信号较弱，可标记的荧光探针量也较少，对于流式细胞仪读取信号的敏感度有一定要求。此外，实验药物或复合物与线粒体相互作用后，可能会对其理化特性和结构产生一定影响，从而影响检测效果。

2）实验流程

基于流式细胞术的线粒体靶向分子的检测方法主要包括以下步骤。首先，将实验分子或多肽及可能具有线粒体靶向能力的纳米载体或复合物进行荧光标记，常用的标记剂包括 FITC 等。接着，利用特异性荧光探针如 MitoTracker Red 对线粒体进行染色，以实现对线粒体的标记。随后，将标记的实验分子或多肽与染色的线粒体样品悬液按一定比例混匀，制成均匀的样品悬液。最后，利用流式细胞仪的光学系统对线粒体所带荧光信号进行收集，并通过相应的软件进行数据分析和解释。

这种方法能够有效地检测实验分子或多肽与线粒体的相互作用，通过荧光标记和染色技术，可以直观地观察线粒体的分布和特征。流式细胞仪的高灵敏度和多参数分析功能，使得这种方法具有较高的检测精度和可靠性，有助于深入研究线粒体的功能和生物学特性。

注意：

(1) 为保证实验质量，分离后的线粒体应尽快进行流式检测或分选。

(2) 对于无法进行荧光标记的功能分子或纳米材料不适用于本方法，可以考虑亲和力分析方法。

(3) 荧光标记可能会改变被测试分子或纳米材料本身的性质，影响其与线粒体的相互作用。

2. 亲和力分析

1) 表面等离子体共振（surface plasmon resonance，SPR）

(1) 原理：具体如下。

当光线在一定角度范围内照射到棱镜端面时，棱镜与金属薄膜（Au 或 Ag）的交界处会产生表面等离子波现象。当光线在棱镜与金属薄膜表面发生全反射时，会形成消逝波进入光疏介质中，与等离子波发生共振，即表面等离子体共振（SPR）。

生物分子相互作用分析技术（BIA）基于表面等离子共振（SPR）物理光学现象。该技术不需要使用荧光或同位素标记，从而保持了生物分子的天然活性。当入射光以临界角度照射到两种不同透明介质的交界面时，会发生全反射，反射光强度在各个角度上应相同。但若在介质表面镀上一层金属薄膜后，入射光可以引起金属中自由电子的共振，导致反射光在一定角度内大幅减弱，其中使反射光完全消失的角度称为共振角。共振角会随金属薄膜表面通过的液相的折射率的改变而改变，折射率的变化（RU）与结合在金属表面的大分子质量成正比。因此，BIA 技术可以通过对反应全过程中各种分子反射光的吸收获得初始数据，并经过相关处理获得结果-传感图。BIA 提供了实时观察生物分子间相互作用的技术。通过它，可以观察两种分子结合的特异性，了解两种分子结合的强度，并且了解生物分子的结合过程中有多少个协同者和参与者。BIA 可以获得其他技术方法难以获得的结果，因为它可以实时反映分子结合过程中每一秒的变化。不需要借助标记物进行分析，使 BIA 广泛应用于各种生物体系的测定，从各种小分子化合物、多肽、蛋白质、寡核苷酸和寡聚糖到类脂、噬菌体、病毒和细胞。BIA 利用金属薄膜表面的折射率的变化，引起共振角的变化，来推断金属薄膜表面的变化。在实验中，首先将一种生物分子固定在传感器芯片表面，然后将与之相互作用的分子溶解在溶液中流过芯片表面。检测器能跟踪检测溶液中的分子与芯片表面分子结合、解离整个过程的变化（图 9.20）。

(2) 实验流程：具体如下。

样品准备：准备两种样品，一种是耦联到芯片表面的分子（ligand），另一种是溶液中流过的样品（analyte）。为了检测两个反应物之间的相互作用亲和力和动力学，需要先根据它们的分子量和与芯片耦联的难易程度判断哪一个更适合作为 ligand。例如，如果 ligand 是小分子，则需要检查其分子结构上是否有可供耦联的氨基基团，如果没有则需要进行分子修饰。

缓冲液准备：对实验涉及的所有缓冲溶液进行过滤和脱气处理。可耐受高温的缓冲液可以进行灭菌处理。通过高温高压蒸汽灭菌可达到脱气的目的，同时也能延

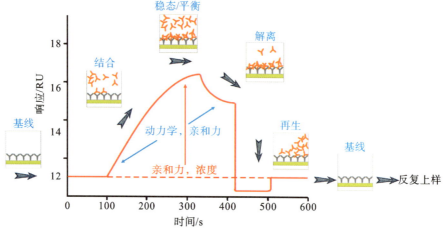

图 9.20　SPR 传感图

动力学分析能够确定在一个给定的时间跨度内，分子复合物是否能够结合还是完全解离；亲和力分析能够确定反应处于平衡状态（结合与解离形成动态平衡）时，复合物的浓度。

长缓冲液的保存时间。

耦联：由于芯片表面带有负电荷，因此要耦联到芯片上的分子必须带有正电荷，才有利于其吸附到芯片表面，以利于共价反应的完成。预结合实验是将样品溶解在不同 pH 值的缓冲液中，使其带有不同量的电荷。然后将样品流过芯片表面，观察其与芯片的结合曲线，从而判断出合适的条件。

测试：将分析物用合适的缓冲液稀释成一系列浓度梯度的溶液，依次进行上样。尽可能使样品缓冲液与系统载流缓冲液保持一致。

再生：是指将结合到芯片表面的分析物洗脱，以便芯片的重复使用。

注意：

(1) 通过 SPR 检测分子间的相互作用，可以做到无标记的实时动态监测。

(2) SPR 检测过程中，相互作用的两个反应物必须有一个作为配体被固定在膜表面，也因此被占用某些位点，甚至可能影响其构象，从而影响另一反应物与其之间的相互作用模式和能力。

(3) 检测所需的样品和芯片等实验耗材均较昂贵。

2) 等温滴定量热法（isothermal titration calorimetry，ITC）

(1) 原理：ITC 是另一种用于量化研究各种生物分子相互作用的常用技术。相较于 SPR，ITC 能够直接测量溶液中自由的自然状态下生物分子结合过程中释放或吸收的热量，从而对其相互作用的多种结合参数进行分析。它能准确确定结合常数（KD）、反应化学量（n）、焓（ΔH）和熵（ΔS），提供关于分子相互作用完整的热力学信息。此外，ITC 不仅可以测定结合亲和力，还能揭示潜在的分子相互作用机制。在药物发现和开发领域，ITC 被广泛应用，包括量化结合亲和力、测定热力学特性和活性浓度、测定结合特异性和化学计量，以及酶动力学测定等方面。

(2)实验流程：具体如下。

温度设定：将参比池和样品池设定到所需的实验温度。微量热计中有两个温度相同的池，其中一个含有水作为参比池，另一个含有反应物 A 作为样品池。用热敏装置检测两个池之间的温差，并由加热器补偿温差，使两个池恢复到相同的温度。

反应物 B 的注入：将一定浓度的反应物 B 装入可精确调控的注射器中。然后将注射器插入样品池中，并将一系列反应物 B 分多次注入样品池中。一旦反应物 A 与 B 相互结合，即可被检测到。ITC 对热量变化的测量精度可达几百万分之一摄氏度。

第一次注射：进行第一次注射时，微量热计测量被释放的所有热量，直到结合反应达到平衡。测得的热量与结合量成正比。例如，对于结合放热反应，相互作用导致样品池温度高于参比池，并相应出现下行波峰信号。随着两个池的温度恢复到同一水平，信号也回到其起点。

继续注射反应物 B：将第二份反应物 B 注入样品池中，微量热计再次补偿所检测到的小幅热量变化。随着一系列反应物 B 的注入，反应物 A 与 B 之间的摩尔比逐渐增加。样品池中的反应物 A 逐渐趋于饱和，反应物结合的次数逐渐减少，热量变化也逐步减小，直到样品池中的配体数量相对于蛋白质而言最终表现出过量，使反应朝向饱和的方向进行。

数据分析：对每个峰的面积进行积分，并以反应物 A 与 B 的摩尔比作为横坐标进行绘图。通过拟合得到的等温线可以推导出亲和力(KD)的结合模型。结合等温线中心的摩尔比即为反应化学计量。焓(ΔH)也可通过等温线直接导出，它表示每摩尔结合配体所释放的热量。一次 ITC 实验可以提供丰富的结合反应信息，有助于理解相互作用的性质并探索热力学驱动因素(图 9.21)。

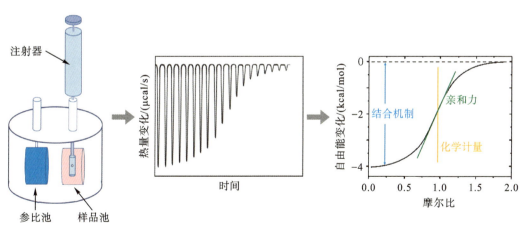

图 9.21 结合放热反应的特征信号变化图

注射器中的配体与样品池中的目标蛋白质结合，可检测到几百万分之一摄氏度的热量变化。右图给出了 1∶1 结合反应的示例图。

注意：

(1)通过 ITC 检测分子间的相互作用，也可以做到无标记监测。

(2) ITC 检测过程中，两种相互作用的反应物都是自由分散在溶液当中的，因此更能反映二者相互作用的真实情况。

(3) ITC 检测过程并没有特殊的耗材，然而反应池和加入样品的管路所需的样品量相对较大，因此对于价格昂贵的反应物而言，则无法使用。

9.4.2.2 成分分析

通过分析离体线粒体内相关药物分子或纳米载体的组分含量，可以直接判断其在靶向分子引导下的线粒体富集效果，从而评估其靶向能力。常用的元素分析技术包括电感耦合等离子体光谱法（ICP-OES）、电感耦合等离子体质谱法（ICP-MS）和液相色谱-质谱联用技术（LC-MS）。

综合利用这些元素分析技术，可以直接、准确地评估药物分子或纳米载体在线粒体内的靶向富集效果，为药物靶向治疗的研究和开发提供重要的实验数据支持。

1. 电感耦合等离子体发射光谱（inductively coupled plasma optical emission spectrometer，ICP-OES）

ICP-OES 是一种新型多元素光谱分析技术，由原子发射光谱法演化而来。它采用电感耦合等离子体矩管作为激发光源，并采用火焰原子吸收光谱仪的溶液进样方式。ICP-OES 的分析过程主要包括激发、分光和检测三个步骤。首先，利用等离子体激发光源（ICP）使试样蒸发汽化，离解或分解为原子状态，原子可能进一步电离成离子状态，然后在光源中激发发光。接着，利用光谱仪器将光源发射的光分解为按波长排列的光谱。不同元素的原子在激发或电离时可发射出各自元素的特征光谱。通过单色器将光谱分离，已知元素的特征谱线比对，以此确定样品中是否含有该种元素。最后，特征光谱的强弱与样品中待测元素的浓度有关。通过与标准溶液所测标准曲线进行比对，即可定量测定样品中各元素的含量。ICP-OES 具有多项优点：具有全谱扫描功能，可以同时监测不同元素的多条特征谱线，测试速度快；等离子矩火焰光源稳定性好，分析结果精密度高；矩管中心火焰温度高，样品得到充分电离，抗基体干扰能力强，测试准确度高；线性范围宽，可以达到 5 至 6 个数量级，减少稀释带来的测定误差；测试过程中不需要添加额外的辅助试剂，操作简便。

2. 电感耦合等离子体质谱（inductively coupled plasma mass spectrometry，ICP-MS）

ICP-MS 是一项自 20 世纪 80 年代以来广泛用于超微量元素分析和同位素比值测定的经典技术。它是一种具有超高灵敏度的元素分析技术，利用了电感耦合等离子体的高温电离特性和质谱仪快速灵敏的扫描优点，通过独特的接口技术将二者结合起来。

电感耦合等离子体质谱仪主要由等离子体发生器、雾化室、矩管、四极质谱仪和离子探测器（或收集器）组成。等离子体发生器产生的感应耦合等离子体（ICP）是 ICP-MS 的电离源，样品溶液经雾化器送入等离子体电离源。样品在通过取样锥后，经矩管产生的等离子体矩焰高温汽化解离，产生离子，在低真空压力下形成分子束，然后进入四极质谱分析器。经过质量分离后，离子到达离子探测器。相关软件根据探测器的计数与浓度的比例关系，可测出超微量元素的含量或同位素比值。ICP-MS 具有多项优势：检测灵敏度高，检测速度快；谱线简单，干扰相对于光谱技术要少；线性范围可达 7～9 个数量级；样品的制备和引入相对简单；测定精密度可达 0.1% 的水平。

3. 液相色谱质谱联用仪(liquid chromatograph mass spectrometer，LC-MS)

LC-MS 是一种将液相色谱(LC)和质谱(MS)技术结合起来的仪器。液相色谱能够有效地将有机物样品中的成分分离开来，而质谱则可以逐个分析分离后的有机物，提供有关有机物分子量、结构(在某些情况下)，以及浓度(定量分析)等信息。因此，LC-MS 是一种分离分析复杂有机混合物的有效手段。其主要由高效液相色谱、接口装置(连接液相色谱和质谱仪的装置，同时也是电离源)，以及质谱仪组成。混合样品通过液相色谱系统进样，经过色谱柱分离后，被分离的组分逐个通过接口进入质谱仪的离子源处，并被离子化。然后，离子被聚焦于质量分析器中，根据质荷比进行分离。分离后的离子信号被转换为电信号，并传递至计算机数据处理系统，利用质谱峰的强度和位置对样品的成分和结构进行分析。

注意：

(1)ICP-OES 和 ICP-MS 只能测试液体，并且样品需要做消化前处理；采用液态进样模式，前处理消解是否完全、样品溶液物理性质等对分析结果的影响较大。

(2)相关进口仪器价格昂贵，且后期运行和维护费用较高；需要较好的操作经验。

(3)ICP 高温引起化学反应的多样化，经常使分子离子的强度过高，干扰测量。

(4)不同于元素分析方法，准确来说 LC-MS 更适用于有机物分子的分离、鉴定和定量分析。

(5)LC-MS 无法检测沸点与溶剂相近或更低的组分，因为溶剂很难彻底挥发，本底效应高，不利于分辨。

第 10 章

ATP 实时成像技术

ATP 的产生一直被认为是线粒体最为重要的功能之一，因此检测 ATP 水平成为评估线粒体功能和能量代谢的重要手段之一。下面是一组关于 ATP 的数据：每天，一个成年人可产生 50~75 kg ATP，相当于一个成年人的体重。ATP 不能被长期储存，一旦 ATP 的产生受阻，机体内的 ATP 会在数秒内耗竭，导致机体无法维持正常功能。一个成年人体内约含有 0.2 mol 的 ATP（约 100 g），每个 ATP 分子每天在体内循环 500~700 次（ATP 从水解到重新合成的过程）。细胞内 ATP 的水平在 1~10 mmol/L，主要取决于细胞的类型和状态。在某些情况下，机体对 ATP 的消耗会发生较大变化，例如，运动时机体可能每分钟需要消耗 0.5 kg ATP，高强度运动会使心肌产生 ATP 的速率增加 10 倍，这表明机体产生和消耗 ATP 的水平具有很大的动态范围。尽管机体 ATP 的产生速率可以调节，但细胞内的 ATP 水平通常维持在一个恒定的水平，被称为调定点（set-point），这表明细胞具有维持 ATP 稳态的能力，尤其是一些重要的细胞，如神经细胞和心肌细胞等。

以往仅在单个时间点检测生物样本中的 ATP，这种方式存在一定的局限性。ATP 分子在生物环境中不稳定，受到多种因素的影响，并且在样本制备过程中很容易引入扰动因素。另外，过去对 ATP 水平的检测大多数情况下并非在活细胞环境中进行，因此无法反映细胞的实际状态。因此，活细胞实时 ATP 检测变得尤为重要。

相对于单一时间点的非活细胞 ATP 检测，活细胞实时 ATP 检测技术较难实现，但可以提供更准确、更丰富的信息。科学家将活细胞实时 ATP 成像技术分为直接检测技术和间接检测技术两类，并列举了多种实验方法。当然，活细胞 ATP 检测技术并不局限于此，新的技术和方法不断涌现，但其基本原理相似。特别是基于荧光蛋白技术的新型 ATP 探针的不断发展，相信活细胞实时 ATP 成像技术将变得更加简单。

10.1 直接 ATP 实时成像技术

10.1.1 基于荧光素-荧光素酶反应的 ATP 实时成像技术

检测 ATP 最经典的方法，也是检测 ATP 的金标准，是基于荧光素-荧光素酶反应的方法。荧光素-荧光素酶反应是萤火虫发光的化学基础，该反应如图 10.1 所示。该反应通常分为以下两步：荧光素＋ATP→腺苷酸荧光素（luciferyl adenylate）＋PPi，第一步反应需要荧光素酶的催化；腺苷酸荧光素＋O_2→氧化荧光素＋光。该反应非常节省能量，几乎所有输入反应的能量都被转化为光，因此该反应具有很好的敏感性。

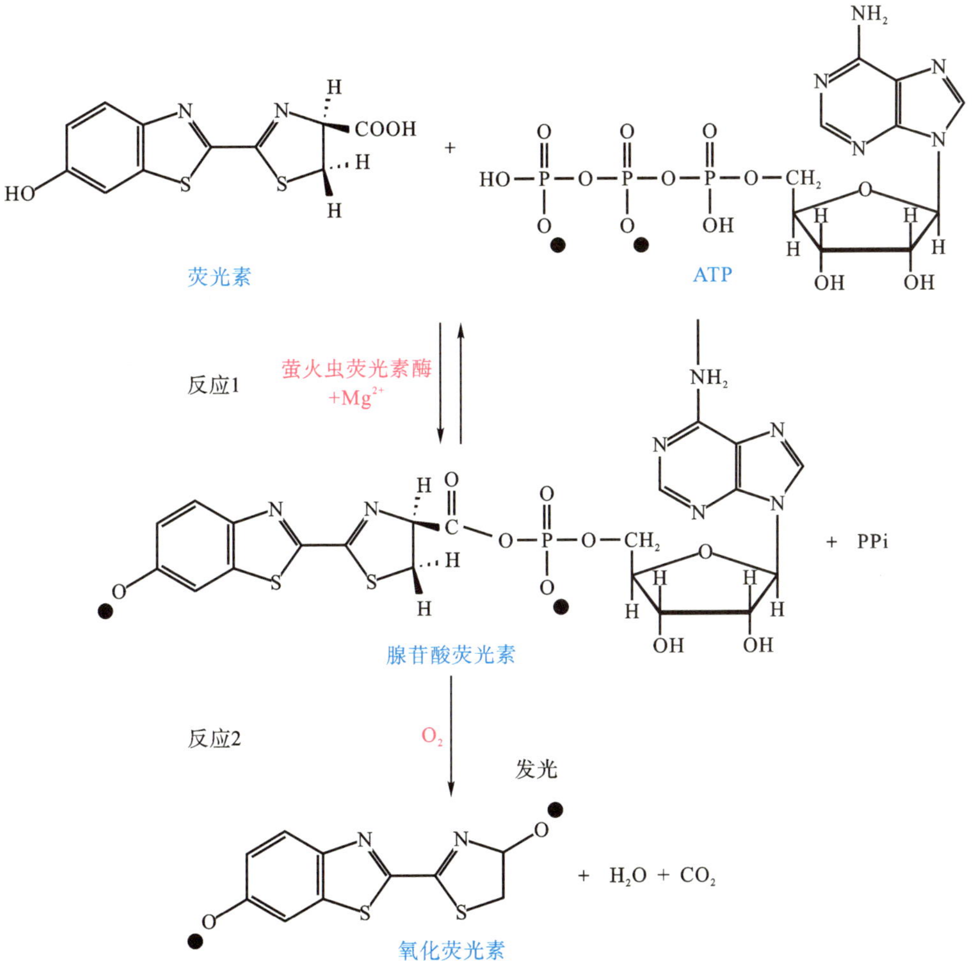

图 10.1 荧光素-荧光素酶反应

值得注意的是，这里产生的是光和人们通常观察到的荧光物质发出的光不同（fluorescence），该反应不涉及荧光物质，因此也不需要激发光，该反应为生物发光（bioluminescence）。荧光和生物发光在本质上有很大区别，主要表现在生物发光较之荧光而言不需要激发光且信号非常弱。一般情况下，这个反应中除了 ATP 之外的其他因素都是充足的，因此 ATP 水平为影响该反应的关键因素。但在一些特殊情况下，比如缺氧条件下，利用该反应来检测 ATP 水平便会受到 O_2 的影响。此外，该反应仅消耗细胞内极少量的 ATP（小于 0.1%，即使在荧光素酶含量较高的情况下），因此一般情况下该反应不会对细胞内 ATP 稳态造成显著影响。但是由于该反应所产生的光为生物发光，其强度很弱，检测生物发光信号需要高敏感度的光子探测设备，比如可以检测生物发光的酶标仪或者单光子成像相机。此外，该反应在生物实验中应用广泛，不仅用于 ATP 检测，还用于其他多种实验，包括基因表达、活体成像等。

现有市面上能够购买的 ATP 检测试剂盒大多都是基于这个原理。由于一般细胞内不表达荧光素酶，因此要想基于此原理实现活细胞的 ATP 检测，那么就必须首先在细胞内表达荧光素酶。现有过表达细胞内荧光素酶的方法很多，比如采用质粒转染或者腺病毒、慢病毒等感染的方式在细胞内过表达荧光素酶。如果要检测特定细胞器中的 ATP 水平，还可以在细胞器中特异性过表达荧光素酶，比如线粒体特异性过表达荧光素酶，就可以检测线粒体内 ATP 水平的变化。通过此方法检测细胞内 ATP 水平不能实现 ATP 的定量检测，但可以实现活细胞实时检测，还可以通过单光子成像设备实现实时成像。

如图 10.2 显示，研究者在心肌细胞中应用此原理可以实现心肌细胞内活细胞 ATP 的实时成像。在心肌细胞内通过腺病毒过表达荧光素酶，过表达荧光素酶不会对细胞功能造成显著影响，也不会消耗细胞内 ATP，因为心肌细胞中并没有荧光素。荧光素为一种小分子物质，可以通过细胞膜，在检测 ATP 时，给细胞溶液中加入荧光素，加入荧光素后细胞内就会开始发生荧光素-荧光素酶反应，然后通过检测光的强度便可以评价细胞内的 ATP 水平。在科学家的实验中，他们在一个普通显微镜上安装了一个电子倍增电荷耦合器件(electron multiplying charge-coupled device，EMCCD)(512 × 512 pixel, Andor iXon DU-897D BV)，EMCCD 可以实现对于光子水平的极微弱信号探测。检测生物发光时，由于生物发光信号很弱，所以整个发光体系和成像系统需要一个完全避光的环境，以避免外界光源掩盖掉生物发光的信号。在研究者的实验中，他们用锡纸将整个成像系统封闭为一个避光环境。图 10.2 左侧为细胞外液中未加入荧光素的条件下的成像结果，而图 10.2 右侧为在细胞外液中加入荧光素(一般为 1 mmol/L 左右)后的成像结果，可以看到清晰的心肌细胞呈杆状形态，也可以观察到有些凋亡的心肌细胞中具有更高的 ATP 水平。

 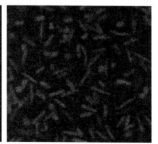

不含荧光素　　　　　　0.9 mmol/L荧光素

图 10.2　心肌细胞 ATP 实时成像结果

基于上述原理和实验技术，可以实现活细胞 ATP 实时成像，该体系对 ATP 的变化非常敏感，可以检测到细胞内 ATP 水平的显著变化。如图 10.3 显示，研究者检测了两种条件下心肌细胞内 ATP 水平的变化：一种是扰动心肌细胞的代谢底物，另一种是扰动心肌细胞的能量需求。图 10.3A 显示，心肌细胞在加入 10 mmol/L 丙酮酸刺激后，细胞内 ATP 水平有一个短暂上升，之后降为正常水平。由于丙酮酸可以直接进入线粒体产生 ATP，因此丙酮酸可以显著提高心肌细胞的能量代谢水平。图 10.3B 显示，当采用电刺激(1～5 Hz, 10 mV)使得心肌细胞收缩时，心肌细胞的 ATP 消耗水平显著增加，而刺激心肌细胞内 ATP 水平维持稳定。这两个结果均表明心肌细胞内 ATP 水平可以在各种刺激条件下维持稳态，并且该体系对心肌细胞内 ATP 水平变化的敏感性很高。该技术可以实现单个细胞的 ATP 检测，具有不可替代的优势。

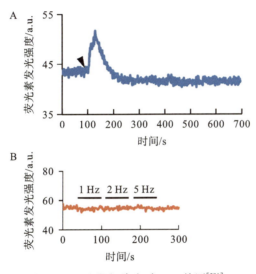

图 10.3　心肌细胞实时 ATP 检测[581]

A. 10 mmol/L 丙酮酸致细胞内 ATP 水平短暂上升，箭头处为丙酮酸加入的时间点；B. 电刺激心肌细胞收缩条件下心肌细胞内 ATP 维持稳态。

10.1.2　基于新型荧光探针的 ATP 实时成像技术

另一大类成像技术是基于荧光探针的技术，被应用于各个方面，其中较为成熟也是较早应用的领域就是细胞内 Ca^{2+} 的检测。现在已有各种各样的 Ca^{2+} 的荧光探针，在生物研究领域应用广泛。荧光探针主要分为 2 类：一类是小分子荧光物质，为非蛋白分子，另一类是荧光蛋白。这两类分子的应用场景不同，各有优缺点。近年来一些研究小组发明了多种新的荧光探针用于检测细胞内 ATP 水平，这些荧光探针使得活细胞内 ATP 的实时成像变得容易起来。

10.1.2.1　Perceval

近年来人们通过荧光蛋白的基因工程修饰发明了多种新型荧光探针。其中一种常用的策略就是在循环排列的荧光蛋白（circularly permuted fluorescent protein, cpFP)N 端和 C 端之间连接一个多肽，这个多肽可以感受目标分子的变化，发生构象改变，从而影响 cpFP 的发光效率。例如，钙的新型荧光探针 Pericam 和 H_2O_2 的荧光探针 HyPer 都是通过这样的原理构建的。2009 年，研究团队在 *Nature Methods* 上报道了一个能够检测 ATP/ADP 的荧光探针 Perceval，Perceval 的基础是将 cpYFP(cpmVenus)插入到细菌蛋白 GlnK1 的 T-loop 结构中[582]。GlnK1 的主要生物学功能是调控氨的转运，其可以结合到氨转运体上然后促进氨的转运。但当 GlnK1 结合了 Mg^+-ATP 和酮戊二酸后，使得它与转运体分离，然后发生构想改变，表现为 T-loop 区域(Gly37-Val53)从一个松散的结构变为紧密有序的结构。GlnK1-cpmVenus 被称为 QV5，QV5 在 490 nm 处有一个大的吸收峰，在 405 nm 有一个小的吸收峰，当其与 ATP 结合后 405 nm 的吸收峰消失，而 490 nm 的吸收峰增强，因此可以通过 490 nm/405 nm 荧光值来反映 ATP 水平。QV5 也可以和 ADP 结合，但其对 ATP 的亲和力是 ADP 的 5 倍，且 QV5 与 ADP 结合后对荧光的影响不大。QV5 对 ATP 的亲和力为 0.04 μmol/L，而其对 ADP 的亲和力为 0.02 μmol/L。由于 ADP 和 ATP 竞争性结合 QV5，因此 QV5 更敏感地反映 ATP/ADP 的水平。但是 QV5 要用于细胞内 ATP/ADP 水平检测还存在一些问题，比如，其在动力学上较慢，敏感范围不满足细胞测量要求。为了进一步优化该荧光探针，使得其能够检测细胞内 ATP/ADP 水平，研究者们通过 GlnK1 随机突变筛选到了一个最优结构，命名为 Perceval，Perceval 具有 QV5 类似的特性，但改进了其动力学和敏感范围。根据人们对 Perceval 的实际应用来看，Perceval 是目前比较成功的 ATP/ADP 探针，其敏感性基本满足活细胞实时 ATP/ADP 测量的需求[581,583]。

10.1.2.2　Ateam

另外一个常见的构建荧光探针的技术是荧光共振能量转移(fluorescence resonance energy transfer，FRET)技术。FRET 是指两个荧光基团在足够靠近时，当供体分子吸收一定频率的光子后被激发到更高的电子能态，在该电子回到基态前，通过偶极子相互作用，实现了能量向邻近的受体分子转移(即发生能量共振转移)。FRET 是一种非辐射能量跃迁，通过分子间的电偶极相互作用，将供体激发态能量转移到受体激发态的过程，使供体荧光强度降低，而受体可以发射更强于本身的特征荧光(敏化荧光)，也可以不发荧光(荧光猝灭)，同时也伴随着荧光寿命的相应缩短或延长。能量转移的效率和供体的发射光谱与受体的吸收光谱的重叠程度、供体与受体的跃迁偶极的相对取向、供体与受体之间的距离等因素有关。在荧光探针的应用中，往往是通过两个荧光基团之间距离的改变影响荧光的改变。利用该技术研究团队发明了一种 ATP 荧光探针，命名为 Ateam，Ateam 可以实现细胞内 ATP 的实时成像[584]。

Ateam 感受 ATP 变化的分子是细菌 F_oF_1-ATP 合酶的 ε 亚基，ε 亚基是最小的 ATP 结合蛋白之一，包含有 1 个 N 端 β 折叠桶(β-barrel)结构域和 2 个 C 端 α 螺旋(α-helix)结构域。ε 亚基是一个适合构建 FRET 荧光探针的分子，因为首先 ε 亚基结合 ATP 但不水解 ATP，其次 ε 亚基对 ATP 的亲和力远高于其他分子(如

ADP、GTP 和 UTP），最后，ε 亚基与 ATP 结合后其折叠更紧密。Ateam 的结构是在 ε 亚基的 N 端和 C 端分别连接一个 mseCFP（一种蓝绿色荧光基团）和 mVenus（一种黄色荧光基团）。Ateam 的原理及特征如下：当 Ateam 未与 ATP 结合时，mseCFP 和 mVenus 之间的距离较远，在 435 nm 激发光的刺激下，mseCFP 发射 475 nm 的荧光，此时 mVenus 未被激发；当 Ateam 与 ATP 结合后，mseCFP 和 mVenus 之间的距离较近，mseCFP 的发射光使得 mVenus 激活，发射 527 nm 的荧光。因此，当 ATP 水平升高时，Ateam 在 527 nm 的发射光会增强，而在 475 nm 的发射光会减弱。这便是 Ateam 能够指示细胞内 ATP 水平的工作原理。该团队构建了一组 Ateam 荧光探针，每一个探针的特性不尽相同。Ateam 与 ATP 的结合常数在 7.4 μmol/L 到 3.3 mmol/L 之间，在不同的应用场景下，可以选择不同的 Ateam 用于细胞内 ATP 实时检测。Ateam 是应用 FRET 技术构建的比较成熟的 ATP 荧光探针之一，被广泛用于细胞内的 ATP 检测，表现出一定的优势。

10.1.2.3 ATP-Red

以上两种荧光探针均是基于荧光蛋白的大分子探针，这些探针具有非常显著的优点，比如可以实现亚细胞定位等，但同时这些大分子荧光探针也具有不可避免的缺点，比如其对 pH 敏感且需要通过基因工程手段在细胞表达等。除了基于荧光蛋白的策略之外，还有一类荧光探针为小分子荧光探针，其是基于一些小分子化合物而构建的。这里以 ATP-Red 为例，这些小分子荧光探针易实现工业化生产，使用起来非常简便。ATP 带负电荷，可以和一些带正电荷的荧光分子结合，比如咪唑（imidazolium，Im）和一些金属离子（图 10.4）。但是该策略获得的 ATP 荧光探针往往都会存在一些问题，比如特异性或敏感性不能满足活细胞检测的要求。ATP-Red 采用的策略是针对 ATP 的三个结构部分（腺嘌呤、核糖和磷酸基团）分别通过 π-π 共轭、共价结合和电荷相吸的原理实现 ATP 的特异性识别[585]。ATP-Red 是在罗丹明 B（Rhodamine B）上连接了一个苯硼酸（phenylboronic acid，PBA），该物质在没有 ATP 的条件下形成一个紧密的环状结构，不产生荧光，而在 ATP 存在的条件下硼酸与核糖共价结合，氧杂蒽（xanthene）与腺嘌呤共轭，氨基和磷酸基团电荷相吸，致 ATP-Red 结构松散，形成较强荧光。ATP-Red 的吸收波为 510 nm，发射光为 570 nm。活细胞实验显示 ATP-Red 主要定位在线粒体，能够透过细胞膜，能够反映细胞内 ATP 的改变。该探针的另一个优势是该探针已经完全商品化，在 Sigma-Aldrich 网站上可以购买（BioTracker ATP-Red Live Cell Dye，SCT045），因此对于很多实验室来说是一个不错的选择。其最大优势是易获得和使用简单。

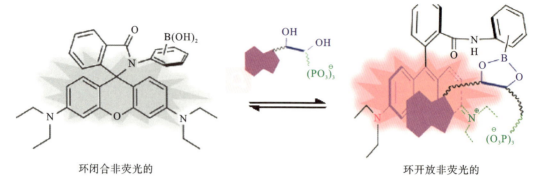

环闭合非荧光的　　　　　　　　　　　　　环开放非荧光的

图 10.4　ATP-Red 的成像原理[585]

10.2　间接 ATP 实时成像技术

10.2.1　基于镁绿素探针的成像技术

在中性溶液中，ATP 主要以电离的形式存在，大部分为 ATP^{4-}，还有一小部分为 ATP^{3-}。ATP 可以和多种金属离子结合，其结合常数（mol/L）分别为 Mg^{2+}（9 554）、Na^+（13）、Ca^{2+}（3 722）、K^+（8）、Sr^{2+}（1381）和 Li^+（25）。可以看出细胞内 ATP 主要和 Mg^{2+} 结合。ATP 必须和 Mg^{2+} 结合后才具有生物学活性。细胞内 Mg^{2+} 离子含量比较稳定，在 0.1～6 mmol/L，比如心肌细胞中 Mg^{2+} 的含量为 0.5～1.2 mmol/L，肝细胞中 Mg^{2+} 的含量约为 0.37 mmol/L，血清中 Mg^{2+} 的含量为 0.44～1.5 mmol/L。基于此，可以通过检测细胞内游离 Mg^{2+} 的水平间接检测 ATP 的水平。但是利用该原理检测细胞内 ATP 时，必须要考虑细胞内 Mg^{2+} 水平的变化。其次，市面上所有检测 Mg^{2+} 的荧光探针都在一定程度上对 Ca^{2+} 敏感，因此，在检测细胞内 ATP 水平时也要考虑 Ca^{2+} 是否对结果有影响。但是细胞内 Ca^{2+} 的水平往往有较大范围的变化，而细胞内 Mg^{2+} 的水平变化较小，且细胞内 Mg^{2+} 和 Ca^{2+} 的水平差距较大，因此 Ca^{2+} 信号对 Mg^{2+} 检测的影响是有限的，此外，可以通过给予细胞内 BAPTA 琥珀酰亚胺（BAPTA AM，一种可以通过细胞膜的 Ca^{2+} 螯合剂）排除 Ca^{2+} 对 Mg^{2+} 检测的影响。

Mg^{2+} 检测主要是通过一系列荧光探针来实现的，这些荧光探针的特性不同，应用场景也不一样。其中，镁绿素（magnesium green，Mg^{2+} Green）可以用来检测细胞内 ATP 水平。镁绿素是非常成熟的商品化产品，很容易获得。镁绿素具有较高的和 Mg^{2+} 的亲和力（结合常数约为 1.0 mmol/L）。镁绿素在和 Mg^{2+} 结合后，其发射荧光强度增加，但波长不变，其发射光谱见图 10.5（激发光为 475 nm）。由于镁绿素对 ATP 的亲和力大于 ADP，因此镁绿素是适合用来检测细胞内 Mg^{2+} 的荧光探针。在应用镁绿素检测细胞内 ATP 水平时，先将镁绿素与细胞孵育 10～15 min，之后洗掉多余染料后便可以通过荧光显微镜或激光共聚焦等荧光检测设备实时观察细胞内的荧光信号，镁绿素的激发光为 475 nm，发射光大于 500 nm。如图 10.6 所示，镁绿素荧光在细胞内均匀分布，在给予细胞 FCCP 处理时，镁绿素荧光强度显著上升，其代表游离的 Mg^{2+} 水平增加，也就是说 ATP 水平降低。

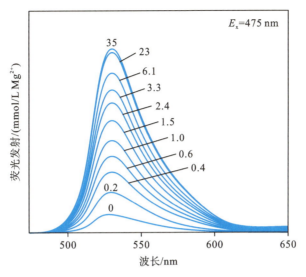

图 10.5　镁绿素的发射光谱

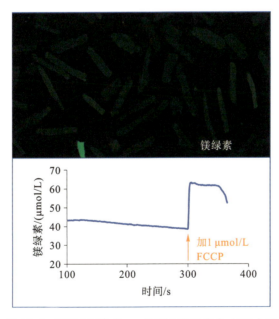

图 10.6　利用 Mg^{2+} Green 检测心肌细胞内 ATP 水平

10.2.2　NADH 和 $FADH_2$ 自发荧光

另外一个可以反映细胞内代谢情况的间接指标是 NADH 和 FAD^{2+} 信号，因为这两个分子具有自发荧光，比较容易检测。NADH 和 $FADH_2$ 是电子传递链的电子供体，是三羧酸循环的最终产物，是将三羧酸循环所获得的电子传递给电子传递链的中间分子，因此其水平能够反映线粒体代谢的水平，也被用于间接评价细胞内

ATP 水平。细胞内 NADH 和 NAD^+ 保持总量不变,其水平随着代谢状态相对变化。同样,$FADH_2$ 和 FAD^{2+} 的总量也保持不变,两者的相对变化可以反映代谢水平的变化。其中,NADH 和 FAD^{2+} 具有较强的自发荧光,可以通过荧光成像的方式来检测。但是一般的自发荧光物质的荧光都较弱,因此在检测时需要较大强度的激发光,而较大强度的激发光对细胞有害。这也是 NADH 和 FAD^{2+} 检测的一个局限性。

NADH 和 FAD^{2+} 的荧光特性如下。FAD^{2+} 的激发光为 450 nm 左右,一般在共聚焦显微镜上使用 488 nm 激发光,发射光大于 500 nm。NADH 的激发光为 365 nm,发射光为 420~470 nm。由于 NADH 的激发光为紫外光,因此其对细胞的损伤较大,在采用 365 nm 激光激发时,一定要注意其对细胞的损伤作用。图 10.7 显示单个心肌细胞的 FAD^{2+} 信号,可以看到该信号主要分布在线粒体,且其荧光较弱,致使其线粒体形态并不能很好区分。值得注意的是,FAD^{2+} 信号的上升代表的是 $FADH_2$ 水平降低和代谢水平降低,与 NADH 信号强弱代表的生物学意义相反。为了解决 NADH 和 FAD^{2+} 成像过程中激发光波长短和激光强度较强的问题,采用双光子共聚焦显微镜是一个很好的替代方案,双光子技术可以显著增加激发光的波长和降低激发光对细胞的损伤,在长时间荧光成像或敏感细胞成像方面有不可替代的优势。

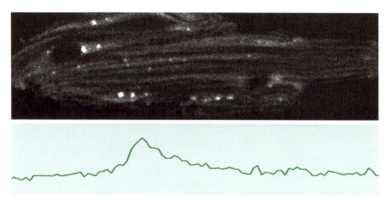

图 10.7 单个心肌细胞的 FAD^{2+} 信号

NADH 的自发荧光较弱,一些研究小组也发明了针对 NADH 的新型荧光探针。这里简要介绍一下几种针对 NADH 的荧光探针,更多详细的信息大家可以在相关文献中查找。

(1)将 T‐Sapphire(一种 cpGFP)连接在细菌 NADH 结合蛋白 Rex 上,基于此通过基因突变改造构建了一种适合活细胞 $NADH/NAD^+$ 检测的荧光探针,命名为 Peredox。大量实验表明 Peredox 可以很好地实现细胞内 $NADH/NAD^+$ 信号的实时成像[586-587]。

(2)Peredox 的动态范围较小,且亲和力过高,因此 Peredox 的研究小组,在后续发明了另外一个 $NAD^+/NADH$ 荧光探针,命名为 SoNar。其原理是在 2 个 Rex 中插入 cpYFP,该探针反应性快,动态范围广,改进了一些 Peredox 中存在的局限性[588]。

类似的荧光探针还在不断出现，但是这类荧光探针均存在一定的局限性，在应用这类探针开展相关实验时，需要了解其动态范围、动力学和特异性等特征，从而对实验结果有一个正确的解读。

10.3 小　结

活细胞实时成像技术的基础是探针，其中大多数探针是荧光探针，因为荧光探针具有诸多优势，如信号强度高、稳定性好、易编辑等。然而，对于 ATP 检测而言，其金标准仍然是基于荧光素-荧光素酶体系的生物发光。荧光素-荧光素酶反应被认为是检测 ATP 的标准方法，目前尚无法用荧光探针完全取代。但是，这种反应存在一些显著的局限性：①所产生的生物发光微弱，需要特殊的成像设备；②信号弱导致成像分辨率不高，尤其在代谢不旺盛的细胞中，实时成像 ATP 较为困难；③荧光素酶需要外源性表达。这些限制影响了其在生物学研究中的应用，也为基于荧光的新型探针带来了广阔的应用前景。

荧光探针通常分为小分子荧光探针和荧光蛋白探针两类。小分子荧光探针利用小分子荧光基团设计，具有方便使用、可商品化等优势，通常通过化学合成制备，能够穿透细胞膜。然而，这类探针难以实现亚细胞定位，其特异性相对较差。相对而言，荧光蛋白探针可轻松实现亚细胞定位和基因工程改造，但使用较为复杂，需要事先在细胞中表达，且通常对 pH 敏感。目前，设计荧光蛋白探针的策略日趋成熟，不断涌现出新型的探针，但这些探针难以商品化，大多通过实验室间的合作推广使用。

针对 ATP 实时成像，以上列举的方法各有利弊。用户应根据具体实验方案、细胞类型和实验条件等因素选择合适的方法来检测细胞内 ATP 水平。在解读实验结果时，务必基于所采用实验方法的原理，以避免出现假阴性或假阳性结果。

第 11 章
线粒体基因组测序方法

线粒体与其他细胞器不同，具有自己的基因组——线粒体 DNA(mitochondrial DNA, mtDNA)，是细胞内的寄生型细胞器。近年来，高通量测序技术的发展加速了对线粒体基因组的测序，揭示了其在真核生物中的独特特征，如组织基因含量的差异、多样的复制和转录方式等。完整测定 mtDNA 序列不仅有助于定位与线粒体疾病密切相关的 mtDNA 突变，也为解决系统发育问题提供了重要信息。此外，由于 mtDNA 的母系遗传和多拷贝特性，它在法医学鉴定方面也具有重要应用价值[589]。

本章综述了几种 mtDNA 测序方法的研究进展，包括最初的第一代基因测序技术——链终止法测序(Sanger 测序)、PCR 扩增产物直接测序，以及下一代高通量测序——二代测序(next-generation sequencing, NGS)技术和纳米孔测序技术(oxford nanopore technology, NST)。对于不同测序方法的原理、优缺点进行了总结。此外，还介绍了线粒体基因组的分析方法，这些方法对于法医学实践和理解人类母系谱系中的系统发育具有重要意义。

11.1 线粒体基因组

线粒体是细胞内的重要细胞器，具有双层膜结构、独特的 DNA 分子和完整的遗传信息传递与表达系统。它是细胞内生物氧化和能量转换的主要场所。与哺乳动物细胞中的其他细胞器不同，线粒体拥有少量自己的 DNA，称为线粒体 DNA (mtDNA)，其编码了线粒体呼吸所需的一系列关键蛋白质。线粒体呼吸是指通过氧化磷酸化过程，在哺乳动物细胞中产生约 90% 的细胞能量，以三磷酸腺苷 (ATP)的形式释放。线粒体基因还在调节细胞的多种信号途径中发挥重要作用，包括三羧酸循环(TCA)、脂肪酸的 β 氧化，调节细胞凋亡和细胞周期等[590-592]。

11.1.1 线粒体基因组的特点

线粒体基因组是一种大小可变的双链 DNA 分子，通常呈圆形、线性或分支形态存在[593]。一个细胞中含有数千个 mtDNA 分子。大多数情况下，它们的序列是相同的，称为同源。然而，由于 mtDNA 位于线粒体基质中，并且紧邻呼吸链，这是活性氧(ROS)的主要来源，因此容易受到氧自由基的攻击。由于缺乏组蛋白的保护，mtDNA 更容易发生体细胞突变[594]。而且，mtDNA 的修复效率较低，局部氧化环境和复制增加导致 mtDNA 突变频繁发生。由于 mtDNA 易发生突变且不易修复，已经发现许多疾病与 mtDNA 突变有关。mtDNA 具有多倍体性质，这意味着突变通常与野生型对应物以各种比例共存（称为异质性）[595]。在个体内，不同 mtDNA 的比例不断变化，某些序列的线粒体基因可能会被频繁地分离、选择，以更有效地提供能量；或者更频繁地被复制，以更有效地传播[596]。因此，了解突变体的比例对于理解线粒体疾病具有重要意义。

线粒体的基因组（mtDNA）相比核基因组（nDNA）要小得多，它们在分类单元中的大小差异很大。动物演化出了一个紧凑的线粒体基因组，长度在 11 kb 至 50 kb 之间，具有高度保守的基因含量。而植物的线粒体基因组则较大，长度在 66 kb 至 11.3 Mb 之间，具有较大的基因间重复，易于重组。真菌的有丝分裂基因组大小居中，介于 12 kb 至 236 kb 之间[597]。整个真核生物中，线粒体基因组平均包含 40～50 个基因，并且遗传功能保存完好[598]。植物线粒体的基因组与动物和真菌的线粒体基因组的区别在于，它们在重复序列区域内经常发生分子间和分子内重组[599]。这种重组可以产生仅包含基因组一部分的小的亚基因组分子。植物可以在许多世代中以极低的频率维持这些亚基因组分子，而其基因的表型效应却不被表达[600]。有趣的是，植物随后可以在单个世代的过程中将这些亚基因组分子的拷贝数增加到正常水平，并伴随这些基因的表型表达。

mtDNA 的结构与 nDNA 结构也有显著的不同。类似于细菌染色体，mtDNA 在几乎所有后生动物中都呈现为一个闭环双链 DNA[601]。mtDNA 的正义链和反义链分别被称为重链（H）和轻链（L）。在人类细胞中，mtDNA 由 16569 个碱基对组成，编码 37 个基因，其中包括 13 个多肽、2 个核糖体 RNA 和 22 个 tRNA（转运 RNA）[602]。L 链上含有 1 个多肽（ND6）和 8 个 tRNA，而 H 链则编码着另外 12 个多肽，2 个 rRNA（核糖体 RNA）和 14 个 tRNA。此外，mtDNA 还包含一个非编码区，称为置换环（displacement loop，D-loop），它控制着 mtDNA 的复制过程，富含 A-T 碱基，遗传上是高突变区[603]。这 13 个多肽是氧化磷酸化复合物 I、III、IV 和 V 的核心亚基，对于氧化磷酸化活性至关重要。

11.1.2 线粒体基因组的遗传

线粒体基因的遗传在动物、真菌和植物之间存在差异[604]。在子囊菌酵母中，合子中线粒体的双亲遗传相当常见，但通常会在后代中消除亲本的线粒体基因组[605]。而在丝状真菌中，线粒体通常来自参与交配的两个细胞中较大的一个[606]。父系基因选择性降解导致的线粒体基因组的母系遗传是动植物中普遍存在的机制[607]。在精子形成过程中，精子线粒体的泛素化与受精后父系线粒体的靶向降解有关，表明人类和动物中线粒体 DNA 主要是母系遗传[608]。因此，合子的 mtDNA 含量仅由先前未受精的卵细胞决定。然而，2018 年的一项研究报告了一些极少数情况，在这些情况下，人类线粒体 DNA 也可以从父亲遗传。研究人员采用了不同的引物来分离 mtDNA，并通过 Illumina 测序平台和 NextGene 软件进行分析，结果证明了 mtDNA 在三个谱系中的双亲遗传[609]。因此，随着测序技术的发展，mtDNA 的深度测序可以使研究人员更全面地了解线粒体基因的遗传。

由于 mtDNA 的母系遗传特性，大多数母亲的 mtDNA 疾病可以传播给其后代[610]。自从 1988 年描述了第一个人类 mtDNA 突变以来，已经鉴定了几种 mtDNA 突变及相关的 mtDNA 疾病，包括 Leber 遗传性视神经病[611]、Kearns-Sayre 综合征[612]和阿尔茨海默病[613]等。由于线粒体结构功能和遗传的重要性和特殊性，mtDNA 在临床疾病的诊断治疗[614]、遗传学[615]和系统发育学[616]等方面得到了广泛应用。例如在系统发育方面，完整的线粒体基因组序列提供了一组"基因组水平的特征"，例如 RNA 二级结构、复制和转录的控制方式、mtDNA 的物理结构，尤其是基因的相对排列，可以作为共同祖先的可靠指标[617]。因此，线粒体基因组测序对于其结构功能的研究具有重要价值。

11.2 线粒体基因组测序

mtDNA 具有结构简单、母系遗传、不遵守孟德尔遗传定律、进化速率快、重组率低、拷贝数高等特征，并且突变率适中，具有一定多态性，可作为标记基因使用[618]。此外，线粒体基因组之间的基因组大小、基因顺序、基因含量、密码子使用和碱基组成存在很大差异[619]。随着线粒体测序数据的大量增长，线粒体基因组已经成为研究线粒体相关疾病及基因组进化机制的良好材料。

与核 DNA 相比，线粒体 DNA（mtDNA）相对较小，其独特的环状结构和在细胞中远离核 DNA 的位置分布，在一定程度上有利于 mtDNA 的分离、复制和全基因组测序。自 1981 年公布了人类线粒体基因组的全部序列以来，越来越多的无脊椎动物和脊椎动物的 mtDNA 测序工作已经完成。近年来，GenBank 中动物线粒体基因组报道的数量大规模增加，许多生物的线粒体基因组图谱已经绘制出来。逆转录 PCR 技术的出现和自动化测序技术的发展使得线粒体基因组测序技术迅猛发展，很大程度上简化了 mtDNA 测序流程，而高通量测序技术的快速发展则有利于大规模 mtDNA 测序[620]。

11.2.1 Sanger 测序

传统的 mtDNA 测序技术主要基于 PCR 扩增产物的 Sanger 测序方法。该方法利用双脱氧核苷酸三磷酸（ddNTP）合成不同长度的 DNA 片段，其中 ddNTP 的随机掺入导致链终止，产生各种可能长度的 DNA 片段。Sanger 测序法的基本思路是将纯化的 mtDNA 分成短片段再进行测序。mtDNA 的分离和纯化通常通过氯化铯密度梯度离心或差速离心法获得[621]。由于 mtDNA 的长度远大于全自动测序仪的有效测序长度，需要用限制性内切酶切割或超声波随机打断等方法将其分成测序有效长度内的短片段，然后克隆到适当的载体中扩增后测序。最后，将测序结果进行拼接组装,得到线粒体基因组序列[622-623]。举例来说,对台湾缨口鳅(*Crossostoma lacustre*)的 mtDNA 进行测序,首先将完整的 mtDNA 用限制性内切酶 *Hind* Ⅲ 切割成小片段,然后将这些片段克隆到 pBluescript Ⅱ KS(+)载体上,在大肠杆菌 *E. coli* 中进行扩增,最后设计 PCR 引物从每个片段的两端进行测序(图 11.1)。

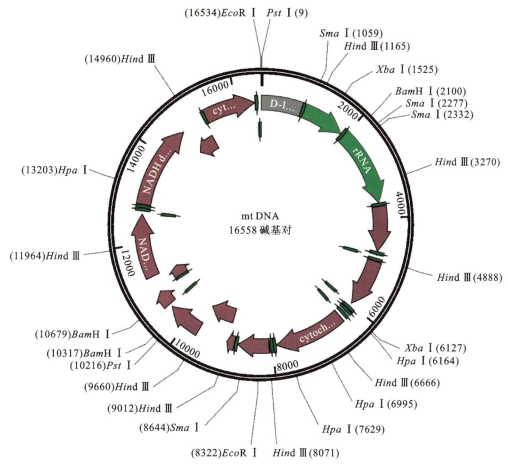

图 11.1 *Crossostoma lacustre* 的 mtDNA 图谱

这种经典的 mtDNA 测序方法可以保证序列的准确性,曾被广泛应用,但操作烦琐,耗时较长,实验耗材很大,并且需要大量新鲜样本。因此,人们对这种方法进行了改良,将 PCR 产物直接测序法引入 mtDNA 测序。

11.2.2 PCR 扩增产物直接测序

PCR 扩增产物直接测序的主要步骤是从总 DNA 中扩增出线粒体的特定片段后直接进行测序,避免了 mtDNA 的提取和纯化过程。这种方法一般分为两种:一种是长 PCR 扩增法,另一种是基于总 DNA 的引物步移法(primer walking, PW)。引物步移法是一种长链 DNA 测序的策略。根据已测出的序列结构设计测序引物,按第一轮测序得出的新序列,再设计引物进行第二轮测序,如此重复,直至获得全序列。长 PCR 扩增结合引物步移法是目前小规模线粒体基因组测序的常用方法[620]。

对于一般动物线粒体基因组而言,由于其全长通常在 50 Kb 范围之内,因此可以设计一些特异性引物进行长 PCR 扩增(图 11.2),即从总 DNA 中扩增出大片段的 mtDNA。扩增出来的产物可以通过以下三种方式进行测序:一是使用引物步移法直接进行测序,例如,N. Song 等人首先对半翅目碧蛾蜡蝉(*Geisha distinctissima*)的线粒体基因 cox1、cox2、cytb、nad5、srRNA 和 lrRNA 进行 PCR 扩增并测序,然后根据测序结果设计了 17 对特异性引物,扩增出了线粒体全基因并进行了测序[624];二是类似于 Sanger 测序,先用一种或几种限制性内切酶切割成可测序的小片段 DNA,然后将其克隆到载体上进行测序,例如,M. M. Yamuchi 等人使用此方法对蟑螂(*Periplaneta fuliginosa*)和蜻蜓(*Orthetrum trianglee melania*)的线粒体基因组进行了测序[625];三是以第一次扩增出来的产物为模板,进行第二次短片段扩增,再进行短片段测序。

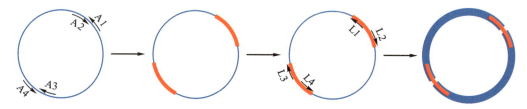

图 11.2　基于长 PCR 的基因组测序方案中的 PCR 步骤[626]

圆圈代表 mtDNA,A1～A4 是锚定线粒体基因的引物,L1～L4 是长 PCR 引物。黑色圆弧表示锚定区域。灰色弧线表示长 PCR 产物。锚定区域和长 PCR 产物共同覆盖了整个 mtDNA。

Hu Min 等人利用长 PCR 扩增技术从单个线虫分离的少量总基因组 DNA 中扩增出完整的线粒体基因组序列,并进行后续的直接测序[627]。首先,他们使用标准 SDS/蛋白酶 K 处理单个线虫,提取并纯化总基因组 DNA。接着,通过 PCR 扩增并测序核糖体 DNA 的内部转录间隔区,验证了线虫的特异性。然后,取约 20 ng 总基因组 DNA,选择线虫中已知的相对保守的基因(如 *nad1* 或 *rrnL*),通过长 PCR 扩增成两个片段(每个片段大小为 5～10 kb),至少进行 5 次 PCR 扩增,以扩增整个线粒体基因组。最后,对每个 PCR 产物进行琼脂糖凝胶电泳检测,纯化后使用"引物步移"策略进行测序。通过组装获得序列并进行生物信息学分析,可以预测 tRNA、rRNA 和非编码区的氨基酸序列,翻译起始和终止密码子等。该方法涉及基因组 DNA 的分离、长时间的 PCR 扩增、电泳和测序,需要 1～3 周的时间,适用于研究多种寄生虫,并且有可能应用于多种生物。

长 PCR 产物结合引物步移法测序的关键在于模板的质量,需要使用新鲜样本或者保存较好的材料。例如,在引物步移法测序中,必须确保扩增出来的 DNA 质量和产量足够完成测序。此外,基因组中特殊的结构,如重复序列和二级结构,可能会导致扩增的失败。另一个关键因素是引物的数量和保守性,同时相邻引物间的重叠区域一般需要超过 50 bp。因此,在线粒体的保守区域设计一些简并引物,可以实现对一类物种的线粒体基因组测序。例如，C. Simon 等人在 2006 年发布了昆虫线粒体基因组范围的保守引物的位置和序列，适当修改后可以用于其他类昆虫的线粒体基因组测序[628]。然而，许多类群仍然缺乏通用引物信息，使得线粒体基因组部分片段扩增变得困难。

大部分动物的核基因组中都存在线粒体假基因，但是这些假基因的长度都小于 1 kb，因此利用长 PCR 扩增法可以有效地避免线粒体假基因的污染。总的来说，长 PCR 扩增法结合引物步移法比较适合小规模微小型昆虫 mtDNA 的研究，而对于大规模的 mtDNA 研究来说，高通量测序是一个最优选择。

11.2.3 应用高通量测序技术检测 mtDNA

在过去的几年中，高通量测序技术，特别是二代测序技术（next generation sequencing，NGS）的发展，加速了线粒体基因组的测序，揭示了在真核生物中发现的物种 mtDNA 基因含量及复制和转录方式的多样性。与一代 Sanger 测序技术相比，NGS 的深度和范围大幅度提升，可以更快速地获得全基因组序列（whole genome sequencing，WGS）、外显子序列和基因转录本等，并且花费成本更低[620]。之前，由于动物的 mtDNA 较小（大多数在 15~18 kb），使得用 NGS 技术测定动物 mtDNA 性价比不高，从而限制了其应用。然而，近年来，随着测序费用的下降和多种新策略的应用，研究者们已经可以成功地应用 NGS 技术在短时间内获得大量动物 mtDNA 序列。

应用 NGS 技术对线粒体全基因组进行序列测定的方法可以归纳为两种：一种是先对目标 mtDNA 进行富集，包括 mtDNA 的提取纯化、目标区域 PCR 扩增法及特异性探针杂交富集法（可分为基于微阵列和基于 PCR 探针的杂交富集法），随后将富集到的 mtDNA 随机打断成 50~700 bp 的单链 DNA 文库，并将短片段的两端与测序接头连接起来，然后对扩增的 DNA 分子进行测序。另一种是从样本的 WGS、外显子序列和转录本的高通量数据中挖掘出线粒体基因组序列信息，利用诱饵序列或者近缘物种的 mtDNA 参考序列，使用软件 MITObim 对其进行组装。相比传统的 Sanger 测序，NGS 测序技术通量高，可以更快速且用更低的花费获得 WGS、外显子序列和基因转录本[629]，并且不用分离纯化线粒体，因此越来越多的研究者尝试从 WGS 等数据中获取线粒体基因组[630-632]。

高通量测序的基本原理是通过捕捉新合成的末端的标记来确定 DNA 的序列，现在用于线粒体基因组测序的主要技术平台包括二代测序罗氏 454/GSFLX 测序平台的焦磷酸测序和 Illumina/Solexa Genome Analyzer 测序平台的聚合酶合成测序，以及 ThermoFisher 半导体测序（ion torrent sequencing，ITS）等。这几种测序平台都可以完成 mtDNA 测序[633-635]，但是有各自的优缺点，需要考虑实际情况来进行选择。

罗氏 454/GSFLX 测序平台的焦磷酸测序，是由 4 种酶催化的同一反应体系中的酶联化学发光反应。焦磷酸测序的原理如下：引物与模板 DNA 退火后，在

DNA聚合酶、荧光素酶、ATP硫酸化酶和三磷酸腺苷双磷酸酶这4种酶的协同作用下，将引物上每一个脱氧核糖核苷三磷酸(dNTP)的聚合与一次荧光信号的释放偶联起来，通过检测荧光的释放和强度，达到实时测定DNA序列的目的[636]。该方法最显著的特点是序列读长可高达400 bp，并且与传统的Sanger测序法相比，罗氏454/GSFLX测序技术对富含AT的DNA序列测序有更好的准确度和灵敏度。但在线粒体基因组测序方面仍然基于长PCR扩增法。研究者利用罗氏454/GSFLX测序技术和长PCR扩增法结合的方法获得了成年雄性捻转血矛线虫(*Haemonchus contortus*)的mtDNA序列。他们首先提取了来自单个成年雄性 *Haemonchus contortus* 的基因组DNA(20～40 ng)；再利用长PCR扩增法得到完整的mtDNA，使用罗氏454/GSFLX测序平台进行测序；最后将测序结果组装了一个重叠群，并与来自公开可用的表达序列标签(EST)和基因组调查序列(GSS)数据集的mtDNA进行了比较。结果表明，罗氏454/GSFLX测序平台对于线虫富含AT的mtDNA的测序是可靠的。*Haemonchus contortus* 的mtDNA序列长度为14055 bp，高度富含AT(78.1%)，包含36个基因(12个蛋白编码基因，22个tRNA基因，*rrnL* 和 *rrnS*)，并且在结构、大小和基因排列上与圆线虫目(Strongylida)的成员具有相似的特征[637]。

在过去几年中，Illumina测序由于其高灵敏度和准确性，以及不受物种限制的特点，在mtDNA测序中得到了广泛应用。其中，Hiseq2000技术是基于DNA单分子簇的边合成边测序和可逆终止化学反应原理[638-639]。在测序过程中，首先将基因组DNA的随机片段附着到光学透明的玻璃表面(也称为"流动池"或"流细胞"，即flow cell)，经过延伸和桥式扩增后形成数以亿计的Cluster，每个Cluster是具有数千份相同模板DNA的单分子簇。然后利用带荧光基团的四种特殊脱氧核糖核苷酸，通过可逆性终止的边合成边测序技术对模板DNA进行测序。这种方法使用带有荧光标记的dNTP和可以切除的叠氮基进行合成测序，每次测序循环只合成一个碱基，再结合不同荧光的四种碱基，即可确定此时的碱基类型，重复这个过程即可完成所有碱基的测定。HiSeq2000每天可产生超过50 Gb的数据，运行10.8天可产生16亿个100 bp的配对末端读取，从而显著降低了DNA测序的成本[640]。例如，G. Besnard等人利用Illumina技术(HiSeq 2000)采用鸟枪法对根结线虫(*Meloidogyne graminicola*)进行全基因组测序，获得了20030 bp的富含AT的基因组(84.3%)，平均测序深度超过300，然后从头组装了 *Meloidogyne graminicola* 的mtDNA序列[641]。鸟枪法可以从测序得到的短序列推测出其完整序列，是一种直接的序列拼接方法。Illumina技术能够在保证高测序深度的前提下快速组装序列，并确保良好的测序准确性。然而，由于HiSeq平台的数据输出量巨大，通常更适用于动植物全基因组测序、转录组测序和表观组学研究，而不太适用于细胞器的基因组测序。

Hong Cui 等人使用一对背对背的引物(mt16426F－5′ccgcacaagaagaggctactctcctc3′和mt16425R－5′gatattgatttcacggaggatggtg3′)对整个线粒体基因组进行了长距离PCR(LR-PCR)扩增，然后对PCR产物进行片段化，制备文库后分别在Illumina HiSeq2000 上测

序，并使用 m.4013_m.4031F-5'ccctcaccactacaatctt3' 和 m.4822_m.4804R-5'tg-gagaccctgagtcttca3'引物对生成的 PCR 产物进行 Sanger 测序[642-643]。他们使用单步 NGS 方法分析了通过 Sanger 测序分析的 24 个样品，覆盖率约为 20000×。结果显示，通过 Sanger 测序检测到的所有突变体也都通过这种 NGS 方法检测到，证明了 100% 的敏感性和特异性。NGS 还检测到了 Sanger 测序未检测到的低异质性变化，没有出现假阴性或假阳性结果。例如，Sanger 测序检测到了 m.4104A>G, m.4312C>T, m.4318C>T, m.4456C>T 和 m.4736T>C 等罕见变体。然而，来自同一个人的 LR-PCR/HiSeq2000 测序结果没有检测到这五个变异，而是清楚地检测到了 m.4216T>C 和 m.4232T>C 变异。造成这种检测结果的原因是 Sanger 测序不能排除其他可能的污染，例如来自 nDNA 中线粒体同源物的污染[643]。

Illumina 的 MiSeq 与 HiSeq 测序原理相似，都采用可逆终止子测序技术，可以一次执行板载簇生成、扩增、基因组 DNA 测序和数据分析，包括碱基检出、比对和变异检出。MiSeq 可用于各种针对目标基因测序(扩增子测序和目标富集)、宏基因组学和基因表达研究的分析[644]。相对于 HiSeq2000，MiSeq 的运行时间较短(5~65 h)，而相对于罗氏 454/GSFLX 测序平台测序，其测序读长可达 2×300 bp，单次运行可产生约 12 Gb 的数据量。因此 MiSeq 测序同时具有较长的读长和较高的数据量产出的特点，满足线粒体基因组的测序要求，可用于快速高效的线粒体基因组测序[645-646]。S. T. Williams 等人首先使用 Illumina MiSeq 鸟枪法技术获得了腹足动物(*Turbinidae*)的全基因组序列(WGS)，随后将线粒体序列分离出来进行预测及注释，获得了 *Turbinidae* 的第一个线粒体基因组，揭示了其进化关系。该方法避免了为长 PCR 或引物步移扩增子寻找合适的引物的需要，是一种及时且经济高效的方法，并且可从乙醇保存的组织样品中获得整个线粒体基因组[646-647]。

Illumina(HiSeq/MiSeq)测序过程都基于 PCR 扩增，而近年来兴起的 ITS 是第一个不需要光学系统且不需要 PCR 扩增的商业测序技术，其所采用的技术为半导体测序，通过半导体芯片直接将化学信号转换为数字信号。其测序原理如下：把分别含有 A、T、C、G 四种 dNTP 溶液依次流过芯片表面，当本次流过的 dNTP 被 DNA 聚合酶结合到 DNA 链上时会释放出一个氢离子，导致局部 pH 值发生变化，被离子传感器检测到，从而转换为数字信号。ITS 测序是非常适合扩增子测序的革命性技术。与其他二代台式测序技术相比，搭载半导体芯片的 ITS 测序技术更简单、更快速、更具成本效益且更具扩展性[648]。高测序深度可用来发现非常低水平的异质位点，并增进对 mtDNA 异质性和突变的了解，从而进一步完善其在法医 mtDNA 案例研究中的实用性。例如，曹禹等人通过法医验尸从 6 个无关的个体中收集样本，包括胸血、头发、肋软骨、指甲、骨骼肌和口腔上皮。首先用 4 对引物扩增 mtDNA 的全基因组序列，再使用 Ion Shear™ Plus 试剂盒和 Ion Plus Fragment Library 试剂盒构建文库，最后使用 Ion Torrent PGM™ 平台对 mtDNA 进行全基因组测序，结果发现 6 个无关的个体属于 6 个不同的单倍型，并且检测出同一个体的不同组织也具有异质性差异。但是通过 Kappa 系数(Kappa coefficient)进行一致性分析后发现，这些差异在不同组织中并不明显，表明同一个体不同组织间线粒体序列仍具有较好的一致性，为检案中检材的选取提供了一定的参考[649]。除此之外，曹延延等建立了基于 ITS 测序平台的线粒体基因组筛查技术，共检测到 210 个变异位点，其中 5 个位点(A5514G、T14502C、T12811C、A15924G 和 G15927A)与线粒体疾病相关，因此，ITS 高通量测序也可作为线粒体疾病诊断的有效工具之一[650]。

11.2.4 从其他高通量数据间接获取 mtDNA 信息

随着高通量测序技术的快速发展，越来越多物种的 WGS 数据被测定，基因组技术的发展也促使了线粒体基因组序列数据爆发式增加。获得的 WGS 序列中除了核基因组(nDNA)序列外也包括线粒体基因组(mtDNA)序列，因此，从全基因组数据中提取和拼装 mtDNA 序列是获得 mtDNA 的一个有效手段。基于此，从全基因组数据中获得 mtDNA 序列的策略及相关的软件不断发展。从全基因组数据中拼装 mtDNA 序列的方法一般分为两种：一种是有参考序列拼装方法，另一种是从头拼装方法(图 11.3)[651]。

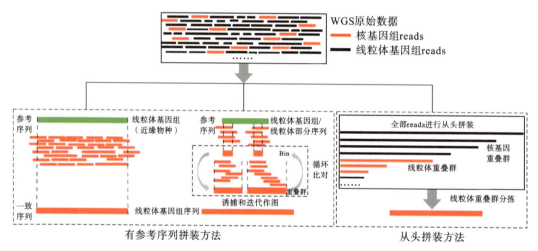

图 11.3 从全基因组测序数据中获得及拼装线粒体基因组策略[651]

11.2.4.1 有参考序列拼装方法

有参考序列拼装方法需要选择近缘物种的 mtDNA 序列作为参考序列，可以基于线粒体整个基因组或基于线粒体片段，从研究类群的 WGS 数据中捕获线粒体 reads(测序片段、读段)[652-653]。比如，研究者以现存大熊猫(Ailuropoda melanoleuca)的 mtDNA 序列作为参考，获得了一个 2.2 万年前的大熊猫的 mtDNA 序列。首先使用 DNA 杂交探针成功地从古代熊猫标本中捕获了完整的 mtDNA，用 Miseq 平台进行测序；再用全基因组比对工具（如 Burrows - Wheeler Alignment tool，BWA[654]）进行同源比对，将从现有大熊猫的 WGS 数据中获得的 mtDNA 序列作为参考序列，映射(mapping)到古代大熊猫标本的 mtDNA 序列上，捕获到线粒体 reads，再根据线粒体 reads 间的相互重叠情况进行序列延伸，直到延长到完整的

mtDNA 长度。这种方法准确性高，较容易获取和参考基因组一致的序列（consensus sequence，CS），并且运算速度较快且不消耗计算资源[655]。相关软件有 MitoBamAnnotator[656]、MToolBox[657]、MitoSeek[658]、mtDNA-profiler[659]、PhyMer[660]、mit-o-matic[661]、Mito-Suite[662]和 mtDNA-Server[663]等。

注意：分析高通量测序数据时，在芯片上的每个反应，会读出一条序列，较短的为 read，是原始数据；很多 reads 通过片段重叠，组装成一个更大的片段，称为重叠群(contig)；多个重叠群通过片段重叠，组成更长的 Scaffold。

11.2.4.2 从头(de novo)拼装方法

虽然越来越多的物种的 WGS 数据和 mtDNA 数据被公布，但仍然有绝大多数物种的基因组还未被测定。对于那些没有参考序列的物种，从头拼装是一种快速准确地获取 mtDNA 的有效方法，被广泛应用在基因组和转录组的序列拼装。根据线粒体 reads 的来源不同，一般可分为从 WGS 数据中从头拼装和从转录组数据中从头拼装[651]。从头拼装 mtDNA 序列的优势是不需要参考序列。

从 WGS 数据中从头拼装 mtDNA 的原理如下。首先从 WGS 数据中将全部 reads 进行从头拼装，得到包括核基因重叠群库和线粒体重叠群库。然后，根据重叠群库的测序深度差异确定候选线粒体重叠群。接着，将 WGS 数据反复映射到候选线粒体的重叠群库上，再将得到的重叠群延长到 Scaffolds 水平，最终得到完整的 mtDNA 序列信息[652-653]。例如，H. O. Lee 等人利用此方法对桔梗（*Platycodon grandiflorus*）和党参（*Codonopsis lanceolata*）进行了 mtDNA 从头拼装（图 11.4）[664]。

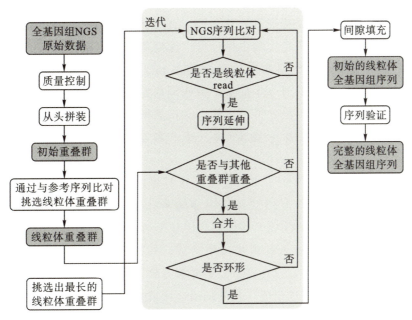

图 11.4 桔梗科 mtDNA 测序数据进行从头拼装[664]

由于 RNA 转录本中含有大量线粒体编码基因转录本，因此可以从转录组数据中获取线粒体 mRNA 序列。由于线粒体在细胞内拷贝数多、表达量高，因此线粒体 mRNA reads 的测序深度远比核基因组高。从转录本拼装线粒体 mRNA 的原理与从 WGS 从头拼装 mtDNA 类似。首先，将全部的 RNA 转录本 reads 进行从头拼装，然后将过滤后的 reads 比对到近缘物种的 mtDNA 上，从而获得线粒体重叠群[665]。

全基因组或转录组拼装的软件有 SOAPdenovo2[666]、BIGrat[667]、SPAdes[668]、CLCbio、Velvet[669]、Trinity[670] 和 SOAPd-enovo-Trans[671] 等。

通过其他高通量数据间接获得 mtDNA 数据存在一个重要问题，即 Numts 污染[672]，指的是在分子生物学研究中可能出现的核基因组 DNA 污染，这些 DNA 片段是从线粒体基因组中转移到核基因组中的，通常被称为核基因组中的线粒体序列（nuclear mitochondrial DNA sequences，Numts）。Numts 是由 mtDNA 转移到细胞核 DNA（nDNA）形成的，具有较长且拷贝数高的特点，在动物中普遍存在。由于 Numts 与 mtDNA 序列近似或完全相同，因此在比对时很容易将 Numts 误认为 mtDNA 序列[673]，导致污染。为了解决这个问题，可以采取一些手段来消除 Numts 污染。一种常见的方法是通过物理分离纯化 mtDNA，但这种方法操作烦琐，耗时耗力，而且对样品的质量和数量有一定要求。另一种方法是通过生物信息分析手段来消除 Numts 的污染。例如，可以将数据与 nDNA 序列和 mtDNA 序列同时进行匹配，如果发现多个位点匹配上，就可以使用诸如 BWA 这样的校准器进行分析[658,674]。

11.2.5 纳米孔单分子测序

Sanger 测序法通常需要提取和富集步骤，而二代测序的出现使得获取大规模测序数据变得更加容易。这些二代测序平台可以深度覆盖高复杂性基因组区域，但线粒体基因组具有低复杂性均聚物序列，因此在 mtDNA 测序中可能会遇到一些问题。例如，这些平台无法识别单体重复中的相同单元，也无法解决检测异质性的拷贝数变异，从而导致下游数据分析和生物学意义的解释变得更加复杂化[675]。此外，当样品中存在核苷酸修饰（如甲基化）时，基于多重 PCR 扩增的方法可能会出现错误[676]。

1989 年，戴维·戴默提出了一种使用电压对单链 DNA 进行测序的方法，通过纳米孔"拉动"单链 DNA[677]。2012 年，牛津纳米孔技术公司（ONT）推出了迷你孔设备（MinION device，MinION），该设备利用基于纳米孔的测序技术，能够对 DNA、RNA 和蛋白质进行测序。纳米孔由蛋白质组成，具有直径约为 1 nm 的中空管[678]。由于纳米孔的直径非常细小，仅允许单个核酸聚合物通过。A、T、C、G 单个碱基的带电性质不同，当单个碱基通过时，孔洞的最小区域会发生构象变化，并且会检测到电场的波动，从而实现测序（图 11.5）[677-679]，即纳米孔单分子（oxford nanopore）测序。纳米孔单分子测序还可以直接测定 DNA 序列中的甲基化情况。当以正常的 C 或者甲基化的 C 为模板时，DNA 聚合酶停顿的时间不同，可以根据不同的时间判断模板的 C 是否甲基化[680]。纳米孔单分子测序的特点包括单分子测序、长测序读长

（超过150 kb）、实时监控测序数据、高精度（达到99.9999%）、不受测序化学/仪器功能的限制。相对于第二代测序技术，纳米孔单分子测序在DNA修饰和突变鉴定方面具有良好的应用前景。

由于线粒体基因组具有高度多态性的特征，使用多个引物进行扩增时，引物与位点结合时遇到单核苷酸多态性（SNP）的可能性增加。因此，基于多重PCR的检测可能会降低异质定量的准确性。此外，由于二代测序（NGS）产生的短序列特征，对于结构变异的检测（如癌症检测）往往不够准确。纳米孔单分子测序没有PCR扩增步骤，因此没有扩增引入的碱基错误，这一优势使其在特定序列的SNP检测和稀有突变及其频率测定方面具有显著优势。利用MinION得到的长reads，覆盖几百个拷贝，所得到的结构变异结果比NGS平台得到的上百万reads的结果更可靠[678,681]。M. R. Lindberg等人使用Illumina MiSeq和Oxford Nanopore Technologies MinION对人类mtDNA进行了测序，结果显示MiSeq数据的短读长度限制了线粒体基因组上SNP多态性的检测，而MinION则具有对线粒体基因组上的SNP进行基因型分型的能力，且具有相对较高的精度[682]。

11.3 讨 论

随着高通量测序技术的迅猛发展，越来越多的物种的mtDNA被测序。高通量测序的主要应用包括对肿瘤中的体细胞DNA变化及线粒体基因间区域的起源进行研究。线粒体基因组编码的蛋白质具有保守的结构域，可在序列相似性或隐马尔可夫模型搜索中提供显著的标记结果，这也有助于自动注释。因此，未来几年中，关于mtDNA数据库的数量和多样性可能将呈指数增长。很快就有可能瞄准所有代表主要谱系的关键类群，特别是那些只能通过新陈代谢途径才知道的单细胞真核生物群或者那些可能生活在极端环境中的未知生物群[597]。

二代测序（NGS）方法对于线粒体基因组的测序特别有用，该技术以低覆盖率对核基因组进行测序，提高了成千上万个拷贝的高拷贝级分（如mtDNA）的回收率[683]。这种方法同样适用于从博物馆和植物标本室保存的旧材料中获得mtDNA[647]。一些软件可用来组装短reads的mtDNA，如MITObim和NOVOPlasty。通常组装相对简单，特别是如果来自密切相关物种的mtDNA可用作参考时[684-685]。但是，它不适用于植物mtDNA，因为植物mtDNA相当大，并且包含易于同源重组的重复区域。这些特征是长PCR扩增的主要缺点，严重阻碍了短reads的组装。因此，使用能够组装长reads的技术像Oxford Nanopore Technologies MinION测序则非常有希望用于组装植物mtDNA[631,678]，并且通常用于消除使用距离太远的参考序列时可能出现的短reads装配嵌合体。

mtDNA的直系同源性相对容易评估，并且这些mtDNA序列将可用于确定物种限制[686]、检测隐性物种多样性[687]及重建系统发育树以帮助解决正在进行的系统进化论争议[688]。这些重建的发育树可以用作进化框架，比较姐妹类群之间基因含量和排列的变化，并推断出最近共同祖先的mtDNA的特征。这将使科学家对真核生物多样化过程中发生在线粒体基因组中的进化转变，如得失和重组，有前所未有的了解，并有助于人们理解触发如选择和随机漂移等变化的进化机制。随着更多 nDNA 的测序，人们将能够了解线粒体基因间区域的起源，并确定缺失的线粒体基因在不同的 mtDNA 中的最终命运。随着越来越多组织的 mtDNA 被表征，结合其他先进技术如单细胞转录组学，将有可能深入了解脊椎动物 mtDNA 外部发生的各种复制、转录和翻译等过程，并进一步了解线粒体与核基因组之间发生的信号传导的演变。

第 12 章
线粒体基因的编辑方法

基因疾病可以由核内基因突变以孟德尔遗传定律产生，也可以由母系遗传的线粒体突变导致。这两种突变无论哪一种发生，都可能导致线粒体功能失调，影响氧化磷酸化体系，对肌肉或大脑这种高耗能的组织产生严重影响。人类的线粒体疾病通常由 mtDNA 突变导致。致病性的 mtDNA 突变具有异质性，即突变型和野生型在线粒体内共存。存留的野生型 mtDNA 会削弱突变带来的致命性影响，但是当突变型和野生型的比例超过 4∶1 时，生化和临床的表型就变得明显[689]。

近年来核基因编辑技术已取得快速发展，得到广泛应用[690-691]，但线粒体基因编辑技术却进展缓慢、困难重重。由于线粒体的寄生性特点，常规的核基因编辑技术并不适用，无论是基因编辑的蛋白质还是向导 RNA，在进入线粒体时，都遇到了跨膜运输的问题[692-693]。即使核基因编辑体系能够进入线粒体，双链断裂的线性 mtDNA 也很快被降解，难以进行后续基因编辑。因此最初的基因编辑方法集中在剔除突变的 mtDNA，降低突变型和野生型的比例至健康范围[694-696]。这些方法的关键是保证细胞具有维持稳定 mtDNA 拷贝数的能力，以使得剩余的 mtDNA 可以重新填充整个细胞器网络。经过近十年的发展，线粒体基因编辑已经取得了长足的进展，2018 年，迈阿密大学米勒医学院的 Carlos Moraes 实验室成功剔除了小鼠体内的致病性线粒体突变[697]；2020 年，哈佛大学布罗德研究所刘如谦实验室利用新型的脱氨酶开发出了在 mtDNA 精确引入突变的分子工具[693]。但是总的来说，线粒体基因编辑尚处于起步阶段，目前还缺少在 mtDNA 精确插入或敲除碱基的能力，基于蛋白质靶向的脱靶效应也有待优化，某些方法在动物体内的适用性有待验证。然而 mtDNA 编辑的基本要素已经取得关键突破，相信在不久的将来，线粒体基因编辑技术有望帮助人类从根本上解决某些线粒体疾病。

12.1 靶向性甲基化 mtDNA

最早成功编辑 mtDNA 的方法出现在 2006 年，M. Minczuk 等人[692]解决了锌指多肽(zinc finger peptide，ZFP)阵列蛋白无法跨线粒体膜的问题，通过 ZFP 的线粒体定位及其融合携带甲基转移酶，成功地在 mtDNA 上靶向性添加甲基化修饰。Cys_2His_2 类的 ZFP 具有识别特定 DNA 的能力，但是通常情况下即便是添加了线粒体定位信号，工程化的 ZFP 也不能有效进入线粒体。由图 12.1 A 和 B 可以看出，不同的 ZFP 在线粒体内的分布很少，特别是融合了其他蛋白如细胞色素氧化酶第 8 亚基(C8)或者是绿色荧光蛋白(GFP)时，大部分蛋白都分布在核内。然而在 ZFP 上添加了核输出序列(NES)后，许多融合了人源 DNA 甲基转移酶 hDNMT3a 催化结构域(meth)的 ZFP，仍然可以有效地定位于线粒体(图 12.1C－D)。

A

克隆		ZFP序列					定位		
		F1 -1123456	F2 -1123456	连接子	F3 -1123456	F4 -1123456	C8-ZFP-GFP	C8-ZFP	F-ZFP
L1	5	RSDVLSA	RNDHRIN	-	RSDTLSR	HNHHRKT	-	-	M
	9	RSDHLST	HSNTRKN	GGG	RSDSLST	AGANRTT	-	-	M/N
	10	RSDVLSV	TNQHRTK	-	RSDHLSE	NNSSRTR	N	N	M/N
	11	RSDHLSQ	TSSNRKT	-	RSDHLSN	RSDDRKK	N	N	M/N
	12	RSDHLSE	RKDARIT	GGG	RSDHLSN	RSDDRKK	N	N/M	M
	15	RSDHLSN	RNDDRKK	-	RSDHLSN	QSATRIT	-	-	M/N
	18	RSDHLSQ	TSSNRKT	-	RSDNLST	RSDNRTK	-	-	M/N
	19	RSDHLSE	DSSHRTR	GGG	RSDSLSV	QNQHRIN	-	-	M/N
	21	RSDHLSE	RNDNRKR	-	RSDHLSQ	TSANRTT	N	N	M/N
	22	RSDSLSQ	NSSNRKN	GGG	RSDSLSQ	TSSNRKT	-	-	M/N
	26	RSDHLSN	TRDTRKK	GGG	RSDALSV	DSSHRTR	-	-	M/N
	29	RSDTLSE	RNDHRTT	GGG	RSDHLSN	RNDDRKK	N	N/M	M/N
	30	RSDHLSE	RNDNRKR	-	RSDHLSN	RNDDRKK	N	N	N/M
	31	RSDHLSE	RNDHRTT		RSDHLSE	RRDSRTN	-	-	N/M
	34	RSDHLST	HSNTRKN	GGG	RSDHLSE	RNDHRTT	-	-	M/N
	35	RSDVLSV	QNNHRIT	-	RSDHLST	ASSARKT	-	-	N/M
	37	RSDALSV	HSDTRTK	-	RSDVLSV	QNNHRIT		-	M
L2	20	RSDHLTK	NSDHLSR	-	RSDSLSV	QNQHRIN	N	M/N	M
	27	RSDHLTK	NSDHLSR	-	RSDHLSN	TRDTRKK	-	-	M/N
	32	TNDDLNT	TSSHLSR	GGG	RSDHLSE	RNDNRKR	-	-	N/M
	33	TNDDLNT	TSSHLSR	-	RSDHLSE	RNDHRTT	-	-	N

B

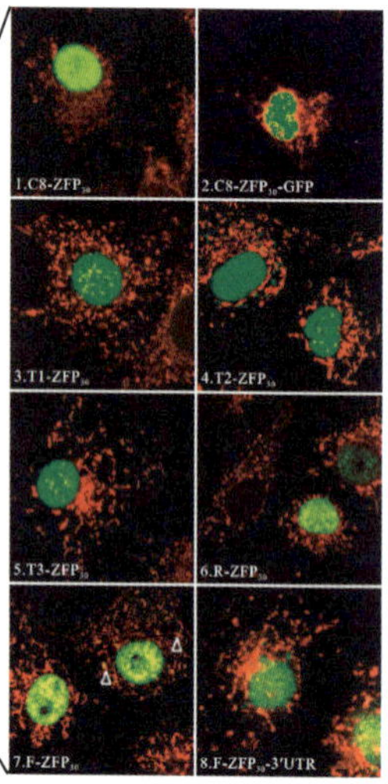

C

克隆	ZFP序列					定位			
	F1 -1123456	F2 -1123456	连接子	F3 -1123456	F4 -1123456	F-ZFP-NES	F-GFP-ZFP-NES	F-ZFP-meth-NES	F-GFP-ZFP-meth-NES
11	RSDHLSQ	TSSNRKT	-	RSDHLSN	RSDDRKK	M	M	M	M
12	RSDHLSE	RKDARIT	GGG	RSDHLSN	RSDDRKK	M	-	-	-
18	RSDHLSQ	TSSNRKT	-	RSDNLST	RSDNRTK	M	M	M/N	M
21	RSDHLSE	RNDNRKR	-	RSDHLSQ	TSANRTT	M	M	M	M
30	RSDHLSE	RNDNRKR	-	RSDHLSN	RNDDRKK	M	M	M	M

D

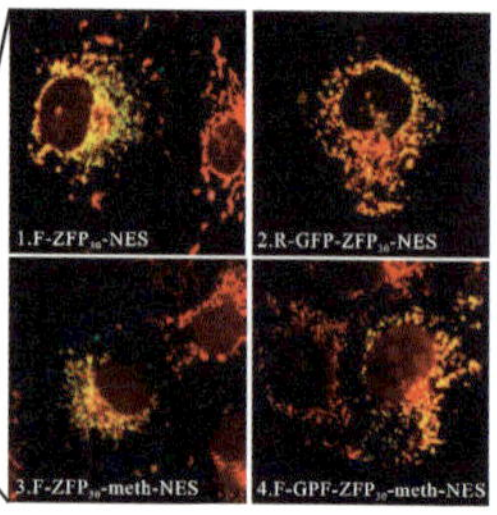

图 12.1　工程化 ZFP 在融合线粒体定位序列(MTS)及核输出序列(NES)后能有效定位于线粒体[692]

A. 工程化 ZFP 的序列及融合蛋白在细胞内的定位。B. 表征融合蛋白定位的代表性荧光共聚焦图片。C－D. 添加 NES 后融合蛋白在细胞内的定位情况。

在 M. Minczuk 等人[692]的实验中，工程化的 ZFP 识别的是 m.8993 T>G 突变。这一突变导致 ATPase6 的功能受损，是神经病变、共济失调和视网膜色素变性综合征(neuropathy, ataxia, and retinitis pigmentosa, NARP)的主要原因。NARP 患者表现出由感觉神经病变产生的麻木、刺痛或手脚疼痛症状，并具有肌肉无力和平衡协调问题，许多患者伴随视网膜病变而导致视力丧失。如图 12.2A 所示，3 个 ZFP 串联用来识别以突变位点 G 为中心的 9 个碱基。在 143B(TK^-)野生型细胞和 143B(TK^-)NARP 杂交细胞内表达该融合蛋白，突变型 mtDNA 的甲基化水平增加约 6 倍(图 12.2B)。

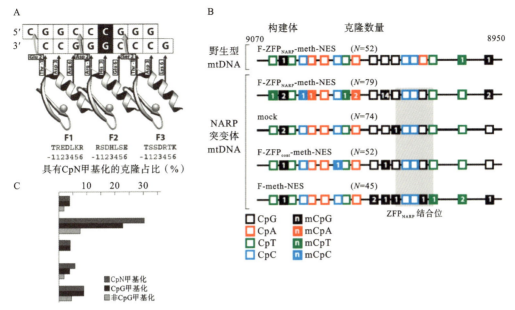

图 12.2 工程化 ZFP 的靶向序列（A）及其靶向性甲基化 mtDNA 的效果（B）[692]

12.2 剔除突变型 mtDNA

12.2.1 ZFN 法剔除突变型 mtDNA

早在 1996 年，以 ZFP 融合核酸酶（zinc finger nuclease，ZFN）靶向性造成核内 DNA 双链断裂（DNA double-strand break，DSB）就被报道[698]。核酸酶 *Fok* I 是一类限制性内切酶，含有 N 端 DNA 结合结构域和 C 端切割结构域。当 N 端结合 DNA 后，在镁离子的协助下 C 端被释放，并在遇到另一个自由 C 端时形成具有活性的二聚体，切断 DNA 双链[699]。细胞内 DSB 的修复主要有两种：即同源重组（homologous recombination，HR）和非同源末端连接（non-homologous end joining，NHEJ）。如果 *Fok* I 造成的 DSB 被细胞利用 HR 的方式修复，这种切断不能产生任何基因编辑效果。然而，如果细胞采用易错的 NHEJ 修复方式，则可能出现碱基缺失，造成移码突变，实现基因编辑。但是由于野生型的 *Fok* I 存在非靶向性的同源二聚效应，直接与 ZFP 融合的 ZFN 在细胞安全性、编辑效率及脱靶效果方面都有很大限制。自 2007 年始，研究者逐步实现对 *Fok* I 二聚效应改造[700]。2011 年，Holmes 实验室通过改变二聚体结合界面的氨基酸，利用酵母筛选系统获得只能异源二聚配对的 *Fok* I 突变体。异源二聚的配对（ELD/KKR）是同源二聚活性的 40 倍，核内编辑效率高至 50%。图 12.3 为 *Fok* I 二聚体与 DNA 结合的晶体结构及其界面改造。

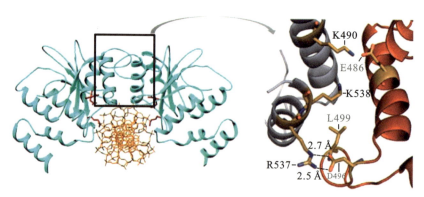

图 12.3　*Fok*Ⅰ二聚体与 DNA 结合的晶体结构及其界面改造[701]

Minczuk 实验室[702]对靶向编辑 mtDNA 的 ZFN 进行了一系列的更新，引入了线粒体定位序列（mitochondrial targeting sequence，MTS）和核输出序列（nuclear export sequence，NES），并将它们整合调整到了蛋白质的 N 端。此外，优化后的单体带有 HA 标签（hemagglutinin tag，HA tag）和 Flag 标签（flag epitope tag，Flag tag），替代了原本的 HA 和 Myc 标签（c-Myc epitope tag，Myc tag）。还采用了异源二聚的 *Fok*Ⅰ结构域，以降低脱靶效应（图 12.4）。

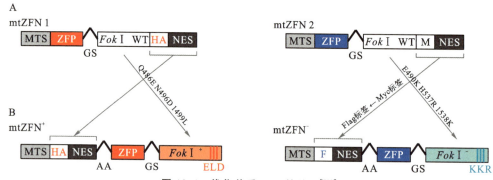

图 12.4　优化前后 ZFN 的差异[702]

A. 优化前；B. 优化后。

经过优化后，靶向 m.8993 T＞G（NARP 突变位点）的 ZFN 由两部分组成：带正电荷的 *Fok*Ⅰ与融合识别 NARP 突变位点的 ZFP（NARPd⁺）组成一部分，而带负电荷的 *Fok*Ⅰ与融合其上游 COMP 序列的 ZFP（COMPd⁻）组成另一部分。由于野生型 mtDNA 不含有 m.8993 T＞G，因此 NARPd⁺单体不易识别，在突变位点不能有效形成 *Fok*Ⅰ的异源二聚体，无法造成 DSB 断裂（图 12.5A）。利用线性 mtDNA 容易被降解的特点，该方法可以选择性剔除突变的 mtDNA。实验结果显示，在 143B 细胞内，两个线粒体编辑蛋白得到了有效表达（图 12.5B），并且提高了野生型 mtDNA 的含量（图 12.5C），最终野生型线粒体的含量增加了大约5倍（图 12.5D）。

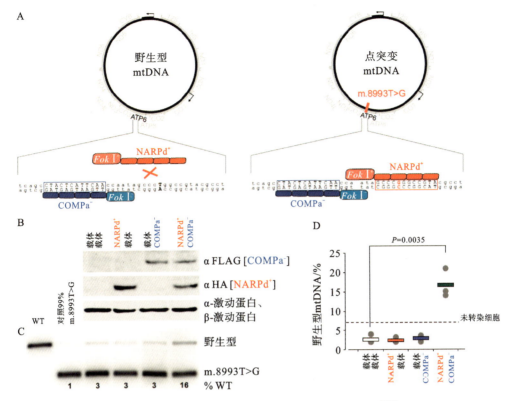

图 12.5　ZFN 法剔除 m.8993 T＞G 突变的 mtDNA[702]

A. ZFN 设计；B. ZFN 蛋白质的表达水平；C. RFLP 法检测突变 mtDNA 的含量；D. 突变 mtDNA 剔除效率统计。

12.2.2　TALEN 法剔除突变型 mtDNA

虽然 ZFN 能够实现 mtDNA 剔除，但目前看来，由于 1 个 ZFN 结合了 3 个碱基，增加了工程改造时的设计难度。而且 ZFP 阵列之间需要间隔片段，对 DNA 的识别特异性存疑，与核内 DNA 的非特异性结合可能就是它需要核输出序列的原因。2009 年，德国科学家 Jens Boch[703]提出了另一种可编程的 DNA 结合蛋白。转录因子激活样因子（transcription activator-like effector，TALE）是许多致病菌通过Ⅲ型分泌体系进入真核细胞，模拟转录因子以操控真核细胞的一类蛋白，由串联重复的核心结构域、核定位序列和酸性的转录激活结构域组成。茄科黄单胞菌中的 TALE 蛋白 AvrBs3 就是这样的一类蛋白，含有 17.5 个重复序列，每个核心结构域的重复序列为 34 个残基，其中第 12、13 位氨基酸负责识别一个碱基，对应结合 UPA 盒。通过解析 TALE 重复序列与碱基的对应关系，Jens Boch 等人[703]发现了第 12、13 位氨基酸残基和其结合 DNA 上碱基的对应关系如下：HD 对应胞嘧啶（C）、NG 对应胸腺嘧啶（T）、NI 对应腺嘌呤（A）。鸟嘌呤（G）虽然没有很好对应氨基酸对，但 NN 和 NS 对 G 有一定的偏好性。进一步的实验发现，一个 TALE 一般需要 6.5 个以上的重复片段，而大于 10.5 个则会有更好的效果。

2013 年，迈阿密大学米勒医学院的 Carlos Moraes 实验室[704]设计了靶向线粒体的 TALEN(mitochondria-targeted TALEN，mito TALEN)，在患者源性细胞内永久性剔除点突变 mtDNA，提供了靶向性核酸酶治疗线粒体疾病的可能性(图 12.6)。他们所针对的是被称为"常见缺失"的一种线粒体基因缺失突变。约 30% 的线粒体缺失患者[705]或衰老组织中含有该突变[706-707]，其 mtDNA 缺少由 8483 至 13459 之间近 5000 个碱基(m.8483_13459del4977)。利用 TALEN 需要配对的特点，S. R. Bacman 等人[704]设计了识别常见缺失两端区域的 Δ5-mitoTALEN。每个 TALEN 端含有源自 SOD_2 的线粒体定位序列、HA 标签、mCherry 或 eGFP 标签。在野生型的 mtDNA 中，虽然 TALEN 可以分别识别 DNA 序列，但是两个 FokⅠ 单体相距非常远，无法形成具有 DNA 切割活性的二聚体，而突变型的 mtDNA 则恰好能够满足条件，产生 DNA 双链断裂。

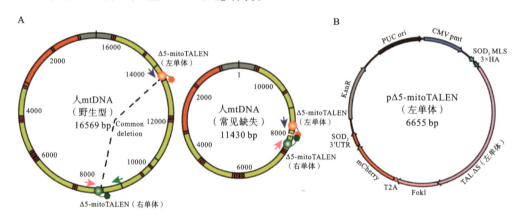

图 12.6　线粒体"常见缺失"及其靶向剔除的 TALEN(Δ5-mitoTALEN)设计[704]

12.2.3　在动物模型中剔除突变型 mtDNA

虽然 ZFN 和 TALEN 方法成功地在细胞模型中降低了线粒体内突变 mtDNA 的比例，但在动物实验中的适用性是下一步的关键。然而，研究者们一直缺乏携带线粒体突变的合适动物模型。直到 2016 年，德国马普老化生物学研究所的 Stewart 实验室[708]通过随机突变的方式成功构建了含有 tRNA^{Ala} 缺陷的异质性 mtDNA 突变模型小鼠，使得线粒体基因编辑在动物模型中得以验证成为可能。该模型小鼠模拟了人 mtDNA 的突变，5024 位的 C 突变成了 T(m.5024C>T)。该突变会导致 tRNA^{Ala} 不稳定，与疾病和氧化磷酸化缺陷相关，在老年小鼠的心脏中表现出轻微的表型。

2018 年，Moraes 实验室[709]成功地在 tRNA^{Ala} 突变的小鼠上利用 mitoTALEN 有效降低了突变型 mtDNA 在肌肉和心脏中的载量，恢复了 tRNA^{Ala} 的水平。借助 TALEN 需要在 0 位置需要识别 T 的特性，S. R. Bacman 等人[709]设计了特异性识别小鼠 m.5024C>T 区域的 TALEN 单体(图 12.7)。每个 TALEN 单体都带有线粒体定位序列和表位标签。单体 A 含有 9.5 个双位点可变重复序列(repeat variable diresidue, RVD)，特异性识别 m.5024C>T。单体 B 结合邻近的野生型序列，含有 15.5 个 RVD。为了包装病毒方便，他们还将单体 B 缩短至 8.5 个 RVD，被命名为单体 C。为了降低同源二聚导致的脱靶效应，新开发的异源二聚的 *Fok* I 核酸酶结构域替代了原来 TALEN 中的 *Fok* I，并分别加上了荧光标签红色荧光蛋白 mCherry 和绿色荧光蛋白 eGFP，以 T2A 小 RNA 病毒核糖体滑移序列将其间隔开，整个单体的质粒设计与之前图 12.6B 的设计类似。

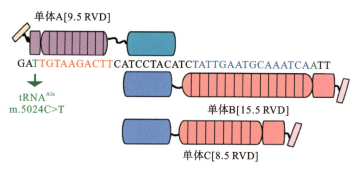

图 12.7　靶向剔除 m.5024C>T 的 TALEN 设计[709]

为验证 mitoTALEN 的效果，首先将其转入含有 m.5024C>T 的 MEF 细胞。一天后进行荧光激活细胞分选（fluorescence-activated cell sorting，FACS），含有 mCherry 和 eGFP 标记的细胞呈黄色，未含任一标记的为黑色。在黄色细胞中，虽然突变的基因型显著减少，但 mtDNA 拷贝数未发生变化。为了测试 TALEN 的特异性，他们还转染了含有野生型 m.5024C 的 C57BL/6J 成纤维细胞，也未观察到显著的 mtDNA 消耗现象。为更好地观察 mtDNA 突变的效果，将 mitoTALEN 转染到高 m.5024C>T 含量的 MEF 细胞中，一天后异质性发生变化，并持续了 3 周。转染 2 周后，在同时含有一对 mitoTALEN 的细胞内（黄色细胞），已知受突变影响的两个蛋白 NDUFB8 和 COXI 的水平有所提高。

单体 A 和 C 被分别克隆至 AAV9 载体以生产病毒颗粒。在 m.5024C>T 小鼠的右胫前肌注射两个单体的病毒颗粒，左胫前肌注射 AAV9-GFP 作为对照，通过脚趾活检确定小鼠的突变异质性水平。4 周和 10 周后，根据各自携带的 HA、FLAG、GFP 标签确定蛋白质的表达水平。在 4~24 周内，限制性酶切片段长度多态性（RFLP）分析显示右胫前肌的突变/野生比例都显著降低。

S. R. Bacman 等人[709]利用携带异质性线粒体突变的模型，通过肌肉、静脉及腹膜注射 AAV-mitoTALEN，测试了能否在小鼠的肌肉和心脏内用 TALEN 方法降低突变型 mtDNA 含量。他们的方法成功将 TALEN 转入了肌肉和心脏，并降低了突变 mtDNA 的含量，且长期稳定保持，纠正了由该突变导致的 tRNA^{Ala} 缺陷。这些结果表明 mitoTALEN 在转染的组织表达后，可以逆转疾病表型的小鼠。

12.3 靶向性突变 mtDNA

12.3.1 mtDNA 靶向性突变的难题

虽然 ZFN 和 TALEN 技术较早成功应用于基因编辑,但是 CRISPR 基因编辑技术的出现引起了广泛关注[690-691,710]。CRISPR 最初由大阪大学的石野良纯博士于 1987 年提出[711],是一种原核微生物的免疫系统。细菌利用 CRISPR‐Cas9 系统识别并剪切来自病毒的外源基因[712]。CRISPR 相关蛋白 9(Cas9)能够切割 CRISPR 序列介导的互补 DNA,导致细胞采用非同源末端连接(NHEJ)体系修复,从而引发移码突变或其他无法正常表达的错误。CRISPR‐Cas9 基因编辑技术简单廉价,利用向导 RNA(gRNA)定位靶向序列,摆脱了对 ZFP 或 TALE 的依赖,省去了烦琐的质粒构建过程,具有更高的特异性,并已成功对多种目标细胞 DNA 进行了切除。然而,目前大多数研究都集中在细胞核中,改造染色体 DNA,而不是线粒体 DNA,主要是因为 CRISPR 无法进入线粒体。

因此,目前改造线粒体基因的方法仍然采用前述的 ZFP 和 TALE 方法,这两种方法不需要 gRNA 来识别序列,而是通过引发环状 DNA 双链断裂形成线性 DNA。然而,这种编辑方式不能改变线粒体 DNA 的特定碱基,因为线粒体内的线性 DNA 往往会被迅速降解,还没有来得及修复。在解决这个问题之前,mtDNA 的编辑操作不宜采用双链断裂模式[693]。因此,上述方法不能在 mtDNA 中引入碱基特异性的改变。此外,破坏细胞内所有的 mtDNA 肯定是有害的,因此很难在 mtDNA 中产生一致的突变。然而,精确地引入或修正病理性突变是线粒体生物学研究必须克服的障碍之一。这不仅可以加速获得与 mtDNA 突变相关的疾病模型,还可以用于药物测试和治疗。总的来说,主要是因为 CRISPR 无法进入线粒体,目前无法在线粒体中实现精确的基因编辑。

12.3.2 脱氨酶样毒素的 DNA 编辑能力

尽管在细胞核内,脱氨酶对于准确编辑碱基至关重要,但它们的化学和功能多样性大部分仍然是未知的[713]。哈佛大学刘如谦课题组[693]发现了一种新型脱氨酶 DddA,这使得新型基因编辑的可能性大大增加。

经过长时间的进化历程,细菌发展出了复杂的机制来抑制竞争对手的生长,其中一种机制是利用细胞间蛋白质转运系统,将抗菌毒素直接注入邻近的细胞[714]。根据序列预测,一些细菌脱氨酶可以成为六型分泌系统(T6SS)的底物,作为革兰氏阴性菌之间的拮抗性抗菌毒素。尽管脱氨酶的序列存在很大的差异,但 B. Y. Mok 等人[693]聚焦于一个由伯克霍尔德菌编码的脱氨酶 DddA(DddA deaminase encoded by Burkholderiale, DddA),被预测属于 SCP1.201 相似家族。他们克隆并表征了 T6SS 相关脱氨酶的生物化学特性。当缺少 DddA 和下游免疫基因(DddIA)的菌株与野生型菌一起培养时,呈现显著的生长缺陷。然而,在与缺少

T6SS或具有替代DddA活性区域关键氨基酸的菌株共培养时，这种缺陷并不存在，表明DddA是通过T6SS转运的抗菌毒素。进一步的实验显示，DddA的毒性来自1264—1427片段，被命名为DddA氧化酶（DddA oxidase，DddA$_{tox}$）。他们还共结晶了DddA$_{tox}$和DddIA，发现DddA$_{tox}$采用典型的脱氨酶保守的5条β片层股状堆叠结构，支撑着贡献催化残基的螺旋。而DddIA含有中心型β片层结构，遮挡了DddA$_{tox}$的活性区域。基于结构的同源搜索显示，APOBEC酶和DddA$_{tox}$具有最相近的结构相关性，只在C端β股存在不一致。这些折叠股在DddA$_{tox}$内是由一段无规律区连接的反平行折叠组成，而在APOBEC中，这段区域由一段螺旋连接的平行折叠构成。

在此之前，所有关于胞苷脱氨酶活性的报道都是针对单链DNA，更偏好5′端碱基后直接跟随胞嘧啶（C）的底物。为了测试DddA$_{tox}$的活性，研究者们设计了含有四种可能5′-NC的单链DNA底物。出乎意料的是，虽然APOBEC3A可以催化C脱氨，但是DddA$_{tox}$并没有催化单链DNA形成尿嘧啶（U），却是作为负对照的双链DNA，虽然APOBEC3A对其没有催化活性，被DddA$_{tox}$催化脱氨变成了U。没有酶活性的突变（E1347A）处理并没有使其形成U，这表明DddA$_{tox}$催化双链DNA脱氨是基于其酶活性，具有作为基因编辑工具的可能。

如果DddA$_{tox}$在双链DNA中把C变成U，那么它引起突变的程度应该依赖于负责移除U的修剪修复的尿嘧啶DNA糖基化酶（UDG）。事实上，在UDG缺失的大肠杆菌中过表达亚致死水平的DddA$_{tox}$会导致突变频率升高100倍。利用这种亚致死状态的突变，研究者们总结了DddA$_{tox}$的序列偏向性。基于对5个经过DddA$_{tox}$暴露处理的大肠杆菌和5个DddA$_{tox}$（E1347）处理的对照组进行的全基因组测序，发现活性酶处理的大肠杆菌中是对照组中总单核苷多态性（SNP）的50倍，其中99%的DddA$_{tox}$依赖性SNP是CG到TA的突变。将它们进行比对发现具有5′-TC的偏向性，这和体外的酶特异性测试类似。总的来说，这些发现揭示了DddA$_{tox}$无论在体外还是细菌内，都能使双链DNA底物脱氨，并具有5′-TC的偏好性。

12.3.3 拆分DddA$_{tox}$蛋白制备的基因编辑工具

虽然DddA$_{tox}$具有基因编辑的能力，但是过表达产生突变的酶具有很大的细胞毒性，因此需要实现其活性的可控性。将蛋白拆分成两半，只在调节因子的作用下才能够拼成具有活性的结构是非常有效的手段[715]。基于计算机辅助，研究者们将蛋白分成两半，一端含有N端DddA$_{tox}$，一端含有C端DddA$_{tox}$，这两半只在目标DNA处组合，才有活性。该设想与ZFN或TALEN在双链DNA上组装 FokⅠ 单体聚合后才产生核酶活性的设计类似。

根据DddA$_{tox}$和DddI$_A$共结晶的结构，研究者们测试了DddA$_{tox}$在7个位点的拆分效果，每个位点拆分后形成DddA$_{tox}$-C和DddA$_{tox}$-N段，以其拆分的N段最后一个氨基酸命名。为了检测每对拆分的活性，DddA$_{tox}$半蛋白被融合在dSpCas9的N端或正交的金黄葡萄球菌Cas9（SaKKH-Cas9）上（图12.8），利用CRISPR-Cas9来扫描成对的半蛋白能否具有突变活性。在有活性的拆分DddA$_{tox}$融合蛋白里，研究者们观察到了两个原型间隔序列间的 CG-TA 转化。在没有向导 RNA 时,却没有观测到目标基因被编辑的情况,这表明 CG-TA 的基因突变依赖于 DddA$_{tox}$ 拆分蛋白在 Cas9 特征靶点的组装。

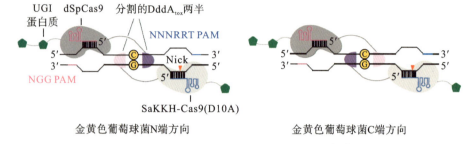

图 12.8　DddA$_{tox}$ 拆分的活性扫描示意图[693]

在 7 组拆分蛋白中,G1333 和 G1397 在间隔序列部位的最易编辑位置的编辑效率为 22%～48%。在特定的融合方式下,目标碱基的编辑效率跟其结合在间隔序列的部位相关。比如 G1397 的 aureus-C 对 17 bp 和 23 bp 的间隔序列中 TC14 靶点的编辑效率为 20%～22%,但是在 44 bp 的间隔序列中编辑效率为 41%。这些证据表明 G1333 和 G1397 拆分蛋白在目标位点重新组装,将 CG 变为 TA。间隔序列的长度、目标胞嘧啶的位置及拆分蛋白的取向都是决定碱基编辑效率的因素。

12.3.4　基于 DddA$_{tox}$ 的无 RNA 基因编辑系统

因为 DddA$_{tox}$ 在 G1333 和 G1397 位置的拆分可以在宽松的间隔序列中靶向性编辑 TC 序列,研究者们[716]将拆分 DddA$_{tox}$ 融合在 TALE 上,设计成在人体细胞内不需要 CRISPR 和 gRNA 的碱基编辑方法。他们首先在核基因编辑方面优化该工具,为了使编辑效果更为明显,还引入了尿嘧啶-DNA 糖苷酶抑制蛋白(uracil-DNA glycosylase inhibitor,UGI)。如图 12.9 所示,把 DddA$_{tox}$ 的 G1333 拆分蛋白融合在含有核定位信号和结合 CCR5 DNA 序列的 TALE 阵列蛋白上,在 U2OS 细胞内,含有两个 UGI 的融合蛋白在 C9 位置的编辑效率为对照组的 8 倍,降低插入突变至 2.3%。将 2×UGI 通过 2 个或 16 个氨基酸融合在 C 端,效率会降低至 12% 和 3.3%。这些证据表明 DddA$_{tox}$ 可以和 TALE 阵列蛋白融合,将人细胞中核 DNA 的 CG 编辑为 TA,而且融合了 UGI 的蛋白可以提高编辑效率,降低插入突变的副产品。

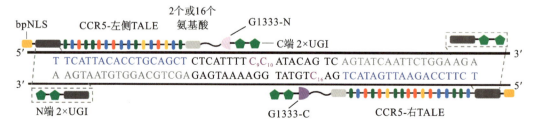

图 12.9　DddA$_{tox}$ 在核基因编辑中的应用[693]

12.3.5　TALE-DddA$_{tox}$法编辑 mtDNA

因为 TALE-DddA$_{tox}$编辑工具不依赖于 RNA，理论上也能编辑 mtDNA。因此研究者们将 DddA$_{tox}$融合的定位蛋白换成了靶向识别 MT-ND6 的 TALE，并添加了线粒体定位信号(mitochondrial targeting signal，MTS)。MT-ND6 编码线粒体复合物I中 NADH 脱氢酶 6，将其进行突变可能失活 NADH。不含 UGI 的融合蛋白最高的编辑效率为 4.9%，是由 G1397-C 连接右 TALE、G1397-N 连接左 TALE 配对获得。虽然 UGI 对核定位的融合蛋白有比较好的增效作用，但是在线粒体定位的融合蛋白中，增效跟其所在位置相关。在 N 端添加 1 个或 2 个 UGI 都没有提高编辑效率，在 C 端加 1 个 UGI 却可以提高编辑效率 3~10 倍，但是再加一个 UGI 并没有再提高 mtDNA 编辑效率。荧光成像实验表明 MTS-mitoTALE-splitDddA$_{tox}$-UGI 在 Hela 细胞内定位于线粒体，而 MTS-UGI-mitoTAlE-splitDddA$_{tox}$是弥散在细胞质内的。这些发现解释了为什么 UGI 位置对编辑效率的影响不同，UGI 和 MTS 太近可能会阻碍融合蛋白进入线粒体。不出意料，去掉或以 bpNLS 替换线粒体定位序列，融合蛋白的编辑能力消失。这表明 MT-ND6 的基因编辑依赖 mitoTALE-DddA$_{tox}$。

上述的实验结果表明合适的线粒体 TALE-DddA$_{tox}$融合蛋白包括：1 个 MTS、1 个 TALE、2 个链接氨基酸、G1333/G1397 拆分蛋白、1 个 UGI。B. Y. Mok 等人[693]将这个结构框架命名为 DDA 驱动的胞嘧啶编辑子(DDA-driven cytosine base editor，DdCBE)，第一次实现了精准编辑 mtDNA。该方法建立了一个精准的 mtDNA 编辑平台，它利用拆分减毒后的双链 DNA 特异性胞嘧啶脱氨酶、基于可编程的 DNA 识别蛋白 TALE、尿嘧啶糖苷酶抑制剂 UGI 和线粒体定位序列，实现了线粒体内不需要 RNA 的碱基编辑。为研究 DdBEC 技术编辑 mtDNA 的普适性，研究者们制备了 7 对 TALE 阵列靶向五个线粒体基因：*MT-ND1*、*MT-ND2*、*MT-ND4*、*MT-ND5*、*MT-ATP5*。通过 3~6 天的处理，DdBEC 在 HEK293T 中的编辑效率为 4.6%~49%，与拆分类型、取向及胞嘧啶在间隔区域的位置有关。无论间隔长短或 TC 位置，右-G1333-C/左-G1333-N 的组合是右-G1333-N/左-G1333-C 组合的编辑效率的 2~15 倍。与之相对的，G1397 拆分的取向和效率的关系更具靶点依赖性。

总的来说，优化的 G1397 拆分蛋白的 DdCBE 在 4 个编辑较好位点的平均编辑效率为 42%，另外 2 个为 9%；而 G1333 拆分蛋白的 DdCBE 在 3 个编辑较好位点的编辑效率为 43%，而另外 3 个位点上的编辑效率为 7.4%。所有编辑中都没有检测到插入突变。在 14~18 bp 的间隔区域，G1397 拆分的 DdCBE 偏好编辑 3′末端向上 4~7 个碱基部位的 TC。G1333 拆分的 DdCBE 偏好编辑 5′后 4~10 个碱基部位的 TC。这些结果表明不同的拆分有各自的编辑窗口。对于一个给定的靶点，建议根据 TALE 的结合及间隔长短，测试 G1333 和 G1397 在两种取向下的编辑效果。

在 HEK293T 细胞中，经过 mtDNA 编辑引起的突变在 18 天后仍然保持较好的稳定性。此外，mtDNA 编辑没有降低细胞的活性，也没有导致大片段线粒体基因的缺失，也没有改变 mtDNA 的拷贝数。其机制可能是由于在 mtDNA 复制过程中，线粒体聚合酶在 U 的互补位置引入 A，从而使 UG 中间状态变为 TA 配对，这是一种相对温和的碱基编辑方式。由于 mtDNA 在有丝分裂之后仍会进行复制，因此 DdCBE 介导的 mtDNA 编辑可以在非分裂的细胞中进行。此外，在未经转化的原代人成纤维细胞中，DdCBE 的 mtDNA 编辑效率为 30%～40%，尽管比 HEK293T 细胞中的低，但这表明 DdCBE 并不局限于永生化的细胞系。

为了验证编辑效果，研究者们利用 DdCBE 引入了 *MT-ND4* 基因中的 11922G>A 突变。该突变导致编码线粒体复合物 I 亚基的缺陷，与一些甲状腺和肾脏肿瘤等疾病相关[717]。

12.3.6 DdCBE 的脱靶编辑

由于 $DddA_{tox}$ 具有编辑任意 DNA 链上的胞嘧啶的能力，尿嘧啶中间体状态可能导致 DNA 双链断裂，从而引起不希望的碱基插入现象。在 HEK293T 细胞中，尽管标准的胞嘧啶碱基编辑蛋白 BE4max 在核内目标基因 *EMX1* 上产生 1.8% 的插入突变，但在 DdCBE 编辑 mtDNA 时，在 *MT-ND6* 基因上没有检测到可观察的插入突变。实际上，当 B. Y. Mok 等人[693]在 DdCBE 介导的 HEK293T 和 U2OS 细胞中编辑 mtDNA 的 *MT-ND6* 基因时，观察到至少 99.5% 的高产物纯度。这超过了核内靶向的 $BE4_{max}$ 编辑 CCR5 的产物纯度（约 96%）或核内靶向的 DdCBE 编辑 CCR5 的产物纯度（约 95%）。这表明与核内编辑相比，线粒体内的插入突变是低效的。因为缺陷的 mtDNA 更倾向于降解而不是修复，从而选择性地保留了干净的线粒体拷贝。

然而，在线粒体内，DdCBE 编辑实验出现了一些脱靶效应。在这个实验设计中，HEK293T 细胞被转染以持续表达经过优化的 DdCBE 和失活的 DdCBE，以区分异质性背景和由 DdCBE 引起的 SNP。同时，无 TALE 的 MTS-G1397-UGI 质粒也被转染到 HEK293T 细胞中，以区分自发组装的 $DddA_{tox}$ 和 TALE 靶向的碱基编辑。结果显示，MTND5P2-DdCBE、ND4-DdCBE 和 ATP8-DdCBE 的 CG-TA 脱靶率为 0.03%，与背景脱靶率基本一致。然而，MTND5P1 的脱靶率为 0.049%，提高了 1.6 倍。

研究者们将 ND6-DdCBE 的高脱靶率（0.13%）归因于 TALE 的非特异性结合。因为无 TALE 的脱靶突变率并没有比未处理的高，而且 ND6-DdCBE 与其他标准的 DdCBE 在蛋白表达水平、脱氨结构域等元件指标方面类似，只是 TALE 重复序列不同。而其他 DdCBE 的靶向编辑效率是非靶向编辑的 150～860 倍。进一步将所有脱靶 SNP 部位的 20 bp 序列进行分析，发现每个 DdCBE 中 20%～80% 的 SNP 和其他不同 TALE 的 DdCBE 中的脱靶序列重叠。这表明脱靶效应不是因为它和靶向序列的相似性，而是由 TALE 阵列蛋白的非特异性引入。

12.4 小　结

综上所述，虽然线粒体基因编辑具有其特殊性，目前还没有改进的CRISPR方法用于线粒体基因编辑，但是基于ZFP和TALE，研究者不仅可以靶向性剔除突变型的mtDNA，也可以在人线粒体基因组上靶向性制造突变位点。特别是可编程的DdCBE体系，不需要在mtDNA引入双链断裂就可以将CG突变成TA，具有线粒体突变疾病造模、纠正疾病突变和拓展线粒体生物学知识的潜力。

第 13 章
蛋白质组学在线粒体研究中的应用

线粒体是细胞能量代谢和物质代谢的中心。线粒体蛋白质参与机体许多重要的生理、病理过程，如 ATP 的合成、脂肪酸代谢、三羧酸循环、电子传递和氧化磷酸化等过程(图 13.1)[718]。线粒体蛋白质功能障碍将直接或间接引起多种疾病，如神经退行性疾病、心脏病，以及衰老等。线粒体蛋白质组学正是系统性地研究线粒体在生理、病理过程中的功能变化及疾病发生机制的重要方法[719]。线粒体包含的全部蛋白质称为线粒体蛋白质组，人类线粒体大约包含 1500 种蛋白质，由核基因和线粒体基因共同编码。蛋白质组研究技术的产生与发展为线粒体蛋白质组的研究提供了有力的支持，使得从整体上研究线粒体蛋白质组在生理、病理过程中的变化成为可能。

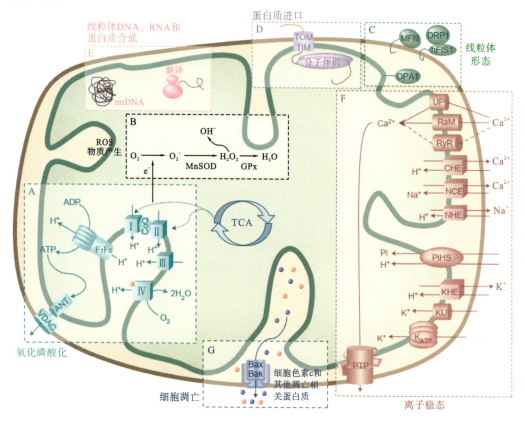

图 13.1　与线粒体相关的细胞生命过程

目前，对于线粒体蛋白质组学的研究主要集中在利用线粒体蛋白质组学的方法与技术筛选出某些差异表达的蛋白质，进一步对这些差异蛋白进行定量、定位及功能研究分析，探究其与细胞生理和病理状态的关系[720]。除了在线粒体蛋白质表达水平的差异外，线粒体蛋白质翻译后修饰同样具有组织和疾病特异性。因此，近年来线粒体蛋白质翻译后修饰成为研究的焦点。最后，基于线粒体功能和线粒体蛋白质组在许多病理条件下表达和修饰水平的改变，线粒体蛋白质组学研究为解析线粒体的生理功能、探索线粒体蛋白质在疾病发生发展中的作用机制及促进靶向线粒体的药物研发方面提供了重要理论依据[721]。以下主要对线粒体蛋白质组学相关研究技术和方法进行综述，描述相关方法的优势及其局限性，并对其在线粒体蛋白质组学研究领域的应用做简要概述。

13.1 线粒体蛋白质组表达分析

核转录提供调节线粒体功能所需数量的线粒体蛋白质，线粒体蛋白质表达异常是其功能紊乱的主要原因，不同组织或病理状态下的线粒体蛋白质表达存在差异[722]。线粒体蛋白质组学正是通过系统的分析生理或病理状态下线粒体蛋白质组成和表达水平的动态变化，从而在蛋白质水平探索线粒体生理功能与相关疾病的联系。目前，多种生化分析方法的发展大大推动了线粒体蛋白质组的研究，从而在一定程度上揭示了蛋白质调节线粒体功能的分子机制，进一步为阐述线粒体相关疾病的分子机制和以线粒体为靶点的药物开发提供理论依据。

13.1.1 二维凝胶电泳

二维凝胶电泳（two-dimensional gel electrophoresis，2-DE）是最早也是最有效的用于分离和研究线粒体蛋白质组的方法。早在1987年，D. R. Remy等人利用2-DE对豌豆胚轴线粒体蛋白质进行了分析。与一维凝胶电泳相比，2-DE大大提高了线粒体蛋白质的分辨率[723]。2-DE的原理是在相互垂直的两个方向上进行分离：第一个方向是以蛋白质电荷差异为基础的等电聚焦凝胶电泳，第二个方向是以蛋白质分子量差异为基础的SDS聚丙烯酰胺凝胶电泳。随后，根据蛋白质不同的等电点和分子量，将复杂的蛋白质成分分离并展现在二维平面上（图13.2）。2-DE可以同时可视化数以千计的蛋白质，而线粒体蛋白质组大约包含1500种蛋白，正好在2-DE的分离能力之内，因此2-DE可以提供线粒体蛋白质状态的全局视图。通过2-DE分离后的线粒体蛋白质通常采用考马斯亮蓝染色或银染，或首先对蛋白质进行标记，然后进行荧光或放射自显影，或者通过质谱对差异蛋白质斑点进行定性定量分析。

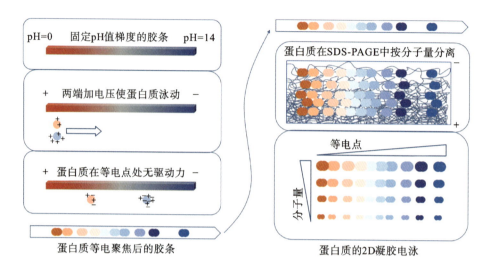

图 13.2　二维凝胶电泳分离蛋白质的原理

13.1.1.1　考马斯亮蓝染色

在酸性条件下,考马斯亮蓝 R250 染料会与蛋白质碱性氨基酸形成非共价键连接的复合物。蛋白质结合使染料从红棕色变为亮蓝色,在凝胶上产生肉眼可见的蓝色,特别适用于 SDS 聚丙烯酰胺凝胶电泳微量蛋白质的染色。它与不同蛋白质结合后呈现出基本相同的颜色,并且在比较宽的范围内,扫描峰的面积与蛋白质量呈线性关系,因此适合用于 2-DE 分离蛋白质的半定量分析。一般的实验步骤是在电泳结束后将凝胶放入考马斯亮蓝染色液中,在室温下染色 2~4 h;随后加入适量脱色液,将凝胶置于水平摇床上,室温脱色 4 h 后可以看到明显的蛋白斑点,随后更换脱色液,继续脱色,直到蓝色背景完全被脱去,即可得到用于半定量的蛋白质斑点。

D. R. Remy 等人利用 2-DE 分别对从黄化和绿色豌豆叶片得到的线粒体蛋白质进行了分离,随后通过考马斯亮蓝染色显现[723]。研究发现,对于同一种植物,其线粒体蛋白质似乎会因组织来源的不同而有所不同,比如在光合作用组织和非光合作用组织之间,线粒体蛋白质的表达存在差异。在两种类型的线粒体中,线粒体蛋白质存在相似性,但也发现一些线粒体蛋白质在绿叶中的数量增加。不同组织蛋白质间的差异反映了生命活动的变化,这些变化对应于光呼吸过程的建立。利用该方法对不同组织的线粒体蛋白质差异进行研究,有助于理解线粒体在不同组织功能差异的机制。

13.1.1.2　银染

虽然考马斯亮蓝染色在 2-DE 分析中被广泛使用,但由于其灵敏度较低,对于低丰度的线粒体蛋白质的显现效果不佳。因此,灵敏度更高的银染通常被用于

2-DE分离后的蛋白质的显现。相较于考马斯亮蓝染色，银染的灵敏度可以提高50倍以上，能够检测到 10 ng 以下的蛋白质斑点。银染的原理是基于蛋白质中的各种基团（如硫基）与银的结合，在还原剂的作用下，Ag^+被还原为银颗粒，使得蛋白质被染成黑褐色。

在银染的过程中，蛋白质首先需要被固定。固定的目的有两个：第一是将蛋白质固定在凝胶中，或者至少阻止它们在凝胶中的扩散；第二是为了去除干扰染色过程的物质，如去污剂、还原试剂和缓冲液的成分。固定后的蛋白质经过敏化液、银染液和显色液的处理，在凝胶中即可显现出蛋白质斑点。显色时间与蛋白质含量相关，因此可以根据斑点的颜色灰度分析不同凝胶中的蛋白质含量，并在合适的时间中止显色，一般约为 10 min。

Robert J. Pavlica 等人对提取的大鼠肝脏线粒体蛋白质进行了 2-DE 分离，并分别采用考马斯亮蓝染色和银染进行分析。结果显示，银染检测到的蛋白质数目是考马斯亮蓝染色的 2~3 倍，并且在检测小分子蛋白质方面比考马斯亮蓝染色更有效[724]。这是该方法首次应用于高度纯化的线粒体外膜蛋白和全线粒体蛋白的分析，检测到约 50 种线粒体外膜蛋白质及 3 种不同带电状态（pH=8.2、pH=7.8、pH=7.1）的电压依赖性的阳离子通道（voltage-dependent anion channel，VDAC 蛋白）。分析线粒体及其各个亚线粒体结构蛋白质组成，有助于理解这个细胞器的结构、功能和生物发生，通过识别各种线粒体蛋白质，将有可能更详细地研究线粒体的调节机制。

13.1.1.3 放射自显影

放射自显影是一种高灵敏度的蛋白质显影技术，其原理是利用放射性同位素发射的带电离子（α 或 β 粒子）作用于感光材料的卤化银晶体，从而产生潜影，这种潜影可通过显影液显示。在生物学研究中，常用的放射性同位素主要有 ^3H、^{14}C、^{32}P、^{35}S、^{125}I、^{45}Ca 等，或其他化合物。^{35}S 标记的甲硫氨酸作为蛋白合成的必需氨基酸，常用于研究新合成蛋白的变化。尽管放射自显影在生物学研究中被广泛应用，但在线粒体蛋白质表达研究中应用较少。相比之下，在线粒体蛋白质磷酸化修饰的研究中，放射性同位素的应用相对较为广泛。在后续的部分将对线粒体蛋白质磷酸化修饰进行介绍。

13.1.1.4 荧光显影

为了检测两个样品之间的蛋白质差异，通常需要使用考马斯亮蓝染色、银染或放射自显影等技术对至少两种不同的凝胶进行比较。然而，由于凝胶中的不均匀性、电场和 pH 场的差异以及热波动等因素，没有两种凝胶是完全相同的。因此，要进行可重复的点匹配，需要精密的技术和点匹配软件。即使在极致的细节处理下，点的精确匹配仍然是一项困难的任务。因此，通常需要大量的凝胶来分析一个样品。

为了解决这个问题，Jonathan 实验室提出了荧光二维差异凝胶电泳技术（two-dimensional differential in-gel electrophoresis，2D-DIGE）。该技术建立在传统的二维凝胶电泳技术基础上，通过在分析前对线粒体蛋白质样品进行荧光标记（如 Cy2、Cy3、Cy5），然后将标记完成的蛋白质样品进行等比例混合，并在同一块凝胶上进行电泳。最后，通过分析凝胶图像，根据荧光强度的变化来测定蛋白质表达量的变化。这种方法使得能够在同一块凝胶上展现不同样品之间的线粒体蛋白质差异，很好地消除了由于凝胶不均匀性所引起的影响。

角鲨烯是一种涉及胆固醇生物合成的碳氢化合物，在研究其对脂肪肝线粒体蛋白质的影响时，Adela Ramírez-Torres 等人利用异戊二烯喂养小鼠建立了脂肪肝模型。随后，他们分别提取了对照组和角鲨烯喂养组小鼠肝脏线粒体蛋白质，并利用 2D-DIGE 分析了线粒体蛋白质的变化[725]。通过 SameSpots 软件进行方差分析，发现角鲨烯处理的小鼠肝脏线粒体中有 19 个蛋白斑点的差异具有统计学意义（$P<0.05$）。随后，对这些具有统计学意义的斑点进行了选择性切除，并利用 MALDI-MS 进行了鉴定。结果表明，角鲨烯修饰了 18 种参与不同代谢过程的蛋白质，其中 12 种与肝脏脂肪含量有关。甲硫氨酸腺苷转移酶Ⅰ（methionine adenosyltransferase Ⅰ，Mat1a）和短链特异性酰基辅酶 A 脱氢酶（short-chain specific acyl-CoA dehydrogenase，Acads）的转录水平分别升高和降低，与它们的蛋白变化一致。这表明角鲨烯的作用可能是通过对线粒体蛋白表达的复杂调控来实现的，包括 Mat1a 和 Acads 水平的改变。

此外，由于 2-DE 在低丰度蛋白质信息获取上存在困难，Jacques Bardel 等人对该方法进行了改进[276]。他们预先通过分子排阻色谱对线粒体蛋白质进行初步分离。分子排阻色谱是一种液相色谱技术，根据蛋白质的分子大小进行分离，其分离效果不仅与蛋白质的分子量有关，还受到蛋白质的三维结构影响。然后，将分子排阻色谱分离后收集到的组分通过传统的 2-DE 分析，这一方法提高了蛋白质鉴定效率，增加了 2-DE 在低丰度线粒体蛋白质组分析中的应用。Jacques Bardel 将这种方法称为三维凝胶电泳。

Jacques Bardel 等人发现，该方法可以有效提高低丰度蛋白质的分辨率，并提供了额外的蛋白结构信息。他们利用该方法研究了植物线粒体蛋白质组与发育关系，实验结果显示，多个蛋白质以多种形式存在，表明这些蛋白质存在着异构体或翻译后修饰。在这些蛋白质中，研究者发现了一个富集的家族，被鉴定为乙醛脱氢酶，约占可溶性蛋白的 7.5%。通过对可溶性线粒体蛋白质组的比较分析，发现了一些特定存在于根或种子线粒体中的蛋白质，从而揭示了组织分化在线粒体水平上的影响。

虽然 2-DE 的蛋白分辨率满足线粒体蛋白质组分析的要求，并且多种蛋白质显现技术提高了蛋白质分析的灵敏度，增加了研究者对于线粒体蛋白的认识，但是通过染色、荧光或自显影技术很难对观察到的差异蛋白进行定性分析。此外，并不是所有在线粒体提取物中检测到的蛋白质代表真正的线粒体蛋白质。因此，需要对2-DE观察到的蛋白质进行进一步的定性分析，以确定其功能及准确的亚细胞定位。

13.1.2 质谱技术

质谱是一种测量离子荷质比的分析方法，其基本原理是使样品各组分在离子源中发生电离，生成不同荷质比的带电荷的离子，经加速电场的作用，形成离子束，进入质量分析器。在质量分析器中，再利用电场和磁场使其发生相反的速度色散，将它们分别聚焦而得到质谱图，从而确定其质量。质谱开发最初主要应用于化学领域，离子化技术限制了质谱在生物大分子领域的应用。但是随着田中耕一提出基质辅助激光解吸电离(matrix-assisted laser desorption/ionization，MALDI)和约翰·芬提出电喷雾电离(electrospray ionization，ESI)，质谱在生物大分子领域的应用得以推广。他们二人也因此获得了2002年诺贝尔化学奖，以表彰他们在生物大分子研究领域的贡献。质谱分析蛋白质的过程如下：蛋白质混合物经过胰蛋白酶酶切为短肽片段，经过色谱分离进入质谱仪中。质谱仪离子源将样品离子化使肽段带电荷，通过一级质谱(mass spectrometry 1st order spectrum，MS1)记录离子化肽段的质荷比及带电量确定该肽段的相对分子质量；再选取丰度高的肽段进行二级质谱分析(mass spectrometry 2nd order spectrum，MS/MS，MS2)，在二级质谱中肽段碰撞导致氨基酸键断裂，产生肽段碎片离子经由检测器分析，从而得到筛选肽段的氨基酸序列信息；最后，综合MS1和MS2信息进行搜库，鉴定肽段序列并匹配对应蛋白质。如此可以实现准确测量肽段和蛋白质的分子量、氨基酸序列及翻译后修饰等信息。因此，质谱逐渐发展为蛋白质组学应用最广泛的仪器，也是目前常用的线粒体蛋白质组分析技术[272]。

质谱可以实现蛋白质的定性分析，例如对2-DE观察到的差异蛋白质斑点进行进一步的确认。此外，结合目前蛋白质组学中常用的定量技术，包括有标定量和非标定量，质谱还可以实现线粒体蛋白质的定量和定性分析。

有标定量是指通过稳定同位素对样本进行标记，随后再通过质谱技术对样品进行定性鉴定和定量分析的方法。经过稳定同位素标记的不同多肽在质谱检测过程中会出现在同一张质谱图中，并且可以观察到同位素峰，根据同位素峰的比值可以计算出不同多肽的相对丰度，从而实现相对定量。按照标记方法的不同，可以将有标定量分为代谢标记、化学标记和等压标记。非标定量是在不使用同位素标签下，提供样本间的相对定量比较的方法。

13.1.2.1 代谢标记

细胞培养氨基酸稳定同位素标记技术(stable isotope labeling with amino acids in cell culture,SILAC)是一种常见的代谢标记方法,该方法利用含轻、中或重型同位素标记的必需氨基酸(主要是赖氨酸和精氨酸)培养基培养细胞。这些同位素标记的氨基酸替代了原有的相应氨基酸来标记细胞内新合成的蛋白质,通常培养5代或6代后,细胞中的蛋白质都将被同位素标记。随后,不同同位素标记细胞的蛋白质等比例混合后进行酶消化,或经 SDS - PAGE 分离、切胶、酶消化,再通过液相色谱-质谱联用技术(LC - MS/MS)进行分析,即可得到有关蛋白的定量和定性结果。SILAC 技术在蛋白质组学研究领域有广泛应用,可以提供不同状态下的蛋白质表达差异,为阐述生物分子机制提供重要的理论基础。

阿霉素是一种广泛应用于治疗多种实体肿瘤的化疗药物。然而,这种抗癌药物的耐药性是肿瘤有效治疗的主要障碍。线粒体在细胞的生存和死亡中起着重要的作用,X. Chen 等利用 SILAC 定量蛋白质组策略,比较阿霉素敏感的 OVCAR8 细胞及其耐阿霉素变异 NCI_ADR/RES 细胞线粒体蛋白的表达,共定量了 2085 个蛋白质,其中 122 个蛋白在 NCI_ADR/RES 细胞中表现出显著变化。这些蛋白参与了细胞凋亡、物质代谢、转运、解毒和药物代谢等多种细胞过程。进一步分析发现,耐阿霉素 NCI_ADR/RES 细胞的线粒体形态、定位和线粒体膜电位发生了较大变化,证实了 NCI_ADR/RES 细胞的线粒体功能受损。这提示线粒体在卵巢癌细胞耐药过程中起着重要作用,线粒体有望成为克服卵巢癌及其他人类肿瘤耐药治疗的新靶点[728]。

虽然 SILAC 技术巧妙地解决了质谱定量差异蛋白的问题,但该方法也有其不足之处。例如,该方法是在细胞培养阶段进行同位素标记,因此不能直接对从组织中提取的细胞进行分析;进行同位素标记的介质可能会改变细胞生长中的某些过程,从而人为地改变蛋白质组的表达水平,有时可能不能真实反映细胞内蛋白质的表达情况;同位素试剂需要量较大,成本高;最后,同位素标记增加了被标记蛋白质的相对分子质量,从而增加了数据库搜寻的难度。

13.1.2.2 化学标记

二甲基(dimethyl,DM)是一种常用的小分子同位素化学标记物,通过化学标记的方法标记细胞裂解后的蛋白质或多肽的 N 端或者赖氨酸的游离氨基,使蛋白质或多肽标记上不同的 Dimethyl 标签。不同的是,SILAC 是在细胞培养阶段进行同位素标记,因此限制了它在组织细胞标记中的应用。而 Dimethyl 则是在多肽水平进行标记,增加了 Dimethyl 在组织差异蛋白检测方面的应用。尽管标记方法有所不同,SILAC 和 Dimethyl 两种标记的质谱分析方法基本一致,具有相近的分析精度和广度。对于 Dimethyl 标记,同样存在前体信号被分割,增加了全扫描的复杂性,从而限制了其动态范围。

Zakirova 等利用 C57BL6/J 小鼠模型研究了长期暴露于溴化吡啶斯的明和氯菊酯的影响。研究者采用了包括 Dimethyl 标记的方法进行蛋白质相对定量。研究分析发现，长期暴露后一些线粒体蛋白及免疫和炎症通路发生改变；并深入讨论了暴露的影响机制，包括不利于线粒体功能及免疫和炎症调节。该研究表明，溴化吡啶斯的明和氯菊酯暴露后小鼠中枢神经系统中慢性影响的关键途径，有助于未来治疗干预的潜在靶点的确定。

13.1.2.3 等压标记

对于可以传代的细胞样品来说，可以采取 SILAC 的方法完成对细胞蛋白质组的标记过程，但是对于许多其他研究体系，比如组织样品以及不能进行传代培养的细胞来说，需要其他的标记方法来完成定量蛋白组学分析。同位素标记相对定量法（isobaric tag for relative and absolute quantitation，iTRAQ）和串联质量标签法（tandem mass tag，TMT）等基于体外标记的定量方法应运而生。iTRAQ 和 TMT 技术分别是由美国 AB Sciex 公司和 Thermo Fisher 公司研发的多肽体外标记定量技术，是常用的等压标记定量技术。这两种技术采用多个（2～10）稳定同位素标签，特异性标记多肽的氨基基团进行串联质谱分析，通过二级报告离子定量，能够同时比较多达 10 种不同样本中线粒体蛋白质的相对含量，可用于研究不同病理条件下或者不同发育阶段的组织样品中线粒体蛋白质表达水平的差异。

iTRAQ 或 TMT 标签包括三部分：①报告基团，用于指示蛋白样品丰度水平；②平衡基团，平衡报告基团的质量差，使等重标签重量一致，保证标记的同一肽段 m/z 相同；③肽反应基团，能与肽段 N 端及赖氨酸侧链氨基发生共价连接，从而标记肽段（图 13.3）。来自不同样品的同一肽段经 TMT/iTRAQ 试剂标记后具有相同的质量数，并在一级质谱检测（MS1）中表现为同一个质谱峰。当此质谱峰被选定进行碎裂后，在二级质谱检测（MS2）中，不同的报告基团被释放，它们各自的质谱峰的信号强弱，代表着来源于不同样品的该肽段及其所对应的蛋白的表达量的高低。

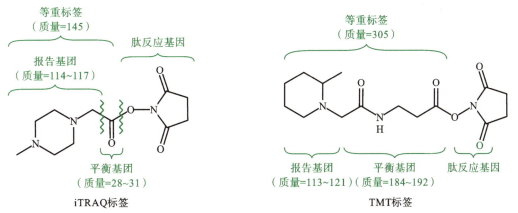

图 13.3 iTRAQ 和 TMT 标签结构图

线粒体在肿瘤发生中扮演着重要的角色，Wei Li 等人采用等压标记相对定量并结合二维液相色谱-串联质谱对肺腺癌和正常组织线粒体蛋白表达差异进行了研究，以揭示肺腺癌线粒体蛋白的蛋白质组学特征[729]。首先利用激光捕获显微解剖技术从肺腺癌和正常组织中分离出靶细胞，然后通过基于蔗糖的密度离心分离线粒体，采用等压标记并结合质谱分析线粒体蛋白。最后，利用基因本体论和京都基因与基因组百科全书(Kyoto encyclopedia of genes and genomes，KEGG 数据库)对鉴定结果进行了生物信息学分析。研究结果鉴定出 510 个差异表达蛋白，其中 315 个上调，195 个下调。这些蛋白中，35.5% 与线粒体相关，参与了结合、催化、分子转导、转运和分子结构等生命过程。通过免疫印迹进一步证实了肺癌标本中线粒体蛋白 C1QBP 的过表达和细胞分布，并且通过免疫组化检测发现，肺癌患者中 C1QBP 的表达上调与 TNM 淋巴结转移、病理分级及临床分期相关。这项工作表明，等压标记和质谱结合技术可以用于比较正常和病理组织中线粒体蛋白的差异，有助于识别新的生物标记物和潜在的致病机制。

iTRAQ 和 TMT 标记对前体强度有加法效应。然而，由于后期的混合，iTRAQ 和 TMT 策略更容易在样品制备过程中引入伪影，并且报告离子和肽键碎裂需要的能量不同，难以同时满足定性和定量的需求，不利于准确定量，使其应用受到限制。

13.1.2.4 非标定量

非标定量方法是一种在不使用同位素标签的情况下进行相对定量比较的技术。它操作简单，易于与线粒体蛋白质组学分析中的各种策略相结合，并且不会引入额外的操作步骤。然而，非标定量方法容易受到样品制备偏差的影响。近年来，随着质谱样品制备方法的发展，由于其严格的样品制备标准以及在色谱和质谱分析方面的良好重复性和稳定性，非标定量技术在线粒体蛋白质组学中的应用也得到了增加。多反应监测(multiple reaction monitoring，MRM)和平行反应监测(parallel reaction monitoring，PRM)是两种非常灵敏的非标定量技术(图 13.4)。

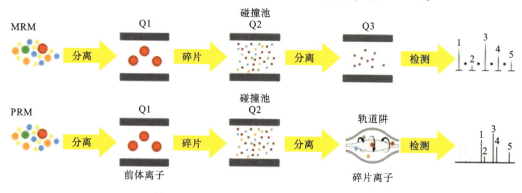

图 13.4　MRM 和 PRM 的实验流程对比图

MRM 技术基于已知或预测的多级质谱反应信息，对选定的母离子进行碰撞诱导，然后选择目标子离子进行质谱信号采集。这种方法排除了其他离子的干扰影响，提高了靶向肽段的信噪比和对目标肽段的定性和定量检测的灵敏度与可重复性。MRM 技术被认为是基于质谱的高灵敏蛋白定量技术，适用于高通量监控标志蛋白。通过在样品中添加已知含量的同位素标记肽段作为内参，MRM 技术还可以用于目标蛋白的绝对定量。

PRM 是 MRM 的衍生技术，可以在复杂生物样品中同时对多个目标蛋白进行相对或绝对定量检测。PRM 采集目标肽段的高分辨率 MS2 质谱图，并使用软件对 ppm 级别的目标离子进行峰面积抽取，排除其他离子的干扰。与 MRM 相比，PRM 具有更广的动态范围、更高的精度、更强的灵敏度、更好的重复性和更强的抗背景干扰能力，操作也更为简单。PRM 不需要预先设计母离子和子离子对，而是可以对全部子离子进行扫描。因此，PRM 可以高通量地验证抗体在大样本量中的应用，替代了蛋白质印迹（Western blot）技术。MRM 和 PRM 技术都可以在复杂样品中有针对性地选择特定离子进行质谱信号采集，其优势在于不依赖于一级离子的定量，而是通过子离子的丰度来定量，具有很高的特异性。

李红艳等使用质谱非标定量技术对碳离子辐射（CIR）后的斑马鱼精子细胞参与凋亡的线粒体蛋白进行了研究，共鉴定出 60 种不同的线粒体蛋白。在 20 个靶蛋白中，有 12 个呈显著上调，2 个呈显著下调。该研究结果表明，在 CIR 后的斑马鱼精子细胞凋亡过程中，线粒体凋亡通路发挥着关键作用。这为了解 CIR 后斑马鱼精子细胞凋亡的潜在机制提供了有用的信息。

需要特别注意的是，由于质谱仪器的高灵敏度及线粒体蛋白质分离纯度的限制，许多被检测到的蛋白质可能是共聚污染物。因此，对于通过质谱鉴定到的蛋白质，通常需要进一步分析以确定其亚细胞定位。尤其对于一些目标蛋白，常需要额外的实验来证明其细胞定位。

13.1.3 其他研究方法

由于线粒体蛋白质没有单一的靶向序列导入细胞器，一些蛋白质的丰度非常低，而某些线粒体蛋白质可能只在特定的发育阶段或细胞类型中表达。因此，目前尚无一种方法能够鉴定所有线粒体蛋白质。此外，由于目前最佳的线粒体蛋白质纯化技术也会存在将近 30% 的非线粒体蛋白质污染，因此对于分离纯化得到的线粒体蛋白质需要进行进一步的分析鉴定，以进一步确定它们的定位，并对获得的蛋白质进行定性和定量的分析。随着技术的发展，不同的方法已经展开研究，旨在克服传统的 2-DE 和质谱技术在线粒体蛋白质组分析中遇到的瓶颈。

13.1.3.1 邻近标记技术

基于 2-DE 或质谱技术的线粒体蛋白质组学研究的重要前提是从细胞全蛋白中提取大量高纯度的线粒体蛋白质。线粒体蛋白质的纯度及其完整性是保障实验结果准确的关键所在，样品的纯度对蛋白质组的影响非常大。线粒体由外膜、膜间隙、内膜和基质构成，其完整的亚细胞结构有利于线粒体蛋白质的分离纯化。目前常用的分离纯化策略主要包括线粒体离心法、膜分步溶解法和临近标记法。

离心法是基于线粒体具有完整的膜结构，所以可以通过直接分离线粒体提取线粒体蛋白质，差速离心结合密度梯度离心是分离纯化线粒体的经典方法[730]。膜分步溶解法是通过使用专有洗涤剂，允许按顺序释放细胞质和线粒体蛋白到细胞外缓冲液中，从而选择性提取细胞质和线粒体蛋白。

尽管多种技术应用于线粒体蛋白质的分离纯化，但是由于线粒体在细胞内结构上与其他亚细胞组分相关联，以及细胞器组成的动态性，在分离提取线粒体过程中，难免有一些非线粒体"污染物"，如细胞核、细胞质蛋白质的一些成分，与线粒体蛋白质一起沉降下来，从而影响线粒体蛋白质组的结果。

此外，通过上述分级分离技术获得的线粒体蛋白不仅由于细胞器粘连导致纯度较低，容易损失或受到污染，而且难以特异地检测线粒体各个亚区间（基质、膜间隙）的蛋白质。因此，用于检测蛋白质弱相互作用、基于生物素的邻近标记方法逐渐用于线粒体蛋白的标记与分离纯化。

邻近标记法是新近发展的能够在活细胞中检测瞬时和弱相互作用的有效方法之一，用于邻近标记的蛋白包括 BirA、BioID、APEX 及它们的变体[731]。它们通过分子克隆与线粒体蛋白质融合表达，进而靶向线粒体，随后活化的生物素与周围 10 nm 内的蛋白质氨基酸残基（如 Lys、Tyr 等）共价结合，从而标记邻近的线粒体蛋白质，随后通过亲和纯化的方式进行富集（图 13.5）。该方法可以实现线粒体亚区间蛋白质的特异提取。

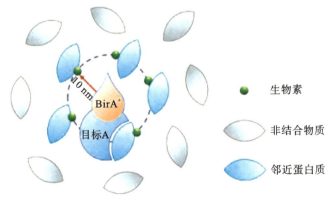

图 13.5　邻近标记蛋白的作用原理

美国麻省理工学院的 Ting 课题组通过维生素 C 过氧化物酶催化的近距离标记技术（ascorbate peroxidase – catalyzed proximity labeling，APEX 邻近标记技术）分离纯化 HEK 细胞线粒体蛋白质，随后经过质谱对其进行鉴定（图 13.6）[419]。研究者用该方法在人类线粒体基质中鉴定了 495 个蛋白质，其中 31 个蛋白质可能是新发现的线粒体蛋白质。该方法标记特异性强，可以区分基质和膜间空间的内膜蛋白，其中先前报道的 240 个亚线粒体定位未知的蛋白质现在可以被该方法定位于基质中。该蛋白质组学数据表明先前认为定位膜间空间或外膜中的几个蛋白，包括原卟啉原氧化酶，被重新分配到基质中，并通过电子显微镜共定位技术进行证实。

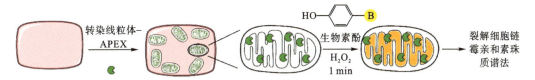

图 13.6 活细胞的线粒体基质蛋白质组邻近标记机理

细胞器表面的胞质醇膜含有蛋白质，可以进行信号转导、形态和运输的调控、蛋白质的运输等生命过程。Ting 课题组利用该方法捕获并鉴定了活的人类成纤维细胞线粒体外膜和内质网膜上的内源性蛋白，共鉴定 137 个线粒体外膜蛋白，其中一些是以前未报到的[732]。同时发现一个候选基因编码的、尾部锚定的、含有 PDZ 结构域的线粒体外膜蛋白 SYNJ2BP，该蛋白过表达时显著增加了粗面内质网与线粒体的接触。

13.1.3.2 显微成像技术

显微成像技术是一种可视化的方法，能够准确反映蛋白质的定位情况，可作为质谱结果的验证和补充，进一步确认质谱鉴定到的蛋白质的亚细胞定位。这项技术可以通过多种方式实现蛋白质的定位观察，包括抗体免疫荧光、荧光蛋白标记及分子克隆技术，将目的基因与荧光蛋白基因构建成融合基因转染细胞表达等方法。然而，高质量抗体的应用限制了第一种方法的广泛应用。内源性蛋白标记已成功应用于酵母蛋白质组研究，并已扩展到小鼠，但尚不是一种高通量方法。目前正在研究在哺乳动物中大规模可视化标记外源蛋白的方法。根据线粒体矿工数据库（mitominer – mitochondrial proteome database，MitoMiner 数据库）的数据，目前已确认有 1157 种人类和小鼠的线粒体蛋白质可通过显微镜观察得到。

C. Ruibing 等人开发了一种将亚细胞器分离与 CoIP – MS 相结合的策略，以研究线粒体中与复合物 1 – q 亚基结合蛋白（C1QBP）相互作用的蛋白质。通过 CoIP 得到的蛋白质经质谱鉴定后，发现了一种新型的 C1QBP 相互作用蛋白：丙酮酸脱氢酶复合物二氢脂赖氨酸残基乙酰转移酶亚基（dihydrolipoyllysine – residue acetyltransferase component of pyruvate dehydrogenase complex，DLAT）。随后，通过显微成像技术对 C1QBP 与 DLAT 共定位于线粒体的验证，进一步证明 DLAT 定位于线粒体并与 C1QBP 相互作用。

线粒体 Rho(Miro)是一种线粒体蛋白，也称 Rho GTPases Miro1 和 Rho GTPases Miro2，定位于线粒体外膜，发挥调控线粒体在细胞内转运的重要机制。然而，它们在亚线粒体定位及与其他重要线粒体复合物中的关系仍不明确。研究者利用超分辨率荧光显微镜发现，Miro 蛋白沿着线粒体外膜形成纳米大小的簇，与线粒体接触位点和嵴组织系统相关。通过研究敲除 Miro 蛋白的小鼠胚胎成纤维细胞，发现 Miro1 和 Miro2 对于正常的线粒体嵴结构和内质网-线粒体接触位点是必需的[733]。S. Techritz 等人从鼠脑、骨骼肌、心脏、肝脏和肾等 5 种组织中提取线粒体，经质谱鉴定后结合显微镜观察 GFP 标记的蛋白质，识别了 6 种新的线粒体蛋白质[734]。

尽管显微成像技术在蛋白质亚细胞定位研究中功能强大，但其耗时长、费用高、标签不稳定、细胞模型中缺乏分子伴侣、融合蛋白的三维结构影响蛋白转运，以及光学显微镜的分辨率极限等因素，限制了该技术在线粒体蛋白研究中的广泛应用。

13.1.3.3 信号肽序列

通过实验确定蛋白质的亚细胞定位既昂贵又费时，因此，单从序列数据精确预测亚细胞定位是生物信息学中一个极其重要的研究领域。核基因编码的线粒体蛋白需要信号肽介导转运至线粒体执行功能，通常分为可剪切和非剪切的信号肽。其主要通过以下几种途径完成复杂的转运机制：①可剪切信号肽一般位于蛋白 N 端，通常有 15～50 个氨基酸残基，其中包含一个 α 螺旋结构，其一侧是带正电荷的残基，另一侧是不带电荷的疏水残基。信号肽将线粒体前体蛋白引导至线粒体基质后被线粒体加工肽酶水解。②通过羧基端信号输入外膜蛋白[735]。③使用一系列非连续的内部靶向信号，以环状构象引入疏水内膜蛋白。④一些富含半胱氨酸的小的膜间隙蛋白通过内靶向信号导入。⑤许多蛋白质通过侧斜螺旋简单地尾部锚定在外膜上。

基于线粒体信号肽的特点，科研工作者已经开发了鉴定线粒体蛋白质的纯计算策略[736-737]。其中包括 TargetP、pTARGET、PSORT、iPSORT、Predotar、ngLoc、MitPred、MitoPred 和 MitoProt 等工具。然而，这些工具的主要局限性是当应用于整个蛋白质组时，它们会给出许多假阳性预测，并且也不能检测所有线粒体蛋白质。例如，常用的 TargetP 程序是基于神经网络算法对信号肽剪切位点和序列进行打分计算的软件。该软件在已经通过线粒体定位证实的线粒体蛋白质中检测到靶向信号的比例约为 60%。然而，在对全蛋白进行预测时，预计有 69% 的预测是错误的；在最严格的设置下，TargetP 仅有 3% 的假阳性率，但只能在 20% 的线粒体蛋白质中检测到靶向信号(图 13.7)。

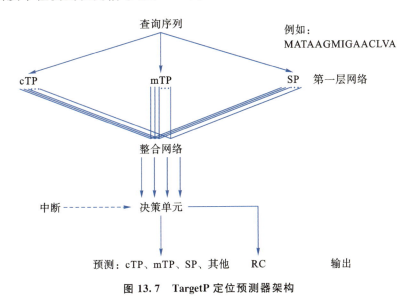

图 13.7　TargetP 定位预测器架构

总之，虽然预测信号肽的生物信息学方法简便、快速，并且符合处理目前急剧增长的蛋白序列数据的需求，但蛋白质转运方式除了信号肽通路以外，还存着其他途径。由于敏感性和特异性有限，存在较高的假阳性，因此靶向序列预测不能单独用于定义线粒体蛋白质组。

综上所述，尽管线粒体蛋白质组研究相对困难，但线粒体蛋白质分离、鉴定等技术的发展促进了线粒体蛋白质组学的研究。这些技术既可进行高通量分析，也可选择性地观察目标蛋白，从而促进了未知线粒体蛋白的发现，完善了线粒体蛋白组的"目录"。此外，已建立了许多资源丰富的在线线粒体蛋白质数据库(表 13.1)。

这些工作使得人们对线粒体蛋白有了更深入的认识，例如线粒体的数目、形态和功能在不同组织和疾病状态下的差异，以及线粒体在进化上的保守性。同时，这些研究也推动了线粒体蛋白质组学在相关疾病研究中的应用，如糖尿病、神经退行性疾病、肿瘤等疾病的发生发展与线粒体功能异常密切相关。线粒体蛋白质组学为研究这些重大疾病提供了有力支持，并为揭示其发生机制提供了重要线索。

表 13.1　线粒体蛋白质在线数据库

来源	物种	数据库描述
Mito P2(30)	人、小鼠、拟南芥、酵母等	集成了靶信号预测、同源性、MS/MS 研究、突变体筛选、表达谱分析、蛋白相互作用和细胞亚定位。 优点：线粒体参考集；所有蛋白质的定位分数；定期更新；良好的搜索能力。 缺点：没有 Entrez 或 RefSeq 集成
Mito Carta(84)	人、老鼠	集成了文献管理、GFP 标记/显微镜、MS/MS 蛋白质组学、靶向信号、酵母同源性、共表达、蛋白质结构域。 优点：线粒体参考集；所有蛋白质的定位分数。 缺点：未定期更新、未集成 SwissProt 或 Ensembl
Mito Miner(98)	人、小鼠、老鼠、牛等	集成 Homo Gene、基因本体、MS/MS 数据、GFP 数据、KEGG、OMIM。 优点：复杂的搜索；用户定义的列表和工作区；GFP 图像；定期更新；有用的功能相关基因列表。 缺点：没有单一的线粒体参考集；复杂的用户界面；难以查看与单个基因相关的所有证据
Mito Proteome(22)	人	集成文献管理、MS/MS 研究、Entrez、KEGG、OMIM、DIP、PFAM、InterPro。 优点：线粒体参考集；搜索能力。 缺点：线粒体基因组不完整
HMPDb	人	集成了蛋白质数据库(PDB)、Entrez、OMIM、mtDB、MitoMap、亚定位、人类 2D PAGE 数据库。 优点：详细蛋白质数据和图像；mtDNA 序列和多态性的比较、临床症状搜索。 缺点：没有提供线粒体参考集的证据
Mito Pheome(93)	人	整合基因、临床特征和疾病诊断、OMIM、文献引用、Entrez、Ensembl、SwissProt 和亚细胞定位。 优点：只有包含表型信息的数据库。 缺点：线粒体基因组不完整；不定期更新

13.2　线粒体蛋白质翻译后修饰分析

近年来，随着蛋白质组学技术的进步，已经应用多种方法研究了调节线粒体蛋白质的翻译后修饰。大量研究表明，线粒体蛋白质的翻译后修饰在糖酵解、三羧酸循环、氧化磷酸化等与线粒体相关的生命过程中起着重要作用。这些修饰通过调节各种酶的活性影响线粒体功能，是理解线粒体功能快速调节及线粒体相关疾病的重要切入点。

线粒体功能通过蛋白质翻译后修饰可进行精细调节，如磷酸化、乙酰化、琥珀酰化及糖基化等，因此，线粒体蛋白质翻译后修饰已成为线粒体功能研究的热点。其中，蛋白质磷酸化修饰是最普遍也是研究最广泛的翻译后修饰。在本节中，我们将主要详细描述磷酸化修饰的研究方法，而其他翻译后修饰则会简要介绍。

13.2.1 磷酸化修饰研究方法

蛋白质磷酸化是一种最为普遍的蛋白质翻译后修饰，几乎所有的蛋白质都可能发生这种修饰。磷酸化通过改变氨基酸侧链的电荷和疏水性来影响蛋白质的结构。靠近磷酸化残基的带负电荷或带正电荷的氨基酸将分别被排斥或吸引，磷酸化基团将进一步在受影响的蛋白质中引入一个非常亲水和极性的区域。因此，这会导致蛋白质的构象或化学性质发生变化，影响蛋白质的自身活性，或调节蛋白质与其他生物分子的相互作用。

蛋白激酶通过催化磷酸基从高能量的有机化合物转移至蛋白质上，而蛋白磷酸酶则通过水解磷酸酯键来释放磷酸基，使蛋白质回到非磷酸化状态。这种可逆的磷酸化-去磷酸化过程形成了一个高度复杂、可逆和动态的磷酸化网络，可以感知和整合大量的外部刺激或内部变化，在细胞信号通路调控中发挥着重要作用。丙酮酸脱氢酶的蛋白磷酸化调节是最早证明和表征的线粒体蛋白磷酸化调节代谢酶之一。最初人们认为它在线粒体基质中并不广泛存在。然而，随着更多的研究，人们发现蛋白磷酸化的范围比之前认为的要广泛得多，氧化磷酸化中的每一个复合物都被发现至少有一个磷酸化位点。

13.2.1.1 基于 ^{32}P 的放射自显影方法

^{32}P 标记的线粒体磷酸化蛋白质组分析利用非放射性的腺苷三磷酸在 3-磷酸甘油酸激酶和甘油醛-3-磷酸脱氢酶的催化下，使腺苷三磷酸 γ 位上的磷酸与 ^{32}P 无机磷酸盐之间进行同位素交换反应，从而产生 γ-^{32}P-ATP。然后，通过激酶的磷酸化作用使得蛋白质被磷酸化并且含有 ^{32}P 标记，最后通过放射自显影进行显现。

研究团队利用 ^{32}P 标记来监测线粒体基质蛋白的磷酸化。研究结果显示，猪心脏和肝脏线粒体的所有代谢和功能途径都存在蛋白磷酸化(图 13.8)。通过对磷标签染色和直接 ^{32}P 标记的比较，发现这些方法在筛选磷酸化蛋白质组方面具有诸多优势和局限性。总的来说，^{32}P 掺入对于监测线粒体中蛋白质磷酸化的动态是非常有用的。对复合物Ⅰ和Ⅴ的 ^{32}P 标记亚基的纯化蛋白研究证实了这些亚基在总蛋白凝胶研究中被识别，并揭示了几个新的磷酸化亚基，这可能具有调节意义。然而，^{32}P 标记的高敏感性导致检测潜在的微小磷酸化事件及残留的磷酸盐代谢物，因此结果的可信度可能会受到质疑。

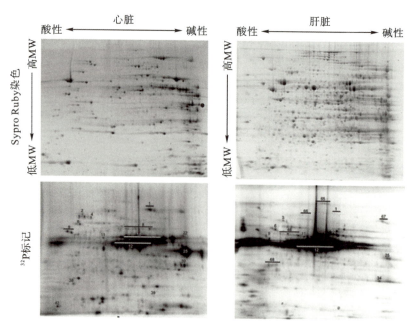

图 13.8　猪心脏和肝脏的线粒体蛋白质磷酸化分析

13.2.1.2　基于质谱的磷酸化修饰研究

磷酸化多肽的丰度和电离效率相对较低，需要特定的位点信息，因此定量磷酸化蛋白质组的研究比非修饰性蛋白质组更具挑战性。磷酸化蛋白质组学的全面研究依赖于适当的富集策略，有效的样本富集策略可以帮助克服许多挑战。

目前应用广泛的磷酸化多肽富集策略包括基于金属的亲和色谱和基于抗体的富集策略（图 13.9）。基于金属的亲和色谱包括固定化金属亲和色谱法（immobilized metal affinity chromatography，IMAC）和金属氧化物亲和色谱法（metal oxide affinity chromatography，MOAC）。IMAC 利用磷酸基中的氧对金属的亲和力，选择性地保留磷酸化多肽。MOAC 与 IMAC 类似，使用金属氧化物基质中金属的亲和力来保留磷酸化多肽，其中最常用的试剂是二氧化钛（TiO_2）。这些方法在识别磷酸化丝氨酸/磷酸化苏氨酸（pS/pT）位点方面取得了很大的进展。

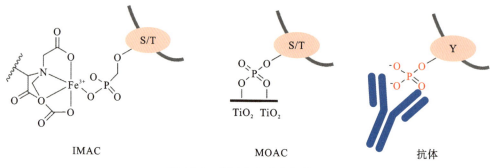

图 13.9　磷酸化多肽富集策略

基于抗体的富集策略对磷酸化酪氨酸(pY)位点的富集非常成功。Keneko 等人通过噬菌体展示辅助的定向进化策略，筛选结合 pY 的 SH$_2$ 结构域中突变体，得到可以高效富集 pY 多肽的工具蛋白 Superbinder。实验中发现，在富集 pY 多肽方面，Superbinder 相比于 pY 抗体(如 4G10 或 pY00)具有更多的优势。

研究者利用 iTRAQ 定量标记、TiO$_2$ 富集磷酸化多肽和质谱分析技术，评估了在生理干扰下线粒体蛋白磷酸化的相对变化(图 13.10)[738]。他们成功监测了一些线粒体蛋白的磷酸化位点，包括腺嘌呤核苷酸转位酶、苹果酸脱氢酶和线粒体肌酸激酶。在这些生理刺激下，有 4 个蛋白发生了磷酸化变化：①BCKDH - E1α 亚基在二氯乙酸盐(DCA)和去能时 Ser - 337 位点磷酸化水平升高；②细胞凋亡诱导因子在 Ser - 345 位点磷酸化水平随着钙的升高而增加；③ATP 合酶 F$_1$ 复合物 α 亚基 Ser - 65；④线粒体内膜蛋白 Ser - 264 位点在去能后去磷酸化增加。这个实验证明了 iTRAQ/MS 技术作为一种定量线粒体蛋白磷酸化的方法，并为线粒体磷酸化调控提供了新思路。

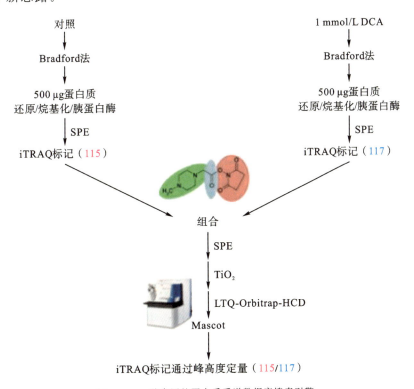

图 13.10　基于 iTRAQ 的针对 DCA 处理的线粒体磷酸化蛋白质组分析实验流程

P. A. Grimsrud 等通过对不同生理状态的小鼠肝脏进行了多参数分析，使用 iTRAQ 定量标记策略和 LC - MS/MS 技术分离和鉴定了磷酸化多肽。他们共发现了 295 种线粒体磷酸化蛋白质，包括 811 个磷酸化位点。这些线粒体蛋白质的磷酸化在肥胖症和 2 型糖尿病相关的酮体合成中发挥着重要的调节作用[739]。X. Zhao 等

使用 TiO_2 富集磷酸化多肽和质谱分析技术，发现胰岛素处理能够增加人体骨骼肌线粒体蛋白的磷酸化水平[740]。J. Lee 等结合质谱分析和 IMAC 富集技术对线粒体蛋白质磷酸化进行了全面的分析[741]。

蛋白磷酸化在细胞质中是一个被广泛研究的调控机制，但在线粒体中的研究相对较少。随着磷酸化蛋白质组技术的发展，必将加速人们对于线粒体蛋白质磷酸化的认识。

13.2.2 乙酰化修饰的研究方法

乙酰化是指在乙酰基转移酶的作用下，将乙酰基从乙酰辅酶 A 转移到赖氨酸的 ε-氨基侧链上所产生的修饰过程。乙酰化修饰通过多种机制影响蛋白质功能，包括调节蛋白质稳定性、酶活性、亚细胞定位及与其他翻译后修饰的相互作用，还有调控蛋白质-蛋白质、蛋白质-DNA 等相互作用。越来越多的研究表明，线粒体蛋白质受到广泛的赖氨酸乙酰化调节，蛋白质乙酰化被认为是主要代谢途径的重要翻译后修饰之一。最近的研究发现，在几种线粒体蛋白中发现了乙酰化修饰，并证实了其在线粒体生物学和代谢调控中的重要作用。乙酰化的线粒体蛋白参与了多种代谢过程，包括 TCA 循环、氧化磷酸化、脂质氧化、氨基酸代谢、碳水化合物代谢、核苷酸代谢和尿素循环等[742]。线粒体蛋白质乙酰化已成为研究的重点，据报道，线粒体中约有 63% 的蛋白质含有赖氨酸乙酰化位点。SIRT3 是最主要的去乙酰化酶，在细胞质中以一个较长、酶活性较弱的前体形式存在，并被导入线粒体中。导入后的 SIRT3 前 100 个氨基酸会被水解，最终产生具有酶活性的 28 kD 的 SIRT3。

线粒体蛋白乙酰化与磷酸化研究方法的主要差异在于修饰位点的富集。乙酰化位点主要利用能够纯化乙酰化底物的抗体进行富集，并利用高通量质谱进行检测，定量方式可以选择 SILAC、TMT、非标定量等方式进行，该方案具有高灵敏度和高特异性。研究者利用野生型、SIRT3 敲除和 SIRT5 敲除小鼠的酒精消耗模型来操纵肝线粒体蛋白酰化[743]。为了确定酒精诱导的蛋白质翻译后修饰的调控机制，通过乙酰化抗体或琥珀酰化抗体富集相应多肽，随后进行质谱分析，最终猜测酒精通过不同的酰基转换蛋白下调许多线粒体代谢途径。X. X. Du 等开发了一种用于蛋白质 N 端乙酰化的研究策略，该方法利用 Lys-N 消化蛋白样品，生成以赖氨酸残基为起始的 N 端和其他肽段。然后加入含醛的氨基酚偶联树脂与肽混合物中的胺反应，使除自然乙酰化的 N 端外的所有肽偶联到树脂上并从样品溶液中去除。乙酰化后的 N 端肽仍保留在溶液中，离心分离后用 LC-MS/MS 进一步分析。

13.2.3 泛素化修饰研究方法

泛素是一种小分子蛋白质，含有 76 个氨基酸，分子量约为 86000，在真核生物中普遍存在且高度保守。它的氨基酸序列中包含7个赖氨酸残基(K6、K11、K27、K29、K33、K48、K63)和一个甲硫氨酸残基(M1)。泛素化是将泛素添加到底物蛋白质上的修饰过程，通常通过泛素激活酶E1、泛素结合酶E2和泛素连接酶E3的级联反应实现。单个泛素分子可以修饰底物蛋白上的单个赖氨酸残基，形成单泛素化修饰。多个泛素分子可以修饰底物蛋白上的多个赖氨酸残基，形成多泛素化修饰。由于泛素分子本身含有7个赖氨酸残基，已经修饰到底物蛋白上的泛素分子的赖氨酸残基仍然可以继续进行泛素化修饰，形成泛素链。泛素分子N端的甲硫氨酸也有一个自由的氨基，可以与其他泛素分子连接，形成线性泛素链。泛素化在蛋白质的定位、代谢、功能、调节和降解中起着重要作用。同时，它还参与了细胞周期、增殖、凋亡、分化、转移、基因表达、转录调节、信号传递、损伤修复、炎症免疫等几乎所有生命活动的调控。

大规模富集泛素聚合物是研究泛素化系统的关键技术，泛素结合结构域(ubiquitin-binding domains，UBD)是一种可识别和结合泛素化修饰的蛋白小模块。在UBD结合下，泛素化蛋白在胰蛋白酶的作用下，泛素化底物上的泛素化位点Lys由于泛素化产生一个带有两个甘氨酸标签的分枝状漏切肽段，这两个甘氨酸标签是由于修饰的泛素分子的C末端通过异肽键与泛素化位点的Lys结合而产生的，经过胰蛋白酶消化后保留的残基。产生的信号肽在质谱信号中会产生一个质量增加114.043Da的跃迁，结合漏切的Lys位点，合称GG-K信号肽，通过该信号肽结合数据库搜索引擎可实现对泛素化底物的鉴定。这也是高精度质谱技术实现泛素化底物鉴定的基础。此外，还可以通过抗体对泛素化蛋白进行富集，但是基于抗体的泛素蛋白质组学对于大规模泛素化系统的研究是非常昂贵的，而且，目前市面上大多数供应商出售的泛素抗体是非选择性的，无法满足研究学者的多样需求。

Alban等通过分离线粒体蛋白质、富集泛素化蛋白和PARKIN靶向的PRM方法，对线粒体自噬过程中15个线粒体外膜蛋白的泛素化修饰进行了定量蛋白质组学研究。他们揭示了通路靶向的PRM可以为研究Ub和磷酸化驱动的信号转导过程中提供重要的思路，也为理解帕金森病的分子机制奠定了基础。

线粒体蛋白质翻译后修饰是蛋白质功能精细调节的一个主要方式，不管是磷酸化、乙酰化、琥珀酰化还是泛素化都与线粒体功能密切相关。翻译后修饰可快速改变线粒体蛋白的功能，为精细调节线粒体中进行的代谢活动，如葡萄糖代谢、TCA循环等奠定了基础。因此，各种翻译后修饰研究方法的发展，增加了对线粒体蛋白翻译后修饰的认识，有助于我们更好地阐述线粒体的生命过程，并理解各种线粒体相关疾病的病理过程，为今后的疾病治疗提供理论指导。

13.3 展　望

随着对线粒体各种功能及与人类疾病关系的深入研究，线粒体再度成为生命科学和分子医学中的研究热点之一。近几年来，随着线粒体蛋白质组提取、分离和鉴定技术的发展，目前既能对整个线粒体蛋白质组进行分析，也可针对膜间隙或基质亚区间蛋白质组分析，线粒体蛋白质组学研究已取得重大成果。其研究结果一方面有助于形成完整的细胞蛋白质组图谱，降低蛋白质组分的复杂程度，使得一些相对低丰度的蛋白得以呈现；另一方面可以提示蛋白的亚细胞定位和功能信息，从而为线粒体相关疾病提供更有针对性的疾病蛋白质组的信息。对线粒体在不同病理状态下的蛋白质组图谱进行差异显示分析研究，促进了对发病机制的理解。随着亚细胞蛋白质组学研究和翻译后修饰蛋白质组学研究的不断深入，必将促进对线粒体的结构和功能的深入理解，进一步解析线粒体作用机制的奥秘。

同时结合目前的多种生化技术，如基因敲低/过表达、RNA 干扰、酵母双杂交、功能预测等方法，可以对功能不明确的线粒体蛋白质进行研究，进一步阐述这些蛋白质所发挥的作用。相信不久的将来，随着线粒体蛋白质组数据库的不断完善，蛋白质组学各种方法间的整合和互补及与其他学科（如基因组学、生物信息学等）领域的交叉，线粒体的作用机制将逐渐被阐明，预防和治疗线粒体相关疾病也将成为可能。

第 14 章
代谢组学在线粒体研究中的应用

线粒体是存在于所有真核细胞中的双膜细胞器，它参与多个细胞过程，包括但不限于 ATP 合成。超过 200 种代谢反应在线粒体内发生，支持许多合成和分解代谢途径，如铁硫簇和磷脂的生物合成、脂肪酸和氨基酸的降解[744]。线粒体代谢组学研究通常包括线粒体分离纯化、代谢产物提取、定性定量分析等步骤。

14.1 线粒体代谢物与疾病

线粒体是大多数真核细胞的主要能量来源。它们通过氧化磷酸化和三羧酸循环（TCA 循环）在 ATP 生产中发挥重要作用。虽然能量生产是线粒体进行的主要过程，但也存在许多其他重要的代谢途径。这些途径包括脂肪酸和氨基酸氧化、凋亡，酮体、吡啶、类固醇、血红素和尿素的生物合成。由于它们在细胞代谢中所起的重要作用，这个细胞器的功能失调会产生可怕的后果[719]。线粒体功能障碍是一种常见的疾病机制[745]。如果线粒体不能正常工作，就会导致疾病。线粒体功能障碍是许多先天性代谢缺陷的主要原因[746-747]。例如，枫糖浆尿病是由支链氨基酸代谢缺陷引起的。线粒体功能障碍也可能由于毒性损伤或疾病发病机制而发生。例如，强效抗肿瘤药物阿霉素可通过氧化应激和氧化还原循环作用于心肌细胞线粒体而引起心脏毒性[748]。此外，复合物Ⅰ抑制和随后的神经毒性与农药介导的帕金森病有关[749]。线粒体蛋白——硫氧还蛋白 2（Trx2）与维持细胞活力和线粒体氧化还原电位密切相关。例如，Trx2 是抗氧化剂诱导的细胞凋亡和调节线粒体通透性转变的关键防御机制[750]。然而，目前还不清楚 Trx2 丰度的改变将如何影响线粒体和整个细胞的代谢。线粒体代谢物的研究对了解线粒体疾病具有重要的作用。

14.2 线粒体代谢物样品的采集与制备

线粒体代谢组学研究可以将线粒体分离出来，也可不分离线粒体，通过对细胞、组织、血液或者尿液进行代谢组学分析检查线粒体代谢物的变化。

14.2.1 非纯化线粒体代谢组研究

14.2.1.1 通过细胞检测线粒体代谢组变化

G. U. Balcke 等人建立了一种方法，其中包括优化细胞培养条件、猝灭处理和从贴壁细胞中提取细胞内代谢物。通过使用 UPLC-MS/MS 技术进行代谢物分析，他们成功评估了哺乳动物细胞培养中的细胞能量代谢，并且利用这种方法进行了复杂的线粒体毒性的代谢组学研究[751]。

14.2.1.2 通过尿液检测线粒体代谢组变化

刘燕茹等人使用 ^{1}H 核磁共振（proton nuclear magnetic resonance，NMR）技术对大鼠尿液样本进行研究，探究黄药子引发的肝毒性。通过偏最小二乘法判别分析（partial least squares discriminant analysis，PLS-DA）测定内源性代谢产物的变化，并探讨了黄药子引起肝毒性的相关机制。PLS-DA 显示对照组和治疗组之间存在两个明显的聚类，表明了黄药子治疗后尿液样本中的代谢变化。通过分析尿液中线粒体相关代谢产物的变化，进一步探讨了肝线粒体氧化损伤的相关机制[752]。

14.2.1.3 通过组织检测线粒体代谢组

Manuel May 等人利用蛋白质组学和代谢组学的方法，揭示了蛋白激酶C（protein kinase C，PKC）介导的心脏保护的新机制。该方法通过提取小鼠心脏组织的代谢物，并利用高分辨率的质子核磁共振（^{1}H-NMR）光谱证实了 PKC 对心脏线粒体葡萄糖和能量代谢的显著影响[753]。Eero Mervaala 等人通过 GC-MS 测试血管紧张素 Ⅱ（angiotensin Ⅱ，Ang Ⅱ）是否改变了大鼠组织的代谢组学概况。通过组织代谢产物分析，阐明了 Ang Ⅱ 在线粒体生物发生和心脏代谢组学调控中的重要性[754]。

14.2.1.4 通过血液检测线粒体代谢组

细胞培养研究表明，低糖高脂的生酮饮食（KD）可能对抗线粒体 DNA 突变（mtDNA）的细胞或线粒体有选择性的作用。索菲亚·阿霍拉-埃尔基拉等人研究了一种转基因缺失小鼠模型，这是一种进展缓慢的线粒体肌病，其在衰老过程中积累 mtDNA 缺失，并表现出轻微的进展性呼吸链（RC）缺陷。他们发现这些小鼠出现了广泛的脂质体和代谢物变化，包括异常的血浆磷脂和游离氨基酸水平及酮体产生。研究中使用了症状前长期和症状后短期的 KD 治疗这些小鼠。通过对小鼠血液代谢组的检测，发现饮食诱导了线粒体生物发生，并促进了肝脏脂质水平的恢复。结果显示，线粒体肌病引起了广泛的代谢变化，而 KD 可以减缓这些变化在小鼠中的进展[755]。

14.2.2 纯化线粒体检测代谢组

样品的采集与制备是代谢组学研究的初始步骤之一，也是其中最重要的步骤之一。代谢组学研究需要严格的实验设计和较高的分析精度。首先需要采集足够数量的样本，以有效减少样品个体差异对分析结果的影响，并获得具有统计学意义的分析数据。分离线粒体有助于建立细胞表型中细胞器的直接和因果关系。从细胞和组织中分离出相对纯净的线粒体制剂用于代谢组学分析，可以研究不同条件下线粒体代谢物的组成和丰度[756]。关于线粒体的提取，请参考本书中相关章节，这里我们不做赘述。值得注意的是，尽管线粒体可以从各种组织和细胞中分离出来，但没有一种通用的方法对所有组织和细胞都同样有效。例如，W. W. Chen 等人通过免疫纯化的方法将线粒体进行标记，获得纯净的线粒体，然后通过甲醇水溶液提取线粒体代谢物，并最终通过 LC-MS 检测线粒体代谢产物。X. X. Yang 等人通过将大鼠心脏组织破碎并离心分离线粒体，然后通过乙腈提取线粒体代谢产物并进行 UHPLC-MS 分析[758]。

14.3 代谢物分离和富集技术

14.3.1 线粒体代谢物富集

溶剂萃取是线粒体代谢物提取常用的处理技术之一，主要包括液固萃取（liquid-solid extraction，LSE）和液液萃取（liquid-liquid extraction，LLE）。通常在线粒体脂肪酸类代谢物提取过程中使用氯仿或甲醇。例如，E. C. Bayraktar 等人通过在小鼠中表达线粒体定位表位标签（mitochondrial targeting sequence tag，MITO-Tag），从组织和细胞中快速、特异性地免疫分离线粒体。通过加入甲醇和氯仿将脂质和极性代谢物分离，并通过 LC-MS 进行分析[759]。

固相萃取（solid-phase extraction，SPE）是 20 世纪 70 年代初发展起来的样品前处理技术，主要用于复杂样品中微量或痕量目标化合物的分离和富集。该技术利用固体吸附剂将液体样品中的目标化合物吸附，与样品的基体和干扰化合物分离，然后再用洗脱液洗脱或加热解吸附，达到分离和富集目标化合物的目的。Khushboo Borah 等人在分析线粒体特异性羟甾醇代谢课题中使用固相萃取及 LC-MS 技术，对组织、细胞和线粒体进行定量分离分析氧甾醇[760]。

14.3.2 代谢组分离技术

线粒体是真核生物氧化代谢的关键场所，参与三羧酸循环和氧化磷酸化过程。它是糖类、脂肪和氨基酸最终释放能量的地方，因此线粒体内涉及多种代谢产物。在代谢组学分析中，应用分离技术可以提高分析物的覆盖率，从而检测到尽可能多的代谢物。目前常用的分离技术包括高效液相色谱技术和气相色谱技术等。

14.3.2.1 高效液相色谱

线粒体代谢组学研究中，高效液相色谱（high performance liquid chromatography，HPLC）技术是常用的分离技术之一，可用于线粒体内多数代谢物的分离。其通常与质谱结合使用,以实现对更多代谢物的检测。HPLC是一种以高压下的液相为流动相,并采用颗粒极细的高效固定相的柱色谱分离技术。类似于其他色谱过程,HPLC通过利用溶质在固定相和流动相之间的分配系数、亲和力、吸附力或分子大小差异引起的排阻作用,实现不同溶质的分离。目前,高效液相色谱技术是线粒体代谢研究中最常用的分离技术之一。该技术以液体为流动相,通过各种输液系统将待检测的代谢物传输到分离柱进行分离。不同物质的特性不同,它们在色谱中的分离位置也各异。将各个位置的物质输送到相应的后续处理装置中,能够有效提高各种物质检测的精度。这种方法与传统的液相色谱技术在原理上没有较大差异,只是对部分过程进行了改进,并引入了相应的自动化设备,以高效管理各种物质,提高其分离效率[761]。

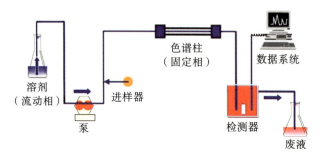

图 14.1 高效液相色谱

1. 高效液相色谱的分类及原理

(1)分配色谱法:一种常见的高效液相色谱技术,也是应用范围较广的一种。在进行样品检测时,分配色谱法将液相设置成两种不相溶的液体,使固定相与流动相能根据其本身的溶解度对物质进行分配,从而实现物质的分离。根据应用不同,分配色谱法可分为液-液色谱和键合相色谱两种类型。液-液色谱是基于物理吸附原理,将液相色谱固定相涂抹于待检测样品表面,通过物质在固定相上的吸附分配来实现分离。而键合相色谱则是基于化学反应,在待检测样品或硅胶表面使有机分子能够键合,进而分离物质。为确保分配色谱法的有效应用,需要根据溶质、固定相和流动相之间的分离性能选择适当的流动相和固定相[762]。

(2)吸附色谱法:又称液固色谱,是一种以固体吸附剂为固定相的高效液相色谱技术。在实际应用中,吸附色谱法采用的固体吸附剂通常是一类孔多的固体颗粒物,其表面具有许多微小孔隙,因此能够对相应的物质进行吸附。使用吸附色谱法时,需要根据样品的属性选择适当的固定相进行分离分析。一般而言,氧化铝、聚酰胺和硅胶等物质常被选用作为固体吸附剂,因为它们具有不同的吸附活性,能够对中等分子具有良好的分离效果。吸附色谱法作为一种广泛应用的高效液相色谱技术,为了确保其有效使用,在选择固体吸附剂时应当慎重,以避免对物质分离效果产生不利影响[763]。

(3)离子交换色谱法：一种利用被分离的物质在离子交换树脂上的不同离子交换势作用下进行组合性分离的技术。通常情况下，离子交换剂包括纤维素、合成树脂和硅胶等，它们在实际应用中各有不同的作用。硅胶是一种常用的离子交换剂，可用于样品分析，既可满足分配色谱的需求，也可应用于离子交换色谱，其效果良好。离子交换色谱的工作原理是通过对离子化合物进行分离，将有机碱和有机酸等电离混合物以及易产生相互作用的离子化合物有效地分离，从而对待检样品进行相应的物质检测[764]。

(4)凝胶色谱法：也称尺寸排斥色谱，在实际应用中主要根据待检测样品的分子尺寸和几何形状进行分样化的分离，以实现物质的分离。相对于其他高效液相色谱法，凝胶色谱法采用的凝胶具有特定的孔隙大小，能够与待检测物品的分子大小相匹配。大分子将被阻挡在凝胶孔隙外，而小于凝胶孔隙尺寸的分子则会进入孔隙内。通常情况下，琼脂凝胶是常用的填充材料，而流动相的选择取决于待检测物品的需求，可以是水或有机溶剂。凝胶色谱法相比其他色谱方法的优势在于分辨率较高，不会出现变形，因此常用于分离高分子量的化合物[765]。

2. 高效液相色谱的特点

当今的高效液相色谱技术相较于传统的液相色谱技术具有更多的特点。在使用高效液相色谱技术时，需要施加较大的压力，推动液体在色谱柱和其他设备中的移动，以便进行处理和检验。此外，高效液相色谱技术采用了自动化技术，在工作过程中能够通过各种传感器和计算机程序实现自动化控制。它主要用于液体样品的检验，不需要进行固液转换，从而减少了不必要的处理步骤。由于设备的特点，高效液相色谱技术具有高灵敏度，传感器可以精确测量线粒体代谢产物的各种属性值，提高了检验的质量。此外，该技术的应用范围较广，通过高效液相色谱技术对线粒体代谢产物进行分离，可以实现更高的分辨率[766]。

3. 高效液相色谱的应用

高效液相色谱（HPLC）是一种在化学、生物、医药和环境等领域广泛应用的分析技术。其原理基于不同物质在固定相和流动相间的分配差异实现分离，具有高灵敏度、高分辨率和自动化程度高的特点，适合复杂样品的定性与定量分析。

在医药领域，HPLC用于药物成分分析、质量控制和药代动力学研究，有利于评估药品的安全性和有效性。在生物化学领域，它用于蛋白质、多肽和核酸的分离与纯化，支持生物大分子的研究。在环境监测方面，HPLC可检测水体和土壤中的微量污染物，如农药残留和有机污染物，助力环境质量评估。此外，HPLC在食品工业中用于检测添加剂、营养成分及有害物质，保障食品安全。

总之，HPLC以其高效、精准的特性，成为现代分析化学中不可或缺的工具，推动了多个领域的科学研究和技术进步。

14.3.2.2 气相色谱

1. 气相色谱的原理

线粒体是真核生物进行氧化代谢的场所，是糖类、脂肪和氨基酸最终释放能量的地方。线粒体中代谢多种脂质，因此包含多种氨基酸和脂质等初级代谢产物。气相色谱通常用于氨基酸和脂质的分析检测。在特定的条件下，将代谢物转化为气态后，样品成分会被带入色谱柱中，而不同组分的性质和理化性质之间存在较大差异，因此在相同的载气流速下，这些组分在色谱柱中的运行速度会有明显差异。随着时间的推移，这些组分将逐渐分离，并按照一定的顺序进入检测器。所有信号经放大处理后将被记录下来，形成色谱图。通过分析色谱峰的形状、位置和面积等特征，技术人员可以确定混合组分的具体组成。气相色谱分析仪通常由进样系统（包括汽化室和进样器）、载气系统[767-768]（包括气体净化、气源、气体流速控制和测量装置）、色谱柱和柱箱（包括恒温控制装置）、检测系统和记录系统（包括记录仪、放大器、工作站、数据处理装置、控温装置和检测器）、温控系统等部分组成。其具体过程如图 14.2 所示。

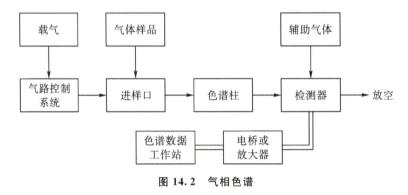

图 14.2　气相色谱

2. 气相色谱的特点

气相色谱在线粒体内氨基酸及脂质分析中具有较高的分离效率和较快的分析速度；对于待分析样品的数量要求不高，在较少样品量下仍能保持较高的灵敏度；具有良好的选择性，可有效分离样品内部各类组分，适用于恒沸混合物或沸点基本一致物质的分析；适用范围广泛，能够满足旋光异构体、对位异构体、顺式异构体、反式异构体、同位素等样品的分析需求[769]。

14.4　质谱分析技术

由于线粒体内源性代谢产物的复杂性，使得代谢组学技术分析对象的分子大小、数量及其他理化参数差异很大，因此需要采集代谢产物的分析技术方法具有高灵敏度、高通量，甚至海量和无偏向性的特点。质谱技术的进步使得在确定的生物条件下同时测量和定量许多代谢物成为可能。尤其将液相色谱或者气相色谱与质谱联用（LC-MS/GC-MS）往往会导致更好的分析物覆盖率，可用来定性和定量分析有机分子。色谱的高分离性和质谱的强鉴别力相结合使得检测灵敏度更高，定量测试速度也显著增加。随着质谱分析仪器的研究发展，三重四级杆、高分辨飞行时间和 Orbitrap 及它们的结合使用，使得质谱即使在浓度非常低的情况下，也能直接和有选择性地分析有机分子。因而成为代谢组学研究的主要分析工具之一。

14.4.1　质谱分析技术的原理

质谱分析技术的基本原理是先将物质离子化，按照质量和电荷比分离，然后根据离子信号强度绘制质谱图，实现分析目的的一种方法。质谱图以离子信号强度为纵坐标，质荷比为横坐标。根据质量分析器的工作原理，质谱主要分为四级杆质谱、离子阱质谱、飞行时间质谱和傅里叶变换离子回旋共振质谱。质谱仪的组成见图 14.3。

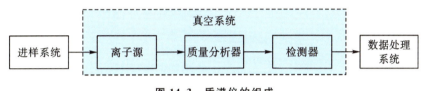

图 14.3　质谱仪的组成

14.4.2　质谱的离子源

质谱对代谢物进行定性和定量分析，具有很高的灵敏度和选择性，并且具有识别代谢物的潜力。在质谱检测中，首先对代谢产物进行电离，常用的电离方法包括：电子轰击电离(electron impact ionization，EI)、化学电离(chemical ionization，CI)、电喷雾电离(electrospray ionization，ESI)、大气压化学电离(atmospheric pressure chemical ionization，APCI)和大气压光电离(atmospheric pressure photoionization，APPI)。对于不同的化合物，通常会选择不同的离子源。其中，对于线粒体代谢组学，ESI 是较为常用的离子源，因为这种软电离方法可以形成完整的分子离子，有助于初始识别。与 ESI 类似，APCI 和 APPI 通常很少或不产生碎片，这些电离方法可以作为 ESI 的补充，用于分析非极性和热稳定的化合物(如脂类)。将 ESI 与 APCI 或 APPI 等单一电离源组合在一起已成为离子源配置的趋势。

1. 电子轰击电离

电子轰击电离(EI)的原理是将样品以气体形式通过气相色谱或直接进样杆引入离子源，然后通过灯丝发出的电子与样品分子碰撞，使样品分子电离。所有的标准质谱图都是在 70 eV 下生成的。有机物分子可能会失去一个电子形成分子离子，也可能会发生化学键的断裂形成碎片离子。通过分子离子可以确定化合物的分子量，通过碎片离子可以获取化合物的结构信息。该离子源仅适用于 GC - MS，主要用于挥发性样品的电离，分子离子峰强度较弱或者不出现。EI 电离示意图见图 14.4。

2. 化学电离

化学电离(CI)首先将反应气体电离，产生反应气体离子，然后这些离子与待分

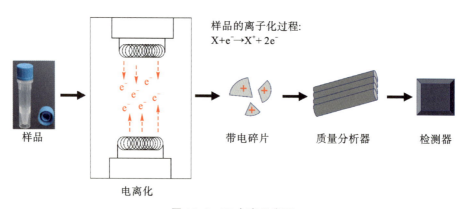

图 14.4　EI 电离示意图

析物分子（M）发生分子-离子反应，使待分析物离子化。反应气体可以是甲烷、异丁烷、氨等。生成的 $[M+H]^+$ 和 $[M-H]^+$ 离子（相比样品分子 M 多一个 H 或少一个 H），称为准分子离子。化学电离是一种软电离方式，对于一些无法通过 EI 方式得到分子离子的样品，改用 CI 后可以得到准分子离子，从而可以确定分子量。该方法仅适用于傅里叶变换质谱仪。

CI 电离过程具体如下。

电子轰击下，甲烷分子被电离：

$CH_4 + e \rightarrow CH_4^+ + CH_3^+ + CH_2^+ + CH^+ + C^+ + H^+$

甲烷离子与分子反应，生成加合离子：

$CH_4^+ + CH_4 \rightarrow CH_5^+ + CH_3 (48\%)$

$CH_3^+ + CH_4 \rightarrow C_2H_5^+ + H_2 (41\%)$

$CH_2^+ + 2CH_4 \rightarrow C_3H_5^+ + 2H_2 (6\%)$

……

CH_5^+、$C_2H_5^+$、$C_3H_5^+$ 等为稳定的次级离子。

加合离子与样品分子反应：生成准分子离子 $[YX]^+$：

$X + CH_5^+ \rightarrow [X+H]^+ + CH_4$

$X + C_2H_5^+ \rightarrow [X+H]^+ + C_2H_4$

$X + C_2H_5^+ \rightarrow [X-H]^+ + C_2H_6$

3. 电喷雾电离

电喷雾电离（ESI）是近年来新兴的一种电离方式，主要应用于液相色谱-质谱联用仪。样品流出液在高电场下形成带电喷雾，并在电场力的作用下穿过气帘，从而实现雾化、溶剂蒸发，并阻止中性溶剂分子进入后端检测系统（图 14.5）。ESI 是一种软电离方式，即使是分子量大、稳定性较差的化合物，在电离过程中也不容易发生分解。因此，ESI 适用于分析极性强的有机化合物。ESI 的主要特点之一是容易形成多电荷离子。

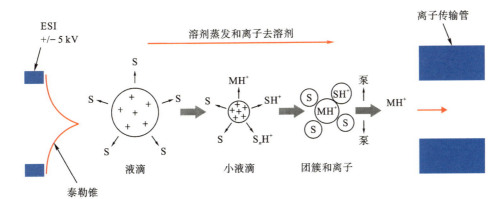

图 14.5 ESI 电离示意图

4. 大气压化学电离

大气压化学电离（APCI）喷嘴的下游装有一个针状放电电极，通过该电极的高压放电，可以使空气中的一些中性分子发生电离，产生 H_3O^+、N_2^+、O_2^+ 和 O^+ 等离子。同时，溶剂分子也会被电离。这些离子与待分析物分子发生离子-分子反应，使得待分析物分子被离子化。APCI 主要适用于分析中等极性的化合物。有些化合物由于结构和极性的原因，在电喷雾电离（ESI）中无法产生足够强的离子信号，此时可以采用 APCI 方式增加离子产率，因此可以将 APCI 视为 ESI 的一种补充。APCI 主要产生单电荷离子，很少产生碎片离子，其主要离子为准分子离子。

14.4.3 质量分析器

多用途串联或混合配置的质量分析仪可以通过获取高分辨率和准确的 MS/MS 谱，进一步辅助代谢物的鉴定。这种鉴定是通过离子碰撞诱导解离（collision induced dissociation，CID）破碎实现的。常见的质谱仪包括三重四极（triple quadrupole，QqQ）或四极飞行时间（quadrupole time - of - flight，QTOF），以及基于离子陷阱的串联实时仪器，例如四极离子阱（quadrupole ion trap，QIT）、线性阱四极（linear quadrupole - orbitrap，LTQ - Orbitrap），或线性阱四极傅里叶变换离子回旋共振（linear quadrupole fourier transform ion cyclotron resonance，LTQ - FTICR）。

1. 四级杆质量分析器

在四级杆质谱仪中，四根电极杆分为两组，每组两根电极杆，分别施加射频（radio frequency，RF）反相交变电压。位于这个电势场中的离子，在选择性作用下，稳定的离子可到达检测器，或者进入后续的空间进行分析。四级杆质谱仪的结构和电路相对于其他质谱仪来说比较简单，成本也相对较低。因此，四级杆质谱仪被广泛应用于色谱-质谱联用中。通过多个四级杆的串联使用，可以实现多重质谱分析（tandem mass spectrometry，Tandem MS），从而获取待测物的结构信息。然而，四级杆质谱仪每次只允许单一荷质比的离子通过，在扫描较大质量区间时，所需的时间要比飞行时间质谱（time of flight mass spectrometry，ToF - MS）、轨道离子阱质谱（orbitrap mass spectrometry，Orbitrap MS）、线性离子阱（linear ion trap，LIT）

等使用脉冲采样方式的质谱仪要长得多(图 14.6)。

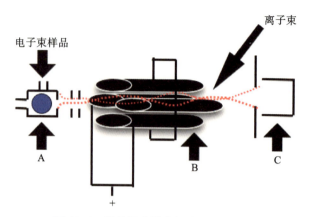

图 14.6　四级杆质量分析器原理示意图

2. 飞行时间质量分析器

飞行时间质谱仪是一种离子漂移管。离子从离子源产生后被加速，然后进入无场漂移管，在恒定速度下向离子接收器飞行(图 14.7)。离子的质量越大，到达接收器所需时间越长；质量越小，到达时间越短。根据这一原理，可以将不同质量的离子按照其 m/z 值大小进行分离。

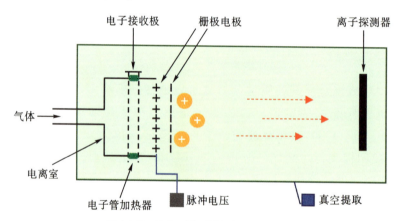

图 14.7　飞行时间质量分析器示意图

3. 离子阱质量分析器

利用离子阱作为分析器的质谱仪称为离子阱质谱仪。其中，最常见的是保罗阱(Paul ion trap，Paul trap)，它利用高频电场来封闭离子。保罗阱由一个截面为双曲面的环形电极和上、下一对端电极构成。离子被封闭在真空池内，通过高频电压扫描，按照其 m/z 比例从池中引出进行检测。离子阱质谱仪是一种低分辨时间串联质谱仪，可以进行 msn 的测定，通常 n 的取值范围为 2~6。此外，离子阱质谱仪的价格相对其他类型的串联质谱仪更为经济实惠，在有机物定性方面得到了广泛的应用。特定 m/z 离子在阱内会稳定旋转在一定轨道上，通过改变端电极电压，不同 m/z 离子飞出阱并到达检测器。

4. Orbitrap 质量分析器

Orbitrap 是一种离子阱质谱仪，由两个外部电极和一个中心电极组成，可同时用作分析器和检测器。进入 Orbitrap 的离子通过"电动挤压"捕获，随后这些离子围绕中心电极振荡，并在两个外部电极之间运动。不同的离子以不同的频率振荡，从而实现分离。利用图像流检测，通过测量外部电极上的离子引起的振荡频率来采集离子的质谱图。由于其设计，Orbitrap 质谱仪实际上是一种傅里叶变换质谱仪，模拟了 FT 离子回旋共振技术(fourier transform ion cyclotron resonance，FT‑ICR)，但其仪器尺寸更小，操作更简便。它具有高达 1000000 FWHM 的分辨率，同时实现了 40 Hz 的扫描速率。

14.4.4 质谱的作用

14.4.4.1 结构鉴定

代谢组学研究面临的一个主要挑战是代谢物的鉴定。与多肽不同，代谢物是元素(如 C、H、O、S、N、P 等)的随机组合，其化学和物理多样性使得利用质谱数据进行识别非常困难。目前，非靶向代谢组学分析中的代谢物识别主要是通过大规模的搜索和人工验证来实现的。首先，在数据库中搜索感兴趣的分子离子的 m/z 值。然后，从数据库中检索分子量在查询 m/z 值允许范围内的代谢物作为假定标识。接下来，将这些假设的鉴定的真实化合物与样品一起进行 MS/MS 串联实验。通过比较真实化合物的 MS/MS 谱和保留时间与样品中感兴趣的分子，可以确定分子的身份。然而，由于同分异构体的存在以及质谱仪的准确性有限，基于质量的搜索推断的识别很少是唯一的。在某些情况下，一个分子离子可能有 100 多个假设的标识，这使得人工验证既昂贵又费力。因此，这种方法实际上只适用于有限数量的分子。

离子注释是一种用于识别可能来自同一化合物的离子群的过程。在基于 LC‑MS 的代谢组学中，一个代谢物通常由 LC‑MS 数据中的多个峰表示，这些峰具有不同的 m/z 值，但由于同位素、加合物和中性损失片段的存在，保留时间类似。只要适当调整质谱仪的扫描速率，获得足够的扫描点来确定色谱峰，同一化合物的离子共享类似形状的洗脱谱，可以用它们的提取离子色谱图(extracted ion chromatogram，EIC)来表示。因此，离子注释可以通过聚类相似的洗脱谱来实现，从而促进代谢物的鉴定。

在一种离子注释方法中，根据离子 EIC 的 Pearson 相关性对其进行分组。如果两个离子之间的相关性高于一个预先定义的阈值，并且两个离子之间的 m/z 差可以解释为加合物/同位素/中性损失产物，则认为这两个离子来自同一化合物。在该方法中，皮尔逊相关阈值的选择基本上是经验的，没有统计解释。此外，当两个离子的洗脱谱有较大重叠时，皮尔逊相关系数通常较高，不足以捕捉 EIC 中的细微差异。

通过离子注释将峰聚在一起，根据加合物/同位素与单同位素中性形态的质量差异，可以计算出这些化合物的单同位素精确质量。计算出的质量可以用来搜索代谢物数据库，例如，人类代谢组数据库（human metabolome database，HMDB），Metlin 和麦迪逊代谢组学联盟数据库（madison metabolomics consortium database，MMCD）或更通用的化学数据库（如 PubChem 或 ChemSpider）。具有分子质量在预先指定的查询质量允许范围内的代谢物从这些数据库中检索。然而，基于质量的鉴定很少导致这些离子的唯一鉴定。通过获得这些离子的 MS/MS 谱，可以通过以下步骤进一步细化基于质量的识别结果。

代谢物鉴定，特别是结构鉴定，必须谨慎进行。上面讨论的计算方法是为了帮助识别代谢物。然而，它们不能取代严格的实验验证代谢物的身份。计算方法的主要目的是减少搜索空间和优先考虑假定的标识。一些离子可能有多达数百个假定的身份，从大规模搜索中获得。由于可信化合物的可获得性是有限的，所以最好优先考虑假定的标识，以便将更多精力集中在少数最有可能的候选者上。然而，要有信心地验证未知代谢物的身份，仍然需要获得真实的标准，并将其注入与生物样品相同的仪器中，以比较它们的 MS/MS 光谱和保留时间。对于某些代谢物，质谱/质谱可能不足以唯一验证它们。在这种情况下，MSN（例如 MS 3 或 MS 4）通常用于从所需的碎片离子获取进一步的碎片信息。MSN 只能通过基于离子阱的质谱计来实现，该质谱计同时提供 PI 和部分碎片离子的碎片质谱。MSN 有助于区分非常相似的代谢物，为代谢物验证提供更多的信心[770]。

14.4.4.2 代谢物定量分析

1. 选择性反应监测

三重四级杆（QqQ）基于高分辨率质谱的全扫描 MS 分析。在 QqQ 仪器中，首先在第一个四极组（MS1）中选择的母离子与碰撞单元中的碎片离子解离，然后在第二个四极组（MS2）中只选择一个特定的碎片离子（子离子）。这种被称为选择性反应监测（selected reaction monitoring，SRM）的两阶段离子选择方法对分子量敏感，对结构专一。SRM 可以通过绝对定量来测量代谢物的真实浓度，方法是将分析物的信号强度与使用尖刺稳定同位素标记的类似物建立的校准曲线相关联。这种方法用于小分子的定量已经超过 30 年了。

现代 QqQ 质谱仪结合有效的样品制备和色谱分离，光谱扫描速度更快（如热量子 TSQ 中 SRM 停留时间为 2 ms），电离效率更高（如加热后的 ESI），可同时定量数十至数百种代谢物。基于 QqQ 的 LC-SRM-MS/MS 由于其高敏感性、高特异性和良好的定量能力，已成为靶向代谢组学研究的理想对象。因此目前不可能同时在任何平台上对所有代谢物进行量化。

尽管 LC-SRM-MS/MS 在靶向代谢组学方面取得了进展，但仍存在一些缺陷，限制了其在准确定量和鉴定代谢产物方面的应用。例如，预先定义的 SRM 跃迁缺乏使用不同的产物离子进行定量的灵活性，这可能受到具有相似结构和质量（相同的保留时间和相同的碎片离子）的分析物之间的交叉交谈的影响，或者受到来自基质的内源性等干扰的影响。为了解决这一缺陷，必须在 SRM 中选择特定分析物所特有的其他主要产物离子。目前用于 MS 数据采集的软件工具具有用相同的产品离子打乱转换的功能，以避免一个接一个地监测这些转换。该工具还可以增加每个 SRM 转换之间的通道间延迟，以允许碰撞单元在为下一个 SRM 转换加载离子之前被清空。另一种解决方案是在分析物之间进行充分的色谱分离。同时，在 SRM 获取过程中，随着识别和结构阐明代谢产物所需要的定性信息的丢失，大部分离子被过滤掉。这限制了 QqQ 在基于全扫描 MS/MS 谱的目标识别中的应用。三重四级杆（QLIT 也称为 ABI QTRAP）通过同时使用 Q3 分析仪来解决这一问题。QTRAP 质谱仪具有与 QqQ 相同的中性损失扫描（neutral loss scan，NL）、前体离子扫描（precursor ion scan，PI）和 SRM 获取功能，用于未知代谢物筛选和已知代谢物定量。QTRAP 还可以提供一个测量扫描来触发增强产物离子（enhanced product ion，EPI）光谱的信息依赖采集（information dependent acquisition，IDA）。其中，与 NL-EPI 和 PI-EPI 相比，应用生物系统（applied biosystems，ABI）使用多反应监测-增强产物离子（multiple reaction monitoring-enhanced product ion，MRM-epi）具有更好的选择性和更高的灵敏度[770]。

2. 多反应监测技术

多反应监测技术（MRM）是一种基于已知或假定的反应离子信息，有针对性地选择数据进行质谱信号采集，对符合规则的离子进行信号记录，去除不符合规则离子信号的干扰，通过对数据的统计分析从而获取质谱定量信息的质谱技术。MRM 技术是在单反应监测（SRM）技术的基础上演化而来的。对于 MRM 技术而言关键在于首先要能够检测到具有特异性的母离子，然后只将选定的特异性母离子进行碰撞诱导，最后去除其他子离子的干扰，只对选定的特异子离子进行质谱信号的采集。由于三重四级杆质谱是进行单一质荷比扫描最灵敏的质谱系统，因此是最适合 MRM 分析的质谱仪器。MRM-EPI 可以被设置为跟踪 100 个 SRM 转换，并且在不显著降低灵敏度的情况下保持 SRM 方法的定量性能。由 MRM-EPI 产生的 MS/MS 谱可用于识别 SRM 离子色谱图中显示的假阳性峰。因此，QTRAP 可以作为基于 QqQ 的 SRM 方法的一个很好的替代方案，该方法允许同时对预期代谢物进行量化，并通过 MS/MS 验证它们的身份。该技术已用于多种生物样品中数百种代谢物的多靶点筛选分析。

MRM 技术的特点如下。①灵敏度高：通过两级离子选择，排除大量干扰离子，使质谱的化学背景降低，目标检测物的信噪比显著提高，从而实现检测的高灵敏度。②重现性好：在 MRM 技术选择性的质谱信号采集中，避免了待测分子离子化、质谱信号的抑制及源内碰撞碎裂过程的影响，因此重现性也相应提高。③准确度高：利用 MRM 技术的特异性，进行连续增强的离子扫描分析，得到高分辨的串联质谱（MS/MS）碎片数据，与全扫描和中性丢失质谱扫描模式相比降低了分析过程中定性结果的假阳性率，保证了分析的准确度。④通量高：使用目前最先进的质谱系统，MRM 技术每个工作循环能处理多达 300 对母离子-子离子对。

MRM 定量分析技术在化学小分子分析中已经应用超过 30 年了，首次报道出现在1978年用于氯的同位素研究，一年后这种技术被应用于血药浓度的代谢检测中。自三重四级杆质谱问世以来，MRM技术便成为进行低分子量化学物质分析的重要方法。代谢组学是对生物化学过程中的代谢产物进行整体而又全面分析的科学。尽管MRM技术的应用从小分子物质延伸到了对内源及外源代谢产物的分析，但还是受到代谢组学研究本身的诸多限制。代谢组复杂而多变，据估测人体中大约有7000多种分子，因此代谢组的广域性已经超出了质谱检测的能力范围。然而，预测代谢和选择性代谢组的出现将研究者的目光引向了靶向扫描的概念，使可以在MRM模式下应用多种选择离子监控技术对海量的代谢产物进行实时的扫描监控。虽然MRM技术不能够作为代谢组学主要的扫描手段被应用，但是QTRAP质谱系统的出现使MRM技术为靶向蛋白质组学发现阶段的研究提供了更宽的思路。

3. LC-IT-MS和LC-HRMS定量代谢物

LC-IT-MS和LC-HRMS是两种不同的质谱技术，用于定量代谢物和其他分析任务。

1) LC-IT-MS(液相色谱-离子阱质谱)

原理：离子阱质谱(ion trap MS)使用离子阱捕获和分析离子，提供高灵敏度的定性和定量信息。它在分析时可以选择特定的离子进行碰撞诱导解离(CID)，提高质谱的分辨率。

优点：适用于复杂样品的定性分析和靶向分析，具有较高的灵敏度和选择性。

局限性：分辨率相对较低，可能在复杂样品中面临分离效能的挑战。

2) LC-HRMS(液相色谱-高分辨质谱)

原理：高分辨质谱(high-resolution MS)提供高分辨率的质量分析，通过更精确的质量测定来区分相近的离子。常见的高分辨质谱技术包括四极杆飞行时间质谱(Q-TOF)和傅里叶变换离子回旋共振质谱(FT-ICR)。

优点：提供高精度的质量数据和高分辨率的质谱图，适合复杂样品的非靶向分析、代谢组学和全面的代谢物定量分析。

局限性：通常比离子阱质谱成本更高，操作复杂。

这两种技术各有优势，可以根据具体的实验需求和预算选择适合的方案。

基于QqQ的SRM定量方法仅限于靶向代谢物，由于分析的特殊性，往往忽略了其他不可见代谢物的信息。一些分析物具有非特定的跃迁，这在矩阵干扰中很常见(例如，H_2O或CO_2的中性损失)。这影响了SRM获取的特异性，并导致了不准确的定量。LC的新近研究提供了窄峰宽的良好分辨峰。这些进展也对质谱计的采集速率(SRM跃进停顿时间)与如此短时间的色谱洗脱之间的兼容性提出了挑战，因为LC-MS的精确定量需要足够的数据点(>20)跨越峰。数据点不足会导致时间峰值分辨率较差，影响SRM的灵敏度。

质谱仪具有更高的捕获速度和高质量分辨率可以帮助作为同时定量目标分析和识别非目标分析的替代工具。具有单位质量分辨率的三维离子阱质谱可以从全扫描数据中提取选定的离子，从而提供合理的定量结果。然而，这种定量方法的灵敏度无法与真实的 SRM 相比，选择性也有限。

现代的 LIT-MS（如 LTQ）显示出更高的敏感性，最近有报道称它可以在血液中筛选 320 多种不同的农药和代谢物。因此可用于线粒体代谢组学研究。最近的 LC-LIT-MS 和 LC-QqQ-MS 的比较研究表明，基于 QqQ 的 LC-SRM-MS/MS 在检测限、定量下限和精密度方面仍是小分子分析的较好选择。

HRMS（例如 FT-MS，如 FT-ICR 和 Orbitrap，以及 TOF 或 QTOF）能够提供全局 MS 检测，为 SRM 分析的局限性提供更好的解决方案。尤其是在全扫描模式下的 FT-MS，由于其分辨率高、质量精度高、动态范围广，几乎可以测定样品中存在的所有化合物。具有快速扫描的现代 HRMS 允许在色谱峰上获取足够的数据点，并使用 EIC 通过将一个狭窄的质量窗口（例如 ±5 个 10 mmu）置于被分析物的理论 m/z 值的中心来精确定量。这种定量方法避免了对目标化合物的 SRM 跃迁的预先选择，同时提供了对非目标化合物的识别。

HRMS 中的混合配置（例如，LIT-FT-ICR、LTQ-Orbitrap 或 QTOF）提供了对全扫描产品离子光谱的信息依赖性质谱/质谱采集，以帮助验证化合物的身份。FT-MS（如 FT-ICR 和基于轨道的质谱仪）提供了高质量分辨率和质量精度。FT-MS 的高分辨能力和高质量精度有利于代谢物的鉴定，准确的质量测量可以帮助确定元素公式，高质量分辨率可以产生精确的同位素图形。傅里叶变换-质谱分析的这些优点可以用来消除某些假定的单同位素质量相似但同位素分布不同的特征。

LC 的发展与之前提到的基于 SRM 的研究类似，已经在 LC-FT-MS 的定量代谢组学（例如，利用多个 LC 平台的多列化学试剂实现大范围的代谢物检测）中进行了研究。FT-ICR 具有极高的质量精度和分辨率。然而，与 Orbitrap 和 TOF 质谱仪（如 m/z 为 400 下 15000 FWHM，TOF 下 510 ppm）相比，LC 成本高、维护难、难以与 LC 结合，在代谢物鉴定和定量方面还没有得到广泛应用。

最近，基于 Orbitrap 的 HRMS 已成为在全扫描模式下进行定性和定量综合分析的首选平台。最初，Orbitrap 在 MS/MS 扫描时采集速度慢，灵敏度和动态范围有限。现代轨道飞行器，特别是新型的台式有源轨道飞行器，在成本、灵敏度、质量精度和线性动态范围等方面表现出了更大的竞争优势。

虽然基于 TOF/QTOF 的 HRMS 进行定量分析的报道较少，但现代 TOF 技术可以提供一种新的选择。利用模拟-数字转换器-检测器技术，改善了传统 TDC 检测器的有限动态范围。TOF 的质量分辨率和质量精度都有了显著的提高。目前，40000 的分辨率（FWHM，m/z 为 922）和小于 1 ppm 的 TOF 精度是可能的。与此同时，现代最先进的 QTOF 仪器（如 Agilent 6540 超高清准确质量 QTOF）不仅可以进行准确的质量测量，用于化合物的确证和分子式的生成，还可以提供准确的同位素比值。这种功能可以帮助用户缩小看似合理的分子式的范围，增加对结果的信心，使这些仪器在这个维度上与 Orbitrap 相比越来越有竞争力。

研究者最近对每种类型的主要质量分析仪在小分子定量分析方面的总体性能进

行了评估，鼓励读者参考关于动态范围、灵敏度、分辨率和质量准确性的详细评估。虽然本文给出的技术指标适用于大多数仪器，但一些新型质谱仪在动态范围和灵敏度方面可能有更好的表现。例如，据报道 AB Sciex TripleTOF 5600 对高性能 QqQ 仪器具有等效的动态范围和定量限制。各质谱分析仪的灵敏度也很大程度上取决于离子源中化合物的电离效率。此外，质谱仪可以提供更高的分辨率和质量精度取决于 m/z 的范围和扫描速度的具体实验。根据评价等比较研究，基于 QqQ 的 SRM 在动态范围和灵敏度上对目标定量分析的效果最好。然而，一些高质量精度的 HRMS 仪器提供了相当不错的定量性能。HRMS 在非靶向定量研究中也有很好的表现。

14.4.4.3　LC-MS 分析线粒体代谢组

线粒体代谢组学的目标是评估疾病、治疗、环境和遗传对线粒体代谢物扰动的响应变化，主要用于各种有机化合物的定性和定量分析，通过分子量及官能团碎片的结构信息，提供有机化合物的特征信息。有机质谱虽然起步较晚，但发展迅速，已成为分析代谢组学最有力的工具，尤其是与分离型仪器（如气相色谱仪、液相色谱仪等）联用。

LC-MS 现已成为较为常用的线粒体代谢组检测工具。例如，杨兴新等人在阐明黄精抗高脂肪饮食引起的非酒精性脂肪肝的减轻潜力的线粒体代谢组学分析课题中，通过离心获得大鼠心脏线粒体，并使用 LC-MS 进行正负离子检测线粒体中的代谢产物。该实验共监测到 10 种标志物，包括有机酸、氨基酸、核苷和有机盐[758]。Walter W. Chen 使用了一种快速和特异性的分离线粒体的方法，并结合预测线粒体代谢物的数据库，以测量不同呼吸链功能状态下超过 100 种（包括参与能量代谢和三羧酸循环）代谢物的基质浓度。

由于不同的代谢产物和脂质在结构上存在巨大的物理化学差异，并且具有广泛的浓度分布，这阻碍了线粒体中代谢组和脂质体的完整分析。因此，线粒体组学分析需要灵敏和可重复性的分析方法，不仅要涵盖广泛的代谢产物和脂质，而且要提供定性和定量的信息。

基于质谱的代谢组学方法已被开发用于分析和定量线粒体中的极性代谢物。线粒体代谢组学的分析框架与常用的代谢组学方法相似，可以根据检测到的代谢物优化色谱和质谱的详细条件。采用亲水相互作用液相色谱-质谱（hydrophilic interaction liquid chromatography - mass spectrometry，HILIC-MS）为基础的代谢组学方法捕获线粒体中的极性代谢物，量化与呼吸链（quantification and respiratory chain，RC）功能相关的代谢物。阴离子交换（anion exchange，AE）柱与反相 C_{18} 柱相结合形成双色谱分离体系，显著提高了代谢覆盖率。通过线粒体和血浆中获得的代谢体，发现两者之间存在显著差异，线粒体中含有大量未鉴定的化学物质。经鉴定的线粒体代谢物具有作为线粒体功能生物标志物的潜力。不需要预先分离的直接注射质谱（direct injection mass spectrometry，DIMS）结合气相色谱（GC）-质谱技术可以有效检测关键的初级代谢物，包括有机酸、氨基酸和碳水化合物，这些物质位于线粒体代谢过程中不可缺少的途径，如糖酵解、TCA 循环、游离脂肪酸氧化等[771]。MS 可以结合不同的分离技术进行代谢谱的采集，其中反相液相色谱(reversed - phase liquid chromatography, RPLC)被广泛应用，因为它可以对一组非极性和中度极性的代谢物产生可重复的数据。然而，许多代谢物是极性和离子的，不能保留在 RPLC 的柱上。因此，HILIC、阴离子交换色谱或气相色谱与高分辨率质谱联用可能是一种强大的工具，用于涵盖大量极性和离子代谢物，如有机酸、氨基酸、碳水化合物和糖，参与线粒体代谢的必要途径。GC 在分离糖和磷酸糖方面具有优势，而阴离子交换色谱在分析核苷酸方面具有优势。与色谱-质谱技术相比，不经分离的直接注射质谱具有分析速度快、通量高等优点[772]。此外，这些不同的平台可以结合，以涵盖广泛的代谢物。

线粒体脂质在电子传递链活性、形态结构、酶活性和膜流动性等方面发挥关键作用。因此，线粒体脂质体的检测和维护对于多种线粒体功能的实现具有重要意义。基于液相色谱-质谱(LC - MS)的脂质组学方法被广泛应用于脂质谱的采集，以稳健的方式获得全面和可重复的分析数据。此外，质量检测前的色谱分离还具有减少共洗脱化合物的离子抑制的优势[773]。LC - MS 法在体外培养细胞分离的线粒体中检测到 397 种脂质，其中包括 32 种线粒体特异性心磷脂。LC - MS 结合高能碰撞解离(higher - energy collisional dissociation, HCD)裂解能够通过使用大量的诊断片段来表征脂类的结构信息。基于此策略，在肝脏线粒体中鉴定出 5 类 381 种独特的脂类，其中，基于 HCD 裂解的 236 种脂类具有脂酰基侧链特征，利用不同能量下的改变 HCD 扫描，心肌脂素和单多脂心肌脂素的结构也可通过症状裂解表征[774]。正常相液相色谱(normal phase liquid chromatography, NPLC)可以实现磷脂的分类分离，避免了其他脂类的干扰，从而提高低丰度磷脂的电离效率。在正常期 LC - MS 基础上，在大鼠心脏和骨骼肌分离的线粒体中检测了 7 类磷脂(包括磷脂酰胆碱、磷脂酰乙醇胺、磷脂酰甘油、磷脂酰丝氨酸、磷脂酰肌醇、心磷脂和单多脂心磷脂)。此外，基于直接输注的猎枪脂质体组学作为一种优秀的高通量分析工具，能够快速测量脂质谱。这种方法不仅可以检测含有酯键、烷基烯基和乙烯醚的甘油磷脂，还可以提高线粒体特异性心脏磷脂的定量灵敏度。应用猎枪(shot-gun)脂质体组学对脑线粒体脂质体的总含量和组成进行了表征。此外，由于不需要提取和分离步骤，基质辅助激光解吸电离(matrix - assisted laser desorption/ionization, MALDI)结合质谱技术有望成为脂质体分析的平台。研究者描述了一种基于 MALDI - TOF - MS 的快速、简单的线粒体脂质分析方法。将分离的线粒体悬液直接斑点于 MALDI 靶上，溶剂蒸发后用薄层基质溶液(9 -氨基吖啶)覆盖，然后进行 MALDI - TOF - MS 分析。该方法可以快速、简单、准确地分析牛心脏和酵母中的线粒体膜脂质。综上所述，基于直接输注的猎枪脂质体组学方法有助于快速、高通量的脂质分析，但受到离子抑制的限制。而 LC 预分离可显著降低离子抑制，有利于脂质异构体的分离。在正相 LC 和 HILIC 上根据头基的性质分离油脂，而在 RPLC 上根据碳链的长度和不饱和程度进行分离。迄今为止，现有的单一方法都不能产生完全脂质体。因此，多种质谱平台对于高效准确地定量不同的脂类至关重要[775]。

线粒体只占细胞内容物的一小部分，因此分析线粒体代谢组和脂质体需要大量的细胞。此外，在某些特定的情况下，如干细胞或原代细胞分析，细胞数量有限，需要高灵敏度的方法。官能团（如胺、羟基和羧基）的衍生化可以提高分类代谢物的电离效率。结合同位素标记可以大大提高检测的灵敏度和定量的准确性。此外，液液萃取（liquid - liquid extraction，LLE）和固相微萃取（solid - phase microextraction，SPME）也可以提高低丰度代谢物的检测灵敏度。对于微量代谢物的测定，减少干扰和提高选择性尤为重要。

14.4.4.4 GC-MS 分析线粒体代谢组

GC-MS 能够检测关键的初级代谢物，如氨基酸、有机酸或碳水化合物，参与生物代谢的基本途径（如糖酵解、克雷布斯循环），这使得它在毒理学，特别是在发现潜在的生物标记物方面成为一个有趣的选择。例如在 2014 年 M. A. García - Sevillano 等人的实验中在血浆中加入 4 倍体积甲醇：乙醇为 1∶1 的混合液，经过涡旋、离心、抽提和干燥样本，之后，将样本进行烷基化处理，所用方法简述如下。干燥样品在 70 ℃ 下用甲氧基胺盐酸盐溶液衍生 40 min，以通过甲氧基化保护羰基。然后用 N-甲基-N-（三甲基硅基）三氟乙酰胺（MSTFA）和 1‰（w/v）氯甲基三甲基硅烷（TMCS）在 50 ℃ 下处理 40 min，以衍生伯胺和初级及次级羟基。检测砷作用下大鼠血液中与线粒体糖代谢相关的关键的初级代谢物——异柠檬酸、α-戊二酸、谷氨酸和柠檬酸，浓度升高，可能与线粒体内碳水化合物代谢紊乱有关[776]。另外，该课题组在 2015 年通过 GC-MS 检测砷对小鼠肝脏线粒体代谢组的影响。首先，低温均质化破坏了肝脏组织，肝细胞中线粒体的分离按照从 Thermo Scientific 购买的软组织线粒体分离试剂盒的说明进行。此外，使用甲醇：乙腈为 2∶1 的混合液提取线粒体代谢物，与上述实验一样进行烷基化之后对样本进行 GC-MS 检测[771]。

中链脂肪酸（medium - chain fatty acids，MCFA）是一种含有 6～12 个碳原子的膳食成分。MCFA 可通过血脑屏障，在脑内通过线粒体氧化作用被氧化。作为生酮饮食的组成部分，MCFA 已证明对不同脑疾病有有益作用，如创伤性脑损伤、阿尔茨海默病、耐药癫痫、糖尿病和癌症。采用气相色谱-质谱联用（GC-MS）技术，分析 U87MG 细胞在添加 C8 或 C10 后代谢的显著差异，并鉴定了两组处理细胞中代谢产物数量的变化。对线粒体相关代谢产物分析发现，C8 影响线粒体代谢，导致酮体生成增加[777]。

14.4.4.5 MS 的优点

相对于核磁共振（nuclear magnetic resonance，NMR）的灵敏度低、检测动态范围窄等弱点，质谱（MS）具有较高的灵敏度和专属性，可以实现对多个化合物的同时快速分析与鉴定。随着色谱-质谱联用技术的发展，越来越多的研究者将此技术用于代谢组学的研究。液相色谱-质谱联用（LC-MS）具有较高的灵敏度和较宽的动态范围，现已被越来越多地用于代谢组学的研究，尤其是非常适合于生物样本中复杂代谢产物的检测和潜在标志物的鉴定。

14.5 核磁共振技术

14.5.1 核磁共振技术的原理

核磁共振（nuclear magnetic resonance，NMR）是一种谱学技术，利用核磁共振现象来测定分子结构，可以用于液体或固体核磁样品的研究。与红外光谱类似，NMR可以提供分子中化学官能团的数量和种类，但它还能提供其他红外光谱无法提供的信息。其原理是带正电的原子核围绕某个轴旋转，形成电流产生核磁矩。当磁场中的这种原子核受到电磁波照射时，会发生某种频率的能量吸收。吸收后，原子核的能量发生变化，并发出核磁共振信号，这就是核磁共振现象。原子核的自旋角动量用自旋量子数 I 表示。当 I 等于0时，原子核没有自旋运动。当 I 不等于0时，原子核有自旋运动。如果中子数和质子数均为偶数，则 I 等于0，对应的原子核没有自旋运动，也就不会产生核磁共振信号[778]。

近年来，从核磁共振数据中鉴定复杂混合物中的代谢物的方法得到了广泛应用。在生物分子核磁共振研究中，最重要的核包括氢（^{1}H）、碳（^{13}C）、氮（^{15}N）和磷（^{31}P）。一维核磁共振氢谱（^{1}H NMR）是代谢组学中最常用的核磁共振方法之一。其通过将信号绑定然后进行分析，或者拟合成与混合物中预期存在的代谢物相对应的信号模式，来进行分析。^{13}C核磁共振信号的覆盖范围为200 ppm，相比于^{1}H的10 ppm，其分辨率更高；然而，由于其低自然丰度，^{13}C的灵敏度较低（小于或大于8倍）。二维核磁共振（2D-NMR）方法提供了一种改进的方式来明确鉴定混合物中的代谢物。这些2D-NMR方法包括^{1}H-^{1}H COSY相关光谱，^{1}H-^{1}H TOCSY全相关光谱和^{1}H-^{13}C HSQC异核单量子相关[779]。

将待测有机物样品置于磁场中，利用核磁共振技术对其进行氢谱和碳谱的采集。通过氢谱实验所采集到的信号，可以提供有机物中氢原子所处的化学环境、各官能团或分子骨架上氢原子的相对数量等相关信息。分子中氢原子所处官能团的信息可以通过化学位移的大小来确定，相邻核的数量可通过多重峰的数目得知，而氢原子的数量可以通过峰面积的大小提供。碳谱可以直接提供碳的峰数、化学位移以及与分子骨架结构相关的信息。同时，在核磁共振中，二维扩散排序谱（diffusion ordered nuclear magnetic resonance spectroscopy，DOSY）技术可以通过分析混合物中分子的扩散系数大小，快速实现混合物核磁信号的分析[780]。

一维^{1}H NMR沿^{1}H维的谱分辨率较低，这限制了代谢组学的覆盖范围和代谢物分析的准确性。最近的进展集中在解决这些挑战，减少光谱重叠问题的先进核磁共振方法。通过在高磁场强度下测量样品，可以提高灵敏度，但这需要昂贵的新设备。或者，可以通过使用纯移位法解耦^{1}H核磁共振^{1}DH谱中的同核^{1}H标量耦合来解决重叠问题，这种方法产生的窄峰没有多重分裂。然而，这些方法通常会造成灵敏度损失；因此，它们只允许对高含量的代谢物进行分析。通过进行二维核磁共振实验，可以获得明显的分辨率改善。在二维核磁共振实验中，自旋磁化在相邻的核自旋之间传递，然后在最终的二维谱图中以交叉峰的形式检测，峰值重叠明显减少。

两个常用的 2D NMR 代谢组学实验是 2D $^{13}C-^1H$ 异核单量子相干（heteronuclear single quantum coherence，HSQC）和 2D $^1H-^1H$ 总关联能谱法（total correlation spectroscopy，TOCSY）。HSQC 实验是一个非常高分辨率的二维核磁共振实验，因为它具有沿 ^{13}C 维的大光谱弥散。TOCSY 实验提供了与 HSQC 可靠结合的连通性信息，可以对代谢产物进行反褶积。这些实验可以揭示直接一根键 ^1H 旋转之间的相关性与它们直接附 ^{13}C 旋转的化学变化，以及分子内旋转或旋转系统。

二维核磁共振对代谢产物的定量研究也是核磁共振代谢组学研究的一个热点。目前主要利用 2D $^{13}C-^1H$ HSQC 开发了多种方法，并对这些方法进行了综述。二维核磁共振实验的主要缺点是采集时间长；它们可能需要花费半天时间来完成每个样品的采集。然而，利用新的脉冲序列、非均匀采样（non-uniform sampling，NUS）和参数优化加速数据采集的实验是有希望的。另一个主要问题是异核二维核磁共振实验的灵敏度，将核磁共振与动态核极化（dynamic nuclear polarization，DNP）相结合已取得了一定的进展[781]。

在定量代谢组学研究领域，基于定量核磁共振（quantitative nuclear magnetic resonance，QNMR）技术的应用主要采用两种定量方法：Binning 法和靶标轮廓法。Binning 法作为传统的代谢组学核磁共振图谱分析方法，存在两个主要缺陷：一是对 pH 和离子强度变化引起的化学位移偏差适应性较差，从而降低了分析结果的可靠性；二是所得到的分析结果不一定具有实际意义。而靶标轮廓法不依赖于积分面积对待测物浓度进行半定量测定。该方法首先利用数据库对代谢物进行较精确的定性，然后利用内标法测定其绝对浓度。借助某些商业软件，靶标轮廓法通过去卷积和线性叠加方法对核磁共振谱图进行拟合，既可以解决由于谱峰重叠而导致的定性分析困难，又可以增加定量分析的准确性（受 pH 和离子强度影响较小），因此具有一定的实用性[781]。

14.5.2　核磁共振技术在线粒体代谢组研究中的应用

由于线粒体在能量生产中的核心作用，功能失调的线粒体导致代谢紊乱。一种非常常见的情况是 2 型糖尿病（T2D）的发展。在胰岛素抵抗个体中进行的几项研究 2 型糖尿病揭示了一些与线粒体遗传物质、电子传递链复合物含量低甚至线粒体密度降低有关的问题。这些代谢变化的后果是深远的，可以使用核磁共振波谱（magnetic resonance spectroscopy，MRS）技术进行跟踪。研究者使用 ^{31}P MRS 确定 2 型糖尿病的胰岛素抵抗的骨骼肌的 ATP 合成率降低，此外，使用 ^1H MRS 检测到细胞内甘油三酯浓度的增加，这表明受损的线粒体代谢与氧化能力降低导致脂肪酸积累有关[782]。

NMR 可以用于监测线粒体代谢。例如监测组织提取物的体内 ^{31}P MRS 和/或 ^{31}P NMR 对 ATP 和其他含 ^{31}P 代谢物的产生。如上所述，线粒体的主要功能之一是利用电子传递链和 ATP 合酶将还原当量转化为 ATP。因此，测量 ATP 合成和转化为代谢产物（如 PCre）的速率对于充分评价线粒体代谢是至关重要的。TCA 循环的性能也可以通过 ^{13}C 同位素进行检测，通过使用富含 ^{13}C 的氧化底物，可以对 ^{13}C 与克雷布斯循环中间产物或代谢物的快速交换进行动力学评估。线粒体代谢也会导致几种代谢中间体浓度的改变。细胞质和线粒体代谢物库之间复杂的相互作用特征是平衡，组织提取物的 ^{1}H MRS 和 ^{1}H NMR 可用于跟踪中间代谢物库的变化。在某些情况下，综合上述每一种方法所获得的信息，对于充分评价组织或器官的代谢状态和推断线粒体异常是至关重要的[783]。

^{1}H MRS 由于 ^{1}H 核在中间代谢物中广泛分布，且具有较高的核磁共振敏感性，是一种非常可靠的体内代谢物鉴定和定量技术。然而，在应用中有几个方面存在重大问题。这些包括本质上需要非常高效水抑制。1 型糖尿病大鼠海马体内 ^{1}H MRS 光谱（促肾上腺素诱导）可以确定一些代谢物，包括乳酸（Lac），丙氨酸（Ala）、伽玛-氨基丁酸（GABA）、N-乙酰天冬酰胺（NAA）、N-乙酰天冬酰谷氨酰胺（NAAG）、谷氨酸（Glu）、谷氨酰胺（Gln）、天冬氨酸（Asp）、肌酸（Cre）、磷酸肌酸（PCre）、胆碱磷酸（PCho）、甘油磷酰胆碱（GPC）、牛磺酸（Tau）、肌醇（Ins）和葡萄糖（Glc）[783]。

代谢产物水平本身的变化在代谢途径动力学的研究中可能不太重要。因此，人们经常将 ^{1}H MRS 检测的高灵敏度与使用富含 ^{13}C 的底物所提供的动态代谢分析联系起来。使用富含 ^{13}C 的底物会导致代谢途径的中间体的富集，如果 ^{13}C 被很好地解析（例如乳酸、葡萄糖），则可以通过传统的 ^{1}H MRS 监测，或者通过 ^{1}H 观察 ^{13}C 编辑（POCE）NMR 波谱。这使得代谢中间体中 ^{13}C 掺入的动力学评估和使用合适的数学模型对代谢途径建模成为可能。使用组织活检的 ^{1}H HRMAS 或高氯酸提取物的高分辨率 ^{1}H NMR 可以获得更清晰的 ^{1}H NMR 光谱。然而，由于两种方法的侵袭性，这些光谱不太值得关注[783]。

^{31}P NMR 波谱的另一种可能用途是测量含磷代谢物的反应动力学。研究者首次报告了在骨骼肌中使用 ^{31}P 饱和转移，这已成为测量体内 ATP 合成速率的一种强有力的技术。它是基于这样的假设，即一种代谢物磁化的扰动可以通过化学交换转移到另一种代谢物上，而不影响反应的速率。合成 ATP 的主要途径是通过线粒体中 ADP 的磷酸化[783]。

自 20 世纪 70 年代末以来，^{13}C MRS 已被应用于一些中间代谢的研究。由于 ^{13}C 同位素的天然丰度较低，此类研究大多集中于最丰富的代谢物，特别是脂质和糖原。已经实施了一种替代方法，使 ^{13}C 的浓缩程度大大高于自然丰度水平。通过使用富含 ^{13}C 的底物，几种代谢中间体的 ^{13}C 富集水平被提高到与 ^{13}C MRS 充分检测相匹配的水平，通过体内 ^{13}C MRS，许多研究得以实现。克雷布斯循环活性的分析经常是通过检测 ^{13}C 纳入代谢中间物如谷氨酸。由于分辨率限制，大多数代谢分析使用^{13}C分步富集，但在某些情况下，可以从体内、体外的^{13}C核磁共振光谱分析中获得更丰富的位置富集（同位素）信息。区分异构体的能力对于分析复杂的代谢途径和确定特定病理生理条件下外源提供的底物的偏好至关重要。^{13}C NMR也是检测克雷布斯循环和转氨酶活性变化的有力工具[784]。这些通量的变化反映了^{13}C在TCA循环中间产物和与之交换的代谢物中掺入的主要变化。谷氨酸中^{13}C掺入的动力学测量是分析线粒体和细胞质之间代谢物运输的最终工具。克雷布斯循环中间产物的^{13}C标记的直接评价对于测量克雷布斯循环通量是至关重要的，而不需要假设涉及转氨基反应的快速交换。然而，在大多数情况下，克雷布斯循环中间体的水平太小，无法通过^{13}C NMR直接检测^{13}C掺入。间接检测NMR方法，如J-Res-HSQC和HMQC-TCOSY，已被证明在允许降低检出限方面非常有价值，但检出限仍然过高，不能广泛应用[783]。

14.5.3 核磁共振的优点

通过NMR技术可以观察并严格量化线粒体中丰富的化合物，而不需要复杂的样品制备或分馏。核磁共振为MS难以电离或需要衍生化的化合物提供了优势。核磁共振允许鉴定具有相同质量的化合物，包括那些具有不同同位素分布的化合物。核磁共振是测定未知化合物结构的主要手段。通过使用稳定的同位素标签，NMR可以用来阐明代谢物转化的动力学和机制，探索代谢途径的区域化。核磁共振在药物筛选方面具有优势。位点特异性核磁共振成像和光谱学为生物体内的代谢研究提供了途径。

14.6 核磁共振与质谱联用

近年来核磁共振和代谢组学的发展，特别是它们的结合，有望极大地提高混合物中化合物的鉴定和定量。同时进行DI-ESI-MS和^{1}H-NMR的数据分析能够产生准确的质量测量和分类分离分数。另一些方法则是从一种方法中对另一种方法的数据进行筛选，以增加鉴定的化合物的数量。还有一种方法是利用不同样品中相同代谢物的丰度/强度比相对恒定的原理来鉴别化合物。核磁共振和质谱联用技术在同位素示踪实验和代谢通量分析方面具有优势。质谱通常对同位素标记的分布进行量化，但即使使用质谱/质谱也常常没有给出具体的标记位置，这是核磁共振提供的。

虽然核磁共振方法能够识别给定样本中大多数可检测到的代谢物，但它们可能无法识别具有非常相似的结构和化学变化的代谢物，如肌酸与肌酸磷酸或尿苷二磷酸与尿苷三磷酸。由于这些类型的代谢物通常具有不同的质荷比(m/z)，因此通过结合NMR和MS信息来区分它们应该是可能的。为了完成这项任务，引入了NMR/MS转换器方法。全自动NMR/MS转换器方法首先通过查询实验1D或2D生成候选代谢物的核磁共振波谱与核磁共振代谢组学数据库。然后，对于返回的候选粒子，计算它们所有可能的离子和加合物的质量（m/z），以及它们的特征同位素分布。最后，将预期的 m/z 与同一样品的实验高分辨率 MS 谱进行比较，直接验证 NMR 和 MS 鉴定的候选代谢物[785]。核磁共振/质谱翻译方法已经应用于人类尿液、番茄提取物、拟南芥代谢组等领域。

核磁共振/质谱同位素编辑选择解析配体结合（isotope – edited selection by elucidation of ligand binding using NMR and mass spectrometry，ISEL NMR/MS）是一种新的混合反应技术。NMR/MS 是一种将硅胶质谱/质谱预测和 NMR 预测结合成单一分析平台，提高自动未知代谢物鉴定准确性的新方法。在这种方法中，首先通过高分辨质谱联用液相色谱法（LC – MS）测定未知代谢物的化学式来鉴定它们。接下来，利用结构发生器生成所有由化学式组成的可行候选结构。对每个候选结构的 MS/MS 和 NMR 谱进行预测，并与同一样品的实验 MS/MS 和 NMR 谱进行比较，最后根据一致程度进行排序，确定最佳匹配的候选结构。作者首先比较了 MS/MS 和 NMR 对 10 种常见混合物的预测性能。基于这些比较，核磁共振预测结果是一个更有效的预测。然而，MS/MS 预测提供了一种正交方法，可以区分产生类似核磁共振化学位移的分子。因此，结合 NMR 和 MS/MS 预测进一步提高了未知代谢物鉴定的准确性[786]。

14.7 代谢组学数据预处理

数据预处理主要包括滤噪、峰识别、重叠峰解析、峰对齐、峰补齐、标准化和归一化等步骤。由分析仪器直接导出的数据，一般不能直接用于统计分析，还需对数据进行格式转换，将原始数据转换为适合于多变量分析（主要是模式识别）的数据形式。在实际操作中，并不是每个步骤都需要进行，而是根据实际情况的需要，可以选其中几种进行预处理操作。

14.7.1 质谱数据处理

目前有关代谢组学数据处理软件多达数十种，其中，常用的质谱数据处理软件可分为以下 3 类。

(1)免费分析软件，如 MSFACTS、MetAlign、XCMS 和 MZmine 等。其特点是功能强大并且免费，但使用者需要一定的计算机背景知识和软件知识基础。比如 Scripp 研究所开发的 XCMS 软件是一种基于 R 语言的质谱数据预处理工具，可处理多种公司生产的 GC – MS 和 LC – MS 仪器所导出的格式为 netCDF、mzXML 或 mzData 的数据。由于 XCMS 支持多参数设置，所以在使用时可根据不同的需要进行多参数优化，并且 XCMS 还具有强大的图形显示功能，能够直观地显示出提取出来的潜在生物标志物的信号响应强度在不同组别中的差异。

(2)商品化软件，如 Markerlynx、AMDIS、MassHunter、Metalign 和 Chroma-

TOF 等。其共同特点是功能强大，并且大多整合了相关搜索数据库和统计分析软件，可直接检索代谢物的结构并进行统计分析，为使用者提供了很大的方便，如 Markerlynx 就整合了统计软件 Umetrics Simca-P 和数据库 ChemSpider。其缺点是价格昂贵，并且只能与一定的仪器设备兼容。

（3）可自主开发设计的编程软件，如美国的 Matlab 软件。自编软件的特点是可根据自己的需要，设计编写出一套非常适合自己使用的数据处理软件，并且可以实现多种功能。如澳大利亚 RMIT 大学的 Adams 小组和浙江大学程翼宇研究组都自主编写了相关程序用于各自的代谢组学研究。其缺点是使用者需要具备一定的软件编程知识，对于初学者不易上手。

综上分析，这三类分析软件都有自己的特点，可以满足不同使用者的需求[787-788]。

14.7.2 NMR 数据处理

NMR 数据预处理是一个比较复杂的过程，是连接样品信息和数据分析的纽带。样品中以不同形式存在的 H 原子在磁场中因为能级跃迁而产生核磁共振吸收，形成核磁共振信号，最终以人们所熟悉的核磁共振图谱形式呈现。但是原始图谱不能直接用于化学计量分析，还需要转化成为数据矩阵，充分提取所获数据中的潜在信息，以消除或减小实验和分析过程带来的误差。

NMR 数据预处理主要分为归一化、中心化和尺度方差规模化。从生物学角度来说，生物种类繁多，内源性代谢物浓度差异很大，浓度高的代谢物不一定比浓度低的代谢物更重要，而某些浓度非常低的代谢物在某些生理过程中恰恰不容忽视，所以为了保证所有的化合物在元偏性 NMR 检测后能够得到公平的分析，就需要对图谱数据进行标准化。简单来说，就是对于同种生物样品，限定样品含量，对于不同种样品，选用共有物质（如 DNA），从而统一变量种类和尺度标准。

目前常规使用的数据预处理软件是 Topspin(Bruker GmBH, Karlsruhe, Germany) 和 MestReNova(Mestrelab Research, Santiago de Compostela, Spain)，它们都可以在网上免费下载。在 Topspin 软件中，所有的原始谱图进行傅里叶转换，根据样品数量自动进行分段积分，手动调零、校正基线和相位，保存成为包含所有峰值的完整图谱；再将完整谱图导入到 MestReNova 软件中，将其保存为"ASCII"文件，最终得到包含所有代谢物化学位移的"txt"文本，用于后续统计分析[789]。

14.7.2.1 多变量模式识别软件

为了从大量预处理后的 NMR 数据中得到潜在的、有价值的代谢物，需要运用降维的思想，借助多变量模式识别。目前，用于 NMR 数据分析的软件通常是内部教学软件或者是昂贵的商用软件，主要包括 SMICA 和 R 语言，前者最为常见，操作简便且智能化，但是分析模式较少；后者需要专业人员操作且指令复杂，但是模式识别和分析方法较多，还可以进行正交信号校正偏最小二乘法判别分析（orthogonal signal correction-partial least squarediscriminate analysis，OSC-PLS-DA)和统计均匀聚类光谱分析等。最近，研究学者又提出了一种新的核磁数据处理软件 MVAPACK，它可以完成数据预处理、模式识别和模型验证的整个过程，并已通过实践检验，相信不久的将来许多研究学者可以通过应用免费软件亲自进行数据分析[789]。

14.7.2.2 主成分分析

主成分分析(principal component analysis，PCA)类似于聚类分析，是一种无监督的分析方法，在代谢组学中有应用。从数学角度来说，PCA 是一种高维数据降维的方法，即将分散在一组变量中的信息集中到某几个综合指标(主成分)上，利用主成分提取数据集的特征，形成一个二维或三维的得分图。从生物学角度来说，PCA 用于在不分组的情况下，从整体上描述样品的离散趋势。

在 PCA 得分图中，通常以前两个主成分(PC1、PC2)为参数构建模型，主成分后的数值代表此成分对于模型分组的贡献率，数值越大表示其对分组的主导作用越大。通常，所有的样品都将呈现在一个 95% 的置信区间中，区间以外的样品被视为异常值。需要注意的是，对于异常值的处理，需要进行异常值检测，建立离群模型，综合考虑分析结果及其生物学意义，再决定是否剔除。

因此，当样品组间差异较大、组内差异较小时，PCA 可以很好地区分不同组样品。但是，当组间差异较小、组内差异较大(组内差异变量甚至大于样本含量)时，样本含量较大的一组将会主导模型，无法呈现组间差异，所以无监督方法往往因无法忽略组内误差、过分关注与分组无关的指标而不利于分组，需要进行有监督的模式识别来凸显组间差异。

此外，除了传统的以 PC1、PC2 作为横纵坐标建立模型，也有很多报道选择 t1、t2 和 t1、t2、t3、t4 等作为模型参数，这给研究者识别带来一定的困扰。其实，不论模型参数的表述形式如何，PCA 的分析原理及其表示的含义是不变的，也就是说参数代表的含义是相同的，都是表示跟所有样品相关的主要指标，数字序号则代表是第几个主要指标(也称为成分)。同理，对于其他几种模式识别方法也是如此[790]。

14.7.2.3 偏最小二乘法判别分析

偏最小二乘法判别分析(partial least squares discriminant analysis，PLS-DA)是一种有监督分析方法(可以通过多次练习达到最佳效果)，通过利用已知样品分组信息对多变量数据进行归类、识别和预测。从模型构建上来说，PLS-DA 是对 PCA 模型的延伸，在 PCA 模型不分组的基础上利用虚拟变量分组，人为地将组别定义为 Y 变量，从而凸显组间差异。在此过程中，给予 X 变量(代谢物的位移)及其响应变量(光谱强度)最大协方差，所有变量仍置于 95% 的置信区间内，得到一个得分图。此外，PLS-DA 模型还是一种线性分析法，其优势在于其可以结合载荷图很容易比较出差异，鉴别生物标记物，而非线性方法则通常不能很好地解释模型的生物学意义，因为模型相关系数大小和方向的统计学意义可能与构成模型的相关变量不直接相关。PLS-DA模型也存在其自身的局限性，因为多变量和偏差系数的存在可能使其忽视真正的相关变量[791]。

14.7.2.4　正交偏最小二乘法判别分析

正交偏最小二乘法判别分析（orthogonal partial least squares discriminant analysis，OPLS-DA）的构建就是为了对PLS-DA进行修正，通过移除与Y变量（分组）无关的x变量从而最大化组间差异，或者通过分离平行变量（预测性变量和正交变量）来降低模型的复杂性，增加模型的可解释性。也可以将其看作一个纯粹的数据预处理过程，或者是一个具有正交变量优势的简单PLS-DA模型。与PLS-DA模型相同，在OPLS-DA模型中，参数R_2表示模型的解释率，Q_2表示模型的预测率，R_2和Q_2的比值越接近于1表示模型越可靠，通常Q_2小于R_2，Q_2为负值也比较常见，但是这意味着模型没有预测性。随后对OPLS-DA模型进行内部验证，包括7倍交叉验证和1000次（200次）排列验证，以确定模型的准确性；还可以应用受试者工作特征（ROC）曲线进行OPLS-DA模型的外部验证，以确定生物标记物的准确性，并计算其敏感性和特异性。对于筛选生物标记物，则需要OPLS-DA结合载荷图（loading plot）、S图（S plot）、变量投影重要性（VIP）值、皮尔逊相关系数（r）、单因素方差分析和学生T检验的P值等其中之一或几个指标，通过图形比对和重要变量情况来确定差异代谢物，然后进行差异代谢物通路分析，最终完成生物标记物的鉴定。条件允许的情况下，还可以进行生物标记物的相关性分析，甚至是临界值计算等[792]。

14.7.2.5　OSC-PLS-DA

首先，要明确OSC-PLS-DA并不像个别报道中所述的那样等同于OPLS-DA，而OPLS-DA等同于PLS-DA。OPLS-DA和OSC-PLS-DA模型的构建都是为了要优化PLS-DA模型，使组间差异更明显，但是它们各自发挥作用的途径却大不相同，前者是线性PLS-DA模型的修正，而后者是一种内部重复方法。

OSC被认为是一种基于PLS模型的数据过滤处理技术，能够移除与Y响应矩阵不相关的X矩阵，从而使基于相关性X矩阵的PLS模型能够更加专一地分析有意义变量。有报道指出，OSC-PLS-DA就是在PLS-DA或OPLS-DA基础上结合正交信号修正过滤器所建立的分析模型，并且OSC还可以对PCA模型或NMR光谱进行优化。

在OSC-PLS-DA模型中，OSC可以等于0，1，2，3，…，直到PLS-DA模型最佳为止。通过这种加OSC的形式一次次去掉对模型分组无关的潜在变量，从而最大化组间差异[793]。

参考文献

[1] CHAIYARIT S, THONGBOONKERD V. Comparative analyses of cell disruption methods for mitochondrial isolation in high-throughput proteomics study [J]. Analytical biochemistry, 2009, 394(2): 249-258.

[2] LUNA-VARGAS M P A, MOHAMMED J N, GELLES J D, et al. Mitochondrial isolation and real-time monitoring of MOMP [J]. Methods Mol Biol, 2019, 1877: 121-130.

[3] AZIMZADEH P, ASADZADEH AGHDAEI H, TARBAN P, et al. Comparison of three methods for mitochondria isolation from the human liver cell line (HepG2) [J]. Gastroenterology and hepatology from bed to bench, 2016, 9(2): 105-113.

[4] GARCIA-CAZARIN M L, SNIDER N N, ANDRADE F H. Mitochondrial isolation from skeletal muscle [J]. J Vis Exp, 2011, (49): 2452.

[5] KIM HONG H T, BICH PHUONG T T, THU THUY N T, et al. Simultaneous chloroplast, mitochondria isolation and mitochondrial protein preparation for two-dimensional electrophoresis analysis of Ice plant leaves under well watered and water-deficit stressed treatments [J]. Protein expression and purification, 2019, 155: 86-94.

[6] TESAURO C, FERRANDO B, MA X, et al. Isolation of functional mitochondria by inertial microfluidics-a new method to sort intracellular organelles from a small scale biological sample [J]. RSC Advances, 2017, 7(38): 23735-23741.

[7] TANG B, ZHAO L, LIANG R, et al. Magnetic nanoparticles: an improved method for mitochondrial isolation [J]. Mol Med Rep, 2012, 5(5): 1271-1276.

[8] CHEN W W, FREINKMAN E, WANG T, et al. Absolute quantification of matrix metabolites reveals the dynamics of mitochondrial metabolism [J]. Cell, 2016, 166(5): 1324-1337, e1311.

[9] XIONG J, HE J, XIE W P, et al. Rapid affinity purification of intracellular organelles using a twin strep tag [J]. J Cell Sci, 2019, 132(24): jcs235390.

[10] PICARD M, TAIVASSALO T, GOUSPILLOU G, et al. Mitochondria: isolation, structure and function [J]. J Physiol, 2011, 589(Pt 18): 4413-4421.

[11] HONDA S, ARAKAWA S, NISHIDA Y, et al. Ulk1-mediated Atg5-independent macroautophagy mediates elimination of mitochondria from embryonic reticulocytes [J]. Nature communications, 2014, 5: 4004.

[12] VERGANI L, FLOREANI M, RUSSELL A, et al. Antioxidant defences and homeostasis of reactive oxygen species in different human mitochondrial DNA-depleted cell lines [J]. Eur J Biochem, 2004, 271(18): 3646-3656.

[13] HASHIGUCHI K, ZHANG-AKIYAMA Q M. Establishment of human cell lines lacking mitochondrial DNA [J]. Methods Mol Biol, 2009, 554: 383-391.

[14] KING M P, ATTARDI G. Human cells lacking mtDNA: repopulation with exogenous mitochondria by complementation [J]. Science (New York, NY), 1989, 246(4929): 500-503.

[15] INOUE K, ITO S, TAKAI D, et al. Isolation of mitochondrial DNA-less mouse cell lines and

their application for trapping mouse synaptosomal mitochondrial DNA with deletion mutations [J]. The Journal of biological chemistry, 1997, 272(24): 15510-15515.

[16] KUKAT A, KUKAT C, BROCHER J, et al. Generation of rho0 cells utilizing a mitochondrially targeted restriction endonuclease and comparative analyses [J]. Nucleic acids research, 2008, 36 (7): e44.

[17] JAZAYERI M. Inducible expression of a dominant negative DNA polymerase-gamma depletes mitochondrial DNA and produces a rho0 phenotype [J]. Journal of Biological Chemistry, 2003, 278(11): 9823.

[18] GOLLIHUE J L, PATEL S P, MASHBURN C, et al. Optimization of mitochondrial isolation techniques for intraspinal transplantation procedures [J]. J Neurosci Methods, 2017, 287: 1-12.

[19] COHEN I G, ADASHI E Y, GERKE S, et al. The regulation of mitochondrial replacement techniques around the world [J]. Annu Rev Genomics Hum Genet, 2020, 21: 565-586.

[20] MCGRATH J, SOLTER D. Nuclear transplantation in the mouse embryo by microsurgery and cell fusion [J]. Science (New York, NY), 1983, 220(4603): 1300-1302.

[21] SATO A, KONO T, NAKADA K, et al. Gene therapy for progeny of mito-mice carrying pathogenic mtDNA by nuclear transplantation [J]. Proc Natl Acad Sci USA, 2005, 102(46): 16765-16770.

[22] CRAVEN L, TUPPEN H A, GREGGAINS G D, et al. Pronuclear transfer in human embryos to prevent transmission of mitochondrial DNA disease [J]. Nature, 2010, 465(7294): 82-85.

[23] TACHIBANA M, AMATO P, SPARMAN M, et al. Towards germline gene therapy of inherited mitochondrial diseases [J]. Nature, 2013, 493(7434): 627-631.

[24] PAULL D, EMMANUELE V, WEISS K A, et al. Nuclear genome transfer in human oocytes eliminates mitochondrial DNA variants [J]. Nature, 2013, 493(7434): 632-637.

[25] WANG W H, KEEFE D L. Prediction of chromosome misalignment among in vitro matured human oocytes by spindle imaging with the PolScope [J]. Fertility and sterility, 2002, 78(5): 1077-1081.

[26] BIANCHI V, COTICCHIO G, FAVA L, et al. Meiotic spindle imaging in human oocytes frozen with a slow freezing procedure involving high sucrose concentration [J]. Human reproduction (Oxford, England), 2005, 20(4): 1078-1083.

[27] YU Y, DUMOLLARD R, ROSSBACH A, et al. Redistribution of mitochondria leads to bursts of ATP production during spontaneous mouse oocyte maturation [J]. Journal of cellular physiology, 2010, 224(3): 672-680.

[28] ZHANG J, LIU H. Cytoplasm replacement following germinal vesicle transfer restores meiotic maturation and spindle assembly in meiotically arrested oocytes [J]. Reproductive biomedicine online, 2015, 31(1): 71-78.

[29] VANDERHYDEN B C, ARMSTRONG D T. Role of cumulus cells and serum on the in vitro maturation, fertilization, and subsequent development of rat oocytes [J]. Biology of reproduction, 1989, 40(4): 720-728.

[30] MOON J H, JEE B C, KU S Y, et al. Spindle positions and their distributions in in vivo and in vitro matured mouse oocytes [J]. Human reproduction (Oxford, England), 2005, 20(8): 2207-2210.

[31] WILDING M, DALE B, MARINO M, et al. Mitochondrial aggregation patterns and activity in human oocytes and preimplantation embryos [J]. Human reproduction (Oxford, England), 2001, 16(5): 909-917.

[32] CLARK M A, SHAY J W. Mitochondrial transformation of mammalian cells [J]. Nature, 1982, 295(5850): 605-607.

[33] CABRERA F, ORTEGA M, VELARDE F, et al. Primary allogeneic mitochondrial mix (PAMM) transfer/transplant by MitoCeption to address damage in PBMCs caused by ultraviolet radiation [J]. BMC Biotechnol, 2019, 19(1): 42.

[34] MISHRA P, CHAN D C. Mitochondrial dynamics and inheritance during cell division, development and disease [J]. Nature Reviews Molecular Cell Biology, 2014, 15(10): 634-646.

[35] ROLLAND S G. How to analyze mitochondrial morphology in healthy cells and apoptotic cells in caenorhabditis elegans [M]//ASHKENAZI A, YUAN J, WELLS J A. Methods in enzymology. New York: Academic Press. 2014: 75-98.

[36] SCHERMELLEH L, HEINTZMANN R, LEONHARDT H. A guide to super-resolutionfluorescence microscopy [J]. Journal of Cell Biology, 2010, 190(2): 165-175.

[37] BERTHOLET A M, DELERUE T, MILLET A M, et al. Mitochondrial fusion/fission dynamics in neurodegeneration and neuronal plasticity [J]. Neurobiology of Disease, 2016, 90: 3-19.

[38] ALEXANDER C, VOTRUBA M, PESCH U E A, et al. OPA1, encoding a dynamin-related GTPase, is mutated in autosomal dominant optic atrophy linked to chromosome 3q28 [J]. Nature Genetics, 2000, 26(2): 211-215.

[39] ZÜCHNER S, MERSIYANOVA I V, MUGLIA M, et al. Mutations in the mitochondrial GTPase mitofusin 2 cause Charcot-Marie-Tooth neuropathy type 2A [J]. Nature Genetics, 2004, 36(5): 449-451.

[40] WATERHAM H R, KOSTER J, VAN ROERMUND C W T, et al. A lethal defect of mitochondrial and peroxisomal fission [J]. New England Journal of Medicine, 2007, 356(17): 1736-1741.

[41] ANTICO ARCIUCH V G, ELGUERO M E, PODEROSO J J, et al. Mitochondrial regulation of cell cycle and proliferation [J]. Antioxid Redox Signal, 2012, 16(10): 1150-1180.

[42] LIESA M, SHIRIHAI ORIAN S. Mitochondrial dynamics in the regulation of nutrient utilization and energy expenditure [J]. Cell Metabolism, 2013, 17(4): 491-506.

[43] WANG C, YOULE R J. The role of mitochondria in apoptosis [J]. Annual Review of Genetics, 2009, 43(1): 95-118.

[44] ROLLAND S G, LU Y, DAVID C N, et al. The BCL-2-like protein CED-9 of C. elegans promotes FZO-1/Mfn1, 2- and EAT-3/Opa1-dependent mitochondrial fusion [J]. Journal of Cell Biology, 2009, 186(4): 525-540.

[45] KIMURA K, TANAKA N, NAKAMURA N, et al. Knockdown of mitochondrial heat shock protein 70 promotes progeria-like phenotypes in caenorhabditis elegans [J]. The Journal of biological chemistry, 2007, 282(8): 5910-5918.

[46] MOTTRAM L F, FORBES S, ACKLEY B D, et al. Hydrophobic analogues of rhodamine B and rhodamine 101: potent fluorescent probes of mitochondria in living C. elegans [J]. Beilstein journal of organic chemistry, 2012, 8: 2156-2165.

[47] LABROUSSE A M, ZAPPATERRA M D, RUBE D A, et al. C. Elegans dynamin-related

protein DRP-1 controls severing of the mitochondrial outer membrane [J]. Molecular Cell, 1999, 4(5): 815-826.

[48] ROLLAND S G, MOTORI E, MEMAR N, et al. Impaired complex IV activity in response to loss of LRPPRC function can be compensated by mitochondrial hyperfusion [J]. Proceedings of the National Academy of Sciences, 2013, 110(32): E2967-E2976.

[49] BESS A S, CROCKER T L, RYDE I T, et al. Mitochondrial dynamics and autophagy aid in removal of persistent mitochondrial DNA damage in Caenorhabditis elegans [J]. Nucleic acids research, 2012, 40(16): 7916-7931.

[50] CHEN S, OWENS G C, CROSSIN K L, et al. Serotonin stimulates mitochondrial transport in hippocampal neurons [J]. Molecular and Cellular Neuroscience, 2007, 36(4): 472-483.

[51] WATERS J, SMITH S J. Mitochondria and release at hippocampal synapses [J]. Pflügers Archiv, 2003, 447(3): 363-370.

[52] WANG X, WINTER D, ASHRAFI G, et al. PINK1 and parkin target miro for phosphorylation and degradation to arrest mitochondrial motility [J]. Cell, 2011, 147(4): 893-906.

[53] CHANG D T W, HONICK A S, REYNOLDS I J. Mitochondrial trafficking to synapses in cultured primary cortical neurons [J]. The Journal of Neuroscience, 2006, 26(26): 7035.

[54] RAMACHANDRAN R. Mitochondrial dynamics: the dynamin superfamily and execution by collusion [J]. Seminars in Cell & Developmental Biology, 2018, 76: 201-212.

[55] KAMEOKA S, ADACHI Y, OKAMOTO K, et al. Phosphatidic acid and cardiolipin coordinatemitochondrial dynamics [J]. Trends in Cell Biology, 2018, 28(1): 67-76.

[56] TAMURA Y, ITOH K, SESAKI H. SnapShot: mitochondrial dynamics [J]. Cell, 2011, 145: 1158, e1151.

[57] KRAUS F, RYAN M T. The constriction and scission machineries involved in mitochondrial fission [J]. Journal of Cell Science, 2017, 130(18): 2953.

[58] MURLEY A, NUNNARI J. The emerging network of mitochondria-organelle contacts [J]. Molecular Cell, 2016, 61(5): 648-653.

[59] WU H, CARVALHO P, VOELTZ G K. Here, there, and everywhere: the importance of ER membrane contact sites [J]. Science (New York, NY), 2018, 361(6401): eaan5835.

[60] MATTIE S, KROLS M, MCBRIDE H M. The enigma of an interconnected mitochondrial reticulum: new insights into mitochondrial fusion [J]. Current Opinion in Cell Biology, 2019, 59: 159-166.

[61] ROY M, REDDY P H, IIJIMA M, et al. Mitochondrial division and fusion in metabolism [J]. Current Opinion in Cell Biology, 2015, 33: 111-118.

[62] RAMACHANDRAN R. Mitochondrial dynamics: the dynamin superfamily and execution by collusion [J]. Seminars in cell & developmental biology, 2018, 76: 201-212.

[63] SERASINGHE M N, CHIPUK J E. Mitochondrial fission in human diseases [M]//SINGH H, SHEU S-S. Pharmacology of mitochondria. Switzerland: Springer International Publishing. 2017: 159-188.

[64] WHITLEY B N, LAM C, CUI H, et al. Aberrant Drp1-mediated mitochondrial division presents in humans with variable outcomes [J]. Human Molecular Genetics, 2018, 27(21): 3710-3719.

[65] FAHRNER J A, LIU R, PERRY M S, et al. A novel de novo dominant negative mutation in

DNM1L impairs mitochondrial fission and presents as childhood epileptic encephalopathy [J]. American Journal of Medical Genetics Part A, 2016, 170(8): 2002 – 2011.

[66] NASCA A, NARDECCHIA F, COMMONE A, et al. Clinical and biochemical features in a patient with mitochondrial fission factor gene alteration [J]. Frontiers in Genetics, 2018, 9: 625.

[67] KOCH J, FEICHTINGER R G, FREISINGER P, et al. Disturbed mitochondrial and peroxisomal dynamics due to loss of MFF causes Leigh-like encephalopathy, optic atrophy and peripheral neuropathy [J]. Journal of Medical Genetics, 2016, 53(4): 270.

[68] ITOH K, NAKAMURA K, IIJIMA M, et al. Mitochondrial dynamics in neurodegeneration [J]. Trends in Cell Biology, 2013, 23(2): 64 – 71.

[69] GAO J, WANG L, LIU J, et al. Abnormalities of mitochondrial dynamics in neurodegenerative diseases [J]. Antioxidants, 2017, 6(2).

[70] CHAN D C. Mitochondria: dynamic organelles in disease, aging, and development [J]. Cell, 2006, 125(7): 1241 – 1252.

[71] CHAN D. Mitochondrial dynamics and its involvement in disease [J]. Annual Review of Pathology: Mechanisms of Disease, 2019, 15: 1 – 25.

[72] LIESA M, SHIRIHAI O S. Mitochondrial dynamics in the regulation of nutrient utilization and energy expenditure [J]. Cell Metab, 2013, 17(4): 491 – 506.

[73] APPELHANS T, RICHTER C P, WILKENS V, et al. Nanoscale organization of mitochondrial microcompartments revealed by combining tracking and localization microscopy [J]. Nano Letters, 2012, 12(2): 610 – 616.

[74] MANZO C, GARCIA - PARAJO M F. A review of progress in single particle tracking: from methods to biophysical insights [J]. Rep Prog Phys, 2015, 78(12): 124601.

[75] JOO C, BALCI H, ISHITSUKA Y, et al. Advances in single-molecule fluorescence methods for molecular biology [J]. Annual Review of Biochemistry, 2008, 77(1): 51 – 76.

[76] SAXTON M J, JACOBSON K. SINGLE-PARTICLE TRACKING: Applications to membrane dynamics [J]. Annual Review of Biophysics and Biomolecular Structure, 1997, 26(1): 373 –399.

[77] MANZO C, GARCIA-PARAJO M F. A review of progress in single particle tracking: from methods to biophysical insights [J]. Reports on progress in physics Physical Society (Great Britain), 2015, 78(12): 124601.

[78] MCCONNELL H M, VRLJIC M. Liquid-liquid immiscibility in membranes [J]. Annual Review of Biophysics and Biomolecular Structure, 2003, 32(1): 469 – 492.

[79] TOKUNAGA M, IMAMOTO N, SAKATA-SOGAWA K. Highly inclined thin illumination enables clear single-molecule imaging in cells [J]. Nature Methods, 2008, 5(2): 159 – 161.

[80] SHANNON C E. Communication in the presence of noise [J]. Proceedings of the IEEE, 1984, 72(9): 1192 – 1201.

[81] NYQUIST H. Certain topics in telegraph transmission theory [J]. Transactions of the American Institute of Electrical Engineers, 1928, 47(2): 617 – 644.

[82] LOS G V, ENCELL L P, MCDOUGALL M G, et al. HaloTag: a novel protein labeling technology for cell imaging and protein analysis [J]. ACS Chemical Biology, 2008, 3(6): 373 –382.

[83] GOULD T J, VERKHUSHA V V, HESS S T. Imaging biological structures with fluorescence

photoactivation localization microscopy [J]. Nature Protocols, 2009, 4(3): 291-308.

[84] HESS S T, GIRIRAJAN T P K, MASON M D. Ultra-high resolution imaging by fluorescence photoactivation localization microscopy [J]. Biophysical Journal, 2006, 91(11): 4258-4272.

[85] THOMPSON R E, LARSON D R, WEBB W W. Precise nanometer localization analysis for individual fluorescent probes [J]. Biophysical Journal, 2002, 82(5): 2775-2783.

[86] SERGÉ A, BERTAUX N, RIGNEAULT H, et al. Dynamic multiple-target tracing to probe spatiotemporal cartography of cell membranes [J]. Nature Methods, 2008, 5(8): 687-694.

[87] APPELHANS T, BUSCH K. Single molecule tracking and localization of mitochondrial protein complexes in live cells [M]//MOKRANJAC D, PEROCCHI F. Mitochondria: practical protocols. New York: Springer International Publishing. 2017: 273-291.

[88] KUZMENKO A, TANKOV S, ENGLISH B P, et al. Single molecule tracking fluorescence microscopy in mitochondria reveals highly dynamic but confined movement of Tom40 [J]. Sci Rep, 2011, 1: 195-195.

[89] KUZMENKO A, TANKOV S, ENGLISH B P, et al. Single molecule tracking fluorescence microscopy in mitochondria reveals highly dynamic but confined movement of Tom40 [J]. Sci Rep, 2011, 1: 195.

[90] EGERTON R F. Physical principles of electron microscopy [M]. Berlin: Springer International Publishing, 2005.

[91] KOSTER A J, BÁRCENA M. Cryotomography: low-dose automated tomography of frozen-hydrated specimens [M]//FRANK J. Electron Tomography: Methods for Three-Dimensional Visualization of Structures in the Cell. New York: Springer International Publishing, 2006: 113-161.

[92] PERKINS E M, MCCAFFERY J M. Conventional and immunoelectron microscopy of mitochondria [M]//LEISTER D, HERRMANN J M. Mitochondria: practical protocols. Totowa, NJ: Humana Press, 2007: 467-483.

[93] PERKINS G A, RENKEN C W, SONG J Y, et al. Electron tomography of large, multicomponent biological structures [J]. Journal of structural biology, 1997, 120(3): 219-227.

[94] FRANK J. Electron tomography: three-dimensional imaging with the transmission electron microscope [M]. Berlin: Springer Science & Business Media, 2013.

[95] PERKINS G A, RENKEN C W, SONG J Y, et al. Electron tomography of large, multicomponent biological structures [J]. Journal of Structural Biology, 1997, 120(3): 219-227.

[96] WAN X, ZHANG F, CHU Q, et al. Three-dimensional reconstruction using an adaptive simultaneous algebraic reconstruction technique in electron tomography [J]. Journal of structural biology, 2011, 175(3): 277-287.

[97] WOLF D, LUBK A, LICHTE H. Weighted simultaneous iterative reconstruction technique for single-axis tomography [J]. Ultramicroscopy, 2014, 136: 15-25.

[98] PFEFFER S, WOELLHAF M W, HERRMANN J M, et al. Organization of the mitochondrial translation machinery studied in situ by cryoelectron tomography [J]. Nature communications, 2015, 6(1): 6019.

[99] DUDKINA N V, OOSTERGETEL G T, LEWEJOHANN D, et al. Row-like organization of ATP synthase in intact mitochondria determined by cryo-electron tomography [J]. Biochimica et

Biophysica Acta (BBA) - Bioenergetics, 2010, 1797(2): 272-277.

[100] DUDKINA N V, OOSTERGETEL G T, LEWEJOHANN D, et al. Row-like organization of ATP synthase in intact mitochondria determined by cryo-electron tomography [J]. Biochim Biophys Acta, 2010, 1797(2): 272-277.

[101] HRABE T, CHEN Y, PFEFFER S, et al. PyTom: a python-based toolbox for localization of macromolecules in cryo-electron tomograms and subtomogram analysis [J]. Journal of structural biology, 2012, 178(2): 177-188.

[102] NICKELL S, FÖRSTER F, LINAROUDIS A, et al. TOM software toolbox: acquisition and analysis for electron tomography [J]. Journal of structural biology, 2005, 149(3): 227-234.

[103] AGRONSKAIA A V, VALENTIJN J A, VAN DRIEL L F, et al. Integrated fluorescence and transmission electron microscopy [J]. Journal of structural biology, 2008, 164(2): 183-189.

[104] WESTPHAL V, RIZZOLI S O, LAUTERBACH M A, et al. Video-rate far-field optical nanoscopy dissects synaptic vesicle movement [J]. Science (New York, NY), 2008, 320 (5873): 246-249.

[105] ZHAO G, PERILLA J R, YUFENYUY E L, et al. Mature HIV-1 capsid structure by cryo-electron microscopy and all-atom molecular dynamics [J]. Nature, 2013, 497(7451): 643-646.

[106] HOENGER A. High-resolution cryo-electron microscopy on macromolecular complexes and cell organelles [J]. Protoplasma, 2014, 251(2): 417-427.

[107] MORAN D T, ROWLEY J C. Biological specimen preparation for correlative light and electron microscopy [M]//HAYAT M A. Correlative microscopy in biology. New York: Academic Press. 1987: 1-22.

[108] WOUTERS C H, PLOEM J S. Light and scanning electron microscopy in a combined instrument [M]//HAYAT M A. Correlative Microscopy in Biology. New York: Academic Press. 1987: 23-57.

[109] POWELL R D, HALSEY C M, HAINFELD J F. Combined fluorescent and gold immunoprobes: reagents and methods for correlative light and electron microscopy [J]. Microscopy research and technique, 1998, 42(1): 2-12.

[110] SOSINSKY G E, GIEPMANS B N G, DEERINCK T J, et al. Markers for correlated light and electron microscopy [M]. London: Academic Press, 2007: 575-591.

[111] GIEPMANS B N G. Bridging fluorescence microscopy and electron microscopy [J]. Histochemistry and Cell Biology, 2008, 130(2): 211.

[112] ROBINSON J M, TAKIZAWA T. Correlative fluorescence and electron microscopy in tissues: immunocytochemistry [J]. Journal of Microscopy, 2009, 235(3): 259-272.

[113] TAKIZAWA T, ROBINSON J M. Correlative fluorescence and transmission electron microscopyin tissues [M]//MüLLER-REICHERT T, VERKADE P. Methods in cell biology. New York: Academic Press, 2012: 37-57.

[114] GIEPMANS B N G, ADAMS S R, ELLISMAN M H, et al. The fluorescent toolbox for assessing protein location and function [J]. Science (New York, NY), 2006, 312(5771): 217-224.

[115] SIMS P A, HARDIN J. Visualizing green fluorescent protein and fluorescence associated with a gold conjugate in thin sections with correlative confocal and electron microscopy [J]. Microscopy and Microanalysis, 2004, 10(S02): 156-157.

[116] GRABENBAUER M, GEERTS W J C, FERNADEZ-RODRIGUEZ J, et al. Correlative microscopy and electron tomography of GFP through photooxidation [J]. Nature Methods, 2005, 2(11): 857-862.

[117] ELLISMAN M H, DEERINCK T J, SHU X, et al. Picking faces out of a crowd: genetic labels for identification of proteins in correlated light and electron microscopy imaging [J]. Methods in cell biology, 2012, 111: 139-155.

[118] ELLISMAN M H, DEERINCK T J, SHU X, et al. Picking faces out of a crowd: genetic labels for identification of proteins in correlated light and electron microscopy imaging [M]// MüLLER-REICHERT T, VERKADE P. Methods in cell biology. New York: Academic Press, 2012: 139-155.

[119] SCHNELL U, DIJK F, SJOLLEMA K A, et al. Immunolabeling artifacts and the need for live-cell imaging [J]. Nature Methods, 2012, 9(2): 152-158.

[120] SCHWARZ H, HUMBEL B M. Correlative light and electron microscopy using immunolabeled resin sections [M]//KUO J. Electron Microscopy: Methods and Protocols. Totowa: Humana Press, 2007: 229-256.

[121] STIRLING J W. Immuno- and affinity probes for electron microscopy: a review of labeling and preparation techniques [J]. The journal of histochemistry and cytochemistry: official journal of the Histochemistry Society, 1990, 38(2): 145-157.

[122] ARMBRUSTER B L, CARLEMALM E, CHIOVETTI R, et al. Specimen preparation for electron microscopy using low temperature embedding resins [J]. Journal of Microscopy, 1982, 126(1): 77-85.

[123] ARMBRUSTER B L, GARAVITO R M, KELLENBERGER E. Dehydration and embedding temperatures affect the antigenic specificity of tubulin and immunolabeling by the protein A-colloidal gold technique [J]. Journal of Histochemistry & Cytochemistry, 1983, 31(12): 1380-1384.

[124] CARLEMALM E, VILLIGER W, HOBOT J A, et al. Low temperature embedding with Lowicryl resins: two new formulations and some applications [J]. Journal of Microscopy, 1985, 140(1): 55-63.

[125] MORPHEW M K. 3D Immunolocalization with Plastic Sections [M]. Methods in cell biology. Academic Press, 2007: 493-513.

[126] WEBSTER P, SCHWARZ H, GRIFFITHS G. Preparation of cells and tissues for immuno EM [M]. Methods in cell biology. New York: Academic Press, 2008: 45-58.

[127] STUDER D, HUMBEL B M, CHIQUET M. Electron microscopy of high pressure frozen samples: bridging the gap between cellular ultrastructure and atomic resolution [J]. Histochem Cell Biol, 2008, 130(5): 877-889.

[128] MCDONALD K L. A review of high-pressure freezing preparation techniques for correlative light and electron microscopy of the same cells and tissues [J]. Journal of Microscopy, 2009, 235(3): 273-281.

[129] VALENTIJN J A, DRIEL L F V, AGRONSKAIA A V, et al. Novel methods for cryo-fluorescence microscopy permitting correlative cryo-electron microscopy [J]. Microscopy and Microanalysis, 2008, 14(S2): 1314-1315.

[130] RIGORT A, BÄUERLEIN F J B, LEIS A, et al. Micromachining tools and correlative

approachesfor cellular cryo-electron tomography [J]. Journal of structural biology, 2010, 172(2): 169 - 179.

[131] ROBINSON J M, TAKIZAWA T, POMBO A, et al. Correlative fluorescence and electron microscopy on ultrathin cryosections: bridging the resolution gap [J]. Journal of Histochemistry & Cytochemistry, 2001, 49(7): 803 - 808.

[132] JUN S, KE D, DEBIEC K, et al. Direct visualization of HIV-1 with correlative live-cell microscopy and cryo-electron tomography [J]. Structure, 2011, 19(11): 1573 - 1581.

[133] AU - JUN S, AU - ZHAO G, AU - NING J, et al. Correlative microscopy for 3D structural analysis of dynamic interactions [J]. JoVE, 2013, (76): e50386.

[134] KARREMAN M A, AGRONSKAIA A V, VAN DONSELAAR E G, et al. Optimizing immuno-labeling for correlative fluorescence and electron microscopy on a single specimen [J]. Journal of structural biology, 2012, 180(2): 382 - 386.

[135] WATANABE S, PUNGE A, HOLLOPETER G, et al. Protein localization in electron micrographs using fluorescence nanoscopy [J]. Nature Methods, 2011, 8(1): 80 - 84.

[136] MCINTOSH R, NICASTRO D, MASTRONARDE D. New views of cells in 3D: an introduction to electron tomography [J]. Trends in Cell Biology, 2005, 15(1): 43 - 51.

[137] WACKER I, SCHROEDER R R. Array tomography [J]. Journal of Microscopy, 2013, 252(2): 93 - 99.

[138] HUGHES L, HAWES C, MONTEITH S, et al. Serial block face scanning electron microscopy—the future of cell ultrastructure imaging [J]. Protoplasma, 2014, 251(2): 395 -401.

[139] SCHNEIDER C A, RASBAND W S, ELICEIRI K W. NIH Image to image J: 25 years of image analysis [J]. Nature Methods, 2012, 9(7): 671 - 675.

[140] VOLKMANN N. A novel three-dimensional variant of the watershed transform for segmentation of electron density maps [J]. Journal of structural biology, 2002, 138(1): 123 -129.

[141] DUCHEN M R. Mitochondria in health and disease: perspectives on a new mitochondrial biology [J]. Molecular aspects of medicine, 2004, 25(4): 365 - 451.

[142] GORMAN G S, CHINNERY P F, DIMAURO S, et al. Mitochondrial diseases [J]. Nature reviews Disease primers, 2016, 2: 16080.

[143] CALVO S E, CLAUSER K R, MOOTHA V K. MitoCarta2. 0: an updated inventory of mammalian mitochondrial proteins [J]. Nucleic Acids Res, 2016, 44(D1): D1251 - D1257.

[144] WANG H W, WANG J W. How cryo-electron microscopy and X-ray crystallography complement each other [J]. Protein Sci, 2017, 26(1): 32 - 39.

[145] LI H, SUN H. In-cell NMR: an emerging approach for monitoring metal-related events in living cells [J]. Metallomics : integrated biometal science, 2014, 6(1): 69 - 76.

[146] LI W, GENG C, LIU B. Visualization of synaptic vesicle dynamics with fluorescence proteins [J]. Folia neuropathologica, 2018, 56(1): 21 - 29.

[147] FENG H, WANG X, XU Z, et al. Super-resolution fluorescence microscopy for single cell imaging [J]. Adv Exp Med Biol, 2018, 1068: 59 - 71.

[148] KONING R I, KOSTER A J, SHARP T H. Advances in cryo-electron tomography for biology and medicine [J]. Annals of anatomy = Anatomischer Anzeiger : official organ of the

Anatomische Gesellschaft, 2018, 217: 82 – 96.

[149] RYL P S J, BOHLKE-SCHNEIDER M, LENZ S, et al. In situ structural restraints from cross-linking mass spectrometry in human mitochondria [J]. Journal of proteome research, 2020, 19(1): 327 – 336.

[150] BALABAN R S, NEMOTO S, FINKEL T. Mitochondria, oxidants, and aging [J]. Cell, 2005, 120(4): 483 – 495.

[151] PETRONILLI V, PENZO D, SCORRANO L, et al. The mitochondrial permeability transition, release of cytochrome c and cell death. Correlation with the duration of pore openings in situ [J]. J Biol Chem, 2001, 276(15): 12030 – 12034.

[152] RASOLA A, BERNARDI P. Mitochondrial permeability transition in Ca(2 +)-dependent apoptosis and necrosis [J]. Cell calcium, 2011, 50(3): 222 – 233.

[153] GARLID K D, PAUCEK P. Mitochondrial potassium transport: the K(+) cycle [J]. Biochim Biophys Acta, 2003, 1606(1 – 3): 23 – 41.

[154] SZABÒ I, BOCK J, JEKLE A, et al. A novel potassium channel in lymphocyte mitochondria [J]. J Biol Chem, 2005, 280(13): 12790 – 12798.

[155] HALESTRAP A P. The regulation of the matrix volume of mammalian mitochondria in vivo and in vitro and its role in the control of mitochondrial metabolism [J]. Biochimica et biophysica acta, 1989, 973(3): 355 – 382.

[156] KAASIK A, SAFIULINA D, ZHARKOVSKY A, et al. Regulation of mitochondrial matrix volume [J]. American journal of physiology Cell physiology, 2007, 292(1): C157 – C163.

[157] ELISEEV R A, GUNTER K K, GUNTER T E. Bcl – 2 sensitive mitochondrial potassium accumulation and swelling in apoptosis [J]. Mitochondrion, 2002, 1(4): 361 – 370.

[158] GOGVADZE V, ROBERTSON J D, ENOKSSON M, et al. Mitochondrial cytochrome c release may occur by volume-dependent mechanisms not involving permeability transition [J]. Biochem J, 2004, 378(Pt 1): 213 – 217.

[159] SOLENSKI N J, DIPIERRO C G, TRIMMER P A, et al. Ultrastructural changes of neuronal mitochondria after transient and permanent cerebral ischemia [J]. Stroke, 2002, 33(3): 816 – 824.

[160] ZORATTI M, SZABÒ I. The mitochondrial permeability transition [J]. Biochim Biophys Acta, 1995, 1241(2): 139 – 176.

[161] KRISTIÁN T, HOPKINS I B, MCKENNA M C, et al. Isolation of mitochondria with high respiratory control from primary cultures of neurons and astrocytes using nitrogen cavitation [J]. Journal of neuroscience methods, 2006, 152(1 – 2): 136 – 143.

[162] SHALBUYEVA N, BRUSTOVETSKY T, BOLSHAKOV A, et al. Calcium-dependent spontaneously reversible remodeling of brain mitochondria [J]. J Biol Chem, 2006, 281(49): 37547 – 37558.

[163] DUBINSKY J M, LEVI Y. Calcium-induced activation of the mitochondrial permeability transition in hippocampal neurons [J]. Journal of neuroscience research, 1998, 53(6): 728 – 741.

[164] RINTOUL G L, FILIANO A J, BROCARD J B, et al. Glutamate decreases mitochondrial size and movement in primary forebrain neurons [J]. The Journal of neuroscience : the official journal of the Society for Neuroscience, 2003, 23(21): 7881 – 7888.

[165] TEDESCHI H, HARRIS D L. Some observations on the photometric estimation of mitochondrial volume [J]. Biochim Biophys Acta, 1958, 28(2): 392-402.

[166] SELIVANOV V A, ICHAS F, HOLMUHAMEDOV E L, et al. A model of mitochondrial Ca^{2+}-induced Ca^{2+} release simulating the Ca^{2+} oscillations and spikes generated by mitochondria [J]. Biophysical chemistry, 1998, 72(1-2): 111-121.

[167] QUINLAN P T, THOMAS A P, ARMSTON A E, et al. Measurement of the intramitochondrial volume in hepatocytes without cell disruption and its elevation by hormones and valinomycin [J]. Biochem J, 1983, 214(2): 395-404.

[168] HALESTRAP A P, QUINLAN P T. The intramitochondrial volume measured using sucrose as anextramitochondrial marker overestimates the true matrix volume determined with mannitol [J]. Biochem J, 1983, 214(2): 387-393.

[169] LIM K H, JAVADOV S A, DAS M, et al. The effects of ischaemic preconditioning, diazoxide and 5-hydroxydecanoate on rat heart mitochondrial volume and respiration [J]. The Journal of physiology, 2002, 545(3): 961-974.

[170] DAS M, PARKER J E, HALESTRAP A P. Matrix volume measurements challenge the existence of diazoxide/glibencamide-sensitive KATP channels in rat mitochondria [J]. The Journal of physiology, 2003, 547(Pt 3): 893-902.

[171] CHUDAKOV D M, LUKYANOV S, LUKYANOV K A. Fluorescent proteins as a toolkit for in vivo imaging [J]. Trends in biotechnology, 2005, 23(12): 605-613.

[172] HUANG B, BATES M, ZHUANG X. Super-resolution fluorescence microscopy [J]. Annu Rev Biochem, 2009, 78: 993-1016.

[173] PATTERSON G, DAVIDSON M, MANLEY S, et al. Superresolution imaging using single-molecule localization [J]. Annual review of physical chemistry, 2010, 61: 345-367.

[174] MANNELLA C A. Structure and dynamics of the mitochondrial inner membrane cristae [J]. Biochimica et biophysica acta, 2006, 1763(5-6): 542-548.

[175] BARTESAGHI A, SUBRAMANIAM S. Membrane protein structure determination using cryo-electron tomography and 3D image averaging [J]. Curr Opin Struct Biol, 2009, 19(4): 402-407.

[176] LETTS J A, FIEDORCZUK K, SAZANOV L A. The architecture of respiratory supercomplexes [J]. Nature, 2016, 537(7622): 644-648.

[177] FREY T G, RENKEN C W, PERKINS G A. Insight into mitochondrial structure and function from electron tomography [J]. Biochim Biophys Acta, 2002, 1555(1-3): 196-203.

[178] JAVADOV S, CHAPA-DUBOCQ X, MAKAROV V. Different approaches to modeling analysis of mitochondrial swelling [J]. Mitochondrion, 2018, 38: 58-70.

[179] BEAVIS A D, BRANNAN R D, GARLID K D. Swelling and contraction of the mitochondrial matrix. I. A structural interpretation of the relationship between light scattering and matrix volume [J]. J Biol Chem, 1985, 260(25): 13424-13433.

[180] MASSARI S. Kinetic analysis of the mitochondrial permeability transition [J]. J Biol Chem, 1996, 271(50): 31942-31948.

[181] BARANOV S V, STAVROVSKAYA I G, BROWN A M, et al. Kinetic model for Ca^{2+}-induced permeability transition in energized liver mitochondria discriminates between inhibitor mechanisms [J]. J Biol Chem, 2008, 283(2): 665-676.

[182] EISENHOFER S, TOÓKOS F, HENSE B A, et al. A mathematical model of mitochondrial swelling [J]. BMC research notes, 2010, 3: 67.

[183] DASH R K, QI F, BEARD D A. A biophysically based mathematical model for the kinetics of mitochondrial calcium uniporter [J]. Biophys J, 2009, 96(4): 1318-1332.

[184] PRADHAN R K, BEARD D A, DASH R K. A biophysically based mathematical model for the kinetics of mitochondrial Na^+-Ca^{2+} antiporter [J]. Biophys J, 2010, 98(2): 218-230.

[185] BAZIL J N, DASH R K. A minimal model for the mitochondrial rapid mode of Ca^{2+} uptake mechanism [J]. PLoS One, 2011, 6(6): e21324.

[186] LIU X, KIM C N, YANG J, et al. Induction of apoptotic program in cell-free extracts: requirement for dATP and cytochrome c [J]. Cell, 1996, 86(1): 147-157.

[187] SCORRANO L, ASHIYA M, BUTTLE K, et al. A distinct pathway remodels mitochondrial cristae and mobilizes cytochrome c during apoptosis [J]. Dev Cell, 2002, 2(1): 55-67.

[188] GOMES L C, DI BENEDETTO G, SCORRANO L. During autophagy mitochondria elongate, are spared from degradation and sustain cell viability [J]. Nature cell biology, 2011, 13(5): 589-598.

[189] VOGEL F, BORNHöVD C, NEUPERT W, et al. Dynamic subcompartmentalization of the mitochondrial inner membrane [J]. J Cell Biol, 2006, 175(2): 237-247.

[190] GILKERSON R W, SELKER J M, CAPALDI R A. The cristal membrane of mitochondria is the principal site of oxidative phosphorylation [J]. FEBS letters, 2003, 546(2-3): 355-358.

[191] DEMONGEOT J, GLADE N, HANSEN O, et al. An open issue: the inner mitochondrial membrane (IMM) as a free boundary problem [J]. Biochimie, 2007, 89(9): 1049-1057.

[192] MANNELLA C A, PFEIFFER D R, BRADSHAW P C, et al. Topology of the mitochondrial inner membrane: dynamics and bioenergetic implications [J]. IUBMB life, 2001, 52(3-5): 93-100.

[193] WIEDEMANN N, PFANNER N. Mitochondrial machineries for protein import and assembly [J]. Annu Rev Biochem, 2017, 86: 685-714.

[194] KÜNKELE K P, HEINS S, DEMBOWSKI M, et al. The preprotein translocation channel of the outer membrane of mitochondria [J]. Cell, 1998, 93(6): 1009-1019.

[195] AHTING U, THUN C, HEGERL R, et al. The TOM core complex: the general protein import pore of the outer membrane of mitochondria [J]. J Cell Biol, 1999, 147(5): 959-968.

[196] LACKEY S W, TAYLOR R D, GO N E, et al. Evidence supporting the 19 β-strand model for Tom40 from cysteine scanning and protease site accessibility studies [J]. J Biol Chem, 2014, 289(31): 21640-21650.

[197] BAUSEWEIN T, MILLS D J, LANGER J D, et al. Cryo-EM structure of the TOM core complex from neurospora crassa [J]. Cell, 2017, 170(4): 693-700, e697.

[198] MODEL K, PRINZ T, RUIZ T, et al. Protein translocase of the outer mitochondrial membrane: role of import receptors in the structural organization of the TOM complex [J]. J Mol Biol, 2002, 316(3): 657-666.

[199] POPOV-CELEKETIĆ D, MAPA K, NEUPERT W, et al. Active remodelling of the TIM23 complex during translocation of preproteins into mitochondria [J]. Embo J, 2008, 27(10): 1469-1480.

[200] DEKKER P J, MARTIN F, MAARSE A C, et al. The Tim core complex defines the number of

mitochondrial translocation contact sites and can hold arrested preproteins in the absence of matrix Hsp70-Tim44 [J]. Embo J, 1997, 16(17): 5408-5419.

[201] GOLD V A, BRANDT T, CAVELLINI L, et al. Analysis of mitochondrial membrane protein complexes by electron cryo-tomography [J]. Methods Mol Biol, 2017, 1567: 315-336.

[202] ROLLAND S G. Chapter four - how to analyze mitochondrial morphology in healthy cells and apoptotic cells in caenorhabditis elegans [M]//ASHKENAZI A, YUAN J, WELLS J A. Methods in enzymology. New York: Academic Press, 2014: 75-98.

[203] ROLLAND S G, LU Y, DAVID C N, et al. The BCL-2-like protein CED-9 of C. elegans promotes FZO-1/Mfn1, 2-and EAT-3/Opa1-dependent mitochondrial fusion [J]. The Journal of cell biology, 2009, 186(4): 525-540.

[204] KIMURA K, TANAKA N, NAKAMURA N, et al. Knockdown of mitochondrial heat shock protein 70 promotes progeria-like phenotypes in caenorhabditis elegans [J]. Journal of Biological Chemistry, 2007, 282(8): 5910-5918.

[205] MOTTRAM L, FORBES S, ACKLEY B, et al. Hydrophobic analogues of rhodamine B and rhodamine 101: potent fluorescent probes of mitochondria in living C elegans [J]. Beilstein journal of organic chemistry, 2012, 8: 2156-2165.

[206] ROLLAND S G, MOTORI E, MEMAR N, et al. Impaired complex Ⅳ activity in response to loss of LRPPRC function can be compensated by mitochondrial hyperfusion [J]. Proceedings of the National Academy of Sciences, 2013, 110(32): E2967.

[207] VENDRELL M, ZHAI D, ER J C, et al. Combinatorial strategies in fluorescent probe development [J]. Chemical reviews, 2012, 112(8): 4391-4420.

[208] ZHANG H, WANG C, WANG K, et al. Ultrasensitive fluorescent ratio imaging probe for the detection of glutathione ultratrace change in mitochondria of cancer cells [J]. Biosensors & bioelectronics, 2016, 85: 96-102.

[209] LIU X L, NIU L Y, CHEN Y Z, et al. A mitochondria-targeting fluorescent probe for the selective detection of glutathione in living cells [J]. Organic & biomolecular chemistry, 2017, 15(5): 1072-1075.

[210] PAK Y L, LI J, KO K C, et al. Mitochondria-targeted reaction-based fluorescent probe for hydrogen sulfide [J]. Anal Chem, 2016, 88(10): 5476-5481.

[211] ZHAO X J, LI Y T, JIANG Y R, et al. A novel "turn-on" mitochondria-targeting near-infrared fluorescent probe for H(2)S detection and in living cells imaging [J]. Talanta, 2019, 197: 326-333.

[212] CAI S, LIU C, HE S, et al. Mitochondria-targeted fluorescent probe for imaging endogenous hydrogen sulfide in cellular antioxidant stress [J]. Analytical methods : advancing methods and applications, 2020, 12(42): 5061-5067.

[213] KOMATSU H, MIKI T, CITTERIO D, et al. Single molecule multianalyte (Ca^{2+}, Mg^{2+}) fluorescent probe and applications to bioimaging [J]. Journal of the American Chemical Society, 2005, 127(31): 10798-10799.

[214] ZHU N, GUO X, PANG S, et al. Mitochondria-immobilized unimolecular fluorescent probe for multiplexing imaging of living cancer cells [J]. Anal Chem, 2020, 92(16): 11103-11110.

[215] GONG J, LIU C, JIAO X, et al. A novel near-infrared fluorescent probe with an improved Stokes shift for specific detection of Hg(2+) in mitochondria [J]. Organic & biomolecular

chemistry, 2020, 18(27): 5238 – 5244.

[216] EISNER V, PICARD M, HAJNÓCZKY G. Mitochondrial dynamics in adaptive and maladaptive cellular stress responses [J]. Nat Cell Biol, 2018, 20(7): 755 – 765.

[217] RAMBOLD A S, KOSTELECKY B, ELIA N, et al. Tubular network formation protects mitochondria from autophagosomal degradation during nutrient starvation [J]. Proc Natl Acad Sci USA, 2011, 108(25): 10190 – 10195.

[218] SIASOS G, TSIGKOU V, KOSMOPOULOS M, et al. Mitochondria and cardiovascular diseases-from pathophysiology to treatment [J]. Annals of translational medicine, 2018, 6(12): 256.

[219] JAKOBS S, STEPHAN T, ILGEN P, et al. Light microscopy of mitochondria at the nanoscale [J]. Annual review of biophysics, 2020, 49: 289 – 308.

[220] RUST M J, BATES M, ZHUANG X. Sub-diffraction-limit imaging by stochastic optical reconstruction microscopy (STORM) [J]. Nature methods, 2006, 3(10): 793 – 795.

[221] BRANDT T, MOURIER A, TAIN L S, et al. Changes of mitochondrial ultrastructure and function during ageing in mice and Drosophila [J]. Elife, 2017, 6: e24662.

[222] POLO C C, PEREIRA L, MAZZAFERA P, et al. Correlations between lignin content and structural robustness in plants revealed by X-ray ptychography [J]. Sci Rep, 2020, 10(1): 6023.

[223] KIM Y, KIM C, KWON O Y, et al. Visualization of a mammalian mitochondrion by coherent X-ray diffractive imaging [J]. Sci Rep, 2017, 7(1): 1850.

[224] WEISS D, SCHNEIDER G, NIEMANN B, et al. Computed tomography of cryogenic biological specimens based on X-ray microscopic images [J]. Ultramicroscopy, 2000, 84(3 – 4): 185 – 197.

[225] HARKIOLAKI M, DARROW M C, SPINK M C, et al. Cryo-soft X-ray tomography: using softX-rays to explore the ultrastructure of whole cells [J]. Emerging topics in life sciences, 2018, 2(1): 81 – 92.

[226] POLO C C, FONSECA-ALANIZ M H, CHEN J H, et al. Three-dimensional imaging of mitochondrial cristae complexity using cryo-soft X-ray tomography [J]. Sci Rep, 2020, 10(1): 21045.

[227] CHEN P Y, WU C C, LIN C C, et al. 3D imaging of tapetal mitochondria suggests the importance of mitochondrial fission in pollen growth [J]. Plant physiology, 2019, 180(2): 813 – 826.

[228] BARDSLEY K, DEEGAN A J, EL HAJ A, et al. Current state-of-the-art 3D tissue models and their compatibility with live cell imaging [J]. Adv Exp Med Biol, 2017, 1035: 3 – 18.

[229] HAMID H S, HAYES J M, FELDMAN E L, et al. Three-dimensional imaging and analysis of mitochondria within human intraepidermal nerve fibers [J]. Journal of visualized experiments: JoVE, 2017, (127).

[230] LAURIA G, CORNBLATH D R, JOHANSSON O, et al. EFNS guidelines on the use of skin biopsy in the diagnosis of peripheral neuropathy [J]. European journal of neurology, 2005, 12(10): 747 – 758.

[231] UMAPATHI T, TAN W L, TAN N C, et al. Determinants of epidermal nerve fiber density in normal individuals [J]. Muscle & nerve, 2006, 33(6): 742 – 746.

[232] KENNEDY W R, WENDELSCHAFER-CRABB G, JOHNSON T. Quantitation of epidermal nerves in diabetic neuropathy [J]. Neurology, 1996, 47(4): 1042-1048.

[233] HAMID H S, MERVAK C M, MÜNCH A E, et al. Hyperglycemia- and neuropathy-induced changes in mitochondria within sensory nerves [J]. Annals of clinical and translational neurology, 2014, 1(10): 799-812.

[234] WEI Y, JIAO Y, AN D, et al. Review of dissolved oxygen detection technology: from laboratory analysis to online intelligent detection [J]. Sensors, 2019, 19(18): 1-15.

[235] VOSS D O, COWLES J C, BACILA M. A new oxygen electrode model for the polarographic assay of cellular and mitochondrial respiration [J]. Analytical biochemistry, 1963, 6: 211-222.

[236] BARZU O, MURESAN L, TARMURE C. Spectrophotometric method for assay of mitochondrial oxygen uptake II. Simultaneous determination of mitochondrial swelling, respiration, and phosphate esterification [J]. Analytical biochemistry, 1968, 24(2): 249-258.

[237] LU M, ATTHE B, MATEESCU G D, et al. Assessing mitochondrial respiration in isolated hearts using (17)O MRS [J]. NMR in biomedicine, 2012, 25(6): 883-889.

[238] SRIVASTAVA A P, LUO M, ZHOU W, et al. High-resolution cryo-EM analysis of the yeast ATP synthase in a lipid membrane [J]. Science (New York, NY), 2018, 360(6389): eaas9699.

[239] ZHAO R Z, JIANG S, ZHANG L, et al. Mitochondrial electron transport chain, ROS generation and uncoupling (Review) [J]. International journal of molecular medicine, 2019, 44(1): 3-15.

[240] ARMSTRONG J S, WHITEMAN M, ROSE P, et al. The coenzyme Q10 analog decylubiquinone inhibits the redox-activated mitochondrial permeability transition: role of mitcohondrial [correction mitochondrial] complex III [J]. The Journal of biological chemistry, 2003, 278(49): 49079-49084.

[241] BORDT E A, CLERC P, ROELOFS B A, et al. The putative Drp1 inhibitor mdivi-1 is a reversible mitochondrial complex I inhibitor that modulates reactive oxygen species [J]. Developmental cell, 2017, 40(6): 583-594, e586.

[242] BOWMAN A, BIRCH-MACHIN M A. Age-dependent decrease of mitochondrial complex II activity in human skin fibroblasts [J]. The Journal of investigative dermatology, 2016, 136(5): 912-919.

[243] LUO C, LONG J, LIU J. An improved spectrophotometric method for a more specific and accurate assay of mitochondrial complex III activity [J]. Clinica chimica acta; international journal of clinical chemistry, 2008, 395(1-2): 38-41.

[244] SINHA S, RAHEJA A, SAMSON N, et al. Blood mitochondrial enzymatic assay as a predictor of long-term outcome in severe traumatic brain injury [J]. Journal of clinical neuroscience : official journal of the Neurosurgical Society of Australasia, 2016, 30: 31-38.

[245] GONCALVES S, PAUPE V, DASSA E P, et al. Rapid determination of tricarboxylic acid cycle enzyme activities in biological samples [J]. BMC biochemistry, 2010, 11: 5.

[246] ZHANG S, BRYANT D A. The tricarboxylic acid cycle in cyanobacteria [J]. Science (New York, NY), 2011, 334(6062): 1551-1553.

[247] POLLARD P J, BRIERE J J, ALAM N A, et al. Accumulation of Krebs cycle intermediates and over-expression of HIF1alpha in tumours which result from germline FH and SDH

mutations [J]. Hum Mol Genet, 2005, 14(15): 2231-2239.

[248] WONGKITTICHOTE P, CUNNINGHAM G, SUMMAR M L, et al. Tricarboxylic acid cycle enzyme activities in a mouse model of methylmalonic aciduria [J]. Molecular genetics and metabolism, 2019, 128(4): 444-451.

[249] CHAMCHOY K, PAKOTIPRAPHA D, PUMIRAT P, et al. Application of WST-8 based colorimetric NAD(P)H detection for quantitative dehydrogenase assays [J]. BMC biochemistry, 2019, 20(1): 4.

[250] KOUBAA M, COCURON J C, THOMASSET B, et al. Highlighting the tricarboxylic acid cycle: liquid and gas chromatography-mass spectrometry analyses of (13)C-labeled organic acids [J]. Analytical biochemistry, 2013, 436(2): 151-159.

[251] MASAKAPALLI S K, LE LAY P, HUDDLESTON J E, et al. Subcellular flux analysis of central metabolism in a heterotrophic Arabidopsis cell suspension using steady-state stable isotope labeling [J]. Plant physiology, 2010, 152(2): 602-619.

[252] ROESSNER-TUNALI U, LIU J, LEISSE A, et al. Kinetics of labelling of organic and amino acids in potato tubers by gas chromatography-mass spectrometry following incubation in (13)C labelled isotopes [J]. The Plant Journal : for cell and molecular biology, 2004, 39(4): 668-679.

[253] AL KADHI O, MELCHINI A, MITHEN R, et al. Development of a LC-MS/MS method for the simultaneous detection of tricarboxylic acid cycle intermediates in a range of biological matrices [J]. Journal of analytical methods in chemistry, 2017, 2017: 5391832.

[254] XU J, ZHAI Y, FENG L, et al. An optimized analytical method for cellular targeted quantification of primary metabolites in tricarboxylic acid cycle and glycolysis using gas chromatography-tandem mass spectrometry and its application in three kinds of hepatic cell lines [J]. Journal of pharmaceutical and biomedical analysis, 2019, 171: 171-179.

[255] OJUKA E, ANDREW B, BEZUIDENHOUT N, et al. Measurement of beta-oxidation capacity of biological samples by respirometry: a review of principles and substrates [J]. American journal of physiology Endocrinology and metabolism, 2016, 310(9): E715-E723.

[256] BOUVIER D, VIANEY-SABAN C, RUET S, et al. Development of a tandem mass spectrometry method for rapid measurement of medium- and very-long-chain Acyl-CoA dehydrogenase activity in fibroblasts [J]. JIMD reports, 2017, 35: 71-78.

[257] HAUGEN H A, CHAN L N, LI F. Indirect calorimetry: a practical guide for clinicians [J]. Nutrition in clinical practice : official publication of the American Society for Parenteral and Enteral Nutrition, 2007, 22(4): 377-388.

[258] MTAWEH H, TUIRA L, FLOH A A, et al. Indirect calorimetry: history, technology, and application [J]. Frontiers in pediatrics, 2018, 6: 257.

[259] FRANKENFIELD D C. On heat, respiration, and calorimetry [J]. Nutrition, 2010, 26(10): 939-950.

[260] GALLUZZI L, VITALE I, AARONSON S A, et al. Molecular mechanisms of cell death: recommendations of the Nomenclature Committee on Cell Death 2018 [J]. Cell death and differentiation, 2018, 25(3): 486-541.

[261] BONORA M, WIECKOWSKI M R, CHINOPOULOS C, et al. Molecular mechanisms of cell death: central implication of ATP synthase in mitochondrial permeability transition [J].

Oncogene, 2015, 34(12): 1475-1486.

[262] HUSSAIN S. Measurement of nanoparticle-induced mitochondrial membrane potential alterations [J]. Methods Mol Biol, 2019, 1894: 123-131.

[263] SAKAMURU S, LI X, ATTENE-RAMOS M S, et al. Application of a homogenous membrane potential assay to assess mitochondrial function [J]. Physiological genomics, 2012, 44(9): 495-503.

[264] ROSS M F, KELSO G F, BLAIKIE F H, et al. Lipophilic triphenylphosphonium cations as tools in mitochondrial bioenergetics and free radical biology [J]. Biochemistry Biokhimiia, 2005, 70(2): 222-230.

[265] LIBERMAN E A, TOPALY V P, TSOFINA L M, et al. Mechanism of coupling of oxidative phosphorylation and the membrane potential of mitochondria [J]. Nature, 1969, 222(5198): 1076-1078.

[266] BAKEEVA L E, GRINIUS L L, JASAITIS A A, et al. Conversion of biomembrane-produced energy into electric form II. Intact mitochondria [J]. Biochimica et biophysica acta, 1970, 216(1): 13-21.

[267] GRINIUS L L, JASAITIS A A, KADZIAUSKAS Y P, et al. Conversion of biomembrane-produced energy into electric form I. Submitochondrial particles [J]. Biochimica et biophysica acta, 1970, 216(1): 1-12.

[268] LIBERMAN E A, TOPALY V P. Permeability of bimolecular phospholipid membranes for fat-soluble ions [J]. Biofizika, 1969, 14(3): 452-461.

[269] KETTERER B, NEUMCKE B, LÄUGER P. Transport mechanism of hydrophobic ions through lipid bilayer membranes [J]. The Journal of membrane biology, 1971, 5(3): 225-245.

[270] MURPHY M P. Selective targeting of bioactive compounds to mitochondria [J]. Trends in biotechnology, 1997, 15(8): 326-330.

[271] SABNIS R W, DELIGEORGIEV T G, JACHAK M N, et al. $DiOC_6(3)$: a useful dye for staining the endoplasmic reticulum [J]. Biotechnic & histochemistry: official publication of the Biological Stain Commission, 1997, 72(5): 253-258.

[272] KORCHAK H M, RICH A M, WILKENFELD C, et al. A carbocyanine dye, $DiOC_6(3)$, acts as a mitochondrial probe in human neutrophils [J]. Biochemical and biophysical research communications, 1982, 108(4): 1495-1501.

[273] EMAUS R K, GRUNWALD R, LEMASTERS J J. Rhodamine 123 as a probe of transmembrane potential in isolated rat-liver mitochondria: spectral and metabolic properties [J]. Biochimica et biophysica acta, 1986, 850(3): 436-448.

[274] MARTINEZ A O, VARA C, CASTRO J. Increased uptake and retention of rhodamine 123 by mitochondria of old human fibroblasts [J]. Mechanisms of ageing and development, 1987, 39(1): 1-9.

[275] COSSARIZZA A, BACCARANI-CONTRI M, KALASHNIKOVA G, et al. A new method for the cytofluorimetric analysis of mitochondrial membrane potential using the J-aggregate forming lipophilic cation 5, 5′, 6, 6′-tetrachloro-1, 1′, 3, 3′-tetraethylbenzimidazolcarbocyanine iodide (JC-1) [J]. Biochemical and biophysical research communications, 1993, 197(1): 40-45.

[276] SALVIOLI S, ARDIZZONI A, FRANCESCHI C, et al. JC-1, but not $DiOC_6(3)$ or

rhodamine 123, is a reliable fluorescent probe to assess delta psi changes in intact cells: implications for studies on mitochondrial functionality during apoptosis [J]. FEBS letters, 1997, 411(1): 77-82.

[277] WOLKEN G G, ARRIAGA E A. Simultaneous measurement of individual mitochondrial membrane potential and electrophoretic mobility by capillary electrophoresis [J]. Analytical chemistry, 2014, 86(9): 4217-4226.

[278] KAMO N, MURATSUGU M, KURIHARA K, et al. Change in surface charge density and membrane potential of intact mitochondria during energization [J]. FEBS letters, 1976, 72(2): 247-250.

[279] SPRINGETT R. Novel methods for measuring the mitochondrial membrane potential [J]. Methods Mol Biol, 2015, 1264: 195-202.

[280] LIM T S, DÁVILA A, WALLACE D C, et al. Assessment of mitochondrial membrane potential using an on-chip microelectrode in a microfluidic device [J]. Lab on a chip, 2010, 10(13): 1683-1688.

[281] JENSEN K H, REKLING J C. Development of a no-wash assay for mitochondrial membrane potential using the styryl dye DASPEI [J]. Journal of biomolecular screening, 2010, 15(9): 1071-1081.

[282] RAMADASS R, BEREITER-HAHN J. How DASPMI reveals mitochondrial membrane potential: fluorescence decay kinetics and steady-state anisotropy in living cells [J]. Biophys J, 2008, 95(8): 4068-4076.

[283] DISTELMAIER F, KOOPMAN W J, TESTA E R, et al. Life cell quantification of mitochondrial membrane potential at the single organelle level [J]. Cytometry Part A: the journal of the International Society for Analytical Cytology, 2008, 73(2): 129-138.

[284] ŠILEIKYTÉ J, FORTE M. The mitochondrial permeability transition in mitochondrial disorders [J]. Oxidative medicine and cellular longevity, 2019, 2019: 3403075.

[285] HALESTRAP A P. What is the mitochondrial permeability transition pore? [J]. Journal of molecular and cellular cardiology, 2009, 46(6): 821-831.

[286] SHIMIZU S, MATSUOKA Y, SHINOHARA Y, et al. Essential role of voltage-dependent anion channel in various forms of apoptosis in mammalian cells [J]. The Journal of cell biology, 2001, 152(2): 237-250.

[287] CROMPTON M, VIRJI S, WARD J M. Cyclophilin-D binds strongly to complexes of the voltage-dependent anion channel and the adenine nucleotide translocase to form the permeability transition pore [J]. Eur J Biochem, 1998, 258(2): 729-735.

[288] WOODFIELD K, RÜCK A, BRDICZKA D, et al. Direct demonstration of a specific interaction between cyclophilin-D and the adenine nucleotide translocase confirms their role in the mitochondrial permeability transition [J]. The Biochemical journal, 1998, 336 (Pt 2): 287-290.

[289] KOKOSZKA J E, WAYMIRE K G, LEVY S E, et al. The ADP/ATP translocator is not essential for the mitochondrial permeability transition pore [J]. Nature, 2004, 427(6973): 461-465.

[290] TSUJIMOTO Y, NAKAGAWA T, SHIMIZU S. Mitochondrial membrane permeability transition and cell death [J]. Biochimica et biophysica acta, 2006, 1757(9-10): 1297-1300.

[291] GIORGIO V, BURCHELL V, SCHIAVONE M, et al. Ca(2+) binding to F-ATP synthase β subunit triggers the mitochondrial permeability transition [J]. EMBO reports, 2017, 18(7): 1065-1076.

[292] BONORA M, MORGANTI C, MORCIANO G, et al. Mitochondrial permeability transition involves dissociation of F(1)F(O) ATP synthase dimers and C-ring conformation [J]. EMBO reports, 2017, 18(7): 1077-1089.

[293] CARROLL J, HE J, DING S, et al. Persistence of the permeability transition pore in human mitochondria devoid of an assembled ATP synthase [J]. Proc Natl Acad Sci USA, 2019, 116(26): 12816-12821.

[294] KARCH J, BROUND M J, KHALIL H, et al. Inhibition of mitochondrial permeability transition by deletion of the ANT family and CypD [J]. Science advances, 2019, 5(8): eaaw4597.

[295] BERNARDI P. Mechanisms for Ca(2+)-dependent permeability transition in mitochondria [J]. Proc Natl Acad Sci USA, 2020, 117(6): 2743-2744.

[296] PARKS R J, MURPHY E, LIU J C. Mitochondrial permeability transition pore and calcium handling [J]. Methods Mol Biol, 2018, 1782: 187-196.

[297] BRISTON T, SELWOOD D L, SZABADKAI G, et al. Mitochondrial permeability transition: a molecular lesion with multiple drug targets [J]. Trends in pharmacological sciences, 2019, 40(1): 50-70.

[298] ŠILEIKYTÉ J, FORTE M. Shutting down the pore: the search for small molecule inhibitors of the mitochondrial permeability transition [J]. Biochimica et biophysica acta, 2016, 1857(8): 1197-1202.

[299] ERRERA M. Cell respiration [J]. Annales de la Societe royale des sciences medicales et naturelles de Bruxelles, 1952, 5(3-4): 244-257.

[300] LOBO-JARNE T, UGALDE C. Respiratory chain supercomplexes: Structures, function and biogenesis [J]. Semin Cell Dev Biol, 201876: 179-190.

[301] CHINNERY P F. Mitochondrial disorders overview[M]//ADAM M P, FELDMAN J, et al. GeneReviews®. Seattle (WA): University of Washington, 1993.

[302] SUN F, ZHOU Q, PANG X, et al. Revealing various coupling of electron transfer and proton pumping in mitochondrial respiratory chain [J]. Current opinion in structural biology, 2013, 23(4): 526-538.

[303] GUO R, GU J, ZONG S, et al. Structure and mechanism of mitochondrial electron transport chain [J]. Biomedical journal, 2018, 41(1): 9-20.

[304] PALMEIRA C, PALMEIRA C, HC/BIOCHEMIE/BIOPHYSIK. Mitochondrial bioenergetics [M]. New York: Humana Press, Springer, 2012.

[305] GARZA-LOMBÓ C, PAPPA A, PANAYIOTIDIS M I, et al. Redox homeostasis, oxidative stress and mitophagy [J]. Mitochondrion, 2020, 51: 105-117.

[306] GREENBAUM A L. The history of cell respiration and cytochrome [J]. Medical history, 1966, 10(4): 419-420.

[307] ZHAO Y, YANG Y. Real-time and high-throughput analysis of mitochondrial metabolic states in living cells using genetically encoded NAD(+)/NADH sensors [J]. Free radical biology & medicine, 2016, 100: 43-52.

[308] LOWRY O H, PASSONNEAU J V, SCHULZ D W, et al. The measurement of pyridine nucleotides by enzymatic cycling [J]. The Journal of biological chemistry, 1961, 236: 2746-2755.

[309] UMEMURA K, KIMURA H. Determination of oxidized and reduced nicotinamide adenine dinucleotide in cell monolayers using a single extraction procedure and a spectrophotometric assay [J]. Analytical biochemistry, 2005, 338(1): 131-135.

[310] TRAMMELL S A, BRENNER C. Targeted, LCMS-based metabolomics for quantitative measurement of NAD(+) metabolites [J]. Computational and structural biotechnology journal, 2013, 4: e201301012.

[311] VISHWASRAO H D, HEIKAL A A, KASISCHKE K A, et al. Conformational dependence of intracellular NADH on metabolic state revealed by associated fluorescence anisotropy [J]. The Journal of biological chemistry, 2005, 280(26): 25119-25126.

[312] BLINOVA K, CARROLL S, BOSE S, et al. Distribution of mitochondrial NADH fluorescence lifetimes: steady-state kinetics of matrix NADH interactions [J]. Biochemistry, 2005, 44(7): 2585-2594.

[313] BLACKER T S, MANN Z F, GALE J E, et al. Separating NADH and NADPH fluorescence in live cells and tissues using FLIM [J]. Nature communications, 2014, 5: 3936.

[314] SONG Y, BUETTNER G R. Thermodynamic and kinetic considerations for the reaction of semiquinone radicals to form superoxide and hydrogen peroxide [J]. Free radical biology & medicine, 2010, 49(6): 919-962.

[315] REDFEARN E R, BURGOS J. Ubiquinone (coenzyme Q) and the respiratory chain [J]. Nature, 1966, 209(5024): 711-713.

[316] TANG P H, MILES M V. Measurement of oxidized and reduced coenzyme Q in biological fluids, cells, and tissues: an HPLC-EC method [J]. Methods Mol Biol, 2012, 837: 149-168.

[317] ERECIŃSKA M, WILSON D F, MUKAI Y, et al. Oxidation-reduction midpoint potentials of the mitochondrial flavoproteins [J]. Biochemical and biophysical research communications, 1970, 41(2): 386-392.

[318] KALPAGE H A, BAZYLIANSKA V, RECANATI M A, et al. Tissue-specific regulation of cytochrome c by post-translational modifications: respiration, the mitochondrial membrane potential, ROS, and apoptosis [J]. FASEB Journal, 2019, 33(2): 1540-1553.

[319] HüTTEMANN M, PECINA P, RAINBOLT M, et al. The multiple functions of cytochrome c and their regulation in life and death decisions of the mammalian cell: From respiration to apoptosis [J]. Mitochondrion, 2011, 11(3): 369-381.

[320] GONZÁLEZ-ARZOLA K, VELÁZQUEZ-CRUZ A, GUERRA-CASTELLANO A, et al. New moonlighting functions of mitochondrial cytochrome c in the cytoplasm and nucleus [J]. FEBS letters, 2019, 593(22): 3101-3119.

[321] CHANCE B. Spectra and reaction kinetics of respiratory pigments of homogenized and intact cells [J]. Nature, 1952, 169(4293): 215-221.

[322] CHANCE B. Spectrophotometry of intracellular respiratory pigments [J]. Science (New York, NY), 1954, 120(3124): 767-775.

[323] MCDONNEL A, STAEHELIN L A. Detection of cytochrome f, a c-class cytochrome, with diaminobenzidine polyacrylamide gels [J]. Analytical biochemistry, 1981, 117(1): 40-44.

[324] VARGAS C, MCEWAN A G, DOWNIE J A. Detection of c-type cytochromes using enhanced chemiluminescence [J]. Analytical biochemistry, 1993, 209(2): 323-326.

[325] XIA W, WANG Z, WANG Q, et al. Roles of NAD(+)/NADH and NADP(+)/NADPH in cell death [J]. Current pharmaceutical design, 2009, 15(1): 12-19.

[326] BRADSHAW P C. Cytoplasmic and mitochondrial NADPH-coupled redox systems in the regulation of aging [J]. Nutrients, 2019, 11(3).

[327] LIU Y J, NORBERG F E, SZILÁGYI A, et al. The mitochondrial external NADPH dehydrogenase modulates the leaf NADPH/NADP+ ratio in transgenic nicotiana sylvestris [J]. Plant & cell physiology, 2008, 49(2): 251-263.

[328] NEGELEIN E, HAAS E. Uber die wirkungsweise des zwischenferments [J]. Biochemische Zeitschrift. 1935; 282(3-4): 206-220.

[329] GREENGARD P. Determination of intermediary metabolites by enzymic fluorimetry [J]. Nature, 1956, 178(4534): 632-634.

[330] LOWRY O H, ROBERTS N R, KAPPHAHN J I. The fluorometric measurement of pyridine nucleotides [J]. The Journal of biological chemistry, 1957, 224(2): 1047-1064.

[331] ZHANG H, GO Y M, JONES D P. Mitochondrial thioredoxin-2/peroxiredoxin-3 system functions in parallel with mitochondrial GSH system in protection against oxidative stress [J]. Archives of biochemistry and biophysics, 2007, 465(1): 119-126.

[332] FAN M, ANDRADE G F S, BROLO A G. A review on recent advances in the applications of surface-enhanced Raman scattering in analytical chemistry [J]. Analytica chimica acta, 2020, 1097: 1-29.

[333] SENFT A P, DALTON T P, SHERTZER H G. Determining glutathione and glutathione disulfide using the fluorescence probe o-phthalaldehyde [J]. Analytical biochemistry, 2000, 280(1): 80-86.

[334] YAP L P, SANCHETI H, YBANEZ M D, et al. Determination of GSH, GSSG, and GSNO using HPLC with electrochemical detection [J]. Methods in enzymology, 2010, 473: 137-147.

[335] ZHAO J, ZHANG K, JI J, et al. Sensitive and label-free quantification of cellular biothiols by competitive surface-enhanced Raman spectroscopy [J]. Talanta, 2016, 152: 196-202.

[336] YAN, ZHOU, RUI, et al. Quantitative SERS detection of trace glutathione with internal reference embedded Au-core/Ag-shell nanoparticles [J]. Nano Life, 2016.

[337] ZHU Y, WU J, WANG K, et al. Facile and sensitive measurement of GSH/GSSG in cells by surface-enhanced Raman spectroscopy [J]. Talanta, 2021, 224: 121852.

[338] CADENAS S. Mitochondrial uncoupling, ROS generation and cardioprotection [J]. Biochimica et biophysica acta Bioenergetics, 2018, 1859(9): 940-950.

[339] GRIVENNIKOVA V G, KAREYEVA A V, VINOGRADOV A D. Oxygen-dependence of mitochondrial ROS production as detected by Amplex Red assay [J]. Redox biology, 2018, 17: 192-199.

[340] STARKOV A A. Measurement of mitochondrial ROS production [J]. Methods Mol Biol, 2010, 648: 245-255.

[341] DIKALOV S I, HARRISON D G. Methods for detection of mitochondrial and cellular reactive oxygen species [J]. Antioxid Redox Signal, 2014, 20(2): 372-382.

[342] PULESTON D. Detection of mitochondrial mass, damage, and reactive oxygen species by flow

cytometry [J]. Cold Spring Harbor protocols, 2015, 2015(9): pdb. prot086298.

[343] KALUDERCIC N, DESHWAL S, DI LISA F. Reactive oxygen species and redox compartmentalization [J]. Frontiers in physiology, 2014, 5: 285.

[344] DOOLEY C T, DORE T M, HANSON G T, et al. Imaging dynamic redox changes in mammalian cells with green fluorescent protein indicators [J]. The Journal of biological chemistry, 2004, 279(21): 22284-22293.

[345] ALBRECHT S C, BARATA A G, GROSSHANS J, et al. In vivo mapping of hydrogen peroxide and oxidized glutathione reveals chemical and regional specificity of redox homeostasis [J]. Cell Metab, 2011, 14(6): 819-829.

[346] BELOUSOV V V, FRADKOV A F, LUKYANOV K A, et al. Genetically encoded fluorescent indicator for intracellular hydrogen peroxide [J]. Nat Methods, 2006, 3(4): 281-286.

[347] CHOI H, KIM S, MUKHOPADHYAY P, et al. Structural basis of the redox switch in the OxyR transcription factor [J]. Cell, 2001, 105(1): 103-113.

[348] BILAN D S, BELOUSOV V V. Hyper family probes: state of the art [J]. Antioxid Redox Signal, 2016, 24(13): 731-751.

[349] ZHOU Q, ZHENG Y, SUN Y. Neddylation regulation of mitochondrial structure and functions [J]. Cell & bioscience, 2021, 11(1): 55.

[350] ROSA-CALDWELL M E, BENSON C A, LEE D E, et al. Mitochondrial function and protein turnover in the diaphragm are altered in LLC tumor model of cancer cachexia [J]. International journal of molecular sciences, 2020, 21(21): 7841.

[351] LYNES E M, SIMMEN T. Urban planning of the endoplasmic reticulum (ER): how diversemechanisms segregate the many functions of the ER [J]. Bba-Mol Cell Res, 2011, 1813(10): 1893-1905.

[352] COPELAND D E, DALTON A J. An association between mitochondria and the endoplasmic reticulum in cells of the pseudobranch gland of a teleost [J]. J Biophys Biochem Cy, 1959, 5(3): 393-396.

[353] SOLTYS B J, GUPTA R S. Interrelationships of endoplasmic-reticulum, mitochondria, intermediate filaments, and microtubules-a quadruple fluorescence labeling study [J]. Biochem Cell Biol, 1992, 70(10-11): 1174-1186.

[354] CSORDAS G, RENKEN C, VARNAI P, et al. Structural and functional features and significance of the physical linkage between ER and mitochondria [J]. J Neurochem, 2008, 104: 6-6.

[355] ROWLAND A A, VOELTZ G K. Endoplasmic reticulum-mitochondria contacts: function of the junction [J]. Nat Rev Mol Cell Biol, 2012, 13(10): 607-625.

[356] GRIMM S. The ER-mitochondria interface: the social network of cell death [J]. Biochimica et biophysica acta, 2012, 1823(2): 327-334.

[357] RATURI A, SIMMEN T. Where the endoplasmic reticulum and the mitochondrion tie the knot: the mitochondria-associated membrane (MAM) [J]. Biochimica et biophysica acta, 2013, 1833(1): 213-224.

[358] HARTSHORN K L, WHITE M R, VOELKER D R, et al. Mechanism of binding of surfactant protein D to influenza A viruses: importance of binding to haemagglutinin to antiviral activity [J]. The Biochemical journal, 2000, 351: 449-458.

[359] ZHANG A, WILLIAMSON C D, WONG D S, et al. Quantitative proteomic analyses of human cytomegalovirus-induced restructuring of endoplasmic reticulum-mitochondrial contacts at late times of infection [J]. Mol Cell Proteomics, 2011, 10(10): M111 009936.

[360] POSTON C N, KRISHNAN S C, BAZEMORE-WALKER C R. In-depth proteomic analysis of mammalian mitochondria-associated membranes (MAM) [J]. J Proteomics, 2013, 79: 219-230.

[361] MARCHI S, PATERGNANI S, PINTON P. The endoplasmic reticulum-mitochondria connection: one touch, multiple functions [J]. Biochimica et biophysica acta, 2014, 1837(4): 461-469.

[362] CSORDAS G, RENKEN C, VARNAI P, et al. Structural and functional features and significance of the physical linkage between ER and mitochondria [J]. Journal of Cell Biology, 2006, 174(7): 915-921.

[363] FRIEDMAN J R, LACKNER L L, WEST M, et al. ER tubules mark sites of mitochondrial division [J]. Science (New York, NY), 2011, 334(6054): 358-362.

[364] FRIEDMAN J, LACKNER L, WEST M, et al. ER tubules mark sites of mitochondrial division [J]. Mol Biol Cell, 2011, 22: 358-362.

[365] FRIEDMAN J R, WEBSTER B M, MASTRONARDE D N, et al. ER sliding dynamics and ER-mitochondrial contacts occur on acetylated microtubules [J]. Journal of Cell Biology, 2010, 190(3): 363-375.

[366] MANNELLA C A, BUTTLE K, RATH B K, et al. Electron microscopic tomography of rat-liver mitochondria and their interaction with the endoplasmic reticulum [J]. Biofactors, 1998, 8(3-4): 225-228.

[367] HARRIS K M, WEINBERG R J. Ultrastructure of synapses in the mammalian brain [J]. Cold Spring Harb Perspect Biol, 2012, 4(5): a005587.

[368] BURETTE A C, LESPERANCE T, CRUM J, et al. Electron tomographic analysis of synaptic ultrastructure [J]. J Comp Neurol, 2012, 520(12): 2697-2711.

[369] DENK W, HORSTMANN H. Serial block-face scanning electron microscopy to reconstruct three-dimensional tissue nanostructure [J]. PLoS Biol, 2004, 2(11): e329.

[370] TUBBS E, THEUREY P, VIAL G, et al. Mitochondria-associated endoplasmic reticulummembrane (MAM) integrity is required for insulin signaling and is implicated in hepatic insulin resistance [J]. Diabetes, 2014, 63(10): 3279-3294.

[371] AREA-GOMEZ E, DEL CARMEN LARA CASTILLO M, TAMBINI M D, et al. Upregulated function of mitochondria-associated ER membranes in Alzheimer disease [J]. The EMBO journal, 2012, 31(21): 4106-4123.

[372] PRASAD M, KAUR J, PAWLAK K J, et al. Mitochondria-associated endoplasmic reticulum membrane (MAM) regulates steroidogenic activity via steroidogenic acute regulatory protein (StAR)-voltage-dependent anion channel 2 (VDAC2) interaction [J]. The Journal of biological chemistry, 2015, 290(5): 2604-2616.

[373] SODERBERG O, GULLBERG M, JARVIUS M, et al. Direct observation of individual endogenous protein complexes in situ by proximity ligation [J]. Nat Methods, 2006, 3(12): 995-1000.

[374] VERFAILLIE T, RUBIO N, GARG A D, et al. PERK is required at the ER-mitochondrial

contact sites to convey apoptosis after ROS-based ER stress [J]. Cell death and differentiation, 2012, 19(11): 1880–1891.

[375] FREZZA C, CIPOLAT S, SCORRANO L. Organelle isolation: functional mitochondria from mouse liver, muscle and cultured fibroblasts [J]. Nat Protoc, 2007, 2(2): 287–295.

[376] HUTAGALUNG A H, NOVICK P J. Role of Rab GTPases in membrane traffic and cell physiology [J]. Physiol Rev, 2011, 91(1): 119–149.

[377] PLOTEGHER N, DUCHEN M R. Mitochondrial dysfunction and neurodegeneration in lysosomal storage disorders [J]. Trends Mol Med, 2017, 23(2): 116–134.

[378] MISHRA P, CHAN D C. Metabolic regulation of mitochondrial dynamics [J]. The Journal of cell biology, 2016, 212(4): 379–387.

[379] WAI T, LANGER T. Mitochondrial dynamics and metabolic regulation [J]. Trends Endocrinol Metab, 2016, 27(2): 105–117.

[380] LEWIS S C, UCHIYAMA L F, NUNNARI J. ER-mitochondria contacts couple mtDNA synthesis with mitochondrial division in human cells [J]. Science (New York, NY), 2016, 353(6296): aaf5549.

[381] SMIRNOVA E, GRIPARIC L, SHURLAND D L, et al. Dynamin-related protein Drp1 is required for mitochondrial division in mammalian cells [J]. Mol Biol Cell, 2001, 12(8): 2245–2256.

[382] BURTE F, CARELLI V, CHINNERY P F, et al. Disturbed mitochondrial dynamics and neurodegenerative disorders [J]. Nat Rev Neurol, 2015, 11(1): 11–24.

[383] DEMERS-LAMARCHE J, GUILLEBAUD G, TLILI M, et al. Loss of mitochondrial function impairs lysosomes [J]. The Journal of biological chemistry, 2016, 291(19): 10263–10276.

[384] BRAHIMI-HORN M C, LACAS-GERVAIS S, ADAIXO R, et al. Local mitochondrial-endolysosomal microfusion cleaves voltage-dependent anion channel 1 to promote survival in hypoxia [J]. Mol Cell Biol, 2015, 35(9): 1491–1505.

[385] BAIXAULI F, ACIN-PEREZ R, VILLARROYA-BELTRI C, et al. Mitochondrial respiration controls lysosomal function during inflammatory T cell responses [J]. Cell Metab, 2015, 22(3): 485–498.

[386] FERNANDEZ-MOSQUERA L, DIOGO C V, YAMBIRE K F, et al. Acute and chronic mitochondrial respiratory chain deficiency differentially regulate lysosomal biogenesis [J]. Sci Rep, 2017, 7: 45076.

[387] BURBULLA L F, SONG P, MAZZULLI J R, et al. Dopamine oxidation mediates mitochondrial and lysosomal dysfunction in Parkinson's disease [J]. Science (New York, NY), 2017, 357(6357): 1255–1261.

[388] MANSUETO G, ARMANI A, VISCOMI C, et al. Transcription factor EB controls metabolicflexibility during exercise [J]. Cell Metab, 2017, 25(1): 182–196.

[389] KHAN N A, NIKKANEN J, YATSUGA S, et al. mTORC1 regulates mitochondrial integrated stress response and mitochondrial myopathy progression [J]. Cell Metab, 2017, 26(2): 419–428, e415.

[390] HSU F, SPANNL S, FERGUSON C, et al. Rab5 and Alsin regulate stress-activated cytoprotective signaling on mitochondria [J]. eLife, 2018, 7: e32282.

[391] YAMANO K, WANG C, SARRAF S A, et al. Endosomal rab cycles regulate parkin-mediated mitophagy [J]. eLife, 2018, 7: e31326.

[392] PICKRELL A M, YOULE R J. The roles of PINK1, parkin, and mitochondrial fidelity in Parkinson's disease [J]. Neuron, 2015, 85(2): 257-273.

[393] LAZAROU M, SLITER D A, KANE L A, et al. The ubiquitin kinase PINK1 recruits autophagy receptors to induce mitophagy [J]. Nature, 2015, 524(7565): 309-314.

[394] BROWN T A, FETTER R D, TKACHUK A N, et al. Approaches toward super-resolution fluorescence imaging of mitochondrial proteins using PALM [J]. Methods, 2010, 51(4): 458-463.

[395] BETZIG E, PATTERSON G H, SOUGRAT R, et al. Imaging intracellular fluorescent proteins at nanometer resolution [J]. Science (New York, NY), 2006, 313(5793): 1642-1645.

[396] HUANG B, BABCOCK H, ZHUANG X. Breaking the diffraction barrier: super-resolution imaging of cells [J]. Cell, 2010, 143(7): 1047-1058.

[397] HELL S W, DYBA M, JAKOBS S. Concepts for nanoscale resolution in fluorescence microscopy [J]. Curr Opin Neurobiol, 2004, 14(5): 599-609.

[398] WURM C A, NEUMANN D, LAUTERBACH M A, et al. Nanoscale distribution of mitochondrial import receptor Tom20 is adjusted to cellular conditions and exhibits an inner-cellular gradient [J]. Proc Natl Acad Sci USA, 2011, 108(33): 13546-13551.

[399] GATTA A T, LEVINE T P. Piecing together the patchwork of contact sites [J]. Trends Cell Biol, 2017, 27(3): 214-229.

[400] VALM A M, COHEN S, LEGANT W R, et al. Applying systems-level spectral imaging and analysis to reveal the organelle interactome [J]. Nature, 2017, 546(7656): 162-167.

[401] DANIELE T, HURBAIN I, VAGO R, et al. Mitochondria and melanosomes establish physical contacts modulated by Mfn2 and involved in organelle biogenesis [J]. Curr Biol, 2014, 24(4): 393-403.

[402] EISENBERG-BORD M, SHAI N, SCHULDINER M, et al. A tether is a tether is a tether: tethering at membrane contact sites [J]. Developmental cell, 2016, 39(4): 395-409.

[403] ROWLAND A A, CHITWOOD P J, PHILLIPS M J, et al. ER contact sites define the position and timing of endosome fission [J]. Cell, 2014, 159(5): 1027-1041.

[404] WONG Y C, YSSELSTEIN D, KRAINC D. Mitochondria-lysosome contacts regulate mitochondrial fission via RAB7 GTP hydrolysis [J]. Nature, 2018, 554(7692): 382-386.

[405] ASTON D, CAPEL R A, FORD K L, et al. High resolution structural evidence suggests the Sarcoplasmic Reticulum forms microdomains with Acidic Stores (lysosomes) in the heart [J]. Sci Rep, 2017, 7: 40620.

[406] HAN Y, LI M, QIU F, et al. Cell-permeable organic fluorescent probes for live-cell long-term super-resolution imaging reveal lysosome-mitochondrion interactions [J]. Nature communications, 2017, 8(1): 1307.

[407] ITOH K, ADACHI Y, YAMADA T, et al. A brain-enriched Drp1 isoform associates with lysosomes, late endosomes, and the plasma membrane [J]. The Journal of biological chemistry, 2018, 293(30): 11809-11822.

[408] PHILLIPS M J, VOELTZ G K. Structure and function of ER membrane contact sites with otherorganelles [J]. Nat Rev Mol Cell Biol, 2016, 17(2): 69-82.

[409] CHEN Q, JIN C, SHAO X, et al. Super-resolution tracking of mitochondrial dynamics with an iridium(III) luminophore [J]. Small, 2018, 14(41): e1802166.

[410] BARBOSA A D, SAVAGE D B, SINIOSSOGLOU S. Lipid droplet-organelle interactions: emerging roles in lipid metabolism [J]. Curr Opin Cell Biol, 2015, 35: 91 - 97.

[411] NEHER R, NEHER E. Optimizing imaging parameters for the separation of multiple labels in a fluorescence image [J]. J Microsc, 2004, 213(1): 46 - 62.

[412] SCHÄFER H, NAU K, SICKMANN A, et al. Identification of peroxisomal membrane proteins of Saccharomyces cerevisiae by mass spectrometry [J]. Electrophoresis, 2001, 22(14): 2955 - 2968.

[413] YI E C, MARELLI M, LEE H, et al. Approaching complete peroxisome characterization by gas-phase fractionation [J]. Electrophoresis, 2002, 23(18): 3205 - 3216.

[414] MARELLI M, SMITH J J, JUNG S, et al. Quantitative mass spectrometry reveals a role for the GTPase Rho1p in actin organization on the peroxisome membrane [J]. The Journal of cell biology, 2004, 167(6): 1099 - 1112.

[415] GYGI S P, RIST B, GERBER S A, et al. Quantitative analysis of complex protein mixtures using isotope-coded affinity tags [J]. Nat Biotechnol, 1999, 17(10): 994 - 999.

[416] MARELLI M, SMITH J J, JUNG S H, et al. Quantitative mass spectrometry reveals a role for the GTPase Rho1p in actin organization on the peroxisome membrane [J]. Journal of Cell Biology, 2004, 167(6): 1099 - 1112.

[417] KIM D I, ROUX K J. Filling the void: proximity-based labeling of proteins in living cells [J]. Trends in Cell Biology, 2016, 26(11): 804 - 817.

[418] MARTELL J D, DEERINCK T J, SANCAK Y, et al. Engineered ascorbate peroxidase as a genetically encoded reporter for electron microscopy [J]. Nat Biotechnol, 2012, 30(11): 1143 - 1148.

[419] RHEE H W, ZOU P, UDESHI N D, et al. Proteomic mapping of mitochondria in living cells via spatially restricted enzymatic tagging [J]. Science (New York, NY), 2013, 339(6125): 1328 - 1331.

[420] HWANG J, ESPENSHADE P J. Proximity-dependent biotin labelling in yeast using the engineered ascorbate peroxidase APEX2 [J]. Biochemical Journal, 2016, 473: 2463 - 2469.

[421] JUNG S, MARELLI M, RACHUBINSKI R A, et al. Dynamic changes in the subcellular distribution of gpd1p in response to cell stress [J]. Journal of Biological Chemistry, 2010, 285(9): 6739 - 6749.

[422] KORNMANN B, CURRIE E, COLLINS S R, et al. An ER-mitochondria tethering complex revealed by a synthetic biology screen [J]. Science (New York, NY), 2009, 325(5939): 477 - 481.

[423] QUIROS P M, MOTTIS A, AUWERX J. Mitonuclear communication in homeostasis and stress [J]. Nat Rev Mol Cell Biol, 2016, 17(4): 213 - 226.

[424] CANTO C, MENZIES K J, AUWERX J. NAD(+) metabolism and the control of energy homeostasis: a balancing act between mitochondria and the nucleus [J]. Cell Metab, 2015, 22(1): 31 - 53.

[425] GUHA M, AVADHANI N G. Mitochondrial retrograde signaling at the crossroads of tumor bioenergetics, genetics and epigenetics [J]. Mitochondrion, 2013, 13(6): 577 - 591.

[426] TU C, ZENG Z, QI P, et al. Identification of genomic alterations in nasopharyngeal carcinoma and nasopharyngeal carcinoma-derived Epstein-Barr virus by whole-genome sequencing [J].

Carcinogenesis, 2018, 39(12): 1517-1528.

[427] SCHULTZ M A, HAGAN S S, DATTA A, et al. Nrf1 and Nrf2 transcription factors regulate androgen receptor transactivation in prostate cancer cells [J]. PLoS One, 2014, 9(1): e87204.

[428] BUGNO M, DANIEL M, CHEPELEV N L, et al. Changing gears in Nrf1 research, frommechanisms of regulation to its role in disease and prevention [J]. Biochim Biophys Acta, 2015, 1849(10): 1260-1276.

[429] KAEWSAPSAK P, SHECHNER D M, MALLARD W, et al. Live-cell mapping of organelle-associated RNAs via proximity biotinylation combined with protein-RNA crosslinking [J]. Elife, 2017, 6.

[430] RINN J, GUTTMAN M. RNA Function. RNA and dynamic nuclear organization [J]. Science, 2014, 345(6202): 1240-1241.

[431] HURTADO DE LLERA A, MARTIN-HIDALGO D, GIL M C, et al. The calcium/CaMKKalpha/beta and the cAMP/PKA pathways are essential upstream regulators of AMPK activity in boar spermatozoa [J]. Biol Reprod, 2014, 90(2): 29.

[432] FANG E F, SCHEIBYE-KNUDSEN M, CHUA K F, et al. Nuclear DNA damage signalling to mitochondria in ageing [J]. Nat Rev Mol Cell Biol, 2016, 17(5): 308-321.

[433] SEKITO T, THORNTON J, BUTOW R A. Mitochondria-to-nuclear signaling is regulated by the subcellular localization of the transcription factors Rtg1p and Rtg3p [J]. Mol Biol Cell, 2000, 11(6): 2103-2115.

[434] FERREIRA JUNIOR J R, SPIREK M, LIU Z, et al. Interaction between Rtg2p and Mks1p in the regulation of the RTG pathway of saccharomyces cerevisiae [J]. Gene, 2005, 354: 2-8.

[435] CARDAMONE M D, TANASA B, CEDERQUIST C T, et al. Mitochondrial retrograde signaling in mammals is mediated by the transcriptional cofactor GPS2 via direct mitochondria-to-nucleus translocation [J]. Mol Cell, 2018, 69(5): 757-772, e757.

[436] PASINI B, STRATAKIS C A. SDH mutations in tumorigenesis and inherited endocrine tumours: lesson from the phaeochromocytoma-paraganglioma syndromes [J]. J Intern Med, 2009, 266(1): 19-42.

[437] FREZZA C, ZHENG L, FOLGER O, et al. Haem oxygenase is synthetically lethal with the tumour suppressor fumarate hydratase [J]. Nature, 2011, 477(7363): 225-228.

[438] WARD P S, PATEL J, WISE D R, et al. The common feature of leukemia-associated IDH1 and IDH2 mutations is a neomorphic enzyme activity converting alpha-ketoglutarate to 2-hydroxyglutarate [J]. Cancer Cell, 2010, 17(3): 225-234.

[439] VIVIAN C J, BRINKER A E, GRAW S, et al. Mitochondrial genomic backgrounds affect nuclear dna methylation and gene expression [J]. Cancer Res, 2017, 77(22): 6202-6214.

[440] MACASKILL A F, KITTLER J T. Control of mitochondrial transport and localization in neurons [J]. Trends in Cell Biology, 2010, 20(2): 102-112.

[441] CHAN D C. Fusion and fission: interlinked processes critical for mitochondrial health [J]. Annu Rev Genet, 2012, 46: 265-287.

[442] BENARD G, TRIAN T, BELLANCE N, et al. Adaptative capacity of mitochondrial biogenesis and of mitochondrial dynamics in response to pathogenic respiratory chain dysfunction [J]. Antioxid Redox Sign, 2013, 19(4): 350-365.

[443] MARTINUS R D, GARTH G P, WEBSTER T L, et al. Selective induction of mitochondrial

chaperones in response to loss of the mitochondrial genome [J]. European Journal of Biochemistry, 1996, 240(1): 98 – 103.

[444] SCARPULLA R C. Metabolic control of mitochondrial biogenesis through the PGC1 family regulatory network [J]. Bba-Mol Cell Res, 2011, 1813(7): 1269 – 1278.

[445] BASU A, LENKA N, MULLICK J, et al. Regulation of murine cytochrome oxidase Vb gene expression in different tissues and during myogenesis-role of a YY – 1 factor-binding negative enhancer [J]. Journal of Biological Chemistry, 1997, 272(9): 5899 – 5908.

[446] LIN J D, HANDSCHIN C, SPIEGELMAN B M. Metabolic control through the PGC1 family of transcription coactivators [J]. Cell Metabolism, 2005, 1(6): 361 – 370.

[447] WENZ T. Regulation of mitochondrial biogenesis and PGC1 alpha under cellular stress [J]. Mitochondrion, 2013, 13(2): 134 – 142.

[448] SAHIN E, COLLA S, LIESA M, et al. Telomere dysfunction induces metabolic and mitochondrial compromise [J]. Nature, 2011, 470(7334): 359 – 365.

[449] ARNOLD J J, SMIDANSKY E D, MOUSTAFA I M, et al. Human mitochondrial RNA polymerase: Structure-function, mechanism and inhibition [J]. Bba-Gene Regul Mech, 2012, 1819(9 – 10): 948 – 960.

[450] GHEZZI D, ZEVIANI M. Assembly factors of human mitochondrial respiratory chain complexes: physiology and pathophysiology [J]. Mitochondrial Oxidative Phosphorylation: Nuclear-Encoded Genes, Enzyme Regulation, and Pathophysiology, 2012, 748: 65 – 106.

[451] LI C, TANG W J, FENG W, et al. A rapid-response and ratiometric fluorescent probe for nitric oxide: from the mitochondria to the nucleus in live cells [J]. Anal Chim Acta, 2020, 1096: 148 – 158.

[452] WALLACE D C. A mitochondrial paradigm of metabolic and degenerative diseases, aging, and cancer: a dawn for evolutionary medicine [J]. Annu Rev Genet, 2005, 39: 359 – 407.

[453] LIU J, AMES B N. Reducing mitochondrial decay with mitochondrial nutrients to delay and treat cognitive dysfunction, Alzheimer's disease, and Parkinson's disease [J]. Nutr Neurosci, 2005, 8(2): 67 – 89.

[454] LIU C C, HUANG C C, LIN W T, et al. Lycopene supplementation attenuated xanthine oxidase and myeloperoxidase activities in skeletal muscle tissues of rats after exhaustive exercise [J]. British Journal Of Nutrition, 2005, 94(04): 595 – 601.

[455] PICCHI M G, MATTOS A, BARBOSA M R, et al. A high-fat diet as a model of fatty liver disease in rats Dieta hiperlipídica como modelo de esteatose hepática em ratos [J]. Acta Cirurgica Brasileira, 2011, 26(Suppl 2): 25 – 30.

[456] LAMB R E, GOLDSTEIN B J. Modulating an oxidative-inflammatory cascade: potential new treatment strategy for improving glucose metabolism, insulin resistance, and vascular function [J]. International Journal of Clinical Practice, 2010, 62(7): 1087 – 1095.

[457] HAO J, SHEN W, TIAN C, et al. Mitochondrial nutrients improve immune dysfunction in the type 2 diabetic Goto-Kakizaki rats [J]. J Cell Mol Med, 2009, 13(4): 701 – 711.

[458] LI J, WANG B, LUO Y, et al. Resveratrol-mediated SIRT1 activation attenuates ovalbumin-induced allergic rhinitis in mice [J]. Mol Immunol, 2020, 122: 156 – 162.

[459] FERRARI C K. Functional foods and physical activities in health promotion of aging people [J]. Maturitas, 2007, 58(4): 327 – 339.

[460] MOINI H, PACKER L, SARIS N E L. Antioxidant and prooxidant activities of α-lipoic acid and dihydrolipoic acid [J]. Toxicology & Applied Pharmacology, 2002, 182(1): 84 – 90.

[461] SHEN W, LIU K, TIAN C, et al. R-alpha-lipoic acid and acetyl-L-carnitine complementarily promote mitochondrial biogenesis in murine 3T3 – L1 adipocytes [J]. Diabetologia, 2008, 51(1): 165 – 174.

[462] VILLASANA L E, ROSENTHAL R A, DOCTROW S R, et al. Effects of alpha-lipoic acid on associative and spatial memory of sham-irradiated and 56Fe-irradiated C57BL/6J male mice [J]. Pharmacol Biochem Behav, 2013, 103(3): 487 – 493.

[463] STUPANS I, KIRLICH A, TUCK K L, et al. Comparison of radical scavenging effect, inhibition of microsomal oxygen free radical generation, and serum lipoprotein oxidation of several natural antioxidants [J]. Journal of Agricultural & Food Chemistry, 2002, 50(8): 2464 –2469.

[464] LIU J. The effects and mechanisms of mitochondrial nutrient alpha-lipoic acid on improving age-associated mitochondrial and cognitive dysfunction: an overview [J]. Neurochem Res, 2008, 33(1): 194 – 203.

[465] ESMAILLZADEH A, TAHBAZ F, GAIENI I, et al. Concentrated pomegranate juice improves lipid profiles in diabetic patients with hyperlipidemia [J]. Journal of Medicinal Food, 2004, 7(3): 305 – 308.

[466] HUANG T H-W, PENG G, KOTA B P, et al. Pomegranate flower improves cardiac lipid metabolism in a diabetic rat model: role of lowering circulating lipids 2005, 145(6): 767 – 774.

[467] SINGH M, JHA A, KUMAR A, et al. Influence of the solvents on the extraction of major phenolic compounds (punicalagin, ellagic acid and gallic acid) and their antioxidant activities in pomegranate aril [J]. Journal of Food Science & Technology, 2014, 51(9): 2070 – 2077.

[468] CERDÁ B, LLORACH R, CERÓN J J, et al. Evaluation of the bioavailability and metabolism in the rat of punicalagin, an antioxidant polyphenol from pomegranate juice [J]. European Journal of Nutrition, 2003, 42(1): 18 – 28.

[469] CAO K, XU J, PU W, et al. Punicalagin, an active component in pomegranate, ameliorates cardiac mitochondrial impairment in obese rats via AMPK activation [J]. Sci Rep, 2015, 5: 14014.

[470] LIU X, CAO K, LV W, et al. Punicalagin attenuates endothelial dysfunction by activating FoxO1, a pivotal regulating switch of mitochondrial biogenesis [J]. Free radical biology & medicine, 2019, 135: 251 – 260.

[471] JONES L L, MCDONALD D A, BORUM P R. Acylcarnitines: role in brain [J]. Progress in Lipid Research, 2010, 49(1): 70 – 75.

[472] PATEL S P, SULLIVAN P G, LYTTLE T S, et al. acetyl-l-carnitine ameliorates mitochondrial dysfunction following contusion spinal cord injury [J]. J Neurochem, 2010, 114(1): 291 – 301.

[473] AMAR K, NOVIKOVA L N, KINGHAM P J, et al. Neuroprotective effects of N-acetyl-cysteine and acetyl-L-carnitine after spinal cord injury in adult rats [J]. PloS one, 2012, 7(7): e41086.

[474] HAGEN, TORY, M., et al. Acetyl-L-carnitine fed to old rats partially restores mitochondrial function and ambulatory [J]. Proceedings of the National Academy of Sciences of the United

States of America, 1998, 95(16): 9562-9562.

[475] CALLANDER N, MARKOVINA S, EICKHOFF J, et al. Acetyl-l-carnitine (ALCAR) for the prevention of chemotherapy-induced peripheral neuropathy in patients with relapsed or refractory multiple myeloma treated with bortezomib, doxorubicin and low-dose dexamethasone: a study from the Wisconsin Oncology Network [J]. Cancer Chemotherapy and Pharmacology, 2014, 74(4): 875-882.

[476] JANSSEN J J E, GREFTE S, KEIJER J, et al. Mito-nuclear communication by mitochondrial metabolites and its regulation by B-vitamins [J]. Frontiers in physiology, 2019, 10: 78.

[477] JIA H, LIU Z, LI X, et al. Synergistic anti-Parkinsonism activity of high doses of B vitamins in a chronic cellular model [J]. Neurobiol Aging, 2010, 31(4): 636-646.

[478] HOWITZ K T, BITTERMAN K J, COHEN H Y, et al. Small molecule activators of sirtuins extend Saccharomyces cerevisiae lifespan [J]. Nature, 2003, 425(6954): 191-196.

[479] LAGOUGE M, ARGMANN C, GERHART-HINES Z, et al. Resveratrol improves mitochondrial function and protects against metabolic disease by activating SIRT1 and PGC1alpha [J]. Cell, 2006, 127(6): 1109-1122.

[480] CSISZAR A, LABINSKYY N, PINTO J T, et al. Resveratrol induces mitochondrial biogenesis in endothelial cells [J]. Am J Physiol Heart Circ Physiol, 2009, 297(1): H13-H20.

[481] ZHANG Z Y, FAN Z K, CAO Y, et al. Acetyl-L-carnitineameliorates mitochondrial damage and apoptosis following spinal cord injury in rats [J]. Neurosci Lett, 2015, 604: 18-23.

[482] PRICE N L, GOMES A P, LING A J, et al. SIRT1 is required for AMPK activation and the beneficial effects of resveratrol on mitochondrial function [J]. Cell Metab, 2012, 15(5): 675-690.

[483] LI J, XIN Z, CAI M. The role of resveratrol in bone marrow-derived mesenchymal stem cells from patients with osteoporosis [J]. J Cell Biochem, 2019, 120(10): 16634-16642.

[484] OHSAWA I, ISHIKAWA M, TAKAHASHI K, et al. Hydrogen acts as a therapeutic antioxidant by selectively reducing cytotoxic oxygen radicals [J]. Nat Med, 2007, 13(6): 688-694.

[485] LIU J, SHEN W, ZHAO B, et al. Targeting mitochondrial biogenesis for preventing and treating insulin resistance in diabetes and obesity: Hope from natural mitochondrial nutrients [J]. Adv Drug Deliv Rev, 2009, 61(14): 1343-1352.

[486] KELLEY D E, HE J, MENSHIKOVA E V, et al. Dysfunction of mitochondria in human skeletal muscle in type 2 diabetes [J]. Diabetes, 2002, 51(10): 2944-2950.

[487] KF P, BEFROY D, DUFOUR S, et al. Mitochondrial dysfunction in the elderly: possible role in insulin resistance [J]. Science (New York, NY), 2003, 300(5622): 1140-1142.

[488] GOLDSTEIN B J, KALYANKAR M, WU X. Redox paradox: insulin action is facilitated by insulin-stimulated reactive oxygen species with multiple potential signaling targets [J]. Diabetes, 2005, 54(2): 311-321.

[489] SUSANNE K. Increasing the protein: carbohydrate ratio in a high-fat diet delays the development of adiposity and improves glucose homeostasis in mice [J]. Journal of Nutrition, 2005, 135(8): 1854-1858.

[490] BRAY G A, PAERATAKUL S, POPKIN B M. Dietary fat and obesity: a review of animal, clinical and epidemiological studies [J]. Physiology & Behavior, 2004, 83(4): 550-555.

[491] FITZGERALD S M, HENEGAR J R, BRANDS M W, et al. Cardiovascular and renal responses to a high-fat diet in Osborne-Mendel rats [J]. Am J Physiol Regul Integr Comp Physiol, 2001, 281(2): R547-R552.

[492] WATANABE S, HOJO M, NAGAHARA A. Metabolic syndrome and gastrointestinal diseases [J]. Journal of Gastroenterology, 2007, 42(4): 267-274.

[493] RUTTER M K, MEIGS J B, WILSON P W F. Cardiovascular risk and the metabolic syndrome [J]. Metab Syndr Relat Disord, 2006, 4(4): 252-260.

[494] ESPOSITO K, CERIELLO A, GIUGLIANO D. Diet and the metabolic syndrome [J]. Molecular Nutrition & Food Research, 2007, 51(10): 1268-1274.

[495] HILL J O, MELANSON E L, WYATT H T. Dietary fat intake and regulation of energy balance: implications for obesity [J]. Journal of Nutrition, 2000, 130(2S Suppl): S284-S288.

[496] CASTRO G S F, MIALICH M S, ANJOS E M, et al. Caracterização da esteatose hepática não alcoólica induzida por dieta hipoprotéica em ratos [J]. Medicina, 2009, 42(1): 48.

[497] HAJRA A K, SEGUIN E B, AGRANOFF B W. Rapid labeling of mitochondrial lipids by labeled orthophosphate and adenosine triphosphate [J]. The Journal of biological chemistry, 1968, 243(7): 1609-1616.

[498] AMOUSHAHI M, SALEHNIA M, HOSSEINKHANI S. The effect of vitrification and in vitro culture on the adenosine triphosphate content and mitochondrial distribution of mouse pre-implantation embryos [J]. Iran Biomed J, 2013, 17(3): 123-128.

[499] ZOROV D B, JUHASZOVA M, SOLLOTT S J. Mitochondrial reactive oxygen species (ros) and ros-induced ros release [J]. Physiological Reviews, 2014, 94(3): 909-950.

[500] LODHI I J, SEMENKOVICH C F. Peroxisomes: a nexus for lipid metabolism and cellular signaling [J]. Cell Metabolism, 2014, 19(3): 380-392.

[501] VIADER A, SASAKI Y, KIM S, et al. Aberrant schwann cell lipid metabolism linked to mitochondrial deficits leads to axon degeneration and neuropathy [J]. Neuron, 2013, 77(5): 886-898.

[502] STEWART J B, CHINNERY P F. The dynamics of mitochondrial DNA heteroplasmy: implications for human health and disease [J]. Nat Rev Genet, 2015, 16(9): 530-542.

[503] PARIKH S, GOLDSTEIN A, KOENIG M K, et al. Diagnosis and management of mitochondrial disease: a consensus statement from the Mitochondrial Medicine Society [J]. Genet Med, 2015, 17(9): 689-701.

[504] ZOROV D B, FILBURN C R, KLOTZ L O, et al. Reactive oxygen species (ROS)-induced ROS release: a new phenomenon accompanying induction of the mitochondrial permeability transition in cardiac myocytes [J]. J Exp Med, 2000, 192(7): 1001-1014.

[505] BROWN D I, GRIENDLING K K. Regulation of signal transduction by reactive oxygen species in the cardiovascular system [J]. Circ Res, 2015, 116(3): 531-549.

[506] ZUO L, MOTHERWELL M S. The impact of reactive oxygen species and genetic mitochondrial mutations in Parkinson's disease [J]. Gene, 2013, 532(1): 18-23.

[507] KAUR U, BANERJEE P, BIR A, et al. Reactive oxygen species, redox signaling and neuroinflammation in Alzheimer's disease: the NF-kappa B connection [J]. Curr Top Med Chem, 2015, 15(5): 446-457.

[508] SHAUGHNESSY D T, MCALLISTER K, WORTH L, et al. Mitochondria, energetics,

epigenetics, and cellular responses to stress [J]. Environ Health Persp, 2014, 122(12): 1271 – 1278.

[509] SENFT D, RONAI Z A. UPR, autophagy, and mitochondria crosstalk underlies the ER stress response [J]. Trends Biochem Sci, 2015, 40(3): 141 – 148.

[510] ROY M J, VOM A, CZABOTAR P E, et al. Cell death and the mitochondria: therapeutic targeting of the BCL – 2 family-driven pathway [J]. Brit J Pharmacol, 2014, 171 (8): 1973 –1987.

[511] CZABOTAR P E, LESSENE G, STRASSER A, et al. Control of apoptosis by the BCL – 2 protein family: implications for physiology and therapy [J]. Nature Reviews Molecular Cell Biology, 2014, 15(1): 49 – 63.

[512] AKL H, VERVLOESSEM T, KIVILUOTO S, et al. A dual role for the anti-apoptotic Bcl – 2 protein in cancer: mitochondria versus endoplasmic reticulum [J]. Bba-Mol Cell Res, 2014, 1843(10): 2240 – 2252.

[513] MILANE L, TRIVEDI M, SINGH A, et al. Mitochondrial biology, targets, and drug delivery [J]. J Control Release, 2015, 207: 40 – 58.

[514] BAI F, MORCOS F, SOHN Y S, et al. The Fe-S cluster-containing NEET proteins mitoNEET and NAF – 1 as chemotherapeutic targets in breast cancer [J]. Proceedings of the National Academy of Sciences of the United States of America, 2015, 112(12): 3698 – 3703.

[515] KUMAR R, HAN J, LIM H J, et al. Mitochondrial induced and self-monitored intrinsic apoptosis by antitumor theranostic prodrug: in vivo imaging and precise cancer treatment [J]. Journal of the American Chemical Society, 2014, 136(51): 17836 – 17843.

[516] YANG J, LI K, HOU J T, et al. Novel tumor-specific and mitochondria-targeted near-infrared-emission fluorescent probe for SO_2 derivatives in living cells [J]. Acs Sensors, 2016, 1(2): 166 –172.

[517] KRIS M G, JOHNSON B E, BERRY L D, et al. Using multiplexed assays of oncogenic drivers in lung cancers to select targeted drugs [J]. Jama-J Am Med Assoc, 2014, 311 (19): 1998 –2006.

[518] COLANGELO A M, ALBERGHINA L, PAPA M. Astrogliosis as a therapeutic target for neurodegenerative diseases [J]. Neuroscience Letters, 2014, 565: 59 – 64.

[519] SMITH R A, MURPHY M P. Animal and human studies with the mitochondria-targetedantioxidant MitoQ [J]. Ann N Y Acad Sci, 2010, 1201: 96 – 103.

[520] ZIELONKA J, JOSEPH J, SIKORA A, et al. Mitochondria-targeted triphenylphosphonium-based compounds: syntheses, mechanisms of action, and therapeutic and diagnostic applications [J]. Chemical reviews, 2017, 117(15): 10043 – 10120.

[521] TRUKSA J, DONG L F, ROHLENA J, et al. Mitochondrially targeted vitamin e succinate modulates expression of mitochondrial DNA transcripts and mitochondrial biogenesis [J]. Antioxid Redox Sign, 2015, 22(11): 883 – 900.

[522] SMITH R A J, PORTEOUS C M, COULTER C V, et al. Selective targeting of an antioxidant to mitochondria [J]. European Journal of Biochemistry, 1999, 263(3): 709 – 716.

[523] MURPHY M P, SMITH R A. Targeting antioxidants to mitochondria by conjugation to lipophilic cations [J]. Annu Rev Pharmacol Toxicol, 2007, 47: 629 – 656.

[524] MAO P, MANCZAK M, SHIRENDEB U P, et al. MitoQ, a mitochondria-targeted

antioxidant, delays disease progression and alleviates pathogenesis in an experimental autoimmune encephalomyelitis mouse model of multiple sclerosis [J]. Biochimica et biophysica acta, 2013, 1832(12): 2322-2331.

[525] FILIPOVSKA A, ECCLES M R, SMITH R A J, et al. Delivery of antisense peptide nucleic acids (PNAs) to the cytosol by disulphide conjugation to a lipophilic cation [J]. FEBS letters, 2004, 556(1-3): 180-186.

[526] CHAKRABORTY A, JANA N R. Design and synthesis of triphenylphosphonium functionalized nanoparticle probe for mitochondria targeting and imaging [J]. The Journal of Physical Chemistry C, 2015, 119(5): 2888-2895.

[527] ZUPANCIC S, KOCBEK P, ZARIWALA M G, et al. Design and development of novel mitochondrial targeted nanocarriers, DQAsomes for curcumin inhalation [J]. Mol Pharmaceut, 2014, 11(7): 2334-2345.

[528] WEISSIG V, LASCH J, ERDOS G, et al. DQAsomes: a novel potential drug and gene delivery system made from dequalinium™[J]. Pharmaceutical Research, 1998, 15(2): 334-337.

[529] WEISSIG V, LIZANO C, TORCHILIN V P. Selective DNA release from DQAsome/DNA complexes at mitochondria-like membranes [J]. Drug Delivery, 2000, 7(1): 1.

[530] WEISSIG V, D'SOUZA G G, TORCHILIN V P. DQAsome/DNA complexes release DNA upon contact with isolated mouse liver mitochondria [J]. J Control Release, 2001, 75(3): 401-408.

[531] D'SOUZA G G M, RAMMOHAN R, CHENG S M, et al. DQAsome-mediated delivery of plasmid DNA toward mitochondria in living cells [J]. J Control Release, 2003, 92(1-2): 189-197.

[532] GARCIA-PEREZ A I, GALEANO E, NIETO E, et al. Dequalinium induces cytotoxicity in human leukemia NB4 cells by downregulation of Raf/MEK/ERK and PI3K/Akt signaling pathways and potentiation of specific inhibitors of these pathways [J]. Leukemia Res, 2014, 38(7): 795-803.

[533] D'SOUZA G G, CHENG S M, BODDAPATI S V, et al. Nanocarrier-assisted sub-cellular targeting to the site of mitochondria improves the pro-apoptotic activity of paclitaxel [J]. J Drug Target, 2008, 16(7): 578-585.

[534] WEISSIG V. From serendipity to mitochondria-targeted nanocarriers [J]. Pharm Res, 2011, 28(11): 2657-2668.

[535] AUDREY S, HRIPSIME N, JULIEN F, et al. Mitophagy acts as a safeguard mechanism against human vascular smooth muscle cell apoptosis induced by atherogenic lipids [J]. Atherosclerosis, 2016, 7(20): 28821.

[536] WANG L, LIU Y, LI W, et al. Selective targeting of gold nanorods at the mitochondria of cancercells: implications for cancer therapy [J]. Nano Letters, 2011, 11(2): 772.

[537] CHAMBERLAIN G R, TULUMELLO D V, KELLEY S O. Targeted delivery of doxorubicin to mitochondria [J]. ACS Chem Biol, 2013, 8(7): 1389-1395.

[538] ABRAMOV A Y, FRALEY C, DIAO C T, et al. Targeted polyphosphatase expression alters mitochondrial metabolism and inhibits calcium-dependent cell death [J]. Proceedings of the National Academy of Sciences of the United States of America, 2007, 104(46): 18091.

[539] POLYZOS A, HOLT A, BROWN C, et al. Mitochondrial targeting of XJB-5-131 attenuates or improves pathophysiology in HdhQ150 animals with well-developed disease phenotypes [J].

Human Molecular Genetics, 2016, 25(9): 1792-1802.

[540] ESCOBALES N, NUNEZ R E, JANG S, et al. Mitochondria-targeted ROS scavenger improves post-ischemic recovery of cardiac function and attenuates mitochondrial abnormalities in aged rats [J]. Journal of molecular and cellular cardiology, 2014, 77: 136-146.

[541] BAYIR H. Signaling by oxidized lipids in acute brain injury [J]. Free Radical Bio Med, 2017, 108: S3-S3.

[542] KIM J C, MIRKIN S M. Putting the brakes on huntington disease in a mouse experimental model [J]. Plos Genet, 2015, 11(8): e1005409.

[543] XUN Z, RIVERA-SANCHEZ S, AYALA-PENA S, et al. Targeting of XJB-5-131 to mitochondria suppresses oxidative DNA damage and motor decline in a mouse model of Huntington's disease [J]. Cell Rep, 2012, 2(5): 1137-1142.

[544] CERRATO C P, PIRISINU M, VLACHOS E N, et al. Novel cell-penetrating peptide targeting mitochondria [J]. Faseb Journal, 2015, 29(11): 4589-4599.

[545] SZETO H H. Cell-permeable, mitochondrial-targeted, peptide antioxidants [J]. Aaps Journal, 2006, 8(2): E277-E283.

[546] FANG X, WANG Y, MA X, et al. Mitochondria-targeting Au nanoclusters enhance radiosensitivity of cancer cells [J]. Journal of Materials Chemistry B, 2017, 5(22): 4190-4197.

[547] PAN X Q, YAN D D, WANG D, et al. Mitochondrion-mediated apoptosis induced by acrylamide is regulated by a balance between Nrf2 antioxidant and MAPK signaling pathways in PC12 cells [J]. Mol Neurobiol, 2017, 54(6): 4781-4794.

[548] XIONG S B, MU T Y, WANG G W, et al. Mitochondria-mediated apoptosis in mammals [J]. Protein Cell, 2014, 5(10): 737-749.

[549] SCHROEDER E A, RAIMUNDO N, SHADEL G S. Epigenetic silencing mediates mitochondria stress-induced longevity [J]. Cell Metabolism, 2013, 17(6): 954-964.

[550] CHRISTENSEN A C. Genes and junk in plant mitochondria-repair mechanisms and selection [J]. Genome Biol Evol, 2014, 6(6): 1448-1453.

[551] WEINBERG S E, CHANDEL N S. Targeting mitochondria metabolism for cancer therapy [J]. Nat Chem Biol, 2015, 11(1): 9-15.

[552] LAMB R, OZSVARI B, LISANTI C L, et al. Antibiotics that target mitochondria effectively eradicate cancer stem cells, across multiple tumor types: treating cancer like an infectious disease [J]. Oncotarget, 2015, 6(7): 4569-4584.

[553] YOONG S L, WONG B S, ZHOU Q L, et al. Enhanced cytotoxicity to cancer cells by mitochondria-targeting MWCNTs containing platinum (IV) prodrug of cisplatin [J]. Biomaterials, 2014, 35(2): 748-759.

[554] SHENG L, WANG L, SANG X Z, et al. Nano-sized titanium dioxide-induced splenic toxicity: A biological pathway explored using microarray technology [J]. J Hazard Mater, 2014, 278: 180-188.

[555] SAPTARSHI S R, DUSCHL A, LOPATA A L. Biological reactivity of zinc oxide nanoparticles with mammalian test systems: an overview [J]. Nanomedicine-Uk, 2015, 10(13): 2075-2092.

[556] GLISIC B D, DJURAN M I. Gold complexes as antimicrobial agents: an overview of different biological activities in relation to the oxidation state of the gold ion and the ligand structure [J].

Dalton T, 2014, 43(16): 5950-5969.

[557] LIN Y T, MCMAHON S J, PAGANETTI H, et al. Biological modeling of gold nanoparticle enhanced radiotherapy for proton therapy [J]. Phys Med Biol, 2015, 60(10): 4149-4168.

[558] ROTHEN-RUTISHAUSER B, KUHN D A, ALI Z, et al. Quantification of gold nanoparticle cell uptake under controlled biological conditions and adequate resolution [J]. Nanomedicine-Uk, 2014, 9(5): 607-621.

[559] MOU J, LIN T, HUANG F, et al. A new green titania with enhanced NIR absorption for mitochondria-targeted cancer therapy [J]. Theranostics, 2017, 7(6): 1531.

[560] MA X, WANG X, ZHOU M, et al. A mitochondria-targeting gold-peptide nanoassembly for enhanced cancer-cell killing [J]. Adv Healthc Mater, 2013, 2(12): 1638-1643.

[561] QU Q, MA X, ZHAO Y. Targeted delivery of doxorubicin to mitochondria using mesoporous silica nanoparticle nanocarriers [J]. Nanoscale, 2015, 7(40): 16677-16686.

[562] SEAN MARRACHE S D. Engineering of blended nanoparticle platform for delivery of mitochondria-acting therapeutics [J]. Proceedings of the National Academy of Sciences of the United States of America, 2012, 109(40): 16288-16293.

[563] JIANG L, LI L, HE X, et al. Overcoming drug-resistant lung cancer by paclitaxel loaded dual-functional liposomes with mitochondria targeting and pH-response [J]. Biomaterials, 2015, 52: 126-139.

[564] DIKIC I, JOHANSEN T, KIRKIN V. Selective autophagy in cancer development and therapy [J]. Cancer Res, 2010, 70(9): 3431-3434.

[565] KORNBLIHTT L I, CARRERAS M C, BLANCO G A. Targeting mitophagy in combined therapies of haematological malignancies[J]. Capítulo de Libro, 2016, 10: 411-431.

[566] MA X W, WU Y Y, JIN S B, et al. Gold nanoparticles induce autophagosome accumulation through size-dependent nanoparticle uptake and lysosome impairment [J]. Acs Nano, 2011, 5(11): 8629-8639.

[567] SELEVERSTOV O, ZABIRNYK O, ZSCHARNACK M, et al. Quantum dots for human mesenchymal stem cells labeling. A size-dependent autophagy activation [J]. Nano Letters, 2006, 6(12): 2826-2832.

[568] DUAN J C, YU Y B, YU Y, et al. Silica nanoparticles enhance autophagic activity, disturb endothelial cell homeostasis and impair angiogenesis [J]. Part Fibre Toxicol, 2014, 11: 50.

[569] VERMA N K, CONROY J, LYONS P E, et al. Autophagy induction by silver nanowires: A new aspect in the biocompatibility assessment of nanocomposite thin films [J]. Toxicol Appl Pharm, 2012, 264(3): 451-461.

[570] PARK E J, UMH H N, KIM S W, et al. ERK pathway is activated in bare-FeNPs-induced autophagy [J]. Arch Toxicol, 2014, 88(2): 323-336.

[571] YU L, LU Y, MAN N, et al. Rare earth oxide nanocrystals induce autophagy in Hela cells [J]. Small, 2009, 5(24): 2784-2787.

[572] KHAN M I, MOHAMMAD A, PATIL G, et al. Induction of ROS, mitochondrial damage and autophagy in lung epithelial cancer cells by iron oxide nanoparticles [J]. Biomaterials, 2012, 33(5): 1477-1488.

[573] ROY R, SINGH S K, CHAUHAN K S, et al. Zinc oxide nanoparticles induce apoptosis by enhancement of autophagy via PI3K/Akt/mTOR inhibition [J]. Toxicol Lett, 2014, 227(1):

29-40.

[574] LAHA D, PRAMANIK A, MAITY J, et al. Interplay between autophagy and apoptosis mediated by copper oxide nanoparticles in human breast cancer cells MCF7 [J]. Bba-Gen Subjects, 2014, 1840(1): 1-9.

[575] HUSSAIN S, AL-NSOUR F, RICE A B, et al. Cerium dioxide nanoparticles induce apoptosis and autophagy in human peripheral blood monocytes [J]. Acs Nano, 2012, 6(7): 5820-5829.

[576] YU K N, SUNG J H, LEE S, et al. Inhalation of titanium dioxide induces endoplasmic reticulum stress-mediated autophagy and inflammation in mice [J]. Food Chem Toxicol, 2015, 85: 106-113.

[577] HAN M H, LEE W S, LU J N, et al. Tetraarsenic hexoxide induces beclin-1-induced autophagic cell death as well as caspase-dependent apoptosis in U937 human leukemic cells [J]. Evid-Based Compl Alt, 2012.

[578] ZHANG Q, YANG W J, MAN N, et al. Autophagy-mediated chemosensitization in cancer cells by fullerene C60 nanocrystal [J]. Autophagy, 2009, 5(8): 1107-1117.

[579] ZHANG Z L, ZHOU L, ZHOU Y Q, et al. Mitophagy induced by nanoparticle-peptide conjugates enabling an alternative intracellular trafficking route [J]. Biomaterials, 2015, 65: 56-65.

[580] LI H, KOLLURI S K, GU J, et al. Cytochrome c release and apoptosis induced by mitochondrial targeting of nuclear orphan receptor TR3 [J]. Science (New York, NY), 2000, 289(5482): 1159-1164.

[581] WANG X, ZHANG X, WU D, et al. Mitochondrial flashes regulate ATP homeostasis in the heart [J]. eLife, 2017, 6: e23908.

[582] BERG J, HUNG Y P, YELLEN G. A genetically encoded fluorescent reporter of ATP: ADP ratio [J]. Nat Methods, 2009, 6(2): 161-166.

[583] TANTAMA M, MARTINEZ-FRANCOIS J R, MONGEON R, et al. Imaging energy status in live cells with a fluorescent biosensor of the intracellular ATP-to-ADP ratio [J]. Nature communications, 2013, 4: 2550.

[584] IMAMURA H, NHAT K P, TOGAWA H, et al. Visualization of ATP levels inside single living cells with fluorescence resonance energy transfer-based genetically encoded indicators [J]. Proc Natl Acad Sci USA, 2009, 106(37): 15651-15656.

[585] WANG L, YUAN L, ZENG X, et al. A multisite-binding switchable fluorescent probe for monitoring mitochondrial ATP level fluctuation in live cells [J]. Angewandte Chemie, 2016, 55(5): 1773-1776.

[586] HUNG Y P, ALBECK J G, TANTAMA M, et al. Imaging cytosolic NADH-NAD(+) redox state with a genetically encoded fluorescent biosensor [J]. Cell Metab, 2011, 14(4): 545-554.

[587] ZHAO Y, JIN J, HU Q, et al. Genetically encoded fluorescent sensors for intracellular NADH detection [J]. Cell Metab, 2011, 14(4): 555-566.

[588] ZHAO Y, HU Q, CHENG F, et al. SoNar, a highly responsive NAD^+/NADH sensor, allows high-throughput metabolic screening of anti-tumor agents [J]. Cell Metab, 2015, 21(5): 777-789.

[589] MA K, ZHAO X, LI H, et al. Massive parallel sequencing of mitochondrial DNA genomes from mother-child pairs using the ion torrent personal genome machine (PGM) [J]. Forensic Int

[590] YAN C, DUANMU X, ZENG L, et al. Mitochondrial DNA: distribution, mutations, and elimination [J]. 2019, 8(4): 379.

[591] DESAGHER S, MARTINOU J C. Mitochondria as the central control point of apoptosis [J]. Trends Cell Biol, 2000, 10(9): 369-377.

[592] ARAKAKI N, NISHIHAMA T, OWAKI H, et al. Dynamics of mitochondria during the cell cycle [J]. Biological & pharmaceutical bulletin, 2006, 29(9): 1962-1965.

[593] SMITH D R, KEELING P J. Mitochondrial and plastid genome architecture: reoccurring themes, but significant differences at the extremes [J]. Proc Natl Acad Sci USA, 2015, 112(33): 10177-10184.

[594] SHOKOLENKO I, VENEDIKTOVA N, BOCHKAREVA A, et al. Oxidative stress induces degradation of mitochondrial DNA [J]. Nucleic acids research, 2009, 37(8): 2539-2548.

[595] CHINNERY P F, HUDSON G. Mitochondrial genetics [J]. British medical bulletin, 2013, 106(1): 135-159.

[596] KLUCNIKA A, MA H. A battle for transmission: the cooperative and selfish animal mitochondrial genomes [J]. Open biology, 2019, 9(3): 180267.

[597] ZARDOYA R. Recent advances in understanding mitochondrial genome diversity [J]. F1000Res, 2020, 9: F1000 Faculty Rev-1270.

[598] BURGER G, GRAY M W, LANG B F. Mitochondrial genomes: anything goes [J]. Trends in genetics: TIG, 2003, 19(12): 709-716.

[599] ABDELNOOR R V, YULE R, ELO A, et al. Substoichiometric shifting in the plant mitochondrial genome is influenced by a gene homologous to MutS [J]. Proc Natl Acad Sci U S A, 2003, 100(10): 5968-5973.

[600] SMALL I, SUFFOLK R, LEAVER C J. Evolution of plant mitochondrial genomes via substoichiometric intermediates [J]. Cell, 1989, 58(1): 69-76.

[601] ZUO L, ZHOU T, CHUANG C C. The Consequences of damaged mitochondrial DNA [M]. Berlin: Springer International Publishing, 2016.

[602] NICHOLLS T J, GUSTAFSSON C M. Separating and Segregating the Human Mitochondrial Genome [J]. Trends Biochem Sci, 2018, 43(11): 869-881.

[603] SBISà E, TANZARIELLO F, REYES A, et al. Mammalian mitochondrial D-loop region structural analysis: identification of new conserved sequences and their functional and evolutionary implications [J]. Gene, 1997, 205(1-2): 125-140.

[604] BARR C M, NEIMAN M, TAYLOR D R. Inheritance and recombination of mitochondrial genomes in plants, fungi and animals [J]. The New phytologist, 2005, 168(1): 39-50.

[605] BRETON S, STEWART D T. Atypical mitochondrial inheritance patterns in eukaryotes [J]. Genome, 2015, 58(10): 423-431.

[606] SANDOR S, ZHANG Y, XU J. Fungal mitochondrial genomes and genetic polymorphisms 2018, 102(22): 9433-9448.

[607] GREINER S, SOBANSKI J, BOCK R. Why are most organelle genomes transmitted maternally? [J]. BioEssays: news and reviews in molecular, cellular and developmental biology, 2015, 37(1): 80-94.

[608] THOMPSON W E, RAMALHO-SANTOS J, SUTOVSKY P. Ubiquitination of prohibitin in

mammalian sperm mitochondria: possible roles in the regulation of mitochondrial inheritance and sperm quality control [J]. Biology of reproduction, 2003, 69(1): 254-260.

[609] LUO S, VALENCIA C A, ZHANG J, et al. Biparental inheritance of mitochondrial DNA in humans [J]. Proc Natl Acad Sci U S A, 2018, 115(51): 13039-13044.

[610] VAN OVEN M, KAYSER M. Updated comprehensive phylogenetic tree of global human mitochondrial DNA variation [J]. Human mutation, 2009, 30(2): E386-E394.

[611] WALLACE D C, SINGH G, LOTT M T, et al. Mitochondrial DNA mutation associated with Leber's hereditary optic neuropathy [J]. Science (New York, NY), 1988, 242(4884): 1427-1430.

[612] ZEVIANI M, MORAES C T, DIMAURO S, et al. Deletions of mitochondrial DNA in Kearns-Sayre syndrome [J]. Neurology, 1988, 38(9): 1339-1346.

[613] HOWELL N, ELSON J L, CHINNERY P F, et al. mtDNA mutations and commonneurodegenerative disorders [J]. Trends in genetics : TIG, 2005, 21(11): 583-586.

[614] HART A B, SAMUELS D C, HULGAN T. The other genome: a systematic review of studies of mitochondrial dna haplogroups and outcomes of HIV infection and antiretroviral therapy [J]. Aids Reviews, 2013, 15(4): 213-220.

[615] WANG X, HUANG Y, LIU N, et al. Seven complete mitochondrial genome sequences of bushtits (passeriformes, aegithalidae, aegithalos): the evolution pattern in duplicated control regions [J]. Mitochondrial DNA PartA, 2015, 26(4): 377-383.

[616] 刘慎思,张桂芬,万方浩. 基于 mtDNA COI 基因的离腹寡毛实蝇属常见种 DNA 条形码识别和系统发育分析 [J]. 昆虫学报,2014,(3): 81-93.

[617] BOORE J L, MACEY J R, MEDINA M. Sequencing and comparing whole mitochondrial genomes of animals [J]. Methods in enzymology, 2005, 395: 311-348.

[618] 裴林国,席焕久,刘海东. 线粒体 DNA 多态性在人类学研究中的应用 [J]. 中国组织工程研究,2010,14(7): 1291-1294.

[619] YUAN M L, WEI D D, WANG B J, et al. The complete mitochondrial genome of the citrus red mite Panonychus citri (Acari: Tetranychidae): high genome rearrangement and extremely truncated tRNAs [J]. BMC genomics, 2010, 11: 597.

[620] 沙淼,林立亮,李雪娟,等. 线粒体基因组测序策略和方法 [J]. 应用昆虫学报,2013,50(1): 293-297.

[621] TAMURA K, AOTSUKA T. Rapid isolation method of animal mitochondrial DNA by the alkaline lysis procedure [J]. Biochemical Genetics, 1988, 26(11): 815-819.

[622] 刘运强,鲁成. 家蚕线粒体 DNA 分子系统学研究展望 [J]. 蚕学通信,2000,20(4): 16-20.

[623] CHYNG-SHYAN T, CHO-FAT H, SHIH-CHIEH S, et al. The complete nucleotide sequence of the *Crossostoma lacustre* mitochondrial genome: conservation and variations among vertebrates [J]. Nucleic acids research, 1992, 20(18): 4853-4858.

[624] SONG N, LIANG A. The complete mitochondrial genome sequence of Geisha distinctissima (Hemiptera: Flatidae) and comparison with other hemipteran insects [J]. Acta biochimica et biophysica Sinica, 2009, 41(3): 206-216.

[625] YAMAUCHI M M, MIYA M U, NISHIDA M. Use of a PCR-based approach for sequencing whole mitochondrial genomes of insects: two examples (cockroach and dragonfly) based on the method developed for decapod crustaceans [J]. Insect molecular biology, 2004, 13(4):

435-442.

[626] BURGER G, LAVROV D V, FORGET L, et al. Sequencing complete mitochondrial and plastid genomes [J]. Nat Protoc, 2007, 2(3): 603-614.

[627] HU M, JEX A R, CAMPBELL B E, et al. Long PCR amplification of the entire mitochondrial genome from individual helminths for direct sequencing [J]. Nat Protoc, 2007, 2(10): 2339-2344.

[628] SIMON C, BUCKLEY T R, FRATI F, et al. Incorporating molecular evolution into phylogenetic analysis, and a new compilation of conserved polymerase chain reaction primers for animal mitochondrial DNA [J]. Annual Review of Ecology Evolution & Systematics, 2006, 37(1): 545.

[629] METZKER M L. Sequencing technologies - the next generation [J]. Nat Rev Genet, 2010, 11(1): 31-46.

[630] WANG S, SONG Q, LI S, et al. Assembly of a complete mitogenome of chrysanthemum nankingense using oxford nanopore longreads and the diversity and evolution of asteraceae mitogenomes [J]. Genes, 2018, 9(11): 547.

[631] KOVAR L, NAGESWARA-RAO M, ORTEGA-RODRIGUEZ S, et al. Pacbio-based mitochondrial genome assembly of leucaena trichandra (leguminosae) and an intrageneric assessment of mitochondrial RNA editing [J]. Genome Biol Evol, 2018, 10(9): 2501-2517.

[632] PICARDI E, PESOLE G. Mitochondrial genomes gleaned from human whole-exome sequencing [J]. Nat Methods, 2012, 9(6): 523-524.

[633] MILLER A D, GOOD R T, COLEMAN R A, et al. Microsatellite loci and the complete mitochondrial DNA sequence characterized through next generation sequencing and de novo genome assembly for the critically endangered orange-bellied parrot, Neophema chrysogaster [J]. Molecular biology reports, 2013, 40(1): 35-42.

[634] QUISPE-TINTAYA W, WHITE R R, POPOV V N, et al. Fast mitochondrial DNA isolation from mammalian cells for next-generation sequencing [J]. BioTechniques, 2013, 55(3): 133-136.

[635] BISWAL D K, GHATANI S, SHYLLA J A, et al. An integrated pipeline for next generation sequencing and annotation of the complete mitochondrial genome of the giant intestinal fluke, Fasciolopsis buski (Lankester, 1857) Looss, 1899 [J]. PeerJ, 2013, 1: e207.

[636] 倪红兵, 王惠民. 焦磷酸测序技术及其应用进展 [J]. 国际检验医学杂志, 2006, 26(2): 600-602.

[637] JEX A R, HU M, LITTLEWOOD D T, et al. Using 454 technology for long-PCR based sequencing of the complete mitochondrial genome from single Haemonchus contortus (Nematoda) [J]. BMC genomics, 2008, 9: 11.

[638] BENTLEY D R, BALASUBRAMANIAN S, SWERDLOW H P, et al. Accurate whole human genome sequencing using reversible terminator chemistry [J]. Nature, 2008, 456(7218): 53-59.

[639] KEATS J J, CUYUGAN L, ADKINS J, et al. Whole genome library construction for next generation sequencing [J]. Methods Mol Biol, 2018, 1706: 151-161.

[640] CAPORASO J G, LAUBER C L, WALTERS W A, et al. Ultra-high-throughput microbial community analysis on the Illumina HiSeq and MiSeq platforms [J]. The ISME journal, 2012, 6

(8)：1621-1624.

[641] BESNARD G, JÜHLING F, CHAPUIS É, et al. Fast assembly of the mitochondrial genome of a plant parasitic nematode (meloidogyne graminicola) using next generation sequencing [J]. Comptes rendus biologies, 2014, 337(5)：295-301.

[642] ZHANG W, CUI H, WONG L J. Comprehensive one-step molecular analyses of mitochondrial genome by massively parallel sequencing [J]. Clinical chemistry, 2012, 58(9)：1322-1331.

[643] CUI H, LI F, CHEN D, et al. Comprehensive next-generation sequence analyses of the entire mitochondrial genome reveal new insights into the molecular diagnosis of mitochondrial DNA disorders [J]. Genet Med, 2013, 15(5)：388-394.

[644] RAVI R K, WALTON K, KHOSROHEIDARI M. MiSeq：A next generation sequencing platform for genomic analysis [J]. Methods Mol Biol, 2018, 1706：223-232.

[645] GAN H M, SCHULTZ M B, AUSTIN C M. Integrated shotgun sequencing and bioinformatics pipeline allows ultra-fast mitogenome recovery and confirms substantial gene rearrangements in Australian freshwater crayfishes [J]. BMC evolutionary biology, 2014, 14：19.

[646] WILLIAMS S T, FOSTER P G, LITTLEWOOD D T. The complete mitochondrial genome of a turbinid vetigastropod from MiSeq Illumina sequencing of genomic DNA and steps towards a resolved gastropod phylogeny [J]. Gene, 2014, 533(1)：38-47.

[647] TREVISAN B, ALCANTARA D M C, MACHADO D J, et al. Genome skimming is a low-cost and robust strategy to assemble complete mitochondrial genomes from ethanol preserved specimens in biodiversity studies [J]. PeerJ, 2019, 7：e7543.

[648] 朱艳慧, 贺树香, 王晓春, 等. 通往个性化医疗的新一代测序技术：Ion Torrent [J]. 生物技术通信, 2013, (4)：587-591.

[649] CAO Y, ZOU K N, HUANG J P, et al. Whole genome sequencing of human mtDNA based on Ion Torrent PGM^{TM} Platform [J]. Fa yi xue za zhi, 2017, 33(4)：368-373.

[650] 曹延延, 周东艳, 王立文, 等. 高通量测序技术筛查线粒体基因组突变 [C]. 全国遗传性疾病诊断与优生咨询研讨会论文集. 石家庄. 2015：321.

[651] 匡卫民, 于黎. 基因组时代线粒体基因组拼装策略及软件应用现状 [J]. 遗传, 2019, 41(11)：979-993.

[652] HUNTER S S, LYON R T, SARVER B A J, et al. Assembly by reduced complexity (ARC)：a hybrid approach for targeted assembly of homologous sequences [J]. Biorxiv, 2015, 1：1-34.

[653] MACHADO D J, LYRA M L, GRANT T. Mitogenome assembly from genomic multiplex libraries：comparison of strategies and novel mitogenomes for five species of frogs [J]. Molecular ecology resources, 2016, 16(3)：686-693.

[654] LI H, DURBIN R. Fast and accurate short read alignment with Burrows-Wheeler transform [J]. Bioinformatics (Oxford, England), 2009, 25(14)：1754-1760.

[655] MIN-SHAN KO A, ZHANG Y, YANG M A, et al. Mitochondrial genome of a 22,000-year-old giant panda from southern China reveals a new panda lineage [J]. Curr Biol, 2018, 28(12)：693-694.

[656] ZHIDKOV I, NAGAR T, MISHMAR D, et al. MitoBamAnnotator：a web-based tool for detecting and annotating heteroplasmy in human mitochondrial DNA sequences [J]. Mitochondrion, 2011, 11(6)：924-928.

[657] CALABRESE C, SIMONE D, DIROMA M A, et al. MToolBox：a highly automated pipeline

[657] (continued) for heteroplasmy annotation and prioritization analysis of human mitochondrial variants in high-throughput sequencing [J]. Bioinformatics (Oxford, England), 2014, 30(21): 3115-3117.

[658] GUO Y, LI J, LI C I, et al. MitoSeek: extracting mitochondria information and performing high-throughput mitochondria sequencing analysis [J]. Bioinformatics (Oxford, England), 2013, 29(9): 1210-1211.

[659] YANG I S, LEE H Y, YANG W I, et al. mtDNAprofiler: a Web application for the nomenclature and comparison of human mitochondrial DNA sequences [J]. Journal of forensic sciences, 2013, 58(4): 972-980.

[660] NAVARRO-GOMEZ D, LEIPZIG J, SHEN L, et al. Phy-Mer: a novel alignment-free and reference-independent mitochondrial haplogroup classifier [J]. Bioinformatics (Oxford, England), 2015, 31(8): 1310-1312.

[661] VELLARIKKAL S K, DHIMAN H, JOSHI K, et al. mit-o-matic: a comprehensive computational pipeline for clinical evaluation of mitochondrial variations from next-generation sequencing datasets [J]. Human mutation, 2015, 36(4): 419-424.

[662] ISHIYA K, UEDA S. MitoSuite: a graphical tool for human mitochondrial genome profiling in massive parallel sequencing [J]. PeerJ, 2017, 5: e3406.

[663] WEISSENSTEINER H, FORER L, FUCHSBERGER C, et al. mtDNA-Server: next-generation sequencing data analysis of human mitochondrial DNA in the cloud [J]. Nucleic acids research, 2016, 44(W1): W64-69.

[664] LEE H O, CHOI J W, BAEK J H, et al. Assembly of the mitochondrial genome in the campanulaceae family using illumina low-coverage sequencing [J]. Genes, 2018; 9: 383.

[665] PLESE B, ROSSI M E, KENNY N J, et al. Trimitomics: an efficient pipeline for mitochondrial assembly from transcriptomic reads in nonmodel species [J]. Molecular ecology resources, 2019, 19(5): 1230-1239.

[666] LUO R, LIU B, XIE Y, et al. SOAPdenovo2: an empirically improved memory-efficient short-read de novo assembler [J]. GigaScience, 2012, 1(1): 18.

[667] ZHANG T, LUO Y, CHEN Y, et al. BIGrat: a repeat resolver for pyrosequencing-based re-sequencing with Newbler [J]. BMC research notes, 2012, 5: 567.

[668] BANKEVICH A, NURK S, ANTIPOV D, et al. SPAdes: a new genome assembly algorithm and its applications to single-cell sequencing [J]. Journal of computational biology: a journal of computational molecular cell biology, 2012, 19(5): 455-477.

[669] ZERBINO D R, BIRNEY E. Velvet: algorithms for de novo short read assembly using de Bruijn graphs [J]. Genome research, 2008, 18(5): 821-829.

[670] HAAS B J, PAPANICOLAOU A, YASSOUR M, et al. De novo transcript sequence reconstruction from RNA-seq using the Trinity platform for reference generation and analysis [J]. Nat Protoc, 2013, 8(8): 1494-1512.

[671] XIE Y, WU G, TANG J, et al. SOAPdenovo-Trans: de novo transcriptome assembly with short RNA-Seq reads [J]. Bioinformatics (Oxford, England), 2014, 30(12): 1660-1666.

[672] LI M, SCHROEDER R, KO A, et al. Fidelity of capture-enrichment for mtDNA genome sequencing: influence of NUMTs [J]. Nucleic acids research, 2012, 40(18): e137.

[673] 李艳, 黎霞, 陈艳. 线粒体假基因研究综述 [J]. 绵阳师范学院学报, 2012, 31(5): 68-75.

[674] SAMUELS D C, HAN L, LI J, et al. Finding the lost treasures in exome sequencing data [J].

Trends in genetics : TIG, 2013, 29(10): 593-599.

[675] ZASCAVAGE R R, HALL C L, THORSON K, et al. Approaches to whole mitochondrial genome sequencing on the Oxford Nanopore MinION [J]. Current protocols in human genetics, 2019, 104(1): e94.

[676] AIRD D, ROSS M G, CHEN W S, et al. Analyzing and minimizing PCR amplification bias in Illumina sequencing libraries [J]. Genome biology, 2011, 12(2): R18.

[677] DEAMER D, AKESON M, BRANTON D. Three decades of nanopore sequencing [J]. Nat Biotechnol, 2016, 34(5): 518-524.

[678] JAIN M, OLSEN H E, PATEN B, et al. The Oxford Nanopore MinION: delivery of nanopore sequencing to the genomics community [J]. Genome biology, 2016, 17(1): 239.

[679] RANG F J, KLOOSTERMAN W P, DE RIDDER J. From squiggle to basepair: computational approaches for improving nanopore sequencing read accuracy [J]. Genome Biol, 2018, 19(1): 90.

[680] SIMPSON J T, WORKMAN R E, ZUZARTE P C, et al. Detecting DNA cytosine methylation using nanopore sequencing[J]. Nat Methods, 2017, 14(4): 407-410.

[681] CHANDLER J, CAMBERIS M, BOUCHERY T, et al. Annotated mitochondrial genome with Nanopore R9 signal for Nippostrongylus brasiliensis[J]. F1000Res, 2017, 6: 56.

[682] LINDBERG M R, SCHMEDES S E, HEWITT F C, et al. A comparison and integration of MiSeq and MinION platforms for sequencing single source and mixed mitochondrial genomes[J]. PLoS One, 2016, 11(12): e0167600.

[683] STRAUB S C, PARKS M, WEITEMIER K, et al. Navigating the tip of the genomic iceberg: next-generation sequencing for plant systematics [J]. American journal of botany, 2012, 99(2): 349-364.

[684] HAHN C, BACHMANN L, CHEVREUX B. Reconstructing mitochondrial genomes directly from genomic next-generation sequencing reads--a baiting and iterative mapping approach [J]. Nucleic acids research, 2013, 41(13): e129.

[685] DIERCKXSENS N, MARDULYN P, SMITS G. NOVOPlasty: de novo assembly of organelle genomes from whole genome data [J]. Nucleic acids research, 2017, 45(4): e18.

[686] ABALDE S, TENORIO M J, AFONSO C M L, et al. Phylogenetic relationships of cone snails endemic to Cabo Verde based on mitochondrial genomes [J]. BMC Evol Biol, 2017, 17(1): 231.

[687] FUCIKOVA K, LAHR D J. Uncovering cryptic diversity in two amoebozoan species using complete mitochondrial genome sequences [J]. The Journal of eukaryotic microbiology, 2016, 63(1): 112-122.

[688] URIBE J E, IRISARRI I, TEMPLADO J, et al. New patellogastropod mitogenomes help counteracting long-branch attraction in the deep phylogeny of gastropod mollusks [J]. Molecular phylogenetics and evolution, 2019, 133: 12-23.

[689] SCHON E A, DIMAURO S, HIRANO M. Human mitochondrial DNA: roles of inherited and somatic mutations [J]. Nat Rev Genet, 2012, 13(12): 878-890.

[690] LANDER E S. The Heroes of CRISPR [J]. Cell, 2016, 164(1-2): 18-28.

[691] LEDFORD H. The unsung heroes of CRISPR [J]. Nature, 2016, 535(7612): 342-344.

[692] MINCZUK M, PAPWORTH M A, KOLASINSKA P, et al. Sequence-specific modification of

mitochondrial DNA using a chimeric zinc finger methylase [J]. Proc Natl Acad Sci U S A, 2006, 103(52): 19689 - 19694.

[693] MOK B Y, DE MORAES M H, ZENG J, et al. A bacterial cytidine deaminase toxin enables CRISPR-free mitochondrial base editing [J]. Nature, 2020, 583(7817): 631 - 637.

[694] TAYLOR R W, CHINNERY P F, TURNBULL D M, et al. Selective inhibition of mutant human mitochondrial DNA replication in vitro by peptide nucleic acids [J]. Nat Genet, 1997, 15(2): 212 - 215.

[695] COMTE C, TONIN Y, HECKEL-MAGER A M, et al. Mitochondrial targeting of recombinant RNAs modulates the level of a heteroplasmic mutation in human mitochondrial DNA associated with Kearns Sayre Syndrome [J]. Nucleic acids research, 2013, 41(1): 418 - 433.

[696] BACMAN S R, WILLIAMS S L, GARCIA S, et al. Organ-specific shifts in mtDNA heteroplasmy following systemic delivery of a mitochondria-targeted restriction endonuclease [J]. Gene therapy, 2010, 17(6): 713 - 720.

[697] NISSANKA N, BACMAN S R, PLASTINI M J, et al. The mitochondrial DNA polymerase gamma degrades linear DNA fragments precluding the formation of deletions [J]. Nature communications, 2018, 9(1): 2491.

[698] KIM Y G, CHA J, CHANDRASEGARAN S. Hybrid restriction enzymes: zinc finger fusions to Fok I cleavage domain [J]. Proc Natl Acad Sci U S A, 1996, 93(3): 1156 - 1160.

[699] WAH D A, BITINAITE J, SCHILDKRAUT I, et al. Structure of Fok I has implications for DNA cleavage [J]. Proc Natl Acad Sci U S A, 1998, 95(18): 10564 - 10569.

[700] MILLER J C, HOLMES M C, WANG J, et al. An improved zinc-finger nuclease architecture for highly specific genome editing [J]. Nat Biotechnol, 2007, 25(7): 778 - 785.

[701] DOYON Y, VO T D, MENDEL M C, et al. Enhancing zinc-finger-nuclease activity with improved obligate heterodimeric architectures [J]. Nat Methods, 2011, 8(1): 74 - 79.

[702] GAMMAGE P A, RORBACH J, VINCENT A I, et al. Mitochondrially targeted ZFNs for selective degradation of pathogenic mitochondrial genomes bearing large-scale deletions or point mutations [J]. EMBO molecular medicine, 2014, 6(4): 458 - 466.

[703] BOCH J, SCHOLZE H, SCHORNACK S, et al. Breaking the code of DNA binding specificity of TAL-type III effectors [J]. Science (New York, NY), 2009, 326(5959): 1509 - 1512.

[704] BACMAN S R, WILLIAMS S L, PINTO M, et al. Specific elimination of mutant mitochondrial genomes in patient-derived cells by mitoTALENs [J]. Nat Med, 2013, 19(9): 1111 - 1113.

[705] SCHON E A, RIZZUTO R, MORAES C T, et al. A direct repeat is a hotspot for large-scale deletion of human mitochondrial DNA [J]. Science (New York, NY), 1989, 244(4902): 346 - 349.

[706] SOONG N W, HINTON D R, CORTOPASSI G, et al. Mosaicism for a specific somatic mitochondrial DNA mutation in adult human brain [J]. Nat Genet, 1992, 2(4): 318 - 323.

[707] CORRAL-DEBRINSKI M, HORTON T, LOTT M T, et al. Mitochondrial DNA deletions in human brain: regional variability and increase with advanced age [J]. Nat Genet, 1992, 2(4): 324 - 329.

[708] KAUPPILA J H K, BAINES H L, BRATIC A, et al. A phenotype-driven approach to generate mouse models with pathogenic mtDNA mutations causing mitochondrial disease [J]. Cell Rep, 2016, 16(11): 2980 - 2990.

[709] BACMAN S R, KAUPPILA J H K, PEREIRA C V, et al. MitoTALEN reduces mutant mtDNA load and restores tRNA(Ala) levels in a mouse model of heteroplasmic mtDNA mutation [J]. Nat Med, 2018, 24(11): 1696-1700.

[710] WILSON J. Treating genes and patients [J]. Gene therapy, 2020, 27(3-4): 109-110.

[711] ISHINO Y, SHINAGAWA H, MAKINO K, et al. Nucleotide sequence of the iap gene, responsible for alkaline phosphatase isozyme conversion in Escherichia coli, and identification of the gene product [J]. Journal of bacteriology, 1987, 169(12): 5429-5433.

[712] BARRANGOU R, FREMAUX C, DEVEAU H, et al. CRISPR provides acquired resistance against viruses in prokaryotes [J]. Science (New York, NY), 2007, 315(5819): 1709-1712.

[713] REES H A, LIU D R. Base editing: precision chemistry on the genome and transcriptome of living cells [J]. Nat Rev Genet, 2018, 19(12): 770-788.

[714] AHMAD S, WANG B, WALKER M D, et al. An interbacterial toxin inhibits target cell growth by synthesizing (p)ppApp [J]. Nature, 2019, 575(7784): 674-678.

[715] DAGLIYAN O, KROKHOTIN A, OZKAN-DAGLIYAN I, et al. Computational design of chemogenetic and optogenetic split proteins [J]. Nature communications, 2018, 9(1): 4042.

[716] MOL C D, ARVAI A S, SANDERSON R J, et al. Crystal structure of human uracil-DNA glycosylase in complex with a protein inhibitor: protein mimicry of DNA [J]. Cell, 1995, 82(5): 701-708.

[717] GOPAL R K, CALVO S E, SHIH A R, et al. Early loss of mitochondrial complex I and rewiring of glutathione metabolism in renal oncocytoma [J]. Proc Natl Acad Sci USA, 2018, 115(27): E6283-E6290.

[718] DA CRUZ S, PARONE P A, MARTINOU J C. Building the mitochondrial proteome [J]. Expert review of proteomics, 2005, 2(4): 541-551.

[719] CALVO S E, MOOTHA V K. The mitochondrial proteome and human disease [J]. Annu Rev Genomics Hum Genet, 2010, 11: 25-44.

[720] WANG H, DEY K K, CHEN P C, et al. Integrated analysis of ultra-deep proteomes in cortex, cerebrospinal fluid and serum reveals a mitochondrial signature in Alzheimer's disease 2020, 15(1): 43.

[721] BALABAN R S. The mitochondrial proteome: a dynamic functional program in tissues and disease states [J]. Environmental and molecular mutagenesis, 2010, 51(5): 352-359.

[722] LOTZ C, LIN A J, BLACK C M, et al. Characterization, design, and function of the mitochondrial proteome: from organs to organisms [J]. Journal of proteome research, 2014, 13(2): 433-446.

[723] REMY D R, AMBARD-BRETTEVILLE F, FRANCS C C D. Analysis by two-dimensional gel electrophoresis of the polypeptide composition of pea mitochondria isolated from different tissues [J]. electrophoresis, 1987, 9(9): 3918-3934.

[724] PAVLICA R J, HESLER C B, LIPFERT L, et al. Two-dimensional gel electrophoretic resolution of the polypeptides of rat liver mitochondria and the outer membrane [J]. Biochimica et biophysica acta, 1990, 1022(1): 115-125.

[725] RAMÍREZ-TORRES A, BARCELó-BATLLORI S, FERNáNDEZ-VIZARRA E, et al. Proteomics and gene expression analyses of mitochondria from squalene-treated apoE-deficient mice identify short-chain specific acyl-CoA dehydrogenase changes associated with fatty liver

amelioration [J]. J Proteomics, 2012, 75(9): 2563 – 2575.

[726] BARDEL J, LOUWAGIE M, JAQUINOD M, et al. A survey of the plant mitochondrial proteome in relation to development [J]. Proteomics, 2002, 2(7): 880 – 898.

[727] CHEN R, XIAO M, GAO H, et al. Identification of a novel mitochondrial interacting protein of C1QBP using subcellular fractionation coupled with CoIP-MS [J]. Analytical and bioanalytical chemistry, 2016, 408(6): 1557 – 1564.

[728] CHEN X, WEI S, MA Y, et al. Quantitative proteomics analysis identifies mitochondria as therapeutic targets of multidrug-resistance in ovarian cancer [J]. Theranostics, 2014, 4(12): 1164 – 1175.

[729] LI W, ZHANG X, WANG W, et al. Quantitative proteomics analysis of mitochondrial proteins in lung adenocarcinomas and normal lung tissue using iTRAQ and tandem mass spectrometry [J]. American journal of translational research, 2017, 9(9): 3918 – 3934.

[730] MICKELSON J R, GREASER M L, MARSH B B. Purification of skeletal-muscle mitochondria by density-gradient centrifugation with Percoll [J]. Analytical biochemistry, 1980, 109(2): 255 – 260.

[731] 苏田, 韩笑, 刘华东. 邻近标记在蛋白质组学中的发展及应用 [J]. 中国生物化学与分子生物学报, 2020, 36(1): 36 – 41.

[732] HUNG V, LAM S S. Proteomic mapping of cytosol-facing outer mitochondrial and ER membranes in living human cells by proximity biotinylation [J]. Elife, 2017, 6: e24463.

[733] MODI S, LÓPEZ-DOMéNECH G. Miro clusters regulate ER-mitochondria contact sites and link cristae organization to the mitochondrial transport machinery [J]. Nature communications, 2019, 10(1): 4399.

[734] TECHRITZ S, LÜTZKENDORF S, BAZANT E, et al. Quantitative and qualitative 2D electrophoretic analysis of differentially expressed mitochondrial proteins from five mouse organs [J]. Proteomics, 2013, 13(1): 179 – 195.

[735] MITOMA J, ITO A. Mitochondrial targeting signal of rat liver monoamine oxidase B is located at its carboxy terminus [J]. Journal of biochemistry, 1992, 111(1): 20 – 24.

[736] RAPAPORT D. Finding the right organelle. Targeting signals in mitochondrial outer-membrane proteins [J]. EMBO reports, 2003, 4(10): 948 – 952.

[737] GASTON D, TSAOUSIS A D, ROGER A J. Predicting proteomes of mitochondria and related organelles from genomic and expressed sequence tag data [J]. Methods in enzymology, 2009, 457: 21 – 47.

[738] BOJA E S, PHILLIPS D, FRENCH S A, et al. Quantitative mitochondrial phosphoproteomics using iTRAQ on an LTQ-Orbitrap with high energy collision dissociation [J]. Journal of proteome research, 2009, 8(10): 4665 – 4675.

[739] GRIMSRUD P A, CARSON J J, HEBERT A S, et al. A quantitative map of the liver mitochondrial phosphoproteome reveals posttranslational control of ketogenesis [J]. Cell Metab, 2012, 16(5): 672 – 683.

[740] ZHAO X, BAK S, PEDERSEN A J, et al. Insulin increases phosphorylation of mitochondrial proteins in human skeletal muscle in vivo [J]. Journal of proteome research, 2014, 13(5): 2359 – 2369.

[741] LEE J, XU Y, CHEN Y, et al. Mitochondrial phosphoproteome revealed by an improved IMAC

[742] NEWMAN J C, HE W, VERDIN E. Mitochondrial protein acylation and intermediary metabolism: regulation by sirtuins and implications for metabolic disease [J]. The Journal of biological chemistry, 2012, 287(51): 42436-42443.

[743] ALI H R, ASSIRI M A, HARRIS P S. Quantifying competition among mitochondrial protein acylation events induced by ethanol metabolism[J]. Journal of proteome research, 2019, 18(4): 1513-1531.

[744] SMITH A C, ROBINSON A J. A metabolic model of the mitochondrion and its use in modelling diseases of the tricarboxylic acid cycle [J]. BMC systems biology, 2011, 5: 102.

[745] ROEDE J R, JONES D P. Reactive species and mitochondrial dysfunction: mechanistic significance of 4-hydroxynonenal [J]. Environmental and molecular mutagenesis, 2010, 51(5): 380-390.

[746] MACELUCH J A, NIEDZIELA M. The clinical diagnosis and molecular genetics of kearns-sayre syndrome: a complex mitochondrial encephalomyopathy [J]. Pediatric endocrinology reviews : PER, 2006, 4(2): 117-137.

[747] MITSUBUCHI H, OWADA M, ENDO F. Markers associated with inborn errors of metabolism of branched-chain amino acids and their relevance to upper levels of intake in healthy people: an implication from clinical and molecular investigations on maple syrup urine disease [J]. The Journal of nutrition, 2005, 135(6 Suppl): s1565-s1570.

[748] WALLACE K B. Doxorubicin-induced cardiac mitochondrionopathy [J]. Pharmacology & toxicology, 2003, 93(3): 105-115.

[749] DRECHSEL D A, PATEL M. Differential contribution of the mitochondrial respiratory chain complexes to reactive oxygen species production by redox cycling agents implicated in parkinsonism [J]. Toxicological sciences, 2009, 112(2): 427-434.

[750] HE M, CAI J, GO Y M, et al. Identification of thioredoxin-2 as a regulator of the mitochondrial permeability transition [J]. Toxicological sciences, 2008, 105(1): 44-50.

[751] BALCKE G U, KOLLE S N, KAMP H, et al. Linking energy metabolism to dysfunctions in mitochondrial respiration--a metabolomics in vitro approach [J]. Toxicol Lett, 2011, 203(3): 200-209.

[752] LIU Y, HUANG R, LIU L, et al. Metabonomics study of urine from Sprague-Dawley rats exposed to Huang-yao-zi using (1)H NMR spectroscopy [J]. Journal of pharmaceutical and biomedical analysis, 2010, 52(1): 136-141.

[753] MAYR M, LIEM D, ZHANG J, et al. Proteomic and metabolomic analysis of cardioprotection: Interplay between protein kinase C epsilon and delta in regulating glucose metabolism of murine hearts [J]. Journal of molecular and cellular cardiology, 2009, 46(2): 268-277.

[754] MERVAALA E, BIALA A, MERASTO S, et al. Metabolomics in angiotensin II-induced cardiac hypertrophy [J]. Hypertension (Dallas, Tex : 1979), 2010, 55(2): 508-515.

[755] AHOLA-ERKKILÄ S, CARROLL C J, PELTOLA-MJÖSUND K, et al. Ketogenic diet slows down mitochondrial myopathy progression in mice [J]. Hum Mol Genet, 2010, 19(10): 1974-1984.

[756] WETTMARSHAUSEN J, PEROCCHI F. Isolation of functional mitochondria from cultured cells and mouse tissues [J]. Methods Mol Biol, 2017, 1567: 15-32.

[757] CHEN W W, FREINKMAN E, SABATINI D M. Rapid immunopurification of mitochondria for metabolite profiling and absolute quantification of matrix metabolites [J]. Nat Protoc, 2017, 12(10): 2215-2231.

[758] YANG X X, WEI J D, MU J K, et al. Mitochondrial metabolomic profiling for elucidating the alleviating potential of polygonatum kingianum against high-fat diet-induced nonalcoholic fatty liver disease [J]. World journal of gastroenterology, 2019, 25(43): 6404-6415.

[759] BAYRAKTAR E C, BAUDRIER L, ÖZERDEM C, et al. MITO-Tag Mice enable rapid isolationand multimodal profiling of mitochondria from specific cell types in vivo [J]. Proc Natl Acad Sci U S A, 2019, 116(1): 303-312.

[760] BORAH K, RICKMAN O J, VOUTSINA N, et al. A quantitative LC-MS/MS method for analysis of mitochondrial-specific oxysterol metabolism [J]. Redox biology, 2020, 36: 101595.

[761] 姚君尉. 高效液相色谱法原理及其应用 [J]. 中国化工贸易, 2020, 12(3): 118, 121.

[762] 李成学, 胡之德. 分配色谱中的两相作用 [J]. 科学通报, 1983, (16): 1023-1023.

[763] 徐向群, 陈瑞锋. 吸附色谱法用于茶多酚的分离提取 [J]. 中国茶叶, 1996, 18(1): 18-19.

[764] 常业谛. 离子色谱法——第一讲 引言及离子交换分离原理 [J]. 分析测试学报, 1987, (2): 69-73.

[765] 刘承果. 多检测凝胶色谱的绝对定量化原则及其应用 [D]. 南京: 南京大学, 2010.

[766] 俞兆程. 高效液相色谱仪基本原理、应用及故障排除 [J]. 资源节约与环保, 2018, 204(11): 160.

[767] 吴磊. 关于气相色谱方法的原理与应用现状 [J]. 中国化工贸易, 2014 (29): 147.

[768] 贾广军. 气相色谱分析仪的原理、组成及使用方法初探 [J]. 机电信息, 2015, (12): 35-36.

[769] 孙国琴. 简述气相色谱分析仪的原理组成及使用 [J]. 建筑工程技术与设计, 2016, (5): 134.

[770] XIAO J F, ZHOU B, RESSOM H W. Metabolite identification and quantitation in LC-MS/MS-based metabolomics [J]. Trends in analytical chemistry: TRAC, 2012, 32: 1-14.

[771] GARCíA-SEVILLANO M A, GARCíA-BARRERA T, NAVARRO F, et al. Shotgun metabolomic approach based on mass spectrometry for hepatic mitochondria of mice under arsenic exposure [J]. Biometals: an international journal on the role of metal ions in biology, biochemistry, and medicine, 2015, 28(2): 341-351.

[772] SCHWAIGER M, RAMPLER E, HERMANN G, et al. Anion-exchange chromatography coupled to high-resolution mass spectrometry: a powerful tool for merging targeted and non-targeted metabolomics [J]. Analytical chemistry, 2017, 89(14): 7667-7674.

[773] TRIEBL A, TRÖTZMÜLLER M, HARTLER J, et al. Lipidomics by ultrahigh performance liquid chromatography-high resolution mass spectrometry and its application to complex biological samples [J]. Journal of chromatography B, Analytical technologies in the biomedical and life sciences, 2017, 1053: 72-80.

[774] BIRD S S, MARUR V R, SNIATYNSKI M J, et al. Lipidomics profiling by high-resolution LC-MS and high-energy collisional dissociation fragmentation: focus on characterization of mitochondrial cardiolipins and monolysocardiolipins [J]. Analytical chemistry, 2011, 83(3): 940-949.

[775] LIU X, XU G. Recent advances in using mass spectrometry for mitochondrial metabolomics and lipidomics-A review [J]. Analytica chimica acta, 2018, 1037: 3-12.

[776] GARCÍA-SEVILLANO M A, CONTRERAS-ACUÑA M, GARCÍA-BARRERA T, et al. Metabolomic study in plasma, liver and kidney of mice exposed to inorganic arsenic based on

mass spectrometry [J]. Analytical and bioanalytical chemistry, 2014, 406(5): 1455-1469.

[777] DAMIANO F, DE BENEDETTO G E, LONGO S, et al. Decanoic acid and not octanoic acid stimulates fatty acid synthesis in U87MG glioblastoma cells: a metabolomics study [J]. Frontiers in neuroscience, 2020, 14: 783.

[778] 北丸竜三. 核磁共振的基础与原理 [M]. 合肥: 中国科技大学出版社, 1991.

[779] 陈文学, 邓风, 岳勇. 核磁共振技术在生物组织中的应用 [J]. 波谱学杂志, 2004, (1): 127-139.

[780] 宋启泽, 陈洁. 核磁共振原理及其应用 [M]. 北京: 兵器工业出版社, 1992.

[781] REO N V. NMR-based metabolomics [J]. Drug and chemical toxicology, 2002, 25(4): 375-382.

[782] MöHLIG M, ISKEN F, RISTOW M. Impaired mitochondrial activity and insulin-resistant offspring of patients with type 2 diabetes [J]. The New England journal of medicine, 2004, 350(23): 2419-2421.

[783] ALVES T C, JARAK I, CARVALHO R A. NMR methodologies for studying mitochondrial bioenergetics [J]. Methods Mol Biol, 2012, 810: 281-309.

[784] CARVALHO R A, RODRIGUES T B, ZHAO P, et al. A (13)C isotopomer kinetic analysis of cardiac metabolism: influence of altered cytosolic redox and [Ca(2+)](o) [J]. Am J Physiol Heart Circ Physiol, 2004, 287(2): H889-H895.

[785] CLENDINEN C S, PASQUEL C, AJREDINI R, et al. (13) C NMR Metabolomics: INADEQUATE Network Analysis [J]. Analytical chemistry, 2015, 87(11): 5698-5706.

[786] MARKLEY J L, BRüSCHWEILER R, EDISON A S, et al. The future of NMR-based metabolomics [J]. Current opinion in biotechnology, 2017, 43: 34-40.

[787] 高文, 张京芬, 贺思敏. 一种质谱数据处理中噪音基线识别方法: CN200610072169.3 [P]. 2009-04-29.

[788] 李立武, 杜丽, 李中平, 等. 气体质谱和色谱质谱数据处理的径向基函数方法: CN201510503895.5 [P]. 2015-08-18.

[789] 孙雨航, 许楚楚, 徐闯, 等. 代谢组学中核磁共振技术的数据分析方法 [J]. 中国兽医杂志, 2014, 50(12): 54-55.

[790] 李艳双, 曾珍香, 张闽, 等. 主成分分析法在多指标综合评价方法中的应用 [J]. 河北工业大学学报, 1999(1): 96-99.

[791] 钱国华, 荀鹏程, 陈峰, 等. 偏最小二乘法降维在微阵列数据判别分析中的应用 [J]. 中国卫生统计, 2007, 24(002): 120-123.

[792] 周欣, 张琳, 毛婵, 等. 基于化学计量学方法结合正交偏最小二乘判别分析的陈皮饮片 HPLC 指纹图谱研究 [J]. 中草药, 2019, 50(9): 2194-2200.

[793] XU H D, WANG J S, LI M H, et al. (1)H NMR based metabolomics approach to study the toxic effects of herbicide butachlor on goldfish (Carassius auratus) [J]. Aquatic Toxicology, 2015, 159: 69-80.

索 引

(按汉语拼音排序)

FT离子回旋共振技术 fourier transform ion cyclotron resonance,FT-ICR /239

B

表面等离子体共振 surface plasmon resonance,SPR /167
表面增强拉曼光谱 surface-enhanced Raman spectroscopy,SERS /83

C

超分辨荧光技术 super-resolution fluorescence microscopy /24
衬度传递函数 contrast transfer function,CTF /22
串联质量标签法 tandem mass tag,TMT /215

D

等温滴定量热法 isothermal titration calorimetry,ITC /168
点扩散函数 point spread function,PSF /94
电感耦合等离子体发射光谱 inductively coupled plasma optical emissionspectrometer,ICP-OES /170
电感耦合等离子体质谱 inductively coupled plasma mass spectrometry,ICP-MS /170
电喷雾电离 electrospray ionization,ESI /213
电压依赖性阴离子通道 voltage-dependent anion channel,VDAC /69
电泳迁移率变动分析 electrophoretic mobility shift assay,EMSA /121
电子密度图 tomogram /23
多反应监测 multiple reaction monitoring,MRM /216
多重质谱分析 tandem mass spectrometry,Tandem MS /237

E

二氨基联苯胺 diaminobenzidine,DAB /81
二代测序 next-generation sequencing,NGS /182

二级质谱分析　mass spectrometry 2nd order spectrum，MS/MS，MS2　/213
二维凝胶电泳　two-dimensional gel electrophoresis，2-DE　/209

F

放射免疫沉淀分析　radio immunoprecipitation assay，RIPA　/2
飞行时间质谱　time of flight mass spectrometry，ToF-MS　/237
非线性各向异性扩散滤波　nonlinear anisotropic diffusion，NAD　/23

G

高通量筛选　high throughput screening，HTS　/74
固相萃取　solid-phase extraction，SPE　/231
固相微萃取　solid-phase microextraction，SPME　/246
寡霉素　oligomycin　/50
光激活定位显微成像　photo activation localization microscopy imaging，PALM　/25
轨道离子阱质谱　orbitrap mass spectrometry，Orbitrap MS　/237

H

核呼吸因子1　nuclear respiratory factor 1，NRF1　/102
核呼吸因子2　nuclear respiratory factor 2，NRF2　/102
核输出序列　nuclear export sequence，NES　/198
活性氧　reactive oxygen species，ROS　/2

J

基因本体论和京都基因与基因组百科全书　Kyoto encyclopedia of genes and genomes，KEGG 数据库　/215
基质辅助激光解吸电离　matrix-assisted laser desorption/ionization，MALDI　/213
极体移植　polar body transfer，PBT　/9
加权背投影　weighted back projection，WBP　/22
减数分裂中期纺锤体移植　metaphase Ⅱ spindle transfer，MST　/9
结构光照明显微镜　structured illumination microscopy，SIM　/24

L

离子碰撞诱导解离　collision induced dissociation，CID　/237
流式细胞术　flow cytometry，FCM　/166

M

免疫沉淀　immunoprecipitation，IP　/2

纳米孔测序技术　oxford nanopore technology，NST　/182

P

偏最小二乘判别分析　partial least squares discriminant analysis，PLS-DA　/253
平行反应监测　parallel reaction monitoring，PRM　/216
亲脂性阳离子　delocalized lipophilic cation，DLC　/140

Q

全基因组序列　whole genome sequencing，WGS　/187

S

三苯基膦　triphenylphosphonium，TPP　/140
三磷酸腺苷　adenosine triphosphate，ATP　/1
三重四极　triple quadrupole，QqQ　/237
射角光学薄层照明成像　highly inclined and laminated optical sheet，HILO　/16
生发泡移植　germinal vesicle transfer，GVT　/9
生物发光　bioluminescence　/173
十二烷基硫酸钠-聚丙烯酰胺凝胶电泳　sodium dodecyl sulphate - polyacrylamide gelelectrophoresis，SDS-PAGE　/98
受激发射耗尽　stimulated emission depletion，STED　/25
四极飞行时间　quadrupole time-of-flight，QTOF　/237
四极离子阱　quadrupole ion trap，QIT　/237
随机光学重建显微镜　stochastic optical reconstruction microscopy，STORM　/24

T

提取离子色谱图　extracted ion chromato gram，EIC　/239
同步迭代重构技术　simultaneous iterative reconstruction technique，SIRT　/22
同位素标记相对定量法　isobaric tag for relative and absolute quantitation，iTRAQ　/215
同源重组　homologous recombination，HR　/197
透射电子显微镜　transmission electron microscope，TEM　/43

X

线粒体DNA　mtDNA　/2
线粒体定位序列　mitochondrial targeting sequence，MTS　/198
线粒体活性氧　mitochond rialsuperoxide，mtROS　/79
线粒体通透性转换孔　mitochondrial permeability transition pore，MPTP　/69

线粒体置换技术　mitochondrial replacement technique，MRT　/9
线粒体转运蛋白　translocator protein，TSPO　/69
线粒体自噬　mitophagy　/156
腺嘌呤核苷酸转运蛋白　adenine nucleotide translocator，ANT　/69
锌指多肽　zinc finger peptide，ZFP　/195
选择性反应监测　selected reaction monitoring，SRM　/240
循环排列的荧光蛋白　circularly permuted fluorescent protein，cpFP　/175

Y

液固萃取　liquid-solid extraction，LSE　/231
液相色谱质谱联用仪　liquid chromatograph mass spectrometer，LC-MS　/171
液液萃取　liquid-liquid extraction，LLE　/231
异噁唑　isoxazole，IZ　/76
荧光共振能量转移　fluorescence resonance energy transfer，FRET　/176
原核移植　pronuclear transfer，PNT　/9

Z

正交偏最小二乘法判别分析　orthogonal partial least squares discriminant analysis，OPLS-DA　/254
主成分分析　principal component analysis，PCA　/253